W0256573

DIE TUBERKULOSE UND IHRE GRENZGEBIETE IN EINZELDARSTELLUNGEN

BEIHEFTE ZU DEN BEITRÄGEN ZUR KLINIK DER TUBERKULOSE UND SPEZIFISCHEN TUBERKULOSEFORSCHUNG

HERAUSGEGEBEN VON

L. BRAUER-HAMBURG UND **H. ULRICI**-SOMMERFELD

BAND 6

AUSGEWÄHLTE SCHRIFTEN ZUR TUBERKULOSEPATHOLOGIE

VON

K. E. RANKE

WEILAND PROFESSOR AN DER UNIVERSITÄT MÜNCHEN

HERAUSGEGEBEN UND EINGELEITET

VON

W. UND M. PAGEL

MIT 25 ABBILDUNGEN

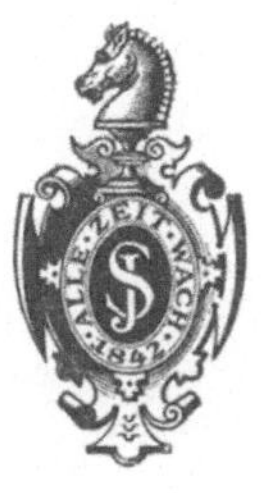

BERLIN

VERLAG VON JULIUS SPRINGER

1928

ISBN-13: 978-3-642-88941-7   e-ISBN-13: 978-3-642-90796-8
DOI: 10.1007/978-3-642-90796-8

ALLE RECHTE, INSBESONDERE DAS DER ÜBERSETZUNG
IN FREMDE SPRACHEN, VORBEHALTEN.
COPYRIGHT 1928 BY JULIUS SPRINGER IN BERLIN.
Softcover reprint of the hardcover 1st edition 1928

HERRN PROFESSOR A. SCHMINCKE

IN DANKBARKEIT UND VEREHRUNG

GEWIDMET VON DEN HERAUSGEBERN

Vorwort.

K. E. Rankes Tuberkulosearbeiten in einem leicht greifbaren Neudruck herauszugeben, dürfte einem bis weit in die Kreise der Tuberkulosepraktiker empfundenen Bedürfnis entgegenkommen. Die Rankeschen Arbeiten, im Buchhandel nicht erschienen und in Büchereien zusammen schwer erhältlich, sind auch heute noch lebendige Quellen unserer Kenntnis von Ablauf und Erscheinungsform der Tuberkulose und werden es gewiß geraume Zeit noch bleiben. Selbst der entschiedene Gegner Rankescher Lehre und Denkart kann an dem großen richtunggebenden und mindestens pfadfinderisch bedeutungsvollen Antrieb nicht vorübergehen, den sie der Tuberkuloseforschung gegeben hat. Der Streit um ihre reale Gültigkeit ist zur Zeit keineswegs entschieden. Er wird zum Teil mit Waffen geführt, deren Mängel auf die Unkenntnis der Rankeschen Originalarbeiten zurückgehen. Hüben und drüben wird Ranke ohne Berechtigung vielerlei untergeschoben. Der Maßstab, mit dem Kritik geübt wird, ist oft unangemessen. Betrachtungsweisen und Schichten werden ohne Rücksicht auf ihre Dignität und Stellung vermengt. Man macht sich auch heute noch gern den Gegner zurecht und sieht ihn mit der Brille des Vorurteils und Dogmas. Hier soll der Neuabdruck der Rankeschen Schriften klärend wirken. Jeder Diskussion über die Rankesche Lehre ist ihr nunmehr leicht greifbarer Wortlaut zugrunde zu legen.

Dieser Neudruck liegt zweifellos im Sinne Rankes, der, wie aus seinen Briefen hervorgeht, einen wenig veränderten Abdruck der Arbeiten in Form selbständiger Monographie geplant hat. Es kann auch der Gegner Rankes nicht bestreiten, daß damit eine wesentliche Bereicherung unseres an originalen und großen konstruktiven Gedanken armen und an abgeleiteter Kleinarbeit überreichen medizinischen Schrifttums erreicht wird.

Der Rankesche Ideen- und Arbeitskreis, seine philosophische Reife, seine Reinheit und ordnende Klarheit, sein zeitlos zu wertender geistiger Gehalt soll hier — wie anderweit in seinem posthum herausgegebenen philosophischen Werk — der gegenwärtigen medizinischen Epoche unserer schnellebigen Zeit gegenübertreten. Es wird sich zeigen, ob sie seiner würdig ist.

Darüber hinaus sei die vorliegende Neuausgabe ein Denkmal der Pietät gegen den zu früh verstorbenen Gelehrten, das schlichter als alle Festschriften, aber um so wirklicher und dauerhafter die Erinnerung an ihn, seinen gelebten und gelehrten Idealismus wachhält.

Endlich scheint hier Gelegenheit gegeben zu einer geschichtlichen Schau des Rankeschen Lebenswerkes, zur Klarlegung und Scheidung der Standpunkte und Geister, zu leidenschaftsloser Erörterung des Für und Wider der Rankeschen Lehren, soweit es heute schon möglich ist. Die Argumente ihrer Gegner wie die Replik ihrer Anhänger sollen hier auf den Plan treten und so dem Leser selbst Material und Information zur Entscheidung darreichen.

Aus äußeren Gründen konnte nur eine Auswahl aus RANKEs Tuberkulose-schrifttum zum Abdruck kommen. Es waren daher diejenigen Arbeiten aus-zuwählen, in denen seine originelle Leistung am schärfsten hervortritt. Das sind u. E. die großen Abhandlungen im deutschen Archiv, die vorangestellt wurden, und die Arbeiten aus seiner späteren Reifezeit. Diese wurden so gruppiert, daß die jüngsten und reifsten Skizzen (historisch in rückläufiger Folge) zu den älteren Versuchen überleiten, in denen die grundlegenden Gedanken erst allmählich ans Licht drängen. Die Raumknappheit zwang uns zum Verzicht auf den Abdruck der sozialpathologischen Schriften. Sie an die Stelle der kleinen Aufsätze treten zu lassen, in denen doch nur die grundsätzlich gleiche Stadienlehre von verschiedenster Seite beleuchtet wird, haben wir anfangs erwogen, aber im Interesse der Einheitlichkeit des im vorliegenden Buche abgehandelten Themas diesen Gedanken wieder fallen lassen. Möge sich Gelegenheit finden, das gesamte RANKEsche Schrifttum in einer Sammelausgabe zu vereinigen!

Der Ausgabe ist der Text letzter Hand zugrunde gelegt, wie er sich in RANKEs Nachlaß vorfand. Er kam wörtlich und ohne Zusatz zum Abdruck. In *Kursivdruck* sind die Zusätze von RANKEs letzter Hand gesetzt. Darstellung, Entwicklung und Wandelungen, Kritik und Antikritik der RANKEschen Lehre findet der Leser in der Einleitung. Die Herausgeber erfreuten sich der tatkräftigen Mithilfe von Frau Professor RANKE, die dem Unternehmen in verständnisvollster Weise und mit dankenswertestem Wohlwollen entgegenkam und den Nachlaß bereitwillig zur Verfügung stellte. Der Initiative ihres hochverehrten Lehrers, H. ULRICI, ferner Professor L. BRAUER, sowie der Verlagsbuchhandlung JULIUS SPRINGER gebührt der aufrichtige Dank der Herausgeber. Endlich haben wir für freundliche Beratung bei Veranstaltung der Ausgabe und Abfassung der Einleitung den Herren A. ALBERT, G. BAER und A. SCHMINCKE herzlich zu danken.

Tübingen, im September 1928.

W. und M. PAGEL.

Einleitung.

I.

Die Geschichte der Phthise kennt drei Versuche synthetischer Auffassung
des krankhaften Einzelgeschehens, der Betrachtung unter dem Gesichtspunkte
einer übergeordneten und komplexeren planhaften Handlung. Eine solche
Betrachtung geht im Altertum von konstitutionellen Gegebenheiten und der
Tatsache des allgemeinen Körperschwundes aus (Hippokratiker, Aretaios,
Galenos); in der Naturphilosophie der Romantikerzeit — vor etwa
hundert Jahren — ist es der Lebensaltergedanke, der die Verschiedenheit der
Tuberkuloseformen erkennt und als zu einem einheitlichen Gesamtgeschehen
gehörig wertet (REIL, MALFATTI u. a.), der gegenwärtigen Heilkunde hat
die Lebensarbeit der ROB. KOCH, BEHRING, RÖMER und RANKE den Immuni-
tätsgedanken zur Erfassung der Tuberkulose als Ganzheitsablaufs gewiesen,
der mit der Gesamtheit der spezifischen Beziehungen der Person zum Virus
bestimmt ist.

Gerade in der synthetischen Verarbeitung des Immunitätsgedankens und
in der wissenschaftlichen Begründung des entschiedenen Bruches mit der alten
Lebensalters- und Konstitutionslehre der Tuberkulose liegt RANKEs Eigen-
leistung, die jetzt gern dort in Abrede gestellt wird, wo die vorzügliche und nahe-
sichtige Betrachtung der Einzelheit die universale Größe der RANKEschen
Konzeption nicht zu überschauen vermag.

RANKEs Lehre und Leistung liegt gewiß nicht in der ersten Angabe und
Fruchtbarmachung des Immunitätsgedankens selbst. Schon vor KOCH findet
er sich bei RINDFLEISCH, VILLEMIN u. a. mindestens in Andeutungen. In
der experimentellen Arbeit von ROB. KOCH, BEHRING, RÖMER, HAMBURGER,
dann LEWANDOWSKY, WELEMINSKY, LÖWENSTEIN, KORTEWEG, DEMBINSKI,
in der pathologisch-anatomischen von ORTH, ALBRECHT, GHON gelangt er zu
weitergehendem und für die Erkenntnis der tuberkulösen Reizantworten maß-
gebendem Ausbau.

Auch die Stadieneinteilung ist nicht RANKEs „Entdeckung" — man sollte
vielleicht begrifflich schärfer von „Schöpfung" reden. PETRUSCHKY, PIRQUET,
HAMBURGER, wie BEHRING und RÖMER sind hier ernst zu nehmende Vor-
läufer. Auch ein guter Teil des von RANKE verwendeten empirischen Materials
war bekannt. Aber der exakte Aufbau der Stadien- und Immunitätslehre
für die Tuberkulose des Menschen, ihre Gründung auf nicht hinwegzuleug-
nende Tatbestände, die verblüffende Deckung von Form und Geschehen,
abgeschlossener Statik und lebendiger Dynamik, die Schau des universalen
Krankheitsplanes, wenn man will ihres natürlichen Systems — dieser Komplex neuartigen Forschungs- und Lehrguts ist und bleibt allein mit dem Namen

RANKE verbunden, mag auch der Streit um die Einzelheit noch so leidenschaftlich geführt werden, und sich hier und da im Detail eine Unstimmigkeit ergeben. Wir werden weiter unten auf diesen Streit zurückzukommen haben.

Untrennbar damit verbunden bleibt die Fülle origineller pathologisch-anatomischer Kleinarbeit, die RANKE geleistet hat. Es ist nicht zu viel gesagt, wenn man einen Großteil der seit RANKE geförderten pathologisch-anatomischen Tuberkuloseausbeute wenigstens grundsätzlich für seine Arbeiten in Anspruch nimmt. Eine der RANKEschen Lehre so grundlegende Gegebenheit, wie der Primärkomplex, die vor allem RANKES Studien von der bloßen Einzelbeobachtung zum Range scharf umrissenen pathomorphologischen Allgemeingutes erhoben haben, hält groß angelegten Nachprüfungen stand — wenn es auch hier an Gegnerschaft nicht gefehlt hat. RANKES Analysen der Viruswirkung und tuberkulösen Gewebsreaktionen, des Epithelioidzellengewebes, der Verkäsung, der Bindegewebsbildung usf. sind unübertrefflich fein.

Bei alledem war RANKE keineswegs allein pathologischer Anatom[1]. Pathologie griff für ihn über das Teilgebiet der pathologischen Anatomie weit hinaus. Zweifellos hat er aber wie ihre Grenzen so auch den hohen Grad ihrer Exaktheit erkannt und deswegen seine von biologischem Kalkül diktierte Schöpfung auf den Boden der pathomorphologischen Tatsachen gestellt. Das Geschehen während des Lebens mußte im toten Äquivalent ein morphologisch erschaubares Abbild haben, das über die Grenzen naiver Deskription hinaus den Weg zur Wesensanalyse zeigte. Auf der anderen Seite konnte RANKE die zwar große Intensivität, aber extensive Beschränkung, die zwar größere Tiefe, aber geringere Breite der pathologisch-anatomischen Exaktheit nicht verborgen bleiben. Und diese Erkenntnis hat RANKE, den Biologen und Kliniker, gewiß vor dem Spezialistenvorurteil bewahrt, das oft genug den pathologischen Anatomen in Vernachlässigung des lebendigen Getriebes und in bedauernswerter Verkennung seiner Aufgabe innerhalb der Medizin zu schlecht verhehlter Skepsis gegenüber Anregungen und Beobachtungen der Klinik verführt.

Eine Aufzeichnung, die ich in RANKES wissenschaftlichem Nachlaß fand, und die offenbar als Einleitung für die geplante Neuausgabe seiner Tuberkuloseschriften gedacht war, scheint mir in diesem Sinne zu sprechen. Sie lautet:

„Wenn ich im folgenden die Ergebnisse langjähriger klinischer, pathologischer und sozialer Studien über die Entwicklung der menschlichen Tuberkulose als Krankheit von ihrem ersten Fußfassen im Frischangesteckten über alle Zwischenstadien hinweg bis zur Heilung oder dem Tod in neuem Gewande der Öffentlich-

---

[1] In RANKES nachgelassenen Aufzeichnungen heißt es u. a.: „Im vorausgehenden Brief habe ich nachzuweisen gesucht, daß meiner Einteilung nicht einseitig pathologisch-anatomische Gesichtspunkte zugrunde liegen, dieser Eindruck vielmehr dadurch erweckt worden ist, daß nur die pathologisch-anatomischen Untersuchungen eingehend publiziert sind. Ausgangspunkt bilden ausschließlich klinische Beobachtungen, die erst hinterher zu den pathologisch-anatomischen Entdeckungen geführt haben. Durch sie ist dann das Gesamtbild allerdings noch sehr wesentlich bereichert worden. Irgend etwas prinzipiell Neues haben sie aber nicht gebracht. Sie haben die klinisch gefundenen Differenzen nur auch pathologisch-anatomisch faßbar gemacht und viel pathologisch-anatomisches Detail kennen gelehrt, das wohl nur auf Grund der klinischen Beobachtungen — chronische lokale Bronchitiden in der frühsekundären Zeit und bei den leichter verlaufenden Fällen — überhaupt entdeckt werden konnte.“

keit übergebe, so drängt es mich, einiges über das krankhafte Geschehen voraus-
zuschicken: von dem ich nicht sicher bin, daß es überall bedacht wird.

Der Grundgedanke, von dem alle meine Forschungen und die Darstellung
ausgehen, ist zwar einfach genug. Es gilt, den Blick auf zwei Ganze nicht zu
verlieren, auf den Menschen als Ganzes, dessen Erkrankung beobachtet wird,
und auf die Erkrankung als Ganzes, die ihn befallen hat, und die wie er selbst
vom frühen Beginn an unter der Regel eines Entwicklungsgesetzes steht, so
daß frühe Entwicklungsformen notwendig anders ablaufen und auf dem Kranken-
bett, dem Sektionstisch und auch unter dem Mikroskop anders aussehen müssen
als ihre späteren Entwicklungsformen. Dabei mischen sich, solange der Kranke
lebt, die krankhaften und die gesunden Vorgänge zu einem Gesamtvorgang des
kranken Lebens, das überall seinen genauen Ausdruck in der veränderten Leistung (pathologische Physiologie) und der veränderten Form (pathologische
Anatomie und Histologie) der Organe findet.

Diesen Zusammenhang von Krankheit und Leben möchte ich zunächst
allgemein darstellen, ehe eine spezielle Krankheit mit ihrem eigenartigen Ge-
schehensablauf geschildert werden soll."

Auch hieraus ergibt sich die Stellung RANKES zur pathologischen Anatomie,
der er die Hälfte der Aufgabe bei Erforschung von Wesen und Regel der Krankheit zuteilt.

RANKES pathomorphologische Arbeiten stellen so das Muster und Vorbild
dieser Art dar. Die pathologische Anatomie liefert die Daten, deren die ver-
knüpfende Forschung der Pathologie, der allgemeinen Krankheitsgesetzlichkeit,
bedarf.

So ergibt sich von selbst, daß wir RANKES Tuberkuloselehre und -leistung
allererst unter dem Gesichtspunkt seiner allgemeinen bio- und nosologischen
Grunderkenntnis betrachten, um dann nach kurzer Darstellung seiner Tuberkulosepathologie in den Streit um Geltung oder Nichtgeltung RANKEscher
Denkart und Forschungsergebnisse einzutreten.

II.

Der strengen Unterscheidung, die RANKE zwischen Denkvorgängen, wie etwa
der rein sinnlichen Wahrnehmung, und der begrifflichen Ordnung macht, der
mehr vom Gegenstande ausgehenden Vereinzelung (Analyse, Isolation) und
der dem kategorialen Denken entspringenden Rückergänzung (Synthese, Integration), entspricht im Bereich des Lebendigen die Trennung der rein kausalen
Beziehungen in den Lebewesen, die sich nicht von denen der unbelebten Natur
unterscheiden, und der spezifisch-vitalen Ganzheitsbeziehung. Dies kommt vor
allem in der Existenz bestimmter Vorrichtungen, d. h. Organe zum Ausdruck,
die künftig zu realisierenden Zwecken dienen. Hier besteht in der Tat Zweckmäßigkeit. Das zweckmäßige Handeln erscheint als Spezialfall der allgemeinen
Geschehensverknüpfung im Lebendigen.

Daß das Leben durch nur rückschauende Ursachenverknüpfung in Raum
und Zeit — also rein gegenständlich — nicht durchbestimmt oder auch nur
erklärt werden kann, ist der erstempfundene und bis zur letzten Konsequenz
verarbeitete Sachverhalt, von dem RANKES allgemeinste Biologie ausgeht. Es
fragt sich nun, welche Möglichkeiten bestehen, über die rein negative Bestimmung:

„Nichtursächlich" hinaus zu verbindlichen, kategorialen Setzungen des Lebendigen zu gelangen. Diese werden gefunden nicht in neuen Geschehensarten, die mit dem Kausalen nichts mehr zu tun hätten, sondern in der neuartigen Verknüpfung des Gegenständlichen, der vorschauenden Verknüpfung, die an Stelle des „Müssens" in der Kausalreihe, statt des in ihr herrschenden Zwanges ein Ziel, ein Sollen und Können, die schöpferische Gestaltung setzt. Nur willkürliche Isolierung (Analyse) — „rückschauende Verknüpfung des Erfolgens" — kann aus dem Lebendigen das rein Kausale herauslösen.

Liegt aber nur in der Neuheit der Verknüpfung die Wesensbestimmung des Lebendigen, so ist auch kein Platz mehr für eine neue „innere" Ursache, ein „isoliertes Einzelding, das den anderen Ursachen in Raum und Zeit abtrennbar, also äußerlich gegenübersteht" — wie es etwa der Vitalismus sucht. Das Wesen des Lebendigen liegt also nicht beschlossen in einer anderen Causa, auch nicht der Causa finalis — das Ende des sich ewig fortzeugenden Lebensprozesses ist nicht abzusehen — sondern in der neuartigen, Formen schaffenden Verknüpfung, der Gestaltung von Vorrichtungen, von Zweckformen. Im Worte „Geschöpf", das das lebendige unteilbare Ganze bezeichnet, kommt das Gestaltende, Vorwärtsschauende, eben Schöpferische zum Ausdruck.

Auf der anderen Seite ist Leben und Eigengesetzlichkeit des Lebens nicht denkbar ohne den „Stoff", die kausaler Gesetzmäßigkeit folgende Grundlage — während wohl umgekehrt von der lebendigen Verknüpfung abgesehen werden kann und lediglich das Gegenständliche, Kausalmechanische für sich betrachtbar ist. „Jeder Versuch aber, die reine Form eines von seiner Grundlage isolierten Lebens in eben dieser Isoliertheit nun trotzdem noch einmal in die Ursachenwelt zurückzuführen, füllt die Welt notwendig mit Gespenstern. Es ist niemals etwas anderes, als der sinnlose Versuch, das seiner Definition nach Nicht-Ursächliche doch ursächlich begreifen zu wollen[1]".

In der lebendigen Zweckform liegt die Schaffung der Werkzeuge, Organe, und damit ein Wechselverhältnis von Form und Funktion, Gestalt und Leistung. Form und Zweck in der Verbindung der zweckmäßigsten Form sind auch die allgemeinsten Erkennungszeichen des Lebendigen. Die Gleichheit der Zwecke — wohl verstanden: nicht des (absoluten) Zwecks — fordert die Ähnlichkeit und Adäquatheit der Mittel. Dennoch ist nichts im Lebendigen genau gleich, — da die Ganzheiten sich nicht genau decken, so auch nicht Teile derselben. Für sich aber existieren sie durch die innere Abgewogenheit der Zwecke, ihre Harmonie, die die Vollendung und Abgestimmtheit des Geschöpfes bestimmt. Ist diese gestört, so stirbt das Lebendige. Unzerstörbar an ihm ist nur der nicht weiter an Bedingungen geknüpft gedachte Stoff. Die Materie erscheint unzerstörbar, wohl aber ist ihre Anordnung, ihre Form und ihr Zustand, ihr „Sosein" vergänglich und deren Bestand an die Verwirklichung bestimmter Situationen geknüpft.

Morphologie als Lehre von der Form ist daher der Kern der Biologie überhaupt, die natürlich des gesamten Wissens vom kausalen Geschehen nicht entraten kann. Als Grundlage unserer Erkenntnis des Lebenszusammenhanges hat die Morphologie vor allem den inneren Zusammenhang der Einzelformen

---

[1] RANKE, K. E.: Die Kategorien des Lebendigen. Eine Fortführung der KANTschen Erkenntniskritik. München: Beck 1928, S. 570. Man vgl. hierzu z. B. die entgegenstehenden Ausführungen FR. ADOLF TRENDELENBURGs in seinen Logischen Untersuchungen 2, 1ff.

zum Ganzen als Gegenstand. „Es gibt also keine echte Morphologie, die ihren Zweck nicht von der vorschauenden Verknüpfung als innerem Zusammenhang entnehmen müßte. Form und Zweck, Ziel, Aufgabe, Leistung, Gegenleistung und allgemeine Leistungsverknüpfung für einen in sich zusammenhängenden Sinn sind unlösbar miteinander verbunden"[1].

Dem „Omnis effectus ex causa" in der anorganischen Welt entspricht das „Omne vivum ex vivo" in der organischen und dem „Causa aequat effectum" in der ersteren das nur mit der Einschränkung der Variation gültige „Omne vivum ex vivo eiusdem generis", also das Gesetz der Vererbung in dieser.

Der Gleichheitssatz in der Ursachenwelt besagt die Erhaltung des Inhalts, der im Bereich des Lebendigen die Erhaltung der Form. Ursache und Wirkung sind daher nur als Nacheinander denkbar, während lebendige Erzeugung ein Nebeneinander von Erzeuger und Erzeugtem nicht nur verträgt, sondern sogar fordert. Im Continuum der vitalen Reihe, der Fortpflanzung, beharrt die besondere Art des Verknüpftseins, die Eigenart des lebendigen Ganzen.

Dieses lebendige Ganze umfaßt entweder eine Zelle — bei den Einzellnern —, oder setzt sich aus solchen zusammen, ist stets aber eine übercellulare Gegebenheit.

Das aus den Daten der Wirklichkeit abgezogene Lebendige erfährt bei Ranke seine letzte begriffliche Ordnung entsprechend der Kantischen Kategorientafel. In den Kategorien weist Ranke wiederum die grundlegende Trennung von Vereinzelung und Verknüpfung auf. Erstere liegt den Kategorien der Qualität (Bestimmung) und Quantität (Kennzeichnung), letztere denen der Relation (Teilverknüpfung) und Modalität (Verknüpfung des letzten Ganzen der Erfahrung) zugrunde. Die Kategorie der Bestimmung (Qualität) ergibt sich aus der Vereinigung von Bestimmung der Wirkung durch die Ursache in der Kausalreihe, aus der des Mittels durch den Zweck in der Vitalreihe. Die Kategorie der Kennzeichnung (Quantität) wird bestimmt durch Größe und Maß im Mechanischen, Form und Gestalt im Lebendigen. Die Kategorie der Teilverknüpfung ergibt das Teilganze aus der Verbindung der Einzeleigenschaften von Gegenstand und Vorgang (Kausalreihe) und der Einzelform und Einzelleistung von Werkzeug und Organ (Vitalreihe). Das Fortschreiten von Teilgeschehen zu Teilgeschehen entspringt der Synthese des notwendigen Erfolgens von Ursache und Wirkung in dem Kausalgeschehen sowie des entsprechenden schöpferischen Erzielens von Zweck und Leistung im Lebendigen. Endlich die Zusammenfassung zum Geschehensganzen durch die Verbindung von hier: Wirkung und Gegenwirkung und von dort: Wechselverhältnis von Teil und Ganzem. Schließlich bleibt die Kategorie des letzten Ganzen (Modalität) die Synthese aus kausaler Verknüpfung, Zweckverknüpfung und dem Ganzen der lebendigen Erfahrung.

Hiermit erscheint die letztmögliche formale Ordnung der Lebensbestimmungen von gedanklich-begrifflicher, idealistischer Warte und damit eine sinngemäße Fortsetzung Kantischen kategorialen Denkens geleistet. Sie umfaßt das apriorisch Wahre und Mögliche entsprechend der Grundauffassung des Lebendigen als einer besonderen Form der Verknüpfung des Stofflichen. Letztlich erscheint diese bei Ranke mehr als Denk-, denn als Seinsinhalt und besteht als solche früher als das Faktum selbst. Diese Bestimmung des Lebendigen erinnert an Gedankengänge des ebenfalls an Kant orientierten Joh. Chr. Reil, der den Grund aller körperlichen Lebensäußerungen in der eigentümlichen Mischung und Form der Materie sah. Damit aber erscheint die Brücke geschlagen von der sinnhaft geforderten apriorischen Bestimmung zur Prüfung ihres Wertes und ihrer Bedeutung an der Wirklichkeit, dem aposteriorischen Forschungsinhalt.

---

[1] K. d. L. S. 594.

Nach alledem ist bei RANKE[1] Krankheit die Folge einer Störung der für den Vitalablauf notwendigen Bedingungskonstellation, die ein Übergreifen der Kausalabläufe, einen Einbruch derselben ins Lebendige nach sich zieht. Rohe, nach bloß mechanischer Kausalität wirkende Kräfte können nun im Bereich des sonst harmonisch Abgestimmten und den Kausalablauf in das Strombett der lebendigen Autonomie zwingenden Vitalen sinnlos walten. Krankheit ist mithin gestörter Zweckzusammenhang in einem Lebendigen. Ihr Ausgang hängt ganz allgemein von dem Grad ab, in dem der Lebensspielraum oberhalb und unterhalb des Optimums der Leben ermöglichenden Bedingungen überschritten wird, inwieweit die der Anpassung an Schwankungen der Außenwelt dienenden Regulations- und Abwehrleistungen aufrufbar sind. Letztere bewirken die Heilung — die erfolgreiche Selbstregulation. Die Krankheit kann restlose Zerstörung oder auch nur Störung der inneren Harmonie der Funktionen bedingen. Die Leistungen werden dann maßlos, ungeordnet, heteronom, sie folgen einem lebensfremden, aufgezwungenen Prinzip, nämlich dem der rein physikalischen Kausalität als nunmehr autonomem Herrscher in einem Bereich, in dem sie nur als Werkzeug für die Eigenzwecke des Lebendigen benutzt werden durfte.

Im Krankheitsherd begegnen wir den Korrelaten von Störung, Zerstörung und Hyperfunktion in allen denkbaren Verknüpfungen. Der Herdkern ist dabei der Ausdruck intensivster Schädigung, die unmittelbar perifokale Zone das Gebiet des Durcheinanders und sinnloser typischer Funktionen der vorgebildeten Gewebsteile, soweit diese noch vorhanden.

Daraus ergeben sich die zwei Bestandteile des Geschehens, die zwei Vorgangsreihen des Krankhaften, die den beiden im Lebendigen unterschiedenen: der Kausal- und der Vitalreihe, entsprechen. Daß sie wiederum der allgemeinen Zweiteilung des Erkenntnisprozesses: der Vereinzelung (Isolation) und Ergänzung (Integration) begrifflich zuzuordnen sind, ist unmittelbar erweislich.

Im Gebiet des Krankhaften haben wir auf der einen Seite die von der Krankheitsursache unmittelbar abhängigen Zerstörungen und auf der anderen Seite die aufgerufenen lebendigen Funktionen vor uns, „die in ihrer unvermeidlichen Typik die lebendige Ganzheit widerspiegeln." Krankheit besteht mithin aus Alteratio und Irritatio. In den Reizgesetzen, etwa dem von ARNDT-SCHULZE und den entsprechenden Konzeptionen von VIRCHOW ist die Reizung das Primäre, die Schädigung das letzte Glied in der Kette der Vorgänge. RANKE wendet sich durchaus gegen die absolute Geltung dieser Auffassung. Förderung der Lebenstätigkeit ergebe sich nicht aus quantitativer Steigerung der Reize, sondern lediglich aus Annäherung ans Optimum. Einen richtigen Ruhepunkt der Zelle, von dem die Reizgesetze ihren Ausgang nehmen, scheine es gar nicht zu geben. Der Ruhezustand der Zelle sei eher ein scheinbarer; in ihm dient sie der Ganzheitsfunktion, die in Schaffung potentieller Energie, etwa im Tonus des Muskels, ihr Ziel hat. Auch während der Neubildung und Fortpflanzung ruht bekanntlich die spezifische Funktion der „Arbeitszelle". Es besteht also eine Unstimmigkeit darin, daß VIRCHOW die höhere Stärke der Reize den ernährenden und bildenden Tätigkeiten der Zelle zuordnet. Vielmehr scheint die Funktion, der Aufbrauch selbst als Reiz zu wirken. Hier vermeidet RANKE glücklich die Klippe der WEIGERTschen Katabiose- und Shiwalehre, die den

―――――――――

[1] Leben, Reiz, Krankheit und Entzündung. Münch. med. Wschr. 1923, Nr 10—12.

plastischen Reiz außerhalb der Zelle, in ihre Nachbarelemente verlegt. Entsprechend kann nach RANKE die Schädigung auch zum Auslöser krankhafter Reizung werden. Damit scheint mir RANKE für die krankhaften Verhältnisse die Wirkung primärer direkter Reizung in keiner Weise auszuschließen, wenn er auch gewiß die Schädigung als vorzüglichen Auslöser krankhaft veränderter Tätigkeit bezeichnet. Auch die Trennung von Fremdkörper- und Giftwirkung, die er beim Tuberkelbacillus ausdrücklich macht, weist darauf hin; wenn auch diese Trennung mehr begriffliches Gepräge trägt und in der Wirklichkeit selbst, z. B. dem Tuberkel, entweder sofort oder doch sehr bald der toxische Anteil der Bacillenwirkung hervortritt. Allerdings braucht ja begrifflich Giftwirkung nicht eine unmittelbar schädigende zu sein, wie auch nicht einzusehen ist, warum nicht umgekehrt der Vorgang der Gewebswucherung direkt durch ein schädigendes Agens bedingt sein kann. Ganzheitwidrigkeit braucht nicht immer Zerstörung zu sein. Legt man das Gewicht auf die Alteratio, so stellt man mehr die Krankheitsursache in Vordergrund als die Krankheit selbst. Endlich ist „Alteratio" im Wortsinne auch nicht mit Schädigung gleichbedeutend, sondern zunächst nur mit Änderung, Umstimmung.

Wie gegen VIRCHOWs Reizlehre wendet sich RANKE gegen die Auffassung der pathologischen Vorgänge als physiologischer unter veränderten Bedingungen. Vielmehr bestehe eine Kluft zwischen Normalem und Krankhaftem, kein unmittelbarer Übergang der beiderseitigen Vorgänge. VIRCHOWs Grundsatz ist mit BORST dahin abzuändern, daß „alle krankhaften Vorgänge, soweit sie nicht rein degenerativ sind, echte Funktionen" darstellen.

Die so skizzierte allgemeinste Krankheitslehre wird durch die Gebiete der allgemeinen Pathologie, insbesondere das der Entzündung in lichtvoller Weise durchgeführt.

Zu fragen bleibt jedenfalls bei allen krankhaften Phänomenen stets: Was ist Funktion, d. i. Betätigung eines Lebensprozesses und was rein kausales Geschehen ohne Rest der Ganzheitsbeziehung, mit anderen Worten was ist aktiv oder passiv, irritativ oder alterativ?

Wir haben hier eine kategoriale Ordnung der Lebens- und Krankheitsdinge vor uns, die, ein Glied von RANKES allgemeinem Weltbild, fraglos auch grundlegend für seine Neuschöpfungen auf dem Gebiet der Tuberkulose ist. Deshalb war auf sie hier ausführlicher einzugehen. Der Unterscheidung von Vereinzelung und Ergänzung in der Erkenntnis überhaupt entspricht die Gegenüberstellung von rein physikalisch-chemischen Kausalvorgängen und den spezifisch lebendigen Ganzheitsverknüpfungen in der Bio- und Pathologie. RANKE selbst bezeichnet seine Tuberkuloselehre als den Schritt von der Vereinzelung (Isolation) zur Ergänzung (Integration); erreicht sei dieser Schritt durch die Anwendung zweier Integrationsgrundsätze. Der erste beruhe in der Ganzheitsbetrachtung aller Krankheitsphänomene von der Erstinfektion an in ihrer Gesamtheit, wobei sich vier Ausbreitungsmöglichkeiten und drei gewebliche Reaktionsformen, diese wiederum als Korrelate dreier Allergien ergeben. In ihnen liegt die Auswirkung von Ganzheitsbeziehungen, also echt vitalen Vorgängen. Das zweite Integrationsprinzip sei mit der Auffassung der Tuberkulose als Infektionskrankheit, dem Vergleich mit dem zyklischen Verlauf der akuten Exantheme gegeben. Diese Ganzheitsbetrachtung ermögliche die Angabe einer natürlichen Entwicklungslinie der Tuberkulose, die Aufstellung eines natürlichen Systems, das im Gegensatz zum künstlichen keine äußeren Formmerkmale, sondern innere Beweger eines Geschehens zugrunde legt.

III.

Damit sind die allgemeinen, weltanschaulichen Grundlagen von Rankes Tuberkuloselehre umrissen. Im einzelnen führten ihn zu seiner Konzeption Vorwegnahmen aus der ärztlichen Beobachtung, die in seinen ersten einschlägigen Veröffentlichungen (1911) deutlich erkennbar sind.

Ranke geht hier vom Lebensalter aus. Die Säuglingstuberkulose zeigt das Vorwiegen von Drüsen- und Miliartuberkulose, besonders der ersteren. Später stehen die als Skrofulose zu bezeichnenden subakuten bzw. chronischen Generalisierungen im Vordergrund. Sie verbindet ein ganz allmählicher Übergang zu den streng lokalisierten Formen. Die Perioden der skrofulösen Erkrankungen zeichnete aus das Phänomen der „sofortigen Reaktion", erkennbar z. B. am raschen Aufschießen skrofulöser Entzündungen auf Haut und Schleimhäuten. Der Organismus zeigt einen hier betätigten hohen Grad von Empfindlichkeit. „Es kann also eine skrofulöse Manifestation oder eine Knochentuberkulose schon aus diesem Grund niemals ein primärer Herd sein"[1]. Die Bacillen, die im Säuglingsalter fast ausschließlich in den Drüsen hafteten, kommen nunmehr in allen möglichen Geweben zur Absiedlung. Bei den Spätformen, der lokalen Tuberkulose, sind relativ geringe Mengen verursachenden Virus vorauszusetzen.

Hier bereits grenzt Ranke Stadien ab, und zwar deren zwei, das primäre und ein sekundäres, das gekennzeichnet ist „durch eine deutliche Allergie und — meist auch Überempfindlichkeit. Auf die ebenfalls hier schon kenntlichen Immunitätserscheinungen soll später näher eingegangen werden"[2]. Die echte Phthise tritt hier als Nachkrankheit der Skrofulose und auch lokaler Tuberkulosen auf, ist aber von ihnen meist durch eine lange Intermission getrennt. Sie ist das direkte Widerspiel der kindlichen Formen und steht am Ende des Zyklus. Bei der Phthise ist die Drüsentuberkulose auf ein ganz geringes Maß beschränkt, die epitheliale Tuberkulose, die der entodermalen Hohlgänge ausschlaggebend geworden. Die übrigen Gewebe zeigen eine auffallende Toleranz gegen das Virus. Trotz Kreisens von Bacillen im Blut kein Angehen hämatogener Metastasen, die über Abortivformen hinausgingen. Trotz massigen Bacillenauswurfes keine Schmierinfektion der Haut, trotz weitgehender Zerstörung des Quellgebietes keine gröbere Erkrankung der örtlichen Lymphknoten. Von „sofortiger Reaktion" also keine Rede! An Stelle der hohen Empfindlichkeit bei der Skrofulose ist ausgesprochene Immunität getreten.

Die damals bekannten Errungenschaften der Immunitätslehre baut Ranke diesem durchaus originellen Gebäude ein. Die Fähigkeit zur „sofortigen Reaktion" entsteht erst, wenn sich in der Inkubation spezifische Reaktionskörper gebildet haben und dauernd nachgeliefert werden. Erst dann wird die Krankheit manifest. Neben der nötigen Bacillenkonzentration muß auch der Organismus über die genügende Menge von Antistoffen verfügen, damit ein tuberkulöses Entzündungsprodukt entsteht. Auch hier wieder die strenge Trennung von

---

[1] Über den zyklischen Verlauf der menschlichen Tuberkulose. Brauers Beitr. **21**, 1 (1911).

[2] L. c. S. 5.

rein Kausalmechanischem: der Bacillenkonzentration und des spezifischen Vitalen: der Reaktion der Antikörper. Erstinfekt und Superinfekt nehmen grundsätzlich verschiedenen Verlauf. Jener erzeugt fortschreitende generalisierende Erkrankung, dieser setzt nach stark abgekürzter Inkubation einen lokalen Herd mit geringfügiger Drüsenerkrankung und heilt in der Regel ohne Verbreitung der Infektion ab (Kochscher Grundversuch). Auch die Infektionsdosis und Art — ob Depotinfektion (subcutan oder intracutan) oder Nichtdepotinfektion (durch Inhalation oder Indigestion) — spielt dabei eine wohl abzugrenzende Rolle. Hier — in der ersten Arbeit — nimmt Ranke noch an, daß — abgesehen von der Depotinfektion — der Primäraffekt wie bei der Lues bereits in der Phase der Verallgemeinerung entsteht. Erst entwickelt sich also die Allergie und dann der Primärherd. Danach entspricht die Drüsentuberkulose des Säuglings der Verallgemeinerung als Folge des Erstinfektes. Kehlkopf- und Darmtuberkulose des Phthisikers sind die Typen des Superinfektes, bei denen das Fehlen gröberer Lymphknotenerkrankung die anatomische Kennzeichnung gegenüber dem Primärinfekt abgibt. Im Fehlen der Drüsenerkrankung, der Metastasierung auf dem Blutweg und dem Vorwiegen der Heilungstendenz läßt die Phthise die erreichte Immunität erkennen. Die Betonung dieser Züge löst auch die Antinomie, die in der Annahme von Empfindlichkeitsherabsetzung bei der phthisischen Erkrankung liegt. Sie ist ja durchaus nicht immer progressiv und tödlich.

Soweit Ranke 1911! Bereits 1913 weist er darauf hin [1], daß die Stadien nicht den einzigen Ursachenkomplex für die Entstehung der verschiedenen Tuberkuloseformen im Einzelfall abgeben, sondern Differenzen in der Konstitution, d. h. der Empfänglichkeit der verschiedenen Altersstufen, in der Exposition, in der Art und Schwere der Infektion erheblich sind. Aber sie vermögen wie das Lebensalter dem Bild nur Züge, wenn auch zuweilen von vorstechender Art, aufzuprägen. Die Durchseuchung und der zyklische Ablauf dagegen sind von ausschlaggebender Bedeutung (vgl. unsere Ausführungen S. 16 und 17).

Endlich erfolgen im gleichen Jahre die wichtigen klinisch-systematischen Ergänzungen [2] vor Veröffentlichung der histologischen Einzelheiten und Abrundung der Gesamtkonzeption in den klassischen Archivarbeiten. Diese Ergänzungen der im Rohbau fertigstehenden Lehre betreffen vor allem die „katarrhalische Lungentuberkulose" als Phänomen der Generalisationsepoche, den Hiluskatarrh beim Primärkomplex, der nunmehr als anatomisch-klinische Gegebenheit in immer schärferer Abgrenzung und Klarheit hervortritt, und die diffuse Bronchitis bei der Miliartuberkulose. Beide werden als perifokale Entzündungen, als weittragende Wirkungen an sich kleiner Ursachen (Herde) aufgewiesen. Im Gegensatz zur echten Phthise, bei der weniger das perifokale Phänomen als der Herd selbst klinisch in Erscheinung tritt. Zwar ist auch hier die perifokale Entzündung vorhanden — sie ist ein Maßstab der Aktivität des Herdes —, sie tritt aber nach Grad und Ausdehnung gegenüber der bei der Generalisation zurück. Beim Primärkomplex liegt bereits eine Störung vor, „die den ganzen

---

[1] Die Tuberkulose der verschiedenen Lebensalter. Münch. med. Wschr. **1913**, Nr 39.
[2] Die klinischen Formen der Lungentuberkulose und ihre typische Verteilung auf die Lebensalter. Bericht über die 11. internationale Tbc. confer. Berlin 1913 im Selbstverlag der internationalen Vereinigung gegen die Tbc. 1914.

Ausdehnungsradius der Lunge vom Hilus bis zu den Lungenmantelpartien ergriffen hat"[1]. Nach Analogie mit der tuberkulösen Halsdrüse werden hier die Kennzeichen der primär tuberkulös erkrankenden Hilusdrüse herausgearbeitet: der Verlust der rundlichen Kontur, ihre Härte, die Fixation an die Nachbarschaft durch fibröse Periadenitis, unter Umständen mit Einbruch in benachbarte Hohlgänge. Ferner die röntgenographisch erfaßbaren interfokalen „RANKEschen" Stränge und die später sog. flüchtigen Infiltrierungen als perifokale Entzündungen von kolossalen Ausmaßen um oft winzige Herdkerne und mit erstaunlicher Rückbildungsfähigkeit. Zeichen einer hohen Empfindlichkeit, gleichen sie etwa dem Skrofuloderm, bei dem ebenfalls kleine Herde mächtige Herdrandreaktionen erzeugen können. Auch die konstitutionelle Note, die Kindes- und Pubertätsalter diesen nichtphthisischen, daher auch ohne Narbenbildung heilenden Manifestationen verleiht, wird gewürdigt.

IV.

Diese Erhebungen leiten über zu den hier neugedruckten Hauptarbeiten. Lassen wir als Grundlage zur Erörterung ganz kurz die RANKEsche Lehre so an uns vorüberziehen, wie sie aus RANKEs letzten Tuberkulosearbeiten zu entnehmen ist.

Die Eigenart tuberkulösen Geschehens, für das die spezifische Reaktionsweise des Organismus die letzte Instanz, die dauernde Anwesenheit des Virus aber ihre Auslösung und Unterhaltung bedeutet, macht die Tatsache verständlich, daß wir dort, wo wirkliche Tuberkulosekrankheit vorliegt, nicht einen einheitlichen Ablauf vor uns sehen, sondern es mit phasischen Entwicklungsgängen zu tun haben. Die Periodizität, das Stadienhafte der Reizantwort ist das Typische, Beharrende und Verbindende der im einzelnen so wechselvollen Erscheinungsformen der menschlichen Tuberkulose.

Der vielleicht etwas anschauungsarme Begriff der Reaktionsweise des Organismus gewinnt sofort an Greifbarkeit, wenn wir ihn mit RANKE in zwei Größen zerlegen. Deren erstere sagt Genetisches, deren letztere Zuständliches aus. Jene umfaßt die Entwicklung der Beziehungen des Organismus zum Kontagium — die Durchseuchung, diese das Zuständliche, das jeweilige Produkt dieser Entwicklung — die Empfindlichkeit. Damit ist bereits ausgemacht, daß letztere eine Variable der Durchseuchung ist. Nach den Grundgesetzen der Immunitätslehre stehen beide Größen in umgekehrtem Verhältnis — je größer die Durchseuchung, desto geringer die Empfindlichkeit, und umgekehrt. Es bedarf ferner nicht des Beweises, daß während irgendeines vitalen Ablaufes, des menschlichen Lebens im ganzen oder auch nur von Ausschnitten aus diesem, die Durchseuchung und damit die Empfindlichkeit keinen konstanten Wert besitzen. Sie müssen anders sein im Moment der Erstberührung mit dem Kontagium, als später. Und daß auch dann noch, trotz der ätiologischen Einheitlichkeit, weitgehende Unterschiede in der Reaktion gleicher und verschiedener Gewebe desselben Organismus zu verschiedenen Zeiten bestehen, lehren die elementaren Tatsachen.

Das damit umrissene phasische Geschehen klärt in RANKEs Lehre die Tuberkulose als Erkrankung der organischen Ganzheit auf.

Sie nimmt ihren Ausgang von den verschiedenen Formen, in denen die Tuberkulose der Lymphknoten der Lungenpforte in Erscheinung

---

[1] L. c. S. 111.

tritt. Besonders kennzeichnend war der Unterschied kompakter Lymphknotenverkäsung, wie sie in erster Linie die beschränkten und veralteten, sowie die hämatogen metastasierenden Lungenprozesse zu begleiten pflegt, und der grob anatomisch überhaupt nicht sichtbaren, fast reaktionslosen Spättuberkel im Lymphknoten bei der gemeinen, das ganze Organ zerstörenden, aber auf dieses Organ isolierten Schwindsucht. Die Lymphknoten schienen so zum Gradmesser der Empfindlichkeit ausersehen, die als Ergebnis der vorgängigen Virusbeziehungen (Durchseuchung), der durch sie erworbenen Allergie aufzuweisen war. Diese Forderung fiel mit der Notwendigkeit zusammen, die anatomische Erscheinungsform, das herdlich fixierte Produkt der erstmaligen Berührung von Virus und Organismus, genau kennenzulernen. Denn hier war die Quelle für die Gestaltung der Empfindlichkeit zu suchen. Die GHONsche Erhärtung des primären Affektes und seiner Kennzeichen, vor allem in Lunge und Darm, fügte sich – zusammengehalten mit dem PARROT-CORNETschen Gesetz der gleichsinnigen und notwendigen Erkrankung des örtlichen Lymphknotens — in RANKEs Gedankenwelt zu der gut umrissenen Einheit des Primärkomplexes. Dieser mußte mindestens in den Fällen nachweisbar sein, in denen man irgendwelche Tuberkuloseabläufe in ihrer Eigenart auf die mit dem Erstinfekt erworbene Allergie beziehen wollte. Daß er tatsächlich in der überwiegenden Mehrheit aller Menschen nach dem 14. Lebensjahr in der kennzeichnenden Form vorhanden ist, haben umfängliche Statistiken aus alter und neuerer Zeit dargetan. Der Primärkomplex erweist sich damit als vollgültiges Instrument für die morphologische Erfassung des Empfindlichkeits- und Durchseuchungsgrades im Einzelfall.

Ist er in seinem Kern, sind die Frühveränderungen abgeschlossen, so ist aus dem normergischen Individuum das spezifisch empfindliche, sensibilisierte, allergische geworden, wie die nunmehrige „Tuberkulisation" des Herdes zeigt (Verkäsung, Epithelioidzellbildung, Bindegewebswucherung). Auch hier, in der Primärläsion selbst, sehen wir bereits wieder einen Phasenablauf. Das Virus erzeugt zunächst eine einfache Entzündung in der Lunge im Sinne der Frühreaktion einer kleinen Pneumonie. Im weiteren Verlauf mehrt sich das Virus wieder stark; massige Verkäsung, andererseits am Rande intensive entzündliche Reizung, auch Ausschwitzung von Blutbestandteilen setzen ein (Infiltrierung). Diese Vorgänge pflegen jedoch bald zur Ruhe zu kommen — unter Umständen erst nach einiger Zeit und wiederholtem Wechsel von Verkäsung und Demarkation, einer ausgesprochenen Labilität des Geschehens, die in gürtelförmiger Struktur des Herdes Ausdruck finden kann. Der Herd bildet nunmehr Zonen der Gewebsproduktion, insbesondere reichlich Bindegewebsfasern am Rande an und ist als solcher fertig. Das Zentrum oder auch der ganze Herd ruht, neigt zu Verkalkung und Verknöcherung, zu Statik und Latenz. Inzwischen ist jedoch der zugehörige Lymphknoten auf dem Lymphwege ergriffen worden. Die interfokalen Lymphbahnen verraten die Spuren des Virusdurchganges in Form meist unspezifischer, seltener spezifischer Veränderungen. Im Lymphknoten entsteht Tuberkel neben Tuberkel in typischer Weise durch epithelioide Umwandlung der Retikulumzellen und unter Verdrängung der Lymphocyten. Die Tuberkel verkäsen rasch. Unter Umständen besteht direkte Verkäsung, d. h. das Gewebe geht zugrunde ohne vorausgehende epithelioide — tuberkulöse — Umwandlung. Die Herde fließen zusammen und bilden einen kompakt käsigen Herd, den

Lymphknotenanteil des Primärkomplexes. Auch er erzeugt intensive Entzündung der unmittelbaren Herdnachbarschaft, die zu schwieliger Periadenitis und zu schließlicher Verlötung mit Nachbargebilden (Bronchen, Gefäßen) führt. Doch auch hier verhältnismäßig schnell Übergang zur Ruhe, Abkapselung durch Ausbildung von leimgebendem Bindegewebe in der entzündlichen Randzone, Verkalkung, Verkreidung.

Das Fortschreiten des Primärkomplexes über die erste Barrière des Lymphknotens schließt nun eine Verlaufsart der Tuberkulose ein, deren Unterschied gegenüber der des abgeschlossenen Primärkomplexes sinnfällig hervortritt. Die nunmehr einsetzende Generalisation der Tuberkulose, die Verlegung des Kampfplatzes auf das große Feld der Blutbahn und der von ihr aus zu beanspruchenden Organe, das Sekundärstadium der Tuberkulose, bringt eine Reaktionsart zur Auswirkung, die zunächst ein Darniederliegen der Abwehr voraussetzt. Die Allergie II, die nunmehr hervortritt, erinnert an die Schutzlosigkeit des Körpers bei der sog. Serumanaphylaxie. Ihr morphologisches Kennzeichen: in exsudativer Entzündung, Verkäsung, Erweichung betätigte Übermacht des Virus. Ihr Wesensmerkmal: stärkste Beteiligung aller vorhandenen sonstigen tuberkulösen Herde, insonderheit des Primärkomplexes, an der universellen Reaktion. Exacerbation alter Herde in Form neuaufflammender perifokaler Entzündung mit Gefäßneubildung, starke seröse Durchtränkung des Herdes, Einschmelzung desselben bei oder ohne Anwesenheit von Leukocyten, mit anderen Worten alles, was an spezifischer Abwehrkraft mobilisierbar ist, wird in den universellen Kampf gestellt und aktiviert.

Alle Infektionswege sind gangbar.

Nicht immer steht die Allergie II auf dem so gekennzeichneten Höhepunkt. Auch innerhalb dieses Stadiums ein ständiger Wechsel von Phasen der Aktivität und Latenz! Auch für ganz chronische Abläufe ist im Rahmen dieser Periode Raum. Es besteht eine Reihe mit allen Übergängen, von der Sepsis acutissima, zu den mehr chronischen Formen der grobknotigen Miliartuberkulose, der Affentuberkulose (mit besonderer Bevorzugung der großen Bauchorgane) und schließlich den mehr systematisierten Formen, etwa der allgemeinen Lymphknoten-, der Milz-, Knochen- und Gelenks-, der Sinnesorgan-, der Hirnhauttuberkulose. Je chronischer die Verallgemeinerung, desto deutlicher tritt eine käsige Endobronchitis in den Vordergrund, die mit den lediglich unspezifischen Veränderungen der Bronchen im Bereich des Primärkomplexes, ihrer Deformierung, Spaltbildung, Atrophie und Strangulierung kontrastiert. Je weniger ausgedehnt die Generalisation, um so höher pflegt der Schatz der bereits vorhandenen Allergie zu sein, obschon die Kurve der Empfindlichkeit der der anatomischen Ausbreitung keineswegs gesetzmäßig parallel geht. Zum Sekundärstadium erweisen sich jene chronischen Formen gehörig nicht sowohl dadurch, daß sie nur auf dem Blutwege erreichbare Organe betreffen, als vor allem durch Bestehenbleiben einer allgemeinen Empfindlichkeit, das Entstehen weiterer Blutwegmetastasen und den typischen Tod an allgemeiner oder beschränkter Miliartuberkulose (Meningitis).

Lokaler Ausdruck dieser Empfindlichkeit ist die starke perifokale Entzündung.

Wie die Neigung zu Verkäsung, ist auch die zu Bindegewebsbildung und Vernarbung im Sekundärstadium besonders groß. Hier sehen wir richtige

Leber-, Milz- und Lymphknotencirrhosen auftreten. So kommt es, daß in diesem Stadium spontane Heilungen gar nicht so selten sind, wie umgekehrt jeden Augenblick ältere und älteste Herde in dieser Allergieperiode plötzlicher ausgedehnter Reaktivierung, Erweichung und Einschmelzung anheimfallen können.

Also ein proteusartiges Bild[1], eine besondere Labilität von Empfindlichkeit und Immunität, ein dauernder Phasenwechsel! Auf der einen Seite große Leistungen des Organismus in bezug auf die Virusabwehr, auf der anderen hemmungsloses Darniederliegen — solange bis entweder die Durchseuchung doch einen Wert erreicht, der an Immunität herankommt, oder das Leben vernichtet ist. Gewiß kann hier großzügige Immunisierung das Ende sein, oft jedoch steht — wenn wir von den akuten, rasch tötenden Verläufen des Sekundärstadiums absehen — das ganze weitere Leben im Zeichen der Auseinandersetzung mit dem Tuberkelbacillus —, es ist das Stadium decrementi RANKES, das jenseits einer überschrittenen Acme der Empfindlichkeit, in chronischem Ablauf doch schließlich tödliche Metastasen auf dem Blutweg setzt.

Diese treten zunächst ganz zurück, es können Jahrzehnte vergehen, bis sie auftreten. Es besteht irgendeine tuberkulöse Organerkrankung, eine Urogenital-, Lymphknoten-, Knochen-, Hauttuberkulose (Skrofulose) mit oder ohne manifesten, bzw. nur röntgenographisch als stumme miliare Aussaat erfaßbaren Lungenbefund. Nennenswerte Metastasierung besteht nicht, ebensowenig Neigung zu Erweichung, Exsudation und Verkäsung. Der Prozeß steht längst im Zeichen der produktiven Phase, er schreitet auf dem Wege der vorgebildeten Organkanäle vorwärts, ohne sonderlich auf dem Blutweg zu streuen, die langdauernde Berührung mit dem Virus hat zu allmählicher humoraler Immunität geführt, nur noch grobe, auf dem Weg der vorgebildeten Organkanäle ausgestreute Virusmassen verfangen und fuhren zu allmählich zerstörendem Abgrasen des Organs (der Schwindsucht desselben), hämatogen erfolgt — wenn überhaupt — die Bildung nur noch abortiver Tochterherde, der ganze Prozeß neigt zu Ruhe, Chronizität, es ist ein hoher Grad von Immunität erreicht. Sie muß aber relativ bleiben, solange irgendwelche dispositionellen Größen in irgendeinem Organ den Prozeß lokal nicht zur Ruhe kommen und fortschreiten lassen.

An einem im Sekundärstadium entstandenen Prozeß sehen wir nunmehr Züge ausgebildet, die aus dem Bereich der Allergie II völlig herausfallen und es rechtfertigen, von einem neuen Stadium der Tuberkulose, dem dritten, der Auswirkung einer relativen Immunität zu sprechen. Aber mit den

---

[1] Mit diesem proteusartigen Bilde erklärt sich auch die von WOLFF-EISNER der RANKEschen Stadienlehre zum Vorwurf gemachte scheinbare Antinomie, daß „trotz der Generalisierung im 2. Stadium nur in einem Teil der Fälle wirkliche Generalisierung" auftritt — womit doch nur Generalisierung einmal im Sinne allgemeiner Herdbildung und auf der anderen Seite im Sinne allgemeinen Viruskreisens gemeint sein kann: Abgesehen davon, daß nach RANKE die Kurve der Empfindlichkeit der der anatomischen Ausbreitung nicht parallel geht, ja die Empfindlichkeit nach erfolgter Herdbildung zu sinken pflegt, zeigt eben gerade das Sekundärstadium deutlich die Möglichkeit des Umschlagens von Überempfindlichkeit in Unempfindlichkeit und damit das relativ häufige Ausbleiben wirklicher Herdbildung in einer Phase der Virusverallgemeinerung. Endlich dürften die tuberkulösen Manifestationen im Sekundärstadium viel häufiger sein, als gemeinhin angenommen wird, da sie oft gering sind, und da man lediglich die histologisch spezifischen Herde zur Tuberkulose rechnet. Hier wird die Verfolgung der LIEBERMEISTERschen Bestrebungen noch manche Aufklärung gewähren.

aufgeführten Kennzeichen ist doch noch nicht das eigentliche Wesen des Tertiärstadiums umrissen. Dieses liegt vielmehr im Beschränktsein des tuberkulösen Prozesses auf ein Organ, der Ausbildung isolierter Schwindsucht, die zur Bacillenstreuung nur noch auf den vorgebildeten Organkanälen
führt. Auf dem Blutwege verschleppte Bacillen — und auch in diesem Stadium
besteht Bakteriämie — gehen an entfernten Orten nicht mehr an, sondern
rufen allenfalls abortive, kleine Spättuberkel ohne scharfe Abgrenzung, in den
Lymphknoten Sinuskatarrh, nicht aber mehr die zusammenfließenden Verkäsungen mit zelligschwieliger Periadenitis oder auch die sog. großzellige Hyperplasie des Sekundärstadiums, hervor. Der Tod tritt im klassischen Tertiärstadium ein an der allgemeinen Körperkonsumption und Kachexie, an Darmtuberkulose, nicht aber an hämatogen entstandenen Manifestationen.

<h2 style="text-align:center">V.</h2>

Soweit ganz kurz die RANKEsche Lehre! RANKE selbst hatte hierbei die
große Entwicklungslinie vor Augen, die vom Primäraffekt über seine Verallgemeinerung direkt wieder zu seiner Lokalisierung, dem Korrelat des Immuni-
tätserwerbes führt. Ursprünglich hat er diesen zyklischen Ablauf des Geschehens
fraglos auch für den Einzelfall vorausgesetzt, der mit dem Primäraffekt beginnt,
das Sekundärstadium durchlebt, und dessen Erkrankung mit der isolierten
Phthise endet. Daß der Verlauf so sein muß, hat RANKE gewiß nicht behauptet.

RANKE selbst sagt u. a. hierüber[1]: „. . . Daß nicht jede menschliche Tuberkulose alle
diese möglichen Stadien durchläuft. Wohl gibt es Erkrankungen, bei denen das der Fall
ist. Sie sind aber gegenüber den Formen, bei denen die Erkrankung ein- oder mehrmals
auf kürzere oder längere Zeit unterbrochen wird, in der wesentlichen Minderheit. Ist es
richtig, daß die allmähliche Entwicklung von Anaphylaxie und Immunität den Ablauf und
die Aufeinanderfolge der einzelnen Formen bedingt, so kann es nicht befremdlich scheinen,
daß die Erkrankung bei einem eventuellen neuen Beginn nicht genau an dem Punkt wieder
beginnt, an dem sie unterbrochen wurde. In der dazwischenliegenden Abheilungszeit
können vielmehr sehr wohl die immunisierenden Fähigkeiten wesentlich zugenommen
haben, eine Neuerkrankung also auf einem wesentlich veränderten Boden sich entwickeln
müssen. So ist es auch in der Tat. Das häufigste und auffallendste Beispiel hierfür bilden echte tertiäre Tuberkulosen, die sich auf dem Boden einer abgeheilten primären Tuberkulose entwickeln. ... Die durch den primären Komplex
bewirkte Immunisierung hat dann ausgereicht, um der neu auftretenden Nacherkrankung
von vornherein die Lymph- und Blutbahn zu verschließen, das sekundäre Stadium ist
dann ausgefallen. . . . . .“

Ein sprechendes Beispiel hierfür ferner sind die spätsekundären Verlaufsformen, in denen ganz chronische Organphthisen — und solche gibt es nicht
nur in den Nieren und Knochen, sondern auch in der Lunge — in eine lebensletzte hämatogene Metastase ausmünden, die auch Todesursache wird. Diese
gehören also, da sie sich als nicht isolierte Phthisen erweisen, nicht zum Tertiärstadium, dessen Vorhandensein sie nur vortäuschen, sondern zum sekundären.
Ein Tertiärstadium kann also aus diesen Formen nicht werden, für einen
unmittelbaren Übergang vom Sekundär- in das Tertiärstadium bleibt hier
kein Raum. Jede Tuberkuloseform, bei der irgendwelche nicht abortiven
Metastasen vorhanden, ist mithin als sekundär anzusprechen. Ein durchlittenes
Sekundärstadium würde also einen Durchseuchungsgrad schaffen, der entweder

---

[1] Primäre, sekundäre und tertiäre Tuberkulose des Menschen. Münch. Vortrag. Münch.
med. Wschr. **1917**, 308.

volle Immunität bedeutet oder aber eine Empfindlichkeit, die sich in einer anderen Höhenlage bewegt, als die geringwertige des Tertiärstadiums.

Bis hierhin erscheint alles klar. Eine unmittelbare Nachfolge der einzelnen Stadien kommt nach dieser Lehre nicht in Frage, vielmehr liegen festumrissene determinierte Abläufe vor, die einander ausschließen. Die tertiäre Phthise entsteht danach auf dem Boden des Primärkomplexes — sei es durch exogene, sei es durch endogene, von diesem ausgehende Neuinfektion, bei weitgehender Latenz sekundärer Allergie und Erscheinungsform.

Indessen hält diese Auffassung kaum angesichts nicht so seltener Fälle stand, die uns tertiäre Abläufe vorführen mit allen morphologischen Eigenheiten (isolierte Lungenschwindsucht, Kehlkopf-, Darmtuberkulose), bei denen Residuen abgelaufener Sekundärprozesse nachweisbar sind. Diese Formen in Bausch und Bogen als Sekundärstadien aufzufassen, hat entschieden etwas Mißliches, wenn es auch durch die theoretischen Grundlagen der vorgetragenen Auffassung gefordert scheint. Das gleiche gilt von denjenigen Fällen, in denen ein alle Kriterien in jahre- oder jahrzehntelangem Verlauf erfüllendes notorisches Tertiärstadium in lebensletzte Generalisation ausmündet und endlich für die Beobachtungen frischer kompakter Drüsenverkäsung mit schwieliger Periadenitis, im Anschluß an eine offenbar tertiäre Schwindsuchtsform. In allen diesen Fällen bleibt zunächst doch die Interposition verschiedener Stadien zu erwägen[1]. RANKE selbst hat ihre Möglichkeit nicht nur offen gelassen, sondern durch Schemata veranschaulicht. Es ist hier vielleicht so, daß im Anschluß an einen Primäraffekt oder einen abortiv bleibenden Sekundärprozeß sofort die tertiäre Phase auf einem Substrat einsetzt, das relativ rasch den zugehörigen Allergie- und Immunitätsgrad erreicht hat.

Die bloße Stadieninterferenz würde zunächst noch nicht den Begriff des Rückfalls aus späterer in frühere Allergieformen einschließen. Diesen hat RANKE ausdrücklich abgelehnt. Nach ihm gibt es im Erwerb von Allergie und Immunität immer nur ein Vorwärts, niemals ein Zurück. Und doch kann z. B. das Tertiärstadium hyperergische Reaktionen, Perioden größter geweblicher Aktivität und gleichzeitigen Zusammenbruches aufweisen, die aus dem Rahmen der zugehörigen Allergieform herausfallen und an die Überempfindlichkeitsepoche erinnern — wie ja auch diese im Stadium decrementi torpiden, an die Schwindsucht der Tertiärphase anklingenden Verlauf zeigen kann. Wir finden dann hier, im Anschluß an eine isolierte Phthise, ausgedehnte exsudativ-käsige Prozesse, intensivste perifokale Infiltrierungen, die bis zur Blutung gesteigert sein können, kompakte Drüsenverkäsungen (nach vorgängiger fibröser Abkapselung der Tuberkel)

---

[1] Der Ausdruck „Interferenz", den ich gleichbedeutend mit „Interposition" von Stadien gebraucht habe, ist — wie ich sehe — leider mißverstanden worden (CURSCHMANN, Brauers Beitr. **69**, H. 5 (1928). Ein Nebeneinander verschiedener Stadien im Sinne eines „verschiedenen Entwicklungs- und Wachstumstempos zweier koexistenter Abläufe" habe ich seinerzeit ausdrücklich abgelehnt (Zur Frage der Pubertätsphthise. Brauers Beitr. **60**, 321). Zur gleichen Zeit kann natürlich nur e i n e Allergieform vorhanden sein. Unter „Interferenz" verstehe ich das Dazwischenkommen etwa einer isolierten Phthise zwischen eine ante- und posttertiäre Verallgemeinerung, also im Prinzip genau das gleiche wie RANKE, nur daß es für diesen eine posttertiäre Verallgemeinerung nicht gab. Es entgeht übrigens CURSCHMANN, daß RANKE selbst wörtlich schrieb: „Das Gebiet der Phthise zerfällt, je nachdem es sich um eine isolierte Phthise handelt oder um ein Anteponieren tertiärer Erscheinungen bei noch fortbestehenden sekundären Prozessen, in zwei Hauptgruppen." (Dtsch. Arch. **119,** S. 367).

die an die kennzeichnenden „Kartoffeldrüsen" des Sekundärstadiums erinnern (ASCHOFFS „Pubertätsphthise") — kurz, ein Bild, das man geneigt sein könnte, auf ein neues, der Tertiärperiode aufgepfropftes, viertes Stadium zu beziehen, das zwar nicht einen Rückfall in frühere Allergieepochen — von einem solchen habe ich niemals gesprochen — aber doch eine terminale Änderung des Immunitätsstandards bezeichnet, die an Vergangenes wieder erinnert, eine anamnestische Reaktion darstellt [1].

Wir sind damit auf eine Frage grundsätzlicher Bedeutung gekommen, nämlich die, ob die RANKEsche Grundlehre der Allergien und ihrer funktionalen Beziehung zu Ablauf und Form der Tuberkulose im Sinne einer straffen Stadienlehre zu handhaben sein wird, oder ob man das dogmatische Schema von vorneherein festgelegter und sich wechselseitig ausschließender Stadien zugunsten eines mehr lockeren Kombinations- und Wechselspiels von Phasen fallen lassen soll. Hier stehen sich RANKEsche Rechte und RANKEsche Linke anscheinend polar und unversöhnlich gegenüber. Doch ist, näher besehen, der Gegensatz gar nicht so schroff und führt keineswegs zum Auseinanderfallen der RANKEschen Lehre. Vielmehr erscheint in ihrem Rahmen beides durchaus nebeneinander möglich. Die Frage, ob Stadien-Interposition oder reinlicher Ablauf des Einzelstadiums bis zum typischen Ende, wird sich nicht auf Grund von Erörterung und Reflexion und wohl auch kaum von vorneherein im einen oder anderen Sinne entscheiden lassen. Vielmehr gilt es, den Einzelfall nach den gegebenen allgemeinen Gesichtspunkten der Abläufe einzuordnen und in seinem Gewordensein zu verstehen. Im übrigen bleibt die Frage Gegenstand zukünftiger Forschung, deren Aufgabe es sein muß, für die Stadien noch andere Kriterien herauszufinden, als die bloße Art ihres Schlußsteines, die lebensletzte Erkrankung. Wesen und Unterarten der tuberkulösen Empfindlichkeit und Durchseuchung sind genauer in ihren klinischen und morphologischen Erscheinungsformen zu studieren und nach möglichst exakten Kriterien zu trennen. Bemerkenswerte Ansätze hierfür sind in den klinischen Konzeptionen W. NEUMANNs und H. ULRICIs zu verzeichnen.

Allerdings erscheint es nicht angängig, bzw. es hat mit RANKEs Lehren nichts mehr zu tun, wenn man das Stadienschema völlig sprengt, nur noch die Allergien beibehält und diese willkürlich auf den Einzelherd oder einen Schub von Einzelherden überträgt; so ist man schließlich dahin gelangt, dem exsudativen, fortschreitenden oder in Zerfall begriffenen Herd die Allergie II und dem produktiven, abgeschlossenen Fokus die Allergie III zu vindizieren (bzw. der RANKEschen Lehre unterzulegen — WOLFF-EISNER u. a.) und einen dauernden Wechsel dieser Allergien entsprechend den verschiedenen Herdschüben vorauszusetzen. Diese unstatthafte Übertragung liegt nahe und ist zunächst bestechend. Bei genauerem Zusehen erweist sie sich jedoch als verhängnisreiche Gleichbenennung ganz heterogener Dinge. RANKEs Allergien bezeichnen begrifflich niemals Eigenschaften von Einzelherden oder Herdschüben, sondern immer nur die spezifische Einstellung der Ganzheit. Diese untersteht allein der spezifischen Durchseuchung als Ergebnis der Erst- und aller folgenden Superinfekte, während Entstehen und Schicksal des Einzelherdes außerdem von einer Unzahl personeller und dispositioneller Momente abhängt. So bleibt in der gleichartigen Allergieperiode für die verschiedensten Herdarten Raum —

---

[1] Vgl. hierzu die Anm. 1 auf S. 30.

wenn auch deren Zusammenspiel oft ein auf den ersten Blick kennzeichnendes Bild ergibt. Das Sekundärstadium kann im ganzen torpide, das tertiäre akut verlaufen.

Mit der geschilderten Äquivokation hängt auch das Bestreben zusammen, die RANKEschen Allergien an personell-konstitutionelle Bedingtheiten zu binden (LYDTIN[1], CURSCHMANN[2]). Nach dem Gesagten liegt auf der Hand, daß RANKEs Allergieschema — historisch und begrifflich — nichts mit solchen zu tun haben kann. Niemand wird leugnen, daß im Einzelfall Art und Grad des Allergieerwerbes ebenso wie Grad, Ausdehnung, Zeit, Schicksal der Einzelerkrankung vom Individuum und seinen Eigenheiten sowie „Zwischenfaktoren" mindestens ebenso abhängt wie vom Grad der Durchseuchung. Die Art der Allergie jedoch (I, II oder III) bestimmt allein die Art der Infektionen. Damit wird der mir von LYDTIN gemachte Vorwurf einer „Überspannung" der RANKEschen Lehre hinfällig (vgl. auch unsere Ausführungen S. 24ff.).

Geht man freilich vom „Nichterkranken", der „Immunität" aus, so stellen sich die konstitutionellen Faktoren in den Vordergrund. Aber hier ist ja auch gar nicht von den verschiedenen Allergien die Rede, höchstens von der Allergie I. Das gilt auch von denjenigen Angehörigen nicht durchseuchter Völkerschaften, die trotz Ansteckung von der Tuberkuloseerkrankung verschont bleiben.

Es ist ferner doch eine Ausnahme, daß ein Zwischenfaktor, etwa Gravidität oder Puerperium, aus einem Tertiärstadium ein „sekundäres" oder aus einem Sekundärstadium eine isoliert phthisische Erkrankung machen; vielmehr hält gewöhnlich die Exacerbation die durch Stadium und Allergieform gegebenen Grenzen ein. Der Tod erfolgt an der für das Stadium typischen lebensletzten Erkrankung.

In diesem Sinne gibt es in der allergischen Grundform — Primäraffekt, Verallgemeinerung, Organisolierung — keine individuellen Unterschiede. Welche dieser Grundformen in Erscheinung tritt, ist offenbar allein abhängig von Art und Grad der Durchseuchung; dafür, daß diese Gegebenheit unter dem bestimmenden Einfluß konstitutioneller Momente steht, hat LYDTIN keine Beweise beigebracht.

VI.

Der gegebene Einblick in die RANKEsche Ideenwelt mag nunmehr als Grundlage für eine Besprechung der nicht wenigen gegen die Tuberkuloselehre erhobenen Einwände dienen. Besonders von pathologisch-anatomischer, aber auch von klinischer Seite hat es an Gegnerschaft nicht gefehlt.

Als offenen Gegner der RANKEschen Auffassungen hat sich von vorneherein TENDELOO bekannt.

Dieser wendet sich[3] zunächst gegen den Primärkomplex, allerdings nicht gegen ihn als morphologische Fassung des primären Organ- und Lymphknotenherdes, vielmehr gegen seine Benutzung als Instrument zur Klarlegung der einzelnen Tuberkuloseepochen. Als primärer Herd sei dieser nur erkennbar, solange er der einzige im Körper ist. Sind mehrere tuberkulöse Herde vorhanden, so gebe es kein morphologisches Kennzeichen, das einwandfrei einen derselben

---

[1] Zur Stadienlehre. K. E. RANKEs Z. f. Tuberkul. **51**, 23 (1928).

[2] l. c.

[3] TENDELOO, N. P.: Primäre, sekundäre und tertiäre Lungentuberkulose. Krkh.forschg **2**, Nr 4, 287 (1926).

als primär heraushebe. Weder Größe noch Form ermöglichen hier ein Urteil. Auch im Experiment gleichzeitig erzeugte miliare Herde unterscheiden sich nach Größe und Form. Unberechenbare Faktorenkomplexe wie die topographische Disposition verschiedenster Organbezirke, Schwankungen in der Reizstärke, Verteilung und Vermehrung des Virus beherrschten im wesentlichen das Geschehen.

Eine weitere Unstimmigkeit liege auf dem Gebiet der perifokalen Entzündung. Die Zuordnung höherer Grade kollateraler Entzündung einmal zum Sekundärstadium gemäß der RANKEschen Lehre und auf der anderen Seite bereits zum Primäraffekt (z. B. in den Tierversuchen des Herausgebers) enthalte einen Widerspruch. Die kollaterale perifokale Entzündung ist nach den Untersuchungen TENDELOOs ein pathogenetischer Begriff von allgemeiner Bedeutung. Sie findet sich ebensowohl an frischen Primärherden wie an Herden metastatischer Entstehung. Im Tierversuch kommen frischere Primärherde zur Untersuchung, daher zeigen sie auch die kollaterale Entzündung, die bei den gewöhnlich untersuchten älteren Herden des Menschen fehlt. Für die Annahme histologischer Allergiekorrelate liege gar kein Anlaß vor. Die „Gleichartigkeit der infektiösen Noxe" sei keineswegs nachgewiesen. Endlich ereignen sich sowohl humorale wie bronchogene Metastasen jederzeit im Ablauf der Tuberkulose. Auch entspreche der Empfindlichkeitsgrad gegen Tuberkulin nicht einer bestimmten Empfindlichkeit des Lungengewebes gegen das Virus. Die Möglichkeit, einige Fälle nach dem Schema primär, sekundär und tertiär zu ordnen, bedeutet noch nicht Allgemeingültigkeit desselben.

Hinsichtlich des Primärkomplexes zunächst haben vielfältige Untersuchungen — ich nenne hier nur die letzte größere von P. SCHÜRMANN — ein so eindeutiges morphologisches Gepräge erhärtet, daß er, solange vorhanden und nicht in sekundäre Zerstörungsprozesse miteinbezogen, ohne Mühe auch in schwerst veränderten Organen auffindbar ist. Wenn anders überhaupt nach dem Tode und mit den Mitteln der pathologischen Anatomie durch Vergleichung alter und frischer Veränderungen abgelaufene Vorgänge erfaßbar werden können, ist der tuberkulöse Primärkomplex wegen seiner kennzeichnenden Eigenheiten als klassisches Beispiel für die Leistungsfähigkeit rückblickender pathomorphologischer Betrachtungsweise zu werten. Wäre es nicht einmal möglich, den tuberkulösen Primärkomplex als gut begründeten anatomischen Begriff zu verwenden, so bliebe die pathologische Anatomie dazu verurteilt, über eine Sammlung wenig belangreicher, durch Beschreibung gewonnener und allenfalls einer Ordnung nach grob äußerlichen Gesichtspunkten zugänglicher Einzelheiten nicht hinauszukommen. Selbstverständlich läßt die Primärkomplexregel Ausnahmen und örtliche, von manchen (LYDTIN) anscheinend überschätzte Differenzen zu, die notiert zu werden verdienen und von höchstem entstehungsgeschichtlichen Belange sind. Auch ist nicht ausgeschlossen, daß die Tuberkulose einmal ihren „Genius" von Grund aus ändert, und zu irgendeiner Zeit die empirische, nur „hier und jetzt" geltende Regel unbrauchbar wird. Allerdings ist nach den aus dem Altertum vorliegenden Beobachtungen die Erscheinungsform des Primärkomplexes als recht beständig vorauszusetzen.

Der zweite Einwand, daß Stärke der kollateralen (perifokalen) Entzündung nicht einer bestimmten Periode der Krankheit, sondern jedem Herd zukommt, wenn er in frischem Fortschritt begriffen ist, läßt sich dem sachlichen Gehalt nach in keiner Weise bestreiten. Aber er trifft wohl kaum RANKE und seine

Lehre. Denn diese bestreitet gewiß nicht dem Einzelherd als solchem die Fähigkeit, Randentzündung zu verursachen. Wenn aber eine Vielheit von Herden in einem bestimmten Abschnitt der Krankheit vorzüglich einen hohen Grad der Randentzündung zeigt, wie in der Tat für die generalisierenden Formen erweislich ist, so ist man wohl berechtigt, in ihr den Indikator für erhöhte Empfindlichkeit in diesem Krankheitsabschnitt vorauszusetzen.

Daß auch ältere Herde — also etwa der Primärkomplex — bei Einsetzen der Verallgemeinerung an der universellen entzündlichen Reaktion teilhaben, ja überhaupt die ersten einschlägigen Veränderungen zeigen, entspricht durchaus der RANKEschen Lehre und wird ihr von anderer Seite (HUEBSCHMANN) sogar zum Vorwurf gemacht. Eine strenge Trennung zwischen primär und sekundär gibt es in diesem Sinne nicht. Und darum ist auch nicht erstaunlich, daß man bei Primärherden der Versuchstiere, deren Tuberkulose gewöhnlich zu rascher Verallgemeinerung neigt, ausgedehnte perifokale Entzündung und die Teilnahme an der allgemeinen Reaktion z. B. in Form kavernöser Einschmelzung findet. Auch beim Menschen sind solche Phasen wenigstens klinisch erfaßbar (Primärinfiltrierung!) und kommen in den schwereren Verlaufsformen als eingeschmolzene Primäraffekte bei oder durch Generalisation zur Autopsie. Der einfache Primärkomplex ohne gleichzeitige Verallgemeinerung dürfte jedoch perifokale Entzündungen von derartigen Ausmaßen nur in einer vorübergehenden Phase seiner Entstehung erkennen lassen.

RANKE selbst spricht das deutlich in seinem handschriftlichen Nachlaß aus: „Klinisch gibt es keinen isolierten Primärkomplex als reine Lokalerkrankung, so wenig wie es diesen geben würde, wenn wir in der Lage wären, den ganzen Organismus in Serienschnitte zu zerlegen und histologisch und bakteriologisch zu untersuchen. Dem Kliniker erwächst daraus die Aufgabe, nach der Allgemeinerkrankung zu suchen, um so mehr als ihm die genaue Diagnose des krankhaften Geschehens im Primärkomplex selbst dann nicht zur Verfügung steht, wenn er wie so häufig in der Mehrzahl seiner Teile durch das Röntgenbild zur Anschauung gebracht werden kann. Es gilt nun, Verbreitung auf dem Säftestrom und echte Metastasen zu unterscheiden. Auch der Kliniker kann sich dabei nur an die Erscheinungen halten, die seiner Diagnose zugänglich sind; kann er also echte hämatogene Metastasen auf irgendeine Weise diagnostizieren, so weiß er, daß er ein vollentwickeltes sekundäres Stadium vor sich hat. Kann er das nicht, so wird er von einem klinisch zunächst noch isolierten Primärkomplex sprechen dürfen, soweit die loca morbi in Betracht kommen und im übrigen sorgfältig auf die nachweisbaren Allergien und sonstigen Störungen des Lebenslaufes zu achten haben. — — — —"

. . . . . „Dadurch aber gewinnt die Krankheit von allem Anfang an eine weitgehende Unabhängigkeit von den lokalen Veränderungen an der Eintrittspforte und steht mit dem latenten Mikrobismus und der Allergie von vornherein als Allgemeinerkrankung fest. . . . . ."

. . . . . „Je schwerer die Infektion, oder um exakter zu sprechen, je rascher und bösartiger der sich an sie anschließende Krankheitsablauf ist, um so rascher geht die Allgemeinerkrankung ihren Lauf und um so rascher führt sie auch zu nachweisbaren locis morbi außerhalb des primären Komplexes. In den raschest verlaufenden Fällen heilt auch der primäre Komplex nicht aus. Die Allergien entwickeln sich ebenfalls überstürzt, so daß sich noch am primären Komplex typische Vorgänge der zweiten Allergie entwickeln. Trotzdem behält der primäre Komplex durch seine Anordnung und einen, wenn auch kleinen zeitlichen Vorsprung in vielen Fällen lange seine Erkennbarkeit. Sein Nachweis ist also selbst dann durchaus nicht an isoliertes Bestehen gebunden. Wohl aber ist für seine Ausheilung in der typischen Form Bedingung, daß das krankhafte Geschehen so vergleichsweise geringgradig und langsam war, daß die Giftüberempfindlichkeit sich nicht sofort zu ihren höchsten Formen entwickeln konnte, daß also der gewaltige Lymphocytenansturm und die schwere akute Randentzündung und schließlich die Verflüssigung, Ausstoßung und Resorption sich nicht schon vor der Abkapselung und Verkalkung einstellten.

Es ist also die Auffassung zu revidieren, als ob jeder Infektion ein langdauerndes, leichtes und vergleichbar leicht heilbares Primärstadium vorhergehe; es wäre das derselbe Fehler, der der Auffassung eines geringfügigen Beginnes jeder tertiären Lungentuberkulose zugrundeliegt. Man denke hierfür nur an die schweren Säuglingstuberkulosen, um sich von dieser Illusion zu befreien."

Aus alledem ergibt sich eine Berechtigung für die Zusammenziehung von Primärkomplex und Sekundärstadium, wie sie etwa SCHÜRMANN und DIEHL unter dem Begriff der „Progressiven Durchseuchung" vorgenommen haben.

Endlich ist auch gar nicht gesagt, daß jeder Herd im Sekundärstadium notwendig und andauernd die ausgedehnte perifokale Entzündung zeigt. Wie wir ausführten, läßt diese Periode für ganz chronische Formen Raum, in denen die Empfindlichkeit ganz erheblich sinkt oder nur zeitweise wieder höheren Grad erreicht. Und umgekehrt kennen wir auch im Tertiärstadium relativ akute Abläufe, bei denen der Herdcharakter gewiß eine starke örtliche Empfindlichkeit voraussetzt.

Die vom Herausgeber beschriebenen Meerschweinchenprimärherde[1], die TENDELOO heranzieht, zeigen zwar auch das Phänomen der perifokalen Entzündung. Der Zonenbau des Herdes jedoch, auf den es dem Herausgeber ankam, bietet den Wechsel käsiger und nichtkäsiger (reparativer) Gürtel, also Veränderungen dar, die den Schluß auf Änderungen des Gewebes im Verlauf der Ersterkrankung zulassen.

Einen Parallelismus zwischen Empfindlichkeitskurve oder gar der Tuberkulinreaktionen und der anatomischen Tuberkuloseausbreitung hat RANKE nicht nur nicht behauptet, sondern sogar ausdrücklich geleugnet.

Aus der vorzüglichen Betrachtung der Reaktionsweise des Körpers endlich folgt noch nicht die Vernachlässigung der Eigenschaften des Bacillus. Immerhin ist erstere gerechtfertigt durch die Beobachtung der verschiedenen Verläufe bei Erst- und Wiederinfektion, also beim gleichen Individuum in verschiedenen Zeiten. Die grundsätzlichen Abweichungen im Verlauf auch bei experimenteller Verwendung von genau gleichartigem Virus verlegt allein schon den Schwerpunkt im infektionspathologischen Verhältnis auf die Seite des organismischen Substrats. Doch müssen wir es uns versagen, hier auf die überwältigende Fülle einschlägiger Beobachtungen und Argumente einzugehen.

Auch der Altmeister der Pathologie, BAUMGARTEN, dem gerade die Tuberkuloseforschung so viel verdankt, hat sich — erst neuerdings — gegen das

---

[1] PAGEL, W.: Untersuchungen über die Histologie des tuberkulösen Primäraffektes der Meerschweinchenlunge. Brauers Beitr. **61**, 678 (1925). Der tuberkulöse Primäraffekt der Meerschweinchenlunge. Krkh.forschg **2**, 263 (1926).

RANKEsche Lehrgebäude ausgesprochen[1]. Wie TENDELOO, dem er sich weitgehend anschließt, setzt er den Hebel der Kritik beim Primärkomplex ein. Gemäß seinen bekannten, vielfach niedergelegten Auffassungen, insbesondere bezüglich der in gewissem Sinne wieder modernen Lehre von der Gennäogenese, spricht er den Primäraffekt als typischen hämatogenen Herd an. Diese Herde brauchen durchaus nicht primär bzw. aerogen zu sein, sondern können sehr wohl Tochterherde einer ganz versteckten, etwa durch wenig virulentes Virus verursachten Eingangspfortenveränderung sein, die sich auch der genauesten Sektion entziehen würde.

Vor allem aber wendet sich BAUMGARTEN gegen die Voraussetzung von geweblich unterlegten verschiedenen Allergien im Gegensatz zur Annahme einer Virulenzänderung der Bacillen, die eine viel einfachere Erklärung der Verschiedenheit von Ablauf und Erscheinungsform der Tuberkulose gebe.

Gegen RANKEs primäre „proliferierende" Reaktion, die aus einem exsudativen Prodromalstadium hervorgehe, wendet BAUMGARTEN ein, daß nach seinen bekannten grundlegenden Versuchen (1885) bereits wenige Stunden nach intraokularer Infektion Kernteilungsfiguren in den fixen Gewebszellen der Regenbogenhaut auftreten. Mit vorausgehender Antikörperbildung, die RANKE für die proliferierende Reaktion voraussetzt, sei die Raschheit des Eintritts der zelligen Reaktion nicht zu vereinbaren.

Gegen die Allergie II, vor allem ihre Betätigung in Bildung ausgedehnter perifokaler Entzündung bringt er bei, daß sich Lymphocytenmäntel ebenfalls in den Irisversuchen sehr bald nach Entstehung der primitiven Tuberkel, in der Regel bereits am 17. Tage nach Infektion bildeten.

RANKEs Vergleich der sekundär allergischen Veränderungen mit den Tuberkulininjektionsfolgen stimme darin nicht, daß hier vorwiegende Beteiligung von Leukocyten statthabe und nicht die Lymphocyten von RANKEs perifokaler Entzündung.

Für das Tertiärstadium besteht nach BAUMGARTEN eine Schwierigkeit zunächst darin, daß der Übergang vom sekundären ins tertiäre schwer verständlich sei, vor allem bezüglich des Schicksals der mehr oder minder zahlreich vorhandenen lympho- und hämatogenen Metastasen. Man müßte solche Herde oder Reste von solchen bei isolierter Phthise antreffen, was gewöhnlich jedoch nicht der Fall ist. Ferner führe die Annahme exogener Superinfektion zur Durchbrechung des Stadienprinzips und des von ihm behaupteten Kontinuums. Nimmt man aber auf der anderen Seite vollständige Abheilung des Primärherdes an, wie soll da eine Weiterentwicklung zum dritten Stadium zustandekommen ?

Vor allem aber erkläre sich RANKEs „humorale Immunität" und das Abortivbleiben der Drüsenherde nicht aus biologischer Umstimmung, sondern einfach aus Erschwerung und Hemmung der Verbreitungswege des Virus durch die chronischen Veränderungen.

Eine rein intrakanalikulare Metastase endlich gebe es gar nicht, die Absiedlung erfolgt ja nicht auf der von Luft bedeckten Bronchialschleimhaut, sondern in dem vom Gewebssaft durchspülten Gewebe.

---

[1] BAUMGARTEN, P. v.: Zur Frage des Infektionsmodus der menschlichen Lungentuberkulose. Festschr. f. Morpurgo. Arch. per le scienze med. **50** (1927).

BAUMGARTENS Bedenken gegen die Aerogenese der Primäraffekte und seine These ihrer kongenital-hämatogenen Entstehung würden zunächst, wie er selbst hervorhebt, sich durchaus mit dem Grundsätzlichen der RANKEschen Lehre vertragen[1]. Man müßte nur Invasion und Infektion bzw. Herdbildung im Sinne des Ausdrucks einer Antigen-Antikörperreaktion noch schärfer trennen. Ja, die Gennäogeneselehre hat sogar gedankliche Berührungspunkte mit der Stadienkonzeption, wie es auch in den Ausführungen PETRUSCHKYs hervortritt, der als Schüler BAUMGARTENs von der vorzüglichen Bedeutung des Blutweges ausging.

BAUMGARTENs bekannte Tierversuche ferner sind, selbst wenn sie wirklich die regelmäßige, primäre und unmittelbare Zellproliferation auf Eindringen von Bacillen verschiedenster und nicht nur abgeschwächter Virulenzgrade dartun sollten und sich in diesem Sinne aufrecht erhalten ließen, kein stichhaltiger Einwand gegen RANKEs Allergie I, deren Aufstellung am Primärherd der menschlichen Lunge gewonnen ist. Der Ausdruck Allergie mag hier etwas mißverständlich sein — wir kommen unten noch darauf zurück —, aber es läßt sich nicht leugnen, daß die Reaktionsform, die zur Bildung des Primäraffektes der Lunge führt, eine gut umrissene regelmäßig wiederkehrende Folge auch im Tierversuch reproduzierbarer geweblicher Veränderungen veranlaßt. Diese bestehen zunächst in einer unspezifischen Fremdkörperreizung, die in der Lunge Exsudation und desquamative Proliferation, an der Iris der BAUMGARTENschen Tiere eben Proliferation der vorgebildeten Zellen hervorruft, dann in hinzutretenden Folgen der Giftwirkung wie weiterer Exsudation und der Nekrose, endlich aber in der Produktion spezifischen Epithelioidzellgewebes zum Ausdruck kommt, für das sehr wohl eine Umstimmung und spezifische Einstellung des Gewebes, mit anderen Worten RANKEs Allergie I, angenommen werden kann. Es ist natürlich ein Unterschied vorauszusetzen zwischen dieser späten Epithelioidzellbildung und der Entstehung des abkapselnden Bindegewebes um einen käsigen Herdkern im Lungenprimärherd auf der einen und der initialen Wucherung der vorgebildeten Gewebszellen auf den Fremdkörperreiz in der Iris der BAUMGARTENschen Tiere auf der anderen Seite. Auch der Primärherd im Darm oder in der Haut zeigt diese relativ späte Sklerotisierung — unbeschadet der Art der geweblichen Frühreaktion auf das erste Eindringen des Virus (Proliferation oder Exsudation).

Dasselbe gilt von dem Vergleich der frühen Lymphocytenmäntel in den Irisknötchen und der Heftigkeit der perifokalen Entzündung in RANKEs Sekundärstadium. Hier liegen wie oben unvergleichbare Tatbestände vor.

Daß aber im RANKEschen Primärkomplex wirklich der anatomisch faßbare Niederschlag der Erstinfektion vorliegt, und nicht ein zweiter oder dritter Herd (LIEBERMEISTER, WOLFF-EISNER[2] — weder im morphologischen noch biologischen Sinne — kann auch durch die wenigen bisher vorliegenden Tierversuche nicht widerlegt werden, in denen kleinste Infektionen von den Schleimhäuten aus zu primärer Invasion von Lymphknoten geführt haben

---

[1] Vgl. die Ausführungen des Herausgebers in: Die allgemeinen pathomorphologischen Grundlagen der Tuberkulose. Berlin: Julius Springer 1927, 83.

[2] WOLFF-EISNER: Über Tuberkuloseimmunität und ihre Beziehungen zum Krankheitsverlauf und zu den RANKEschen Stadien. Dtsch. med. Wschr. 1928, 1455. Die Frage der Viruslatenz bleibt von unseren Ausführungen unberührt.

(vgl. Kritik solcher Versuche von BEITZKE [1]. Vielfältigste lückenlose Erfahrung am Versuchstier und Menschen zeigt den GHONschen Herd als primär auf — mag die Eintrittspforte das Virus auch nicht nur in der Lunge, oder der Infektionsweg nicht ausschließlich der aerogene sein (vgl. hierfür z. B. die Versuche von SATA [2]. Selbst bei Unterstellung der BAUMGARTENschen Gennaegenese bleibt diese Stellung des Primärkomplexes unerschüttert.

Die Beteiligung der Leukocyten, wie sie bei den Tuberkulininjektionsfolgen vorzüglich erkennbar war, ist in der Tat in RANKEs Arbeiten wenig gewürdigt, was BAUMGARTEN zuzugeben ist.

Die von BAUMGARTEN notierte Schwierigkeit bezüglich des Überganges generalisierter in isolierte Formen besteht ebenfalls. Wir sind oben S. 15ff. auf diese Frage eingegangen. Sie ist zur Zeit generell nicht geklärt, sondern Aufgabe der Forschung, aber deswegen in gar keiner Weise geeignet, die RANKEsche Lehre etwa zu Fall zu bringen. Im Gegenteil erhält diese durch die Fragestellung eine weitere heuristische Bedeutung.

Ein Stadienkontinuum im Sinne notwendiger, lückenloser Entwicklung der Tuberkulose vom Primäraffekt bis zum Tertiärstadium für jeden Einzelfall anzunehmen — wie es BAUMGARTEN voraussetzt — hat RANKE gewiß ferngelegen, wenn er auch vor allem die unmittelbare Entstehung des tertiären aus dem sekundären Stadium berücksichtigt. Wir kommen unten darauf zurück.

Daß sich schließlich die „humorale Immunität" der Spätphase und das Abortivbleiben der Drüsenherde in ihr lediglich durch Verlegung der Bahnen bei der chronischen Erkrankung erklären sollten, hat RANKE selbst ausführlich und lichtvoll in den hier abgedruckten Arbeiten zurückgewiesen. Es sei nur erwähnt, daß auch im Sekundärstadium trotz großer chronischer Organzerstörung oft ausgedehnte Metastasen vorhanden sind, und im Tertiärstadium das Virus im Blut leicht genug nachweisbar ist [3].

Eine weitere, ernst zu nehmende, da sachlich und an dem großen Magdeburger Material begründete Ablehnung hat die RANKEsche Lehre durch BLUMEN-BERG [4] (unter RICKER) erfahren.

Dieser versucht, die Lebensalterslehre der Tuberkulose auf breiter Basis zu begründen. Danach sei der klassische Primärkomplex eine lediglich für das Kindesalter spezifische Verlaufsform. Später erworbene Primäraffekte treten in abweichender, atypischer Gestalt auf, vor allem ohne die Drüsenbeziehung und bereits primär in Form richtiger Phthisen, so daß diese nicht auf der Grundlage vorausgegangener allergisierender und immunisierender Tuberkuloseepochen erwüchsen. Vielmehr stellten sie selbständige Tuberkulosekrankheiten, nicht aber Stadien und Phasen eines einheitlichen Verlaufskomplexes dar. Wie Kindheit, Reifungs- und mittleres Alter, zeitige auch das Greisentum besondere Züge, für die ebenfalls Momente der Allergie nicht bestimmend seien. Das gleiche gelte für die Beobachtung akuter Tuberkuloseformen bei nicht-durchseuchten Völkerschaften u. a. m.

---

[1] BEITZKE: Zur Frage der Infektionswege. Z f. Tuberkul. **47** (1927).

[2] SATA: Zbl. Tbk.forschg **28**. H. 7/8 (1928).

[3] Vgl. a. SCHÜRMANN: Ablauf und Erscheinungsformen der Tuberkulose und Der RANKEsche Primärkomplex unter den Erscheinungsformen der Tuberkulose. Brauers Beitr. **57** (1923). Virchows Arch. **260** (1926).

[4] BLUMENBERG, W.: Die Tuberkulose des Menschen in den verschiedenen Lebensaltern auf Grund anatomischer Untersuchungen I—IV. Brauers Beitr. **62—63** (1925/26).

Indessen zeigen auch notorisch (Lit. bei SCHÜRMANN) später als im Kindesalter entstehende frische Primärkomplexe das Urbild der Erstinfektion. Ihr entscheidendes Kriterium ist — wie wir aus vielfältiger Erfahrung wissen — einzig und allein die Beziehung eines gleichsinnigen Lymphknoten- und Quellgebietsherdes. Wo ersterer nicht aufgefunden wird, darf auch letzterer nicht als Primärherd angesprochen werden. Für die Phthise jeden Alters läßt sich die Abhängigkeit von früheren Verlaufsformen erhärten. An den Erkrankungsformen nicht durchseuchter Völkerstämme tritt besonders evident der Immunitätsfaktor zutage.

Im einzelnen bin ich an anderer Stelle auf die Beweisgründe gegen BLUMENBERGs Verallgemeinerung „besonderer Fälle" eingegangen[1]. Denn um solche scheint es sich im wesentlichen bei seinen interessanten Untersuchungen zu handeln.

Nur auf einen durch die BLUMENBERGschen Arbeiten wieder in den Vordergrund gerückten Punkt möchte ich hier näher eingehen, das ist das Verhältnis der einzelnen Tuberkuloseformen zu Konstitution, Disposition und Lebensalter, zumal eine Reihe anderer Forscher, ich nenne nur STERNBERG[2] und seine Mitarbeiter, ebenfalls von den konstitutionellen, besonders den inkretorischen Verhältnissen die spezifische Reaktionsweise des Organismus herzuleiten versuchen.

Es besteht ja kein Zweifel, daß das Lebensalter, die Formel der inneren Sekretion, Ernährungsbedingungen, insbesondere Vitaminhunger und Nahrungsmangel überhaupt, abnormer Habitus, Diathesen, Stoffwechselanomalien, interkurrente Krankheiten, also das Heer dispositioneller Größen Unterschiede hervorrufen, ja die unmittelbare Voraussetzung der einzelnen Organ- und Gewebserkrankungen abgeben können.

Kein Zweifel ferner, daß eine erblich fixierte, in allen Wechselfällen des Lebens beharrende „Grundformel" hierfür von ausgezeichneter Bedeutung ist. Z. B. bedingt sie Gattungsunterschiede, die etwa zwischen der von einem Meerschweinchen, Kaninchen, Affen oder Menschen unter im übrigen genau gleichen Verhältnissen erworbenen Tuberkuloseallergie bestehen.

Indessen bleibt fraglich, ob auch das Auftreten der grundsätzlichen Reaktionsform: Primärkomplex, Generalisation und isolierte Organphthise von diesen Faktoren gesteuert wird, und ob nicht vielmehr darüber der Durchseuchungsgrad als höchste und letzte Instanz entscheidet.

Ein Beispiel: die Ablaufsform der gemeinen, isolierten, tuberkulösen Lungenschwindsucht soll nur als Produkt vorausgegangener andersartiger Tuberkuloseerkrankung desselben Organismus möglich sein. Er muß eine bestimmte Form der Allergie durch eine frühere Auseinandersetzung mit dem Virus erworben haben, also in seiner Reaktionsart spezifisch eingestellt sein, damit — wenn überhaupt eine weitere Krankheitsphase manifest wird — das Bild der isolierten Organschwindsucht entsteht. Nun können dispositionelle Einflüsse, etwa eine Zuckerkrankheit oder ein akutes Exanthem u. dgl., zwar das Auftreten einer solchen tuberkulösen Krankheitsepoche auslösen und unmittelbar bedingen. Mit anderen Worten, die momentane Erkrankung wäre vielleicht ausgeblieben,

---

[1] Grundlagen der Tuberkulose. S. 93ff.

[2] STERNBERG, A.: Über die Lokalisation der Tuberkulose. Brauers Beitr. **63**, 106 (1926).

wenn diese dispositionellen Größen nicht vorhanden waren. Aber die grundsätzliche Art und Erscheinungsform der nun auftretenden tuberkulösen Erkrankung ist nicht durch sie, sondern durch die mit dem Augenblick der Erstinfektion für alle weiteren Perioden bestimmte spezifische Reaktionsart (Allergie) festgelegt. Man könnte auch in diesem Sinne das dispositionelle Moment als den Realisations-, das allergische als den Determinationsfaktor bezeichnen.

Die Umstellung etwa der inkretorischen Drüsen nach der Pubertät, das Lebensalter überhaupt, massige oder sehr geringe Bacilleninvasion usw. scheinen in der Tat die grundsätzliche Reaktionsform nicht zu beeinflussen. Zwar sind auch die Spätprimärkomplexe nach der Pubertätszeit „besondere Fälle", aber sie sind nicht erheblich seltener als die von BLUMENBERG benutzten Ausnahmen. Erheblich seltener sind z. B. die echten Reinfekte, wie sie SCHÜRMANN beschreiben konnte, d. h. zweite Primärkomplexe bei alten Leuten, die früher bereits einen Tuberkulosezyklus hinter sich hatten. Aber auf diesen „besonderen Fällen" ruht die RANKEsche Lehre nicht, sondern sie sind nur Bestätigungen, Experimenta crucis.

Das „Genotypische" tritt somit bei der grundsätzlichen Festlegung jeden tuberkulösen Geschehens während des Gesamtlebens nach der Erstinfektion zurück hinter der einen konditionellen Gegebenheit der Art, Zeit, Ausdehnung und Stärke der Virusbekanntschaft. Das übrige Konstitutionelle ist nur insoweit erheblich, als es den Grad der Allergie im Einzelfall irgendwie zu beeinflussen in der Lage und für Unterschiede in dem grundsätzlich durch die Art des Erstinfektes determinierten Ablauf verantwortlich zu machen ist.

Die Fragestellung in bezug auf die Konstitutionsänderung hat von der Tatsache des Infekts auszugehen und die übrigen Fakten an ihr zu messen. Der Infekt, die Allergie bedeutet eine Umstellung der Reaktion, der aus zahlreichen, angeborenen und erworbenen Faktoren resultierenden „Konstitution".

Wenn endlich BLUMENBERG aus der Tatsache der im höheren Lebensalter ansteigenden Abheilungsziffern (BURKHARDT, HART) die Unvereinbarkeit mit einer vorausgegangenen Erstinfektion und ihrem immunsierenden Einfluß folgert, so ist dem zu entgegnen, daß sich ein solcher Einfluß nach RANKE ja nicht sowohl auf die Abheilung oder Nichtabheilung der Einzelformen als die Art der verwirklichten, tuberkulösen Gesamterkrankung — ob primär lokalisiert — verallgemeinert — oder tertiär isoliert — bezieht.

Die Lebensalter- und Dispositionslehren (BLUMENBERG, STERNBERG) betreffen mithin ganz andere vitale Schichten als die spezifische Umstimmungslehre RANKEs. Sie sind deshalb nicht vergleichbar oder gar die eine durch die andere ersetzbar. Beide haben auf ihrem Gebiet ihre Berechtigung. Allergie determiniert, Disposition und Lebensalter realisieren.

Dasselbe gilt von dem Bedenken vieler pathologischer Anatomen, das sich dagegen richtet, bei einer so lang dauernden und so verwickelten Krankheit wie der Tuberkulose mit dem Gedanken veränderter allgemeiner Empfänglichkeitsreaktion auszukommen.

Wir haben damit die entschiedenen Feinde der RANKEschen Lehre betrachtet und gehen nunmehr zu ihren bedingten Gegnern über.

Zunächst seien Ausführungen aus RANKEs Nachlaß abgedruckt, die sich gegen die Versuche von LIEBERMEISTER, ED. SCHULZ, HOLLO u. a. richten, als sekundär die nicht herdgebundene Generalisation abzugrenzen und das Tertiärstadium mit der Bildung größerer, ulcerierender Herde beginnen zu lassen.

„Wenn ich es wagen darf, der LIEBERMEISTERschen Intuition nachzugehen, so würde ich glauben, daß gemeint sind diejenigen Formen von Tuberkulose, bei denen größere loca morbi — d. h. also Lokalherde, fehlen, die Allgemeinerscheinungen und die allgemeine „entzündliche Diathese" im Vordergrund des klinischen Bildes stehen. Mit ihnen steht auch die Bacillämie oder besser der latente Mikrobismus in den Säften und Geweben im Vordergrund des pathologischen Geschehens, sowie man darunter außer den intakten Bacillen auch alle ihre Abbauprodukte und Sekrete bis zur kolloidalen und schließlich auch einfachen Lösung herab verstehen will. Da mir selbst an der Erfassung aller Herde und Krankheitsäußerungen in jeder Hinsicht als wichtigstem Gesichtspunkt für jede Klassifizierung einer Krankheit das größte Gewicht zuzukommen scheint, muß trotz der Unmöglichkeit der vollständigen Erfassung aller Krankheitsäußerungen an der möglichst weitgehenden Erfüllung dieser Forderung festgehalten werden. Ich habe bisher weder klinisch, noch pathologisch-anatomisch Fälle zu Gesicht bekommen, die nicht bei genauer Untersuchung Lokalherde „typisch tuberkulösen" Baues aufgewiesen hätten. Je mehr sie zurücktreten, um so besser ist bei sonst vorhandener Entwicklung starker Allergie die Prognose. Es ist also eine rein prognostische Gruppe, aber keine Entwicklungsform. Es gibt solche leichtesten Fälle auch ohne Allgemeinerscheinungen. Sie sind ferner in jeder Phase der Entwicklung wieder anzutreffen, begegnen uns z. B. ganz ebenso in der frühsekundären, wie in der spätsekundären und, was nicht vergessen werden darf, auch der tertiären Phase der Krankheitentwicklung. Sie tragen dann, was bei genauem Studium erst erkennbar wird, trotz weitgehender Ähnlichkeiten die charakteristischen Züge der Entwicklungsphase, der sie angehören. Die Entwicklungsphase darf aber nicht nach den leichtesten Fällen allein beurteilt werden; sie gehören mit zu ihr, sind aber nicht ausschließlich oder auch nur irgendwie vorwiegend für sie charakteristisch. Die Eigenschaften der Stadien können vielmehr sehr viel leichter an den gröberen Veränderungen der schwereren Infektionen erkannt werden.

Ähnliche Betrachtungen gelten von den rheumatischen Erkrankungen und vom asthenisch-anämischen Symptomkomplex. Beide sind durchaus nicht dem sekundären Stadium allein eigentümlich, sondern auch im tertiären zu finden und können sich mit ganz verschieden schweren Lokalherden kombinieren.

Die gemeinten „Allgemeinerscheinungen" sind demnach keine Entwicklungsphase, sondern eine Verlaufsform, eben diejenige, die durch das Hervortreten der Wirkungen des latenten Mikrobismus in der oben gegebenen erweiterten Definition verursacht werden. Der latente Mikrobismus ist aber, wie durch LIEBERMEISTER nachgewiesen, ein äußerst wichtiger und so gut wie regelmäßig anzutreffender Bestandteil jeder Tuberkulose. Ihr Entdecker überspannt seine Bedeutung, wenn er ihn zu einer Entwicklungsphase umstempeln will. Es ist zugegeben, daß er einer Art protrahierter Prodromalerkrankung zugehören kann, seine Erkennung, auch wo er isoliert ist, also von großer praktischer Bedeutung ist. Besonders deshalb, weil es eben die am langsamsten verlaufenden, gutartigsten, einer Heilung am leichtesten zugänglichen Erkrankungen sind, in denen er überhaupt klinisch isoliert auftreten kann! Es ist z. B. von HOLLO durchaus richtig angegeben worden, daß viele derartige Fälle eben in diesen Prodromen stecken bleiben. Es gilt das zwar durchaus nicht so ausnahmslos, wie HOLLO will, ist aber doch recht häufig. Seinen Grund hat das darin, weil es eben von vornherein doch nur ganz leicht verlaufende Fälle sind, bei denen trotzdem keine vollkommene Heilung spontan eintritt. Sieht man genau zu, so findet man die gleichen Symptome aber auch bei wesentlich schwereren Fällen.

Es fehlt die Hauptbedingung jeder klinischen Einteilung, die Berücksichtigung der Gesamtheit der Symptome. Es gibt kein pathognomonisches Symptom, sondern es muß die Gesamtheit des Ineinandergreifens der beiden sich gegenseitig störenden Lebensvorgänge in dem augenblicklichen Stand erkannt und berücksichtigt werden. Mögliche Erscheinungen, die in einem bestimmten Fall fehlen, während sie in anderen vorhanden sind, sind gerade in ihrem Fehlen ebenso wichtig für den einen, wie in ihrem Vorhandensein für den anderen. HAYEK nennt das das vollinhaltliche Denken. Es ist für jede ärztliche Diagnose vollkommen unerläßlich. Man darf also nicht nach einzelnen Symptomen einteilen, auch nicht nach einzelnen pathologisch-anatomischen Erscheinungen, weil man dann Gefahr läuft, Heterogenes zusammenzuwerfen. Ich habe das als „Gesetz der Korrelation der Symptome" bezeichnet. Die vorwiegende Berücksichtigung von „Allgemeinerscheinungen" ist aber eine solche symptomatische Einteilung an Hand einer einzelnen Symptomgruppe und unter Vernachlässigung der übrigen Erscheinungen."

Ferner erkennen HUEBSCHMANN[1] und REDEKER[2] zwar das grundlegende Verdienst RANKES an, den Allergiebegriff in die Tuberkulosepathologie eingeführt bzw. die anatomischen Veränderungen als Korrelate der Allergie gewertet zu haben. Ersterer bestätigt ferner die RANKEsche Lehre vom Primärkomplex und verwendet als Einteilung die RANKEsche Gliederung in Primärkomplex, verallgemeinernde und isoliert phthisische Formen.

Die einzelnen RANKEschen Allergien jedoch, ihre Verknüpfung mit den Ausbreitungsweisen, vor allem die Stadienlehre wird von diesen Forschern entschieden abgelehnt.

HUEBSCHMANN wendet zunächst ein, daß die Allergie I gar nicht als Allergie bezeichnet werden kann, da Allergie Umstimmung bedeutet, hier aber die Erstreaktion in Rede steht.

Hierzu ist zu sagen, daß man die Umstimmung („Allergie") bei der Tuberkulose dann als begonnen ansehen muß, wenn sich das spezifische Epithelioidzellengewebe, der Tuberkulocyt im Sinne BESSAUS, gebildet hat. Das ist im Primärkomplex selbst der Fall und ist ein so sinnfälliges, auch durch zahlreiche Tierversuche belegtes Phänomen, daß es in der Tat verdient, dieser bestimmten regelmäßig wiederkehrenden Reaktionsform zugeordnet zu werden[3]. Ob es

---

[1] HUEBSCHMANN: RANKEsche Stadieneinteilung und Miliartuberkulose. Klin. Wschr. 1928, 486. Pathologische Anatomie der Tuberkulose. Berlin: Julius Springer 1928.

[2] REDEKER: Zur Stadien- und Allergielehre. Brauers Beitr. 68, 107 (1928).

[3] Verhältnismäßig schwer zu deuten sind die Verhältnisse nur bei der angeborenen Tuberkulose. Hier haben wir gewöhnlich mit dem Sitz der Primärveränderungen im Mutterkuchen zu rechnen. Anderseits ist mit BAUMGARTEN spurloser Virusdurchtritt in die fetalen

zweckmäßig ist, hier bereits von Allergie zu sprechen, oder diesen Ausdruck überhaupt zu verwenden, ist eine andere Frage. Der Terminus Allergie als solcher präjudiziert ja eigentlich nicht mehr als die spezifische Umstimmung, und daß eine solche bei der Tuberkulose ebenso wie bei anderen Infekten statthat, ist nicht zu bezweifeln. Didaktisch zweckmäßiger wäre es vielleicht gewesen, den Ausdruck Allergie fallen zu lassen, um jedes Mißverständnis, insbesondere die Gleichsetzung mit der Serumüberempfindlichkeit zu vermeiden. Eine solche hat RANKE ferngelegen. Für ihn bedeuteten diese Namengebungen wohl lediglich Vergleiche, die sich in der Tat ziehen lassen und durch die Allergienamen markanter wiedergegeben werden als etwa durch die Bezeichnungen: Jungfräulichkeit, spezifische Reaktion, vermehrte und verminderte Empfindlichkeit.

Des ferneren wendet HUEBSCHMANN ein, daß die in erheblicher perifokaler Entzündung betätigte Allergie II nicht nur den generalisierenden, sondern auch den phthisischen Veränderungen zukomme, ein Einwand, den wir bereits bei TENDELOO vorfanden. Wir können nur wiederholen, daß fraglos akut fortschreitende Herde bei isolierter Phthise das Phänomen kräftiger perifokaler Entzündung darbieten können. Diese als hervorstechende Begleiterscheinung der Generalisation zu leugnen, besteht deshalb kein Grund. Die Nachprüfung der Tatsachen zeigt, daß wirklich entsprechend dem meist akuteren Verlauf auch die entzündlichen Erscheinungen am Herdrande bei verallgemeinernden Formen die der lokalisierten weit übertreffen. Grundlegende Tatsachen wie die der „sofortigen Reaktion" und vermehrten Empfindlichkeit bei Generalisierung lassen sich nicht hinwegleugnen.

Ein Hineinnehmen der Allergie II in den Primärkomplex rasch propagierender Fälle wäre nur dann unlogisch — wie HUEBSCHMANN sagt —, wenn RANKE eine strenge Trennung von Primär- und Sekundärperiode in allen Fällen gefordert hätte. In Wahrheit besteht auch bei RANKE diese Trennung nur als gedankliche Hilfsoperation, ohne die eine Ordnung des fließenden Geschehens eben nicht möglich ist. Auf anderem Blatt wiederum steht die Frage: ob solche Ordnung möglich bzw. wünschenswert und zweckmäßig ist.

Die Allergie III endlich ist nach HUEBSCHMANN zwar als solche unanfechtbar, kann aber die Stadienlehre nicht stützen oder begründen, da die Allergie II häufig fehlt bzw. der Allergie III auch erst folgt.

Damit sind wir auf den grundsätzlichen Einwand gegen RANKEs Stadienlehre gekommen, den ihre Gegner alle — oft unbewußt — erheben. Man sieht die Stadienlehre — so wie es RANKE möglicherweise ursprünglich gewollt haben mag — als ein im Einzelfall notwendig ablaufendes Kontinuum von Formen an. Soll danach die Stadienlehre wirklich Bestand haben, so müßte zum Vorhandensein eines Tertiärstadiums der Nachweis eines vorhergegangenen Sekundärstadiums gefordert werden. Diese Betrachtung, die den Einzelfall in den Mittelpunkt stellt, verträgt die Stadienlehre selbstverständlich nicht. Es handelt sich hier vielmehr um einen „idealisierenden" Typenplan, der allerdings ein Hintereinander der Stadien in sich schließt. Aber dieses Hinter-

---

Gewebe als möglich anzunehmen. Dafür sprechen vor allem die Virusbefunde in fetalen Organen und der Placenta ohne Herde. Es würde dann beim Kinde früher oder später zur Ausbildung des Primärkomplexes kommen. Auch im ersten Lebenshalbjahr tuberkulös erkrankende Säuglinge zeigen das klassische Bild des pulmonalen Primärkomplexes (GHON), nicht aber einen gleichmäßigen allgemeinen käsigen Organzusammenbruch.

einander braucht nicht in jedem Einzelfall nachweisbar zu sein bzw. ist es nur in einer verhältnismäßig kleinen Gruppe von Fällen, deren nosologische Stellung noch durchaus Gegenstand weiterer Forschung ist (vgl. unsere Ausführungen auf S. 15ff.). Das Sekundärstadium braucht im Einzelfall genau so wenig in das tertiäre zu münden, wie der Primärkomplex in das sekundäre.

RANKE spricht an vielen Stellen von der „Idee" der Krankheit[1]: Diese, der allgemeine Krankheitsplan wird durch die Stadienlehre gekennzeichnet. Sie ist — wie wir gesehen haben — durch die Anwendung von „Integrationsprinzipien" gewonnen.

Der direkte Übergang sekundärer in tertiäre Formen am gleichen Einzelindividuum ist in der Tat nur in einem Bruchteil der Fälle anatomisch nachweisbar. Die Mehrzahl zeigt das zweite oder dritte Stadium in reiner Form und typischem Ablauf. Aber diese Tatsache hindert nicht, daß letzteres doch „hinter" ersterem bzw. auf seinen Schultern steht. Die Isolation des Prozesses auf ein Organ setzt eine Widerstandsfähigkeit des Organismus voraus, die nach allen Analogien mit den übrigen Infektionskrankheiten nicht vor, sondern hinter der in Verallgemeinerung des Prozesses zum Ausdruck kommenden Resistenzschwäche steht. Mag auch der Vergleich mit der Syphilis nur für den Teil der Tuberkulosefälle zutreffen, in denen mit „endogener Reinfektion" zu rechnen ist — das ist ja nach HUEBSCHMANN die Mehrzahl. Im übrigen ist nicht einzusehen, warum in den Fällen tertiärer Phthise eine vorher erlebte Generalisierung anatomisch faßbar sein müßte, um sie vorauszusetzen. Gerade HUEBSCHMANN bemüht sich, die Häufigkeit hämatogener Schübe bei der Tuberkulose — wenn auch in allen Verlaufsformen — darzutun. An einem isolierten Herd die Diagnose sekundär-tertiär zu stellen, geht natürlich nicht an. Diese Diagnose kann sich zunächst nur auf die Schau ganzer Abläufe stützen. Es bleibt Aufgabe, sie für die Untersuchung am Lebenden zu sichern.

Es kommt beim RANKEschen Stadium also nicht so sehr auf die Vorstellung des realen Hintereinanders, des Kontinuums im Einzelfall an. Diese stellt ein vorwegnehmendes, verstandesmäßiges Provisorium dar, das an den Tatsachen zu prüfen ist. Wir meinen nicht, daß heute schon Veranlassung besteht, dieses Provisorium mit HUEBSCHMANN und REDEKER u. a. als überwunden zu betrachten, geben aber die Möglichkeit zu, daß die weitere, an der provisorischen Vorstellung orientierte Forschung dieses Ergebnis allgemein gültig machen kann. Daß damit etwa der Kern der RANKEschen Lehre fällt, hat auch HUEBSCHMANN nicht behauptet. Nicht einmal der nun eingebürgerte Name: Stadium wird damit obsolet, wenn auch der ein ständiges Fortschreiten bedeutende Nebensinn des Wortes im Einzelfall gegenstandslos ist. Wesentlich am RANKEschen Stadium erscheint uns die Festlegung eines bestimmten, gut umrissenen Ablaufes, der einmal zu rascher Kapselbildung und funktioneller Statik und Latenz zu führen pflegt, im anderen Falle hämatogene Verallgemeinerung bei vermehrter Empfindlichkeit oder endlich Lokalisierung des Prozesses bei Verminderung derselben zeitigt.

Darin liegt auch die große klinische Bedeutung und Wichtigkeit der „Stadien". Sie ist mit den Anhaltspunkten gegeben, die sie der Vorhersage liefern. Und

---

[1] Z. B.: Die Entwicklungsformen der menschlichen Tuberkulose. X. Versamml. d. Tuberkuloseärzte. Vgl. auch SCHMINCKE: Grundsätzliche Tuberkulosefragen. Münch. med. Wschr. 1926.

deswegen ist ihre freudige Aufnahme und das Festhalten an ihnen seitens der Kliniker durchaus verständlich. Mit den atomisierten, oft aus dem Zusammenhang gerissenen Veränderungen, wie sie der Anatom schildert, kann der Kliniker zunächst nicht allzuviel anfangen. Er bedarf dringend der leitenden und ordnenden Idee, die ihm bei Findung von Diagnose und Vorhersage Hilfe gewährt. Die Stadienlehre hat das in fruchtbarer Weise bisher geleistet — sei es, daß man an der alten Vorstellung des Kontinuums heuristisch festhält, sei es, daß man dieses leugnet und jeden Fall einer einzigen Verlaufsform zuordnet —. Und obschon man bisweilen wohl die klinisch-prognostische Leistungsfähigkeit der RANKEschen Lehre in ihrem bisherigen Stande für die Tagespraxis überschätzt hat — man vergleiche die dem Ausdruck gebenden Ausführungen LYDTINs — so bleibt doch fraglich, ob es lediglich auf Grund postmortaler Feststellungen zweckmäßig ist, dem Kliniker die vorzüglich durch klinische Betrachtung gewonnene Stadienkonzeption grundsätzlich zu nehmen. Es kann zwar für die anatomische Betrachtungsweise, aber durchaus nicht für den Kliniker gleichgültig sein, ob er von einem Fall die Setzung tödlicher hämatogener Absiedlungen jetzt oder später gewärtigen kann oder ob eine Lungenschwindsucht vorliegt, die solche nicht zu setzen pflegt. Daß die „Stadienlehre“ oder sagen wir „Ablaufslehre“ dauernd nachzuprüfen und verbesserungsfähig ist, wird man mit RANKE selbst ebensowenig bestreiten, wie die Tatsache, daß sie — in welcher Form auch immer — lediglich den Großteil der Fälle erfaßt. Atypische Formen kommen immer wieder vor. Die progressive protrahierte Durchseuchung von SCHÜRMANN und DIEHL hat RANKE selbst der Sache nach berücksichtigt; kompakte posttertiäre Lymphknotenverkäsungen ferner laufen öfter unter[1]. Die selteneren Fälle posttertiärer Generalisierung sind noch einer genaueren Zeichenanalyse daraufhin zu unterziehen, ob hier nicht zum Teil chronische sekundäre Abläufe vorliegen; wenn man nicht mit REDEKER die Festlegung der Grundabläufe fallen läßt und einen häufigeren Wechsel biegsamer Phasen, von Hypergie und Hyperergie voraussetzt (vgl. aber hierzu unsere Ausführungen S. 16ff.). Jedenfalls ist über diese Dinge das letzte Wort noch nicht gesprochen — und bis dahin wird man die RANKEsche Stoffgruppierung — und eine solche verlangt der Kliniker — nicht entbehren können.

Mit der Gegnerschaft gegen die Stadienlehre verbindet sich bei HUEBSCHMANN eine solche gegen „wertende Betrachtung“ überhaupt. RANKEs ganze Biologie geht ja vom Ganzheits- und Zweckgedanken aus und ist deshalb eine „wertende“. Es wird der Sinn des Geschehens für die Ganzheit untersucht und durch das Verfahren der „Vereinzelung“ und „Ergänzung“ aus den Erscheinungen erhoben. Ich glaube nicht, daß sich der Mediziner, auch der pathologische Anatom von solchen — bewußten oder unbewußten — Vorstellungen ganz frei machen kann. Dieser Betrachtungsweise den Anteil an der Wissenschaftlichkeit zu nehmen (RICKER), besteht keine Veranlassung. Man müßte denn etwa die Erforschung des spezifisch Lebendigen als des schlechthin nicht

---

[1] Herrn Dr. A. ALBERT verdanke ich u. a. den freundlichen Hinweis auf RANKEs Schlußwort nach seinem Münchener Vortrag (Münch. med. Wsch. **1917,** S. 917). Danach, wie nach gleichlautenden Aussprachen ALBERTs mit RANKE ist anzunehmen, daß dieser die anergische Endperiode als atypische aus dem Stadienaufbau herausfallende Form ansah. Das gilt sowohl für die von BEITZKE neuerdings wieder herausgestellten posttertiären Lymphknotenverkäsungen wie die von LYDTIN angeführten Beobachtungen aus dem russischen Gefangenenlager in Sibirien.

rein Kausalen aus den Hallen der Naturwissenschaft verbannen, oder sie womöglich in das Gebiet der Geschichte verweisen. Indessen bleibt die Lehre vom Lebendigen keineswegs beim Geschichtlich-„Ideographischen" stehen, sondern sie versucht, zur Aufstellung von „Gesetzen" fortzuschreiten. Und weil sie an der physikalisch-chemischen Kausalität kein Genüge finden kann, ist sie noch lange nicht etwa außerwissenschaftlich oder irrational.

Doch kehren wir zur Tuberkulose zurück! HUEBSCHMANN nimmt besonders Anstoß an Bestimmungen des Geschehens und der Veränderungen als Heilungsvorgänge oder Immunitätsreaktionen, obschon ihr Eintritt das Schicksal des Kranken besiegle. Das gilt vor allem von der Kaverne und der Miliartuberkulose.

In der Tat erscheint es auf den ersten Blick im höchsten Grade paradox, um nicht zu sagen Widersinn, den gefürchtetsten Komplikationen wie Höhlenbildung und universeller Verbreitung der Tuberkulose das Beiwort Heilungsvorgang bzw. Schutzreaktion beizulegen.

Besonders meine Auffassung der Miliartuberkulose hat deshalb Widerspruch erregt. LUBARSCH[1] bezeichnet sie als Verspottung aller immunbiologischen Betrachtungsweise, HUEBSCHMANN[2] als „Entgleisung".

Die Wichtigkeit der Frage auch im Zusammenhange der RANKEschen Lehre verstatte ein kurzes Verweilen bei dieser Angelegenheit.

Der Wortlaut meiner Ausführungen sei hier vorausgestellt, da er des öfteren in sinnentstellender Abkürzung wiedergegeben worden ist.

„Damit sind wir bei dem angelangt, was unseres Erachtens recht eigentlich erst den Kern des Wesens der Miliartuberkulose trifft. Sie stellt eine Immunisierung des Gesamtorganismus größten Stiles dar, die Reaktion sämtlicher Ufergewebe mit dem Virus, im wesentlichen mit dem Erfolg wirksamer Keimabwehr und Keimvernichtung. Nur bleibt meistens dieser Sieg über das Virus ein örtlicher, wenn auch vielfach örtlicher, das Ganze dagegen erliegt dem überstarken Ictus immunisatorius. Wie in den Versuchen RÖMERs liegen auch hier Immunität und Überempfindlichkeit dicht beieinander. Letztere führt via Gefäßtuberkel zu massiger Überschwemmung mit dem Virus. Das ganze Körpergewebe und ein großer Teil desselben stellt sich zum Kampfe. Sensibilisiert wie es ist (Primärkomplex), erringt es den Sieg, ausgedrückt und bestätigt in der Bildung der miliaren Tuberkel als wirksamster Instrumente der Virusblockade — aber der Kampf kostet den Organismus für gewöhnlich das Leben. Der Sieg, der wohl restlose Immunisierung bedeutet hätte, wird durch die kreisenden Nebenprodukte der universalen Reaktion sabotiert. Auch hier weisen die unspezifischen Intimaknötchen, die Aktivation und Reizung der Endothelien, die den Gefäßwandknötchen in mehrfach geschilderter Weise zugrunde liegt, auf die Wirksamkeit der Keimabwehr und die Immunität des Organismus hin"[3].

Hier ist also mit der echten Miliartuberkulose, und als solche ist mit KORTEWEG und LÖFFLER jene Form zu verstehen, bei der es allgemein zur Bildung abgekapselter, virusarmer Tuberkel kommt, eine Gewebs-Virusreaktion gemeint,

---

[1] LUBARSCH, O.: Einiges über die Lokalisation und die Ausbreitungsweise tuberkulöser Veränderungen im Körper. In „Auf neuen Wegen zu neuen Zielen". Festschr. für SCHLOSSVANN 1928, 298.

[2] Pathologische Anatomie der Tuberkulose. Berlin: Julius Springer 1928, 467.

[3] Grundlagen der Tuberkulose. Berlin: Julius Springer 1927, 124.

die den Erfolg weitgehenden Virusabbaues und damit der eigentlichen Über-
windung des Erregerangriffes hat. Ihr käme etwas Ähnliches wie die Wirkung
eines parasitotropen Therapeutikums, einer Sterilisatio magna zu. Es ist
das natürlich nur ein Vergleich, dessen Anfechtbarkeit auf der Hand liegt.
Aber ich möchte ihn doch wegen seiner Anschaulichkeit verwenden. Es geht
mithin nach meiner Annahme eine große Menge Virus zugrunde. Es müssen
also auch große Mengen von Abbauprodukten im Kreislauf sein. Und schließlich
ist es kein Wunder, wenn diese den Organismus zur Strecke bringen.

Also trotz Erreichung allgemeiner Virusabtötung — und auf solche muß
die Heilmaßnahme der „Natur" oder des Arztes gerichtet sein — schwerstes
Krankheitsbild und oft genug der Tod. Ich sehe hier ausdrücklich von den
akuten und subakuten Fällen ab, in denen bald das Ende eintritt — wenn man
will am überstarken „Ictus immunisatorius" —.

Anderseits sind echte Heilungen der Miliartuberkulose durchaus nicht so
selten, wie man gemeinhin annimmt. Miliartuberkulose ist eben kein einheitlicher
Begriff. Ja man sollte erwägen, ob man nicht in der Namengebung hier bereits
den Unterschied kenntlich macht, indem man etwa mit KORTEWEG und LÖFFLER
zwischen miliarer Aussaat, der Bildung schlaffer, exsudativ-nekrotischer
virusreicher Herde und der Miliartuberkulose, der Bildung echter, produk-
tiver, virusarmer Herde trennt. Entsprechend dem Verlauf möchte ich sogar
drei Formen der Miliartuberkulose unterscheiden: 1. diejenige, die akut oder
subakut bei Darniederliegen der Abwehrkraft zu Tode führt (miliare Aussaat).

2. Die chronische Form mit Bildung virusarmer, abgekapselter Tuberkel,
in denen die Überschwemmung mit Virusabbauprodukten doch einen tödlichen
Ausgang bedingt und 3. die eigentlich immunisierende, zur Heilung gelangende
Form, die den Krankheitsplan am reinsten widerspiegelt.

Besonders französische Beobachtungen[1], sodann die der Augenärzte — ich
nenne hier vor allem die grundlegenden, zum Teil experimentell durch die Autopsia
in vivo mit Hilfe des Augenspiegels gewonnenen von W. STOCK[2] — auch solche
von LIEBERMEISTER[3] sind hier führend gewesen. Dieser betont den krisen-
haften Charakter der Miliartuberkulose, die weniger akuter Überschwemmung
mit Virus oder seiner Vermehrung im strömenden Blut als einer plötzlichen
Änderung des spezifischen Verhaltens des Körpers zu „seinen" Bacillen ihre
Entstehung verdankt.

Es kommt hier zunächst in Frage, das was die Franzosen „Poussé
granulique" nennen. Unter hohem Fieber Ausbildung eines bedrohlichen Zustandes, als dessen anatomische Unterlage die Röntgenplatte eine miliare
Herdaussaat zeigt. Allmähliche Zurückbildung des Zustandes und der röntgenographisch sichtbaren Herdaussaat bis zur Herstellung völlig gehöriger Verhältnisse bei Individuen, die nachweislich allergisch sind und nunmehr einen
— wie man nach allen „klinisch-biologischen" Kriterien annehmen darf —
erhöhten Durchseuchungswiderstand „post und propter" Herdaussaat erworben
haben. In solchen später anatomisch kontrollierten Fällen wollen französische

---

[1] Ich nenne nur: RIST, ROLLAND, JACOB et HAUTEFEUILLE: Contribution à l'étude
anatomoclinique de la tuberculose miliaire. Revue de la Tbc. 8, 625 (1927).

[2] STOCK, W.: Tuberkulose als Ätiologie der chronischen Entzündungen des Auges
und seiner Adnexe, besonders der chronischen Uveitis. Leipzig: Engelmann 1907.

[3] LIEBERMEISTER: Tuberkulose. Berlin 1921.

Autoren (BARD) bindegewebige Verdichtungen finden, die sie auf Ausheilung der Herdaussaat beziehen.

Ich stelle mir nun vor, daß im Falle des Todes auf der Höhe der Krankheit das Bild der akuten — mehr oder weniger nekrotisierend-exsudativen „miliaren Aussaat" in Erscheinung tritt, während der Tod in späteren Phasen die Übergänge zur „Miliartuberkulose" hervortreten läßt.

Aber — und darin ist allerdings der Pathologe darauf angewiesen, dem Kliniker zu glauben — der Tod ist nicht das obligatorische Ende der Miliartuberkulose. Deswegen erscheint es berechtigt, hier von Immunitätsreaktionen zu reden. Schließlich spricht man ja auch bei einer stets totbringenden Erkrankung wie der Sepsis lenta von bestimmten Formen der Immunität u. a. m. Auch die Kaverne stellt eine allergische Reaktion dar. Das haben die Versuche RÖMERS doch wohl unbeschadet der Einwände von LÖWENSTEIN dargetan, und die Klinik hat manchen Fall aufzuweisen, in dem (besonders im Rahmen der Allergie II) Ausbildung und Heilung der Kaverne auch das Ende der Krankheit und die endgültige Genesung bedeutete.

Analoge Tierversuche für die Entstehungsgeschichte der Miliartuberkulose liegen in denen von LEWANDOWSKY und KORTEWEG-LÖFFLER vor. Des ferneren wäre auf die nachweisliche Heilung miliarer Tuberkulosen bei der tuberkulösen Splenomegalie und die häufige „Gutartigkeit" dieser[1] sowie die notorisch abheilenden miliaren hämatogenen Chorioideatuberkel hinzuweisen, wie sie STOCK bei intraarterieller Infektion erzeugen konnte. Endlich gibt der Befund miliarer Tuberkel in Organen aus voller Gesundheit heraus verstorbener, sonst nicht tuberkulöser Individuen zu denken. Auch von diesen Herden ist der Ausgang in Latenz bzw. Heilung anzunehmen, und sie illustrieren aufs beste die Richtigkeit der LIEBERMEISTERschen, neuerdings von HUEBSCHMANN selbst unterstrichenen Ansicht von der Häufigkeit hämatogener Metastasen.

Mit dem Ausdruck „Immunisierung" einen klinisch-günstigen Verlauf festzulegen, lag mir natürlich ebenso fern wie die Verspottung der Abwehrmetapher. Aber Immunität kann der Überempfindlichkeit auf schmalem Grat so benachbart sein, daß ein Umschlag des einen in den anderen Zustand nicht wundernimmt, und so die größten Paradoxien — wie etwa die so häufig tödliche Miliartuberkulose oder Kaverne als „Immunitätsreaktionen" verständlich werden. Die sog. „paradoxe Reaktion" BEHRINGS ist das einschlägige Beispiel, das mir bei der aller Paradoxie bewußten Darstellung vorgeschwebt hat. Auf dem (idealen) Wege zur Immunität liegt in diesem Sinne das Stadium der Überempfindlichkeit. In der Miliartuberkuloseforschung darf allein vom genaueren Studium der verschiedenen Reaktionsformen und ihres Verhältnisses zu Durchseuchung und Empfindlichkeit der Fortschritt erwartet werden.

Endlich hat sich REDEKER gegen die RANKEsche Stadienlehre gewandt, soweit diese ein systematisierendes und aprioristisches Element enthält. Die Allergie I — in der ursprünglichen Dichotomie RANKES noch nicht vorhanden — erscheint REDEKER aus systemsüchtiger Abrundungstendenz nachgeboren und der Schlußstein von niemals im ganzen und gleichzeitig annehmbaren Dreiteilungen wie der drei Stadien, der drei Allergien, der drei geweblichen Reaktionsformen, der drei Ausbreitungsweisen und der drei typischen Heilungsvorgänge. Meist willkürlich suche man sich eine der drei Reihen aus und

---

[1] Vgl. LUBARSCH: Milz im Handb. d. spez. pathol. Anat. u. Histologie 1, 2.

anerkenne stillschweigend die anderen, die in ihrer gleichzeitigen Gültigkeit doch erst zu beweisen wären. Die Schwierigkeiten zeigen sich nach REDEKER einmal beim Vorfallen hämatogener Metastasen im Verlauf einer als tertiär angesprochenen Phthise, dann im chronischen Verlauf sekundärer Prozesse, deren konsequente Beurteilung als sekundär schließlich zur Aufgabe des Tertiärstadiums führe. Die stärksten Zweifel erwecken die „kritischen Zustandsbilder am Angel- und Wendepunkt kommender Entwicklungen", so besonders die von REDEKER als Grundlage der isolierten Phthise angesprochenen infraclavicularen Infiltrate (Aßmannherde). Hinzu kommt, daß die Allergie I — die sklerotisierende — angesichts der großen Labilität des Primärkomplexes („Primärinfiltrierung") zu fallen habe. Jede perifokal entzündliche Tuberkulose kann in Bildung eines Indurationsfeldes ausgehen, die Sklerotisierung ist kein Monopol des Primärkomplexes. Auch die Analogie mit den Infektionskrankheiten sei nicht durchführbar, da diese absolute, die Tuberkulose nur relative Immunität hinterlasse und allenfalls in ihren Einzelabläufen mit ihnen vergleichbar sei.

REDEKER möchte an Stelle der starren Stadien mehr lockere phasische Abläufe setzen, die einen wellenförmigen Verlauf der Tuberkuloseepochen auf Grund des Allergiewechsels einschließen. Befreie man die RANKEsche Lehre von den systematisierenden Fesseln, insbesondere der Stadien, so fallen unter sie sowohl die Qualitätslehre in ihrer neuen von ULRICI geschaffenen immunbiologisch orientierten Form, wie die ASCHOFF-BEITZKEsche Gruppierung in Primäraffekt und „Reinfekt" und die HUEBSCHMANNsche Betonung des entzündlichen Gepräges der Tuberkulose.

REDEKERs Ansichten — ähnliche vertritt in einer sehr bemerkenswerten Studie [1] NICOL — stützen sich im wesentlichen auf ein Material, in dem die Labilität, das Fließen der Erscheinungen vorzüglich in die Augen fällt, und das schon deswegen bei der Anwendung der Stadien den begrifflichen Ordnungszwang des Schemas unliebsam fühlbar macht. Es liegt hier natürlich sehr nahe, von sekundären und tertiären Stadien, von Allergie II und III im Sinne festgelegter Reaktionsarten und Verläufe abzusehen, und statt dessen ein freies Wechselspiel von Überempfindlichkeit und relativer Unempfindlichkeit vorauszusetzen. Damit würde aber der diagnostisch-prognostische Wert der RANKEschen Stadien hinfällig werden, und hier gilt das oben Gesagte, daß zunächst die Beseitigung der Stadien eine empfindliche Lücke hinterlassen würde. Die Mehrzahl der Fälle fügt sich dennoch gut in die Festlegung der drei Abläufe: Primärkomplex — Generalisierung — Isolierung ein. Auch darin kann ich REDEKER nicht zustimmen, daß die protrahierte Durchseuchung oder die Pubertätsphthise künstliche Brücken bzw. Asyla ignorantiae darstellen, um die Stadienlehre zu stützen. Sie umfassen gut abgrenzbare Formen, die auch die weitgehenden Einzelmöglichkeiten der Verlaufskombinationen spiegeln, aber doch wiederum die große Linie der festgelegten Grundverläufe nicht verleugnen. Auch führen sie nur scheinbar zur Konsequenz der Aufgabe eines Stadiums. Im übrigen gilt hier das S. 16ff. Gesagte!

Zur Allergie I hat der Morphologe zu sagen, daß sie in so sinnfälliger Ausprägung und so regelmäßig wiederkehrt, daß ihre Aufgabe einen wirklichen Verlust bedeuten würde. Mag auch in gewissen Perioden der Primärherd seine Aktivität in andersartigen Formbildungen ausleben, in der überwältigenden

---

[1] Zur Entwicklung der Tuberkulose. Brauers Beitr. **68**, 61.

Mehrzahl der Fälle ist sein Verlauf doch zwangsläufig typisch und ein Phänomen, mit dem jede Betrachtungsseite rechnen kann.

Das Aufgeben der Generalisation als einer besonderen Verlaufsform, wie sie die jetzt so beliebte Einteilung Primäraffekt-Reinfekt mit sich bringt, erscheint als Bescheidung, die durch das allfällige Vorkommen von Virus im Blut und die Setzung abortiver Metastasen bei der Organphthise nicht gerechtfertigt ist.

Das Bild des RANKEschen Sekundärstadiums mit der biologisch wie morphologisch erfaßbaren erhöhten Empfindlichkeit und ihrem von der isolierten Phthise so grundsätzlich abweichenden Verlauf wird von der Mehrheit der einschlägigen Fälle geradezu zwangsläufig erfüllt. Hinsichtlich der Versuche, auf den Einzelherd oder Herdschub die RANKEschen Allergien zu übertragen, kann unsere Warnung (S. 16) hier nur wiederholt werden. Stellt man den Wechsel von Aktivität und Latenz fest, so wähle man andere als die anderweit festgelegten Bezeichnungen.

„Stadium" ist genau so wenig wie etwa der Begriff „Entzündung" oder „Krankheit" oder „Leben" mit Händen faßbar, so wie es der Einzelfall mit seiner Summe von Herden ist. Es ist nichts als ein Ordnungsbegriff, der dieser seiner Natur nach zwar auf Grund der Schau des Tatsachenmaterials empirisch entsteht, aber begrifflich vor den Tatsachen liegt. Darum ist das Stadium noch lange kein Glaubensartikel oder Vorurteil. Denn es darf als begriffliche Erkenntnis die empirische Forschung nicht nur nicht hemmen oder in die Bahnen der Phantasie leiten, sondern hat sie zu unterstützen und von ihr in reziprokem Austausch Korrekturen hinzunehmen. Auch von der Immunitätslehre selbst gilt ja — wie RANKE hervorhebt [1] — daß sie „wie jede große wissenschaftliche Intuition ein antizipierter Begriff ist, zunächst nur in der allgemeinsten Fassung berechtigt, im Detail aber nur auf Probe bis zur Bewährung unserer jeweiligen Vorstellungen an der Erfahrung aufgestellt". So unterliegt in unserem Falle die Frage des Stadienkontinuums noch durchaus der empirischen Kontrolle. An ihm nimmt ja die Mehrzahl der Gegner Anstoß, und es ist die Möglichkeit zuzugeben, daß die Annahme einer Stadienkontinuität zu fallen hat. Das Stadium selbst, soweit es die allergiegebundene, anatomisch-klinisch gekennzeichnete Verlaufsform als solche bezeichnet, wird einem Angriff nur von seiten derer begegnen, die grundsätzlich die Möglichkeit und Zweckmäßigkeit begrifflicher und biologischer Ordnung pathologischer Tatsachen verneinen.

Diese Frage unterliegt weit ausgreifender erkenntniskritischer Prüfung. Ihre Entscheidung bildet die Grundaufgabe allgemeinster biologischer und nosologischer Bemühung.

Mit ihr steht und fällt die RANKEsche Lehre, die uns in diesem Sinne mehr Aufgegebenes als Gegebenes, mehr Plan als Ausführung, mehr Form als Stoff bedeutet.

Soweit sie Grundformen und Grundabläufe aus der spezifischen Reaktionsart der organismischen Ganzheit bestimmt, Gestalt und Entwicklung des tuberkulösen Gesamtgeschehens sinnvoll strukturiert und planmäßig gesteuert sein läßt, wird sie in unserem Fach die Lehre der Zukunft sein!

---

[1] Bemerkungen zur klinischen Diagnose der Entwicklungsformen der menschlichen Tuberkulose. Münch. med. Wschr. **1922**, 72.

Bemerkungen zum Schrifttum über Ranke und seine Lehre.

Ranke selbst gab eine kurze Zusammenfassung seiner Lehre in verschiedenen Vorträgen, so in dem über die Entwicklungsformen der menschlichen Tuberkulose (10. Vers. d. Tuberkuloseärzte 1917) und dem über primäre, sekundäre und tertiäre Tuberkulose des Menschen (Münch. med. Wschr. 1917, Nr 10). Eine Ranke-Bibliographie enthält sein posthum herausgegebenes philosophisches Hauptwerk: Die Kategorien des Lebendigen. München: C. H. Beck 1928, 703—705. Hier hat der Herausgeber dieses Werkes, Manfred Schröter, eine tiefdringende Einführung in Rankes Leben und Schaffen niedergelegt sowie Sauerbruch im Geleitwort seine Verdienste um die Tuberkuloseforschung gewürdigt. An Nachrufen besitzen wir den von hoher Warte geschriebenen Ulricis (Klin. Wschr. 1927, Nr 5) und die, die Größe der Persönlichkeit meisterhaft herausarbeitenden von Albert (Die Tuberkulose 1927, Nr 1) und Baer (Münch. med. Wschr. 1926), seiner Freunde und Mitarbeiter sowie den von Gähwyler: Schweiz. med. Wschr. 1928, Nr 16. Darstellungen der Rankeschen Lehre gaben Schürmann in „Ablaufs- und Erscheinungsformen der Tuberkulose des Menschen. Brauers Beitr. 57, 185 (1923)" sowie in „Der Primärkomplex Rankes unter den anatomischen Erscheinungsformen der Tuberkulose". Virchows Arch. 260, 664 (1926), ferner Schmincke in „Einige grundsätzliche Tuberkulosefragen". Münch. med. Wschr. 1926, 1223 und Sekundärstadium der Tuberkulose vom anatomischen Standpunkt. Brauers Beitr. 62, 221 (1925) sowie Herausgeber in Die allgemeinen pathomorphologischen Grundlagen der Tuberkulose. Berlin: Julius Springer 1927. Endlich vgl. man noch die sehr beachtliche, wegweisende Studie von A. Albert: Kritisches über Reinfektion bei Tuberkulose. Brauers Beitr. 68, 3 (1928).

Primäraffekt, sekundäre und tertiäre Stadien der Lungentuberkulose, auf Grund von histologischen Untersuchungen der Lymphdrüsen der Lungenpforte[1].

Die bisherigen Versuche, die große Mannigfaltigkeit der in den Lungen zur Beobachtung kommenden tuberkulösen Prozesse zu ordnen, typische, in sich geschlossene Bilder zusammenzufassen und voneinander zu unterscheiden, pflegen lediglich auf Grund der Veränderungen in den Lungen selbst angestellt zu werden. Sie nehmen also keine Rücksicht darauf, ob und welche anderweitigen tuberkulösen Veränderungen in dem befallenen Organismus vorhanden sind oder nicht.

Dieses wieder und wieder versuchte Einteilungsprinzip hat sich für den unbefangenen Beobachter längst als unzureichend erwiesen. Es ist bisher nicht gelungen, auf diese Weise scharf umrissene, voneinander ausreichend abgetrennte Krankheitsbilder aufzufinden. Es hat das seinen Grund vor allem darin, daß die im einzelnen Fall gefundenen Prozesse meist so vielgestaltig sind, daß in dem zur Beurteilung vorliegenden Organ alle oder nahezu alle überhaupt möglichen tuberkulösen Veränderungen gleichzeitig enthalten sind. Deshalb wollen sich diese Prozesse den sonst systematisch brauchbaren pathologischen Unterscheidungen in bronchitische, pneumonische und interstitielle Veränderungen nicht ohne Zwang fügen. Aber auch die Unterscheidung in indurierende, verkäsende, einschmelzende, miliare oder nichtmiliare Prozesse bringt keine durchgreifenden, zur Einteilung verwendbaren Differenzen. Schließlich sieht man die einzelnen Formen anscheinend regellos aufeinander folgen, bald zu einem proliferierenden Herd ausgedehnte exsudative Veränderungen sich gesellen, bald umgekehrt, miliare Prozesse oder indurative Veränderungen auftreten oder ausbleiben, vorangehen oder nachfolgen.

Es soll deshalb im folgenden versucht werden, für die Einteilung der Lungentuberkulosen das Hauptgewicht auf ein bisher nicht verwendetes Prinzip, und zwar auf das Gesamtbild der tuberkulösen Erkrankung zu legen, von der sie einen Teil bilden.

Ihren Ausgangspunkt nehmen meine Untersuchungen und die daraus abgeleitete Auffassung von einer allgemein bekannten, nichtsdestoweniger aber sehr merkwürdigen Tatsache. Es gibt Lungentuberkulosen, die ganz ausschließlich in diesem Organ und den sputumabführenden Kanalsystemen ablaufen, die durch eine allmähliche Zerstörung der gesamten Atemoberfläche in langen

[1] *Unter Verwendung von: Primäraffekt, sekundäre und tertiäre Stadien I, II—III usw.* Dtsch. Arch. f. klin. Med. **119** u. **129**. Alles Kursiv gedruckt entspricht den Änderungen und Zusätzen RANKES von letzter Hand, wie sie sich in dem von ihm zur Herausgabe in Buchform vorbereiteten Handexemplar seiner Arbeiten vorfanden.

Jahren zum Tode führen, ohne daß sich weitere tuberkulöse Manifestationen in anderen Organen einstellen, ohne daß also die in anderen Fällen so deutlichen und rasch eintretenden Folgen einer hämatogenen und lymphogenen Verbreitung im Organismus beobachtet werden können. Dieses Fehlen der Verbreitung auf dem Blut- und Lymphwege ist z. B. für einen großen Teil der in den Privat-sanatorien untergebrachten Kranken so charakteristisch, daß der Arzt an eine solche Möglichkeit der Ausbreitung gar nicht zu denken, sie kaum jemals in Rechnung zu stellen braucht. Dabei ist das Virus, das diese Erkrankungsform verursacht, wie wir längst wissen, äußerst infektionstüchtig und kann, auf andere Organismen übertragen, die schwersten hämatogen und lymphogen dissemi-nierenden Infektionen verursachen. Der Grund für den auffälligen Ablauf ist also nicht im Erreger, sondern im befallenen Organismus gelegen.

Klinische Studien ergaben sehr bald, daß tuberkulöse Lungenerkrankungen, die diese Eigenheit nicht zeigen, sich großenteils auch sonst anders verhalten, daß sie z. B. für die physikalische Untersuchung, aber auch für die prognostische Bewertung Typen für sich bilden. Das klinische Verhalten ließ vermuten, daß gerade das Fehlen oder Vorhandensein der hämatogenen und lymphogenen Ausbreitung, speziell die Art der Mitbeteiligung der Lymphdrüsen, für die Differenzen der physikalischen Symptome verantwortlich sei.

So ließen sich zunächst deutlich unterscheidbare klinische Typen der tuber-kulösen Lungenerkrankung aufstellen. Es war nun zu untersuchen, was für anatomische Prozesse den gefundenen Differenzen zugrunde liegen, ob sich auch pathologisch-anatomisch unterscheidbare Typen aufstellen lassen, die den aus der klinischen Beobachtung abgeleiteten Krankheitsbildern entsprechen.

Schon die ersten orientierenden Nachforschungen zeigten, daß die gefundenen Differenzen, vor allem diejenigen in der Art der Mitbeteiligung der regionären Drüsen, mit sehr wichtigen Resultaten der experimentellen Forschung in deut-licher Analogie stehen. Schon KOCH hatte nachgewiesen, daß Infektionsversuche am schon tuberkulös erkrankten Tier zu lokalen Veränderungen führen können, von denen eine neue lymphogene, wahrscheinlich auch hämatogene Ausbreitung nicht mehr ausgeht. Trotzdem ging aber das so behandelte Versuchstier an der unbeeinflußt weiterschreitenden Ersterkrankung zugrunde. Es ist demnach des weiteren zu untersuchen, ob die gefundenen Differenzen in der Mitbeteiligung der regionären Lymphdrüsen etwa durch ähnliche Gründe verursacht sein könnten. Meine Untersuchungen gewinnen damit Anschluß an eine Auffassung des Tuberkuloseablaufes, die meines Wissens an eine Auffassung des Tuber-kuloseablaufes, die meines Wissens zuerst von PETRUSCHKY gegeben worden ist, die als eigentlicher Kern der viel umstrittenen BEHRINGschen Darstellung zugrunde liegt, und die dann von RÖMER, HAMBURGER, PIRQUET und schließlich auch von mir selbst weiter ausgebaut worden ist.

Für die vorliegende Untersuchung lag mir vor allem daran, eine Einteilung zu finden, die sich ohne jede weitere Untersuchung sofort nach dem Sektions-protokoll vornehmen läßt. Auf diese Weise hoffe ich, die subjektiven Fehler-quellen größtenteils ausgeschieden, eine petitio principii vermieden zu haben. Die gewählte Einteilung ist:

1. die isolierte primäre Tuberkulose der Lungen,
2. Lungentuberkulosen bei generalisierter Tuberkulose,
3. die isolierte Phthise.

Als primäre Lungentuberkulosen werden diejenigen Fälle gezählt, die den unmittelbaren Folgen einer experimentellen Primärinfektion so nahe analog sind, daß nach unserem heutigen Wissen die Annahme einer Erstansiedlung des Tuberkelbacillus in Lunge und Bronchialbaum allein berechtigt erscheint. Als generalisierte Tuberkulosen alle diejenigen Erkrankungen, bei denen neben einer Beteiligung der Lungen noch anderweitige, hämatogen oder lymphogen entstandene oder als extrapulmonaler Primäraffekt aufzufassende tuberkulöse Herde im Bereich des großen Kreislaufes vorhanden sind, abgesehen von den zur primären Tuberkulose gehörigen Veränderungen der regionären Lymphknoten. Als isolierte Phthise werden die schon erwähnten tuberkulösen Lungenerkrankungen gerechnet, die ausschließlich innerhalb dieses Organes zuzüglich der Ausscheidungswege für den Auswurf, das heißt also in Lunge, Trachea-, Kehlkopf- und Mundhöhle (Weg des ausgehusteten Sputums) sowie in Magen- und Darmkanal (Weg des verschluckten Sputums) ablaufen, ohne zu selbständigen, hämatogen oder lymphogen entstandenen Metastasen im Gebiet des großen Kreislaufes zu führen.

Von der zweiten und dritten Gruppe ist es ohne weiteres klar, daß sie vorhanden sind und aus dem Protokoll einer sorgfältig vorgenommenen Obduktion von jedermann sofort voneinander unterschieden werden können. Nicht so sicher ist die Unterscheidung, welche Fälle der ersten Gruppe zuzurechnen sind. Die hierfür nötigen Auseinandersetzungen führen uns aber schon mitten in die Behandlung des Themas und sollen daher am Eingang des einschlägigen zweiten Kapitels gegeben werden.

Da sich die vorgelegte Arbeit vor allem mit histologischen Veränderungen in den Lymphdrüsen der Lunge und der Lungenpforte beschäftigen sollte, so war es nötig, zunächst die krankhaften Veränderungen dieser Drüsengruppe in Abhängigkeit von den Erkrankungen ihres Wurzelgebietes möglichst eingehend kennen zu lernen. Die zu diesem Zweck untersuchten Krankheiten waren: Masern, Scharlach, Diphtherie, Keuchhusten, akute und chronische Bronchitiden und Bronchopneumonien katarrhalischer und septischer Natur, croupöse Pneumonie, Erysipel, Lungenödem, Chorea gravissima, Meningokokken-Meningitis mit hämorrhagischer Tracheobronchitis, schwere Traumen mit Verletzungen der Lungen, Verbrennungen, Ernährungsstörung der Kinder, perniciöse Anämie.

Auf eine Schilderung der gefundenen Veränderungen kann hier verzichtet werden. Sie boten nichts, was nicht auch an anderen Lymphdrüsen des Körpers beobachtet worden wäre. Die Lymphdrüsen der Lungen und der Lungenpforte nehmen an allen Erkrankungen ihres Wurzelgebietes in typischer Weise Anteil. Eine gewisse Ausnahmestellung kommt ihnen nur durch die relative Seltenheit eiteriger Einschmelzung und durch die große Häufigkeit der Anthrakose zu. Histologische Veränderungen, die mit tuberkulösen Bildungen verwechselt werden könnten, kommen bei den untersuchten Erkrankungen ihres Wurzelgebietes nicht vor. Die tuberkulöse Neubildung ist vielmehr stets so charakteristisch und hinterläßt stets so dauerhafte Spuren, daß jede Person in ihren Hilusdrüsen geradezu ein Archiv der tuberkulösen Vergangenheit ihrer Lungen besitzt. Das sind für unser Studienobjekt besonders glückliche Verhältnisse insofern, als uns überstandene Erkrankungen bei sorgfältigem Suchen nicht verborgen bleiben können. Schwierigkeiten entstehen nur dadurch, daß eben jede tuberkulöse Erkrankung eine dauernde Spur hinterläßt, so daß notwendig bei langer Dauer der Krankheit oder bei wiederholten Attacken derselben Spuren aus verschiedenen Perioden nebeneinander vorhanden sein müssen. Damit erwächst uns die schwierige Aufgabe, den Text dieses Archivs richtig zu lesen und nicht alte Eintragungen weit zurückliegender Epochen mit Veränderungen der letzten Lebenswochen oder -jahre zu verwechseln.

Die Fertigstellung der Arbeit wurde ermöglicht durch die freundliche Überlassung des anatomischen Materials von seiten des pathologischen Institutes der Universität München. Herrn Prof. MAX BORST, dem Leiter derselben, sowie Herrn Prof. ALEXANDER SCHMINCKE, möchte ich hierfür, sowie für vielfache sonstige Förderung meiner Arbeiten, meinen wärmsten Dank aussprechen. Für Überlassung von Material und Krankengeschichten bin ich ferner den Leitern der Münchener Kliniken, den Prof. FRIEDRICH V. MÜLLER, V. ROMBERG und V. PFAUNDLER zu Dank verpflichtet, dem ich hiermit auch öffentlich den gebührenden Ausdruck verleihen möchte.

I. Teil.
Die primäre Lungentuberkulose des Menschen.

Kapitel I.
Definition und Beschreibung der beobachteten Fälle.

Als erste Gruppe meines Materials sollen, wie in der Einleitung erwähnt, „primäre Lungentuberkulosen" beschrieben werden, d. h. also Primäraffektionen mit Tuberkulose beim Menschen mit Sitz des Primäraffektes im Lungengewebe oder dem Bronchialbaum. Es muß demnach präzisiert werden, was im folgenden unter einer derartigen primären Lungentuberkulose verstanden sein will. Es ist das um so notwendiger, als eine völlige Einigung darüber, welche Art von Veränderungen uns das Recht gibt, von einer derartigen Primäraffektion zu sprechen, noch nicht erzielt worden ist.

Man glaubt vielfach heute noch, daß es zur Diagnose einer primären Lungentuberkulose genüge, wenn sich tuberkulöse Veränderungen bei der Obduktion allein in der Lunge vorfinden, oder doch deutlich die Lungenveränderungen als „älteste" Manifestationen imponieren. Dabei wird aber übersehen, daß die experimentelle Forschung in zahllosen Infektionsversuchen festgestellt hat, daß die primäre Infektion einen typischen, gesetzmäßigen Ablauf zeigt, aus dem sich ein ungemein charakteristisches Krankheitsbild ergibt.

Die wichtigste Eigenheit dieses Bildes ist die Tatsache, daß ein experimenteller Primäraffekt nie isoliert zur Entwicklung kommt, sondern daß in strenger Abhängigkeit von ihm sich auch eine lymphogen entstandene Erkrankung der regionären Lymphdrüsenkette ausbildet. Im großen und ganzen gleichzeitig mit dem Primärherd am Orte der Infektion, je nach Umständen auch etwas später oder — bei ganz schwacher Infektion — auch etwas früher als dieser, treten tuberkulöse Veränderungen in denjenigen Lymphdrüsen ein, die in die Abfuhrbahn der Lymphe zentralwärts eingeschaltet sind.

Dieses CORNETsche Lokalisationsgesetz gibt durch das Nebeneinander von Primärherd und alleiniger Erkrankung nur der ihm regionären Drüsen in zentripetal abnehmendem Grade ein in sich geschlossenes, mit nichts zu verwechselndes

Krankheitsbild. Die Drüsenerkrankung ist dabei so wesentlich und so ausgesprochen, daß sie häufig allein gefunden und daß heute noch darüber gestritten wird, ob es primäre Infektionen mit Tuberkulose gibt, bei denen ein primärer Organherd ganz fehlt, und nur die Drüsenerkrankung sich entwickelt, oder ob in den Fällen, die diesen Anschein erwecken, der Organherd nur so klein ist, daß wir ihn in dem ausgedehnten Wurzelgebiet ohne Zuhilfenahme des Mikroskops und der Zerlegung in Serienschnitte eben nicht auffinden können. Obwohl der Primärherd gesetzmäßig bei leichter Infektion vom Drüsenherd überholt wird, also wohl auch früher gegen Null konvergieren dürfte als dieser, scheint mir das tatsächliche Vorkommen von Drüsenherden ohne Primäraffekt noch nicht ausreichend sichergestellt. Die Frage soll also hier offen gelassen werden. Daß eine solche Auffassung aber überhaupt möglich ist, zeigt aufs deutlichste, wie unentbehrlich die Drüsenerkrankung zur Diagnose einer Primäraffektion gehört. Niemals fand ein Beobachter das umgekehrte Verhalten, d. h. also einen experimentell erzeugten, längere Zeit bestehenden primären Organherd ohne Miterkrankung seiner regionären Drüsen.

Von einer menschlichen Primäraffektion müssen wir demnach so lange das gleiche Verhalten verlangen, als nicht ein abweichender gesetzmäßiger Ablauf für den Menschen einwandfrei sichergestellt ist. Wir dürfen von diesem Verlangen um so weniger ablassen, als der Befund völlig analoger, tuberkulöser Erkrankungen auch beim Menschen etwas sehr Gewöhnliches ist und alle begleitenden Umstände dann ebenfalls für eine primäre Infektion sprechen.

Die ersten Veröffentlichungen über eine eigenartige tuberkulöse Erkrankung der Lungen und der Lungendrüsen, die als Erstansiedlung des Tuberkelbacillus im menschlichen Körper aufgefaßt wurde, stammen vom Ende des 19. Jahrhunderts von französischen Autoren, von denen hier an erster Stelle Küss genannt wird[1].

Die ersten Beschreibungen von deutschen Autoren sind von EUGEN ALBRECHT[2] und — besonders eingehend — von HANS ALBRECHT[3] gegeben worden. Ihnen folgten im Jahre 1912 eingehende spezielle Studien von A. GHON[4] und von GHON und ROMAN[5][6].

Die genannten Autoren beschreiben übereinstimmend ein typisches Krankheitsbild. Sie fanden rundliche, knotige tuberkulöse Lungengewebsherde von Stecknadelkopf- bis etwa Kirschengröße, die größeren aus konglomerierenden Herdchen zusammengesetzt. Sie liegen manchmal singulär, häufiger aber multipel, wenn auch nur in relativ geringer Anzahl, in einem sonst gesunden Lungengewebe. Zu diesen kleinen Lungengewebsherden, die noch keine deutliche Prädilektionsstelle innerhalb der Lungen bevorzugen, gehört stets

---

[1] Küss: De l'hérédité de la tuberculose humaine. Paris 1898. Leider war es mir unmöglich, diese Publikation in den mir zur Verfügung stehenden Bibliotheken zu erhalten, ich konnte daher diese Angabe nicht selbst nachprüfen. Die Zitierung von HARBITZ-Kristiania in gleichem Sinne ist meiner Ansicht nach nicht ganz zutreffend, denn bei ihm wird der Begriff des primären Komplexes noch nicht in dem hier verwandten Sinne benutzt.

[2] Thesen zur Frage der menschlichen Tuberkulose. Frankf. Z. Path. 1 (1907).

[3] Über Tuberkulose des Kindesalters. Wien. klin. Wschr. 1909.

[4] Der primäre Lungenherd bei der Tuberkulose der Kinder. Berlin und Wien: Urban und Schwarzenberg 1912.

[5] Pathologisch-anatomische Studien über die Tuberkulose bei Säuglingen und Kindern. Sitzgsber. ksl. Akad. Wiss. Wien 1913.

[6] Die erste Beschreibung eines primären Komplexes als eines sehr auffälligen Einzelbefundes, die ich in der deutschen Literatur finden konnte, stammt von JOH. ORTH (Ätiologisches und Anatomisches über Lungenschwindsucht, Berlin: August Hirschwald 1887) S. 27. „Soeben erst konnte ich einen Fall von Diphtherie untersuchen, bei dem sich neben verkästen Bronchialdrüsen in den benachbarten Lungenteilen ein nur wenig verkäster erbsengroßer tuberkulöser Herd fand, welcher sich mikroskopisch als ein Konglomerat ganz frischer, zum größten Teil noch unverkäster, Riesenzellen enthaltender Tuberkel erwies."

eine in der Aktivität des Prozesses nahe entsprechende tuberkulöse Erkrankung der regionären Lymphdrüsen, also der in die Lymphbahn abwärts vom Herde bis zur Bifurkation und dem Angulus venosus eingeschalteten Lymphknoten. Diese Lymphdrüsenerkrankung ist in der Regel an Masse dem oder den Lungengewebsherden beträchtlich überlegen. Sie ist deshalb, sowie wegen der bekannten und leicht zu kontrollierenden Lokalisation, meist makroskopisch leichter aufzufinden als die zugehörigen Lungenherde. Das ist, wie von allen Autoren, die über spezielle, sorgfältig ad hoc angestellte Beobachtungen verfügen, übereinstimmend angenommen wird, der Grund, weshalb zwar diese Drüsenerkrankungen schon lange bekannt waren, ihre gesetzmäßigen Beziehungen zu den oft kleinen und dann ungemein leicht zu übersehenden Lungenherden aber erst so spät erkannt worden sind.

Wie erwähnt, entspricht diese tuberkulöse Erkrankung der regionären Lymphknoten im Alter und Charakter stets sehr nahe dem zugehörigen Lungenherd. Diese Übereinstimmung ist aber keine ganz strenge. Schon aus der Tatsache der allmählichen Entstehung ergibt sich, daß neben älteren auch frischere Prozesse vorhanden zu sein pflegen. So finden sich z. B. in den Drüsen häufig neben Veränderungen, die mit dem Lungenherd gleichen Alters sind, auch solche jüngeren Datums. Sie können also wenigstens teilweise aktiver sein als der Lungenherd, eine Differenz, die sich naturgemäß am deutlichsten bei den abheilenden Formen geltend macht.

Eine weitere sehr wichtige und charakteristische Eigenschaft ist die allmähliche Abnahme der Intensität der Drüsenerkrankung mit der Entfernung vom Gewebsherde, d. h. also in zentripetaler Richtung. Am stärksten erkrankt sind die direkt regionären pulmonalen und bronchialen Lymphdrüsen, in den Bifurkations- und paratrachealen Drüsen nimmt der Grad der Veränderungen ab.

Die mikroskopische Untersuchung frischer primärer Lungenherde ergab GHON und ROMAN in dem von ihnen näher untersuchten Fall ($5\frac{1}{2}$ Monate alter Knabe) „typische, fibrinös-zellige, pneumonische Herde mit mehr oder weniger ausgesprochener Verkäsung in den zentralen Partien, ohne nachweisbare Tuberkel und ohne Riesenzellen, reich an Tuberkelbacillen und frei von anderen Bakterien. Dabei kein Zusammenhang mit Gefäßen, wodurch der Verdacht einer hämatogenen Entstehung hätte aufkommen können.“ Sie betrachten auch diesen mikroskopischen Befund als eine Bestätigung „der aerogenen Genese“ der vier (in dem untersuchten frischen Fall) aufgefundenen Lungenherde. Den gleichen Befund beschreibt ZARFL[1] von einem 25 Tage alten Säugling.

Diese auffallend gleichartig und typisch sich ausbildenden Erkrankungen wurden von den genannten Autoren übereinstimmend auf primäre tuberkulöse Infektionen durch Inhalation bezogen. Sie sind auch ohne Zweifel den vergleichbaren experimentellen tuberkulösen Erstinfektionen in allen Einzelheiten der Form und des Ablaufes so vollständig analog, daß beim heutigen Stand unseres Wissens jede andere Annahme gezwungener erscheinen müßte. Als weitere Bestätigung dieser Annahme wurde dabei stets auch das jugendliche Alter der Befallenen betrachtet. Wir werden im Verlauf dieser Abhandlung sehen, daß es mir gelungen ist, gleichartige Erkrankungen auch beim Erwachsenen aufzufinden. Eine Modifikation der Auffassung als Primäraffekt ist aber deshalb nicht nötig, denn sie sind auch nach meinen Beobachtungen in den höheren Lebensaltern zweifellos ebenso selten als sie häufig in den jüngsten Altersstufen

---

An anderer Stelle wird die lymphogene miliare Aussaat um solche Primärherde erwähnt, von der wir später eingehender zu handeln haben werden . . . S. 31 „besonders in Kinderlungen trifft man nicht ganz so selten einen isolierten käsigen Herd von wechselnder Größe, in dessen Umgebung disseminierte Tuberkel sitzen. Gerade in solchen Fällen erkennt man dann meistens sehr schön, wie der Same nach allen Seiten ausgestreut worden ist, denn auf geeigneten Durchschnitten sieht ein solcher Herd aus wie eine im Herbst von der Empusa getötete Fliege, welche von einem Hofe allmählich an Menge abnehmender Sporen umgeben ist“.

[1] Zur Kenntnis des primären tuberkulösen Lungenherdes. Z. Kinderheilk. 5 (1912).

gefunden werden. Für das junge Kindesalter müssen sie direkt als typische häufigste Erkrankungsform angesehen werden.

Zum Zustandekommen einer derartigen, aus kleinknotigem Lungengewebsherd und nach dem CORNETschen Lokalisationsgesetz ablaufender lymphogener Erkrankung der regionären Lymphknoten sich zusammensetzenden Lungentuberkulose ist es also nach Annahme aller Autoren unerläßlich, daß es sich um eine wirkliche Erstinfektion handelt, daß keine anderweitigen älteren tuberkulösen Herde im Körper gefunden werden, ein Verhalten, das bisher ausnahmslos berichtet worden ist und das ich aus meinem Material bestätigen kann. An solche primäre Lungentuberkulosen schließt sich zwar sehr häufig eine bald früher, bald später einsetzende Weiterverbreitung der Tuberkulose im befallenen Organismus an, als makroskopisches Zeichen einer Generalisation derselben, die von den schwersten schnell zum Tode führenden allgemeinen Disseminationen bis zu den chronischsten und geringfügigsten weiteren lokalen Herden im Gebiet des großen Kreislaufes variieren kann. Nicht selten ist es aber auch dann noch ohne weiteres kenntlich, daß die übrigen Herde, und zwar sowohl in der Lunge wie in allen anderen Organen jüngeren Datums sind als der typische primäre Lungenherd.

GHON und ROMAN legen dabei für die Beurteilung eines tuberkulösen Herdes als Primäraffekt oder als fortgeleitete metastatische Lokalisation der Form und dem Aussehen des Herdes mit Recht großen Wert bei. Sekundäre Lungenveränderungen zeigen ganz andere Formen als die des beschriebenen rundlichen Solitärtuberkels, die dem typischen Primärherd eigentümlich ist. Die beiden Autoren geben hierfür sehr anschauliche Beispiele, die jeder Pathologe aus der täglichen Erfahrung beliebig vermehren kann: selbstverständlich darf man aber deshalb nicht jede großknotige Lungentuberkulose als Primäraffekt betrachten. Das Urteil muß aus der Gesamtheit der tuberkulösen Veränderungen im Organismus abgeleitet werden, und es muß eine hämatogene großknotige Lungentuberkulose bei dieser Beurteilung stets als auszuschließende Möglichkeit in Betracht gezogen werden.

Es handelt sich demnach um gleichartige, unverkennbar auch genetisch zusammengehörige Krankheitsbilder. Ihre Kenntnis hat sich, wie erwähnt, wohl nur deshalb erst ganz allmählich ausgebreitet, weil man sie suchen muß. Ehe man sie sorgfältig suchte, bekam man sie nur als Raritäten und meist nur dann zu Gesicht, wenn der primäre Lungengewebsknoten nicht zu klein und womöglich subpleural unter einer Außenfläche eines Lungenlappens gelegen war.

Die Auffassung derartiger Veränderungen als tuberkulöser Primäraffekt ist zweifellos nichts weiter als eine Folgerung per analogiam. Nach unserem heutigen Wissen ist diese Folgerung aber so gut begründet und die Analogie so weitgehend daß es mir gerechtfertigt erscheint, sie für ein Thema wie das hier behandelte als Arbeitshypothese zu benützen. Der direkte Beweis wird für uns für den Menschen wohl immer unzugänglich bleiben. Wir werden immer mit ähnlichen Analogieschlüssen zu arbeiten und dabei zu prüfen haben, ob die Gesamtheit unserer Erfahrungen mit ihnen in Einklang gebracht werden kann oder nicht. Gerade deshalb ist die Klärung der Verhältnisse beim Menschen durch den — vorsichtig gedeuteten — Tierversuch eine unentbehrliche, allgemein anerkannte Forschungsmethode geworden, der wir Fortschritte verdanken, die ohne ihn ganz undenkbar gewesen wären. Wenn also ein gewisser hypothetischer

Rest von nicht unbeträchtlichem Gewicht bei der hier verwendeten Auffassung mit unterläuft, so ist das nichts, was uns zu schrecken braucht, solange wir uns seiner bewußt bleiben. Wir arbeiten heute tagtäglich und auf allen Gebieten der Medizin und Physiologie mit ähnlichen Analogieschlüssen und haben es bisher nicht zu bereuen gehabt.

Wir haben gesehen, daß für die Auffassung einer tuberkulösen Bildung als Primäraffektion oder als fortgeleitete Veränderung die Beurteilung der Gesamtheit der vorhandenen Veränderungen in ihrem Zusammenhang unentbehrlich ist. Das sich aus allen aufgefundenen Veränderungen zusammensetzende Krankheitsbild ist das Maßgebende. Wir können deshalb die Schilderung solcher zusammengehöriger Krankheitsbilder am einzelnen Organismus nicht entbehren. Nur die Kenntnis des direkt beobachteten Zusammenhanges verbürgt uns die Fernhaltung theoretischer und schematischer Züge von der Vorstellung, die wir uns bilden wollen. In zu allgemein gehaltene Beschreibungen pflegt sich stets die Phantasie einzuschleichen, wenn nicht beim Autor, so doch sicher beim Leser, und die Vorstellung zu fälschen.

Die Beschreibung beginnt am zweckmäßigsten mit den Fällen, bei denen außer einer derartigen primären Lungen- und Lungendrüsenerkrankung anderweitige tuberkulöse Veränderungen im Körper nicht aufgefunden worden sind. Solche Fälle sind in allen bisher beobachteten Reihen vergleichsweise selten. Sie sind eben als reine Zufallsbefunde anzusprechen. So ist es auch zu erklären, daß in meinem Material, ebenso wie in demjenigen der bisherigen Beobachter, die Fälle mit alleiniger Erkrankung der Lungen und Lungenlymphdrüsen „meistens mehr oder weniger ausgesprochene Zeichen anatomischer Ausheilung des Lungenherdes und der Veränderungen in den regionären Lymphknoten zeigen"[1]. Es hat dies ohne Zweifel darin seinen Grund, daß nichtabheilende, d. h. nicht von vornherein ganz chronische, relativ gutartige primäre Lungentuberkulosen so rasch zur allgemeinen Dissemination führen, daß es nur bei sehr sorgfältigem, speziell darauf hingerichtetem Durchsuchen makroskopisch gesund erscheinender Lungen gelingen kann, frische akute primäre Lungentuberkulosen ohne Generalisation aufzufinden. Selbst GHON und ROMAN verfügten zur Zeit der Veröffentlichung ihrer gemeinsamen Arbeit trotz des großen, sorgfältig ad hoc gewonnenen Materials, nur über einen derartigen Fall.

Aus meinem Material gehören zunächst 3 Fälle abheilender kindlicher primärer Lungen- und Lungendrüsentuberkulosen hierher, bei denen in den anderen Organen makroskopische tuberkulöse Veränderungen nicht gefunden worden sind. Es ist damit keineswegs sichergestellt, daß nicht in anderen Organen bei sorgfältiger, mikroskopischer Untersuchung doch noch Spuren einer von der Lungenerkrankung ausgehenden Generalisation hätten gefunden werden können. Nach den vorbildlichen Untersuchungen von GHON und ROMAN muß man das wohl sogar als die wahrscheinlichere Annahme bezeichnen. Immerhin handelt es sich nach dem makroskopischen Befund um typische Fälle der Art, wie sie zur Konzeption des beschriebenen Krankheitsbildes sowohl im Experiment als in der menschlichen Pathologie geführt haben. Nur in diesem Sinne sollen sie im folgenden als Beispiele isolierter primärer Lungentuberkulose, d. h. also ohne weitere makroskopische tuberkulöse Veränderungen, verwertet werden.

---

[1] GHON und ROMAN, l. c. p. 68.

Die drei zunächst zu beschreibenden Fälle sind die Nummern 32, 39 und 47 meines Materials.

Bei Nr. 32 handelt es sich um einen $4^1/_2$ Jahre alten Knaben J. Sch., Sektionsprotokoll des Münchener pathologisch-anatomischen Instituts Nr. 312/1915. Das Kind war am 12. April 1915 von einem Pferdefuhrwerk überfahren worden, und wurde mit dem Befund einer schweren abdominellen Blutung in die Universitäts-Kinderklinik eingeliefert. Laparotomie ergab eine Milzruptur. Herz und Lunge boten keinen pathologischen Befund. Das Kind starb in direktem Anschluß an die Verletzung, noch ehe 24 Stunden vorübergegangen waren.

Die Lungen wurden mir, und zwar vermeintlich als normales Vergleichsobjekt, in toto unseziert überlassen. Nach der Formolhärtung fanden sich bei der Zerlegung der Lungen im rechten Oberlappen mehrere etwa $1^1/_2$—2 mm breite Bindegewebszüge, die von den oberen Partien des Hilus ihren Ausgang nahmen und gegen die Spitze zu ausstrahlten. Dieser Befund gab die Veranlassung, den ganzen Oberlappen mit dem Rasiermesser in feine Scheiben zu zerlegen. Dabei fanden sich zahlreiche kleinste stecknadelkopf- bis höchstens hirsekorngroße Kalkherde in dem von den Bindegewebszügen durchzogenen Gebiet. Die Kalkherdchen waren ausnahmslos rundlich, abgekapselt, fielen teils spontan aus oder waren doch leicht auszuheben und lagen teils in den Bindegewebszügen, teils waren sie ihnen mehr oder weniger angelagert.

Ein größerer, knapp erbsengroßer Kalkherd bildete den Kulminationspunkt dieses Systems. Er lag etwa $1^1/_2$ cm unter der Pleura in der Mitte der medialen Oberlappenfläche. Von diesen Lungenkalkherden führten die Bindegewebszüge in eine Hiluspartie, in der eine verkalkte Drüse von etwa Haselnußgröße gefunden wurde. Kleinere Kalkherde fanden sich in der Bifurkationsdrüse. Im übrigen zeigte die Lunge ausgedehnte traumatische Hämorrhagien. Die sonstigen Organe waren infolge des Blutverlustes hochgradig anämisch. Als Nebenbefund fand sich ein Status thymo-lymphaticus.

Bei der kurzen klinischen Beobachtung hatte eine Tuberkulinprüfung nicht vorgenommen werden können. Die Familie des Kindes ist tuberkulosefrei. Mit Ausnahme einer kurzen, als Influenza bezeichneten Erkrankung ist das Kind nach Angabe der Eltern „immer gesund" gewesen.

Der primäre Lungenherd stellt eine strukturlose Masse von etwa halb Erbsengröße und von käsigem und kalkigem Charakter dar, ringsum abgekapselt von sehr straffem, breitfaserigem, in den innersten Lagen kernlosem, hyalin gequollenem Bindegewebe. Nur an einer kleinen Stelle ist das umgebende Bindegewebe noch als lockeres Epithelioidgewebe zu erkennen. Hier finden sich auch zwei geschrumpfte, nicht fibrös umgewandelte Riesenzellen. Innerhalb dieser lymphocytenarmen und in der innersten Schicht gefäßlosen Kapsel liegen noch mehrere kleinere, ebenfalls abgekapselte rundliche Kalk- und Käseknoten. Erst dicht außerhalb der fibrösen Kapsel folgt eine schmale Zone kleinzelliger lymphocytärer Infiltration. Diese Außenzone ist vaskularisiert und hyperämisch. Das anliegende Lungengewebe ist wie die meisten übrigen Lungenteile dicht hämorrhagisch infiltriert (Folgen des Trauma). Der Käse enthält viele Kalkschollen im Innern, keine Chromatinreste, die sich nur in der alleräußersten Randzone, und hier wieder am zahlreichsten an der Stelle finden, wo auf kurze Strecke Epitheloidgewebe die Begrenzung bildet. Hier sieht man auch einzelne längliche Kernfragmente. Bei Anwendung der WEIGERTschen Fibrinfärbung zeigt das käsige Zentrum überall einen gut erhaltenen alveolären Aufbau. Es handelt sich demnach um eine sekundär abgekapselte käsige Pneumonie.

In der regionären Hiluspartie findet sich zunächst in einer über haselnußgroßen Lymphdrüse ein gut haselnußkerngroßer, im Zentrum größtenteils verkalkter Käseherd, der stellenweise durch breite Lagen sehr kernarmen, straffen, fibrösen Bindegewebes abgekapselt ist; doch sieht man am Rand der Verkäsung nahezu überall eine Zone der Kernfragmente, auch da, wo direkt auf sie hyalin gequollenes faseriges Gewebe folgt. An vielen Stellen ist der Käse nach einer gut ausgebildeten Zone der Kernfragmente von sehr deutlich retikuliertem, also wahrscheinlich geschrumpftem epithelioidem Gewebe begrenzt, das zum Teil nach außenhin in fibröser Umwandlung sich befindet. Überall findet man aber in diesem geschrumpften und fibrös umgewandelten Epithelioidgewebe auch einzelne Partien von frischerem Aussehen, geringerer Schrumpfung, mit Riesenzellen und ohne jede fibröse Umwandlung. Die Zone der Kernfragmente ist nirgends typisch radiär gestellt. Sie enthält zahlreiche Lymphocyten, die einzelnen Kernfragmente sind relativ kurz; eine Andeutung der Pallisadenstellung ist nur da vorhanden, wo an den Käse sofort eine epithelioide Zone angrenzt. In der Zone der perifokalen Entzündung ist die Drüse von sehr breitfaserigem neugebildetem Bindegewebe durchzogen.

Die erhaltenen Drüsengebiete sind enorm hyperämisch. Sie enthalten nirgends mehr gut ausgebildete Follikel oder Markstränge, wohl aber einzelne breite, hyalingequollene Retikulumzellen. Außer dem etwa haselnußgroßen Hauptherd befinden sich in der Drüse noch einzelne kleinere Käseherde, von denen ein etwa hirsekorngroßer eine ziemlich gut ausgebildete Zone wurmförmiger, radiär gestellter Kernfragmente aufweist und auch in der Umgebung geringere fibröse Umwandlung zeigt. Sein epithelioider Rand ist aber etwas geschrumpft.

Die tuberkulösen Veränderungen liegen zentral in der Lymphdrüse, reichen aber in breiter Fläche an ihre Oberfläche heran. Hier ist der Randsinus verschwunden, obliteriert, in die schwielige Bildung miteinbezogen. Die *Drüsen*kapsel[1] ist verdickt und geht in das ebenfalls schwielig veränderte interstitielle Bindegewebe ohne Abgrenzung über. An den anderen Partien ist der Randsinus noch erhalten. Es finden sich demnach zwei Formen der Bindegewebsbildung, erstens eine Bildung innerhalb der Drüse in den Außenzonen des tuberkulösen Herdes, also eine schwielige perifokale Entzündung und zweitens die Wucherung im interstitiellen Bindegewebe außerhalb der Drüse, also eine schwielige Periadenitis.

Die gleichen Veränderungen, aber mit einer noch wesentlich stärkeren schwieligen Bindegewebsvermehrung in der Umgebung, zeigen mehrere kleinere Drüsen, die in der gleichen Hilusregion gelagert sind. Vielfach reicht dabei die schwielige Periadenitis bis an benachbarte Bronchien heran. Dabei kann sich die Bildung des faserigen Bindegewebes bis in die Tunica propria erstrecken. Die Schleimdrüsen sind dann stellenweise kleinzellig infiltriert und scheinen in manchen Bronchien auch an Zahl verringert zu sein.

Wo Epithelioidgewebe vorhanden ist, ist es sehr stark geschrumpft, die äußeren Schichten und die nächste perifokale Entzündungszone kleinzellig (rein lymphocytär) infiltriert. Diese kleinzellige Infiltration setzt sich zugweise in das interstitielle Bindegewebe fort, besonders deutlich an solchen Stellen, an denen die fibrös umgewandelten tuberkulösen Drüsenveränderungen die Randpartien — den Randsinus und die Kapsel der Drüse — vollständig zerstört haben, so daß eine deutliche Begrenzung der Drüse nicht mehr vorhanden ist.

In den Paratrachealdrüsen sind die Veränderungen wesentlich geringgradiger. Man findet hier neben ganz unveränderten, stark hyperämischen Lymphdrüsen auch Drüsen, die nur submiliare Epithelioidtuberkel in wechselnder Anzahl enthalten. Verkäsung findet sich nur ganz vereinzelt im Zentrum dieser kleinsten Epithelioidtuberkel und dann auf wenige Zellen beschränkt. Fibröse Umwandlung der äußersten Schichten der Epithelioidtuberkel ist nur angedeutet, dagegen findet sich in ihrer Umgebung vielfach typische hyaline Degeneration des Retikulums. Der Randsinus ist stellenweise auf ganz kurze Strecken obliteriert, stets nur soweit, als einer der kleinen Epithelioidtuberkel von ihm Besitz ergriffen hat. Die Kapsel ist im allgemeinen zart, nur da, wo Tuberkel direkt anliegen, in geringem Grade verdickt. Die Tuberkel enthalten zahlreiche Riesenzellen. Ihr Gewebe ist zum Teil geschrumpft, die äußeren Lagen befinden sich in beginnender fibröser Umwandlung, d. h. diese Partien zeigen sich im VAN GIESONschen Präparat schwach rötlich tingiert, nirgends zeigen sie aber die gute Rotfärbung der Kapselfasern und der hyalin degenerierten Reticulumzellen. Nur in einer Drüse findet sich ein vollkommen fibrös umgewandelter, typischer miliarer Knäuel. Eine Verlötung der Drüse mit der Umgebung hat nirgends stattgefunden.

In den Paratrachealdrüsen finden sich demnach weder größere kompakte Käseherde, noch Verkalkung Die perifokale Entzündung ist in sehr auffälligem Grade geringer. Einzeln liegende submiliare Epithelioidtuberkel sind in der Drüse, und zwar sowohl in den Randpartien wie im Zentrum zerstreut.

In der Lunge finden sich vielfach Hämorrhagien mit konsekutiver Epitheldesquamation. Sehr auffällig sind davon ganz unabhängige Bindegewebszüge, die von dem Gebiet, das die verkalkten Lungenherde enthielt, nach den regionären Hiluspartien ziehen. Diese Bindegewebszüge stehen in deutlicher Beziehung zu den Kalkherden,

---

[1] Die in Kursivdruck wiedergegebenen Worte entsprechen den Zusätzen und Verbesserungen RANKEs letzter Hand, wie sie sich in seinem Handexemplar vorfanden.

sie gehen von solchen aus, oder umschließen sie. Noch deutlicher ist ihre Beziehung zu den Gefäßen und zu den interalveolären und interlobulären Septen. Sie stellen sich dar als eine Verdickung und Quellung der Adventitia vieler größerer und kleinerer Gefäße und außerdem als Verdickung der interlobulären und zum Teil auch interalveolären Septen, hier öfters ohne direkt nachweisbare Beziehung zu den Gefäßen. Das neugebildete Bindegewebe ist locker, aber breitfaserig, enthält viel gequollene Fibroblasten, nur ganz vereinzelt gut ausgebildete Plasmazellen, daneben Zellen, die bei leicht basophilem Protoplasma keinen typischen Radkern und keine paranucleäre Vakuole besitzen. Es ist sehr gefäßreich und mäßig hyperämisch. Sowohl in der Lunge, wie auch in dem neugebildeten Bindegewebe liegen zahlreiche eosinophile Zellen. Lymphocytenkerne sind in mäßiger Anzahl vorhanden. Leukocyten fehlen fast vollständig.

Wo die primären verkalkten Herde in der Nähe der Pleura liegen, ist auch das subpleurale Bindegewebe zu breiten Faserzügen umgeformt und wesentlich vermehrt. Von ihm aus führen zahlreiche feine und feinste, den anliegenden Alveolarsepten entsprechende Bindegewebszüge in die Lunge, vor allem in die Umgebung des benachbarten Kalkherdes.

Dicht an einem Gefäß mit stark verbreiterter und wuchernder Adventitia zieht ein kleiner, mit Knorpel versehener Bronchus. Hier reicht die Bindegewebswucherung bis an den Knorpel. Das Bronchialepithel ist zum Teil desquamiert, zum Teil zeigt es mehr oder weniger hochgradige morphologische Veränderungen. Der Bronchus selbst ist abgeplattet, also nicht gut entfaltet. Nur die dem Gefäß zugewandte Seite des Bronchus ist hier von der Bindegewebswucherung ergriffen. Die Bildung der Bindegewebszüge setzt also perivaskulär ein und steht nur insofern in einer Beziehung zu den Bronchien, als eben Gefäß und Bronchus sich normalerweise begleiten. Die entzündliche Bindegewebswucherung reicht dann vielfach bis an die Bronchialschleimhaut heran, und der Bronchus selbst zeigt Veränderungen, die auf einen gewissen Grad von chronischer Entzündung schließen lassen. Auch das zwischen nahe benachbarten Bindegewebszügen liegende Lungengewebe ist mäßig atelektatisch.

Außer den Kalkherdchen fanden sich in der Lunge an einzelnen Stellen auch kleinste Epitheloidtuberkel mit Riesenzellen. Sie liegen ebenfalls in einer Lungenpartie, die sich *in der geschilderten* frischen, *traumatischen, hämorrhagischen,* desquamativ-pneumonischen Entzündung befindet. Die Epithelioidtuberkel sind mäßig lymphocytär infiltriert, d. h. sie enthalten mehr Lymphocyten, als für den reinen Epithelioidtuberkel sonst typisch ist. Ihr Sitz ist mit großer Wahrscheinlichkeit nicht das Alveolarlumen, sondern das Alveolarseptum. Sie sind ziemlich locker gebaut, ihre Epithelioidzellen anastomosieren in deutlichster Weise untereinander und mit den vorhandenen Riesenzellen. Eine fibröse Kapsel fehlt. Sehr auffällig ist, daß innerhalb des Epithelioidtuberkels, der Mohnkorngröße nirgends wesentlich überschreitet, keinerlei Alveolarepithel oder Reste davon gesehen werden, obwohl nirgends verkästes nekrotisches Material in ihm enthalten ist. Dicht benachbarte Alveolen enthalten dabei noch gequollenes, guterhaltenes Alveolarepithel in großer Menge.

Bei Nr. 39 handelt es sich um ein $6\frac{1}{2}$jähriges Mädchen, S. H., Sekt.-Prot. 218/15, das am 12. März 1915 mit schwerstem Scharlach ins Kinderspital eingeliefert wurde. Der Puls war schon bei Einlieferung arythmisch und frequent. Das Kind stirbt am zweiten Tage nach der Einlieferung. Tuberkulinprüfung konnte selbstverständlich nicht vorgenommen werden. Gröbere Veränderungen der Lunge fehlten. Genauere Untersuchung verbot sich durch den Zustand des Kindes. Die Sektion ergab doppelseitige eitrige Tonsillitis, katarrhalische Laryngo-tracheitis, Dilatation des Herzens, parenchymatöse Degeneration des Myokards, der Leber und der Nieren. In der Bifurkationsdrüse fanden sich kleine Kalkherde. Daraufhin wurden die Lungen in toto in Formol gehärtet.

Bei der Zerlegung der Lunge fand ich im linken Unterlappen gegen die Zwerchfellfläche zu und nahe der Hinterfläche, dicht an der Wirbelsäule, einen verkalkten, erbsengroßen Lungengewebsherd. Von diesem Kalkherd aus zogen sich wieder Bindegewebszüge nach oben zu der zugehörigen Hilusregion. Die abführenden Bronchien waren zum Teil ungenügend entfaltet und machten mit ihrer stark gefalteten Schleimhaut und dem zum Teil spaltförmig verengten Lumen einen nahezu komprimierten Eindruck (vgl. Abb. 1). Im regionären Hilusgebiet fand sich teils eine verkreidete, teils verkäste, fast mandelgroße Lymphdrüse, sowie in mehreren kleineren Drüsen ähnliche teils verkreidete, teils fibröse Veränderungen. Die größere Drüse liegt in derbem, schwieligem Gewebe und ist durch dasselbe mit einem größeren Bronchus erster Ordnung verlötet. In diesem Bronchus liegt eine zähe, der Wand anhaftende Schleimmasse. Alle übrigen Bronchien sind vollkommen frei von diesem eigenartigen Schleimbelag.

Dem Kinde ist im September 1914 die Rachenmandel entfernt worden. Die Familie ist frei von Tuberkulose. Mit Ausnahme eines Abscesses an der Wange, der im Oktober 1914 indiziert wurde, dann ohne Störung heilte, und nach den klinischen Eintragungen

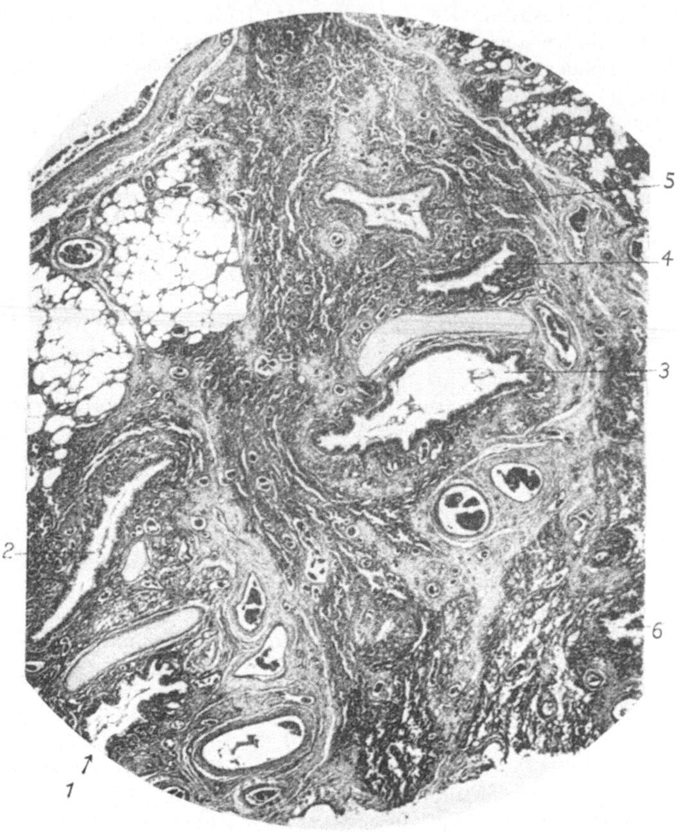

Abb. 1. Übersichtsbild über die „Gruppe der spaltförmig verengten Bronchien" (Nr. 39) aus dem Hilus des Unterlappens. Die mit 1, 2, 3, 4, 5 und 6 bezeichneten Bronchien sind hochgradig verengt. Das ganze Gebiet inklusive der Tunica propria enorm hyperämisch. Chronische Wucherungsvorgänge wieder besonders deutlich perivasculär. Sie greifen an vielen Stellen in die Tunica propria über. Die Schleimdrüsenschicht zeigt eine beginnende Verminderung des Drüsenanteils. Zwischen den Gefäßen und Bronchien liegt hochgradig atelektatisches Lungengewebe. Links oben normal entfaltete Lunge. Die dem Primärherd nicht regionären Bronchien sind rund, gut entfaltet, ihre Schleimhaut enthält die normale Anzahl von Schleimdrüsen, ihre Begleitgefäße zeigen keine Wucherung (hier nicht abgebildet). 10fache Vergrößerung. (Fall Nr. 39.)

sowie nach dem Befund der kleinen reizlosen Narbe nicht tuberkulöser Natur war, sind Erkrankungen den Eltern überhaupt nicht bekannt geworden.

Der Lungenherd gleicht in allem Wesentlichen den bei dem vorangehenden Fall beschriebenen Verhältnissen. Auch bei ihm ist die Abkapselung nicht vollständig, d. h. man findet an einzelnen Stellen in der Kapsel noch nicht fibrös umgewandeltes, wenn auch deutlich geschrumpftes Epithelioidgewebe.

Sehr auffällig sind die Veränderungen in der dem Lungenherd regionären Hiluspartie. In ihr sind zwei Gruppen von Bronchien schon makroskopisch aufs deutlichste zu unterscheiden. Die Hauptmasse des Hilus besteht aus makroskopisch unveränderten, gut durchgängigen Bronchien; außerdem liegt aber im Hilus eine Gruppe spaltförmig verengter

Bronchien mit deutlicher Vermehrung des interstitiellen Bindegewebes. Diese veränderten Bronchien sind die in engerem Sinne der primär erkrankten Partie regionären (s. Abb. 1 und 2).

Die Gruppe der spaltförmig verengten Bronchien liegt in atelektatisches, stark hyperämisches Lungengewebe eingebettet, in dem ausgehend von den Gefäßen eine starke Entwicklung fibrillären Bindegewebes eingesetzt hat. Um die größeren Gefäße sind dadurch breite Bindegewebsscheiden entstanden. Das Bindegewebe zeigt fibrillären Bau, enthält neben breiten, kollagenen, auch zahlreiche zarte, elastische Fasern, ist ungemein gefäßreich und locker. Das Zellmaterial ist ebenso wie im vorhergehenden Fall beschrieben. Die Züge enthalten nichts, was histologisch als tuberkulöse Veränderung angesprochen werden kann, also weder Epithelioidtuberkel, noch Riesenzellen, noch Verkäsung, noch eine diffusere Entwicklung von epithelioidem Gewebe.

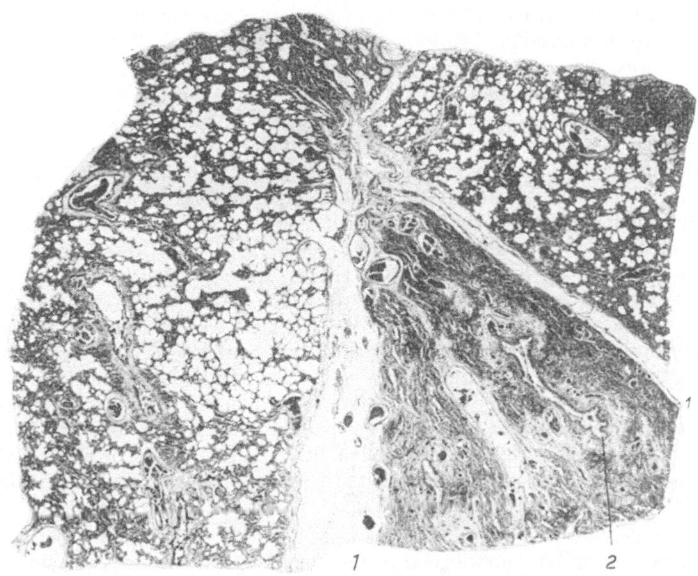

Abb. 2. Spitze eines keilförmigen atelektatischen Lobulus, der bei dem gleichen Fall dicht über dem Zwerchfell anschließend an einen von oben her kommenden Bindegewebsstrang aufgefunden wurde, nicht weit von der verkalkten Primäraffektion. Bei 1,1 ist der Lobulus von locker gequollenem interlobulärem Bindegewebe eingefaßt. Das dazwischenliegende Gewebe ist vollkommen atelektatisch, ein größerer Bronchus (2) ist wieder spaltförmig verengt, zeigt die typische schwielige und atrophierende Bronchitis. Die Gefäße ausnahmslos durchgängig, erweitert, strotzend mit Blut gefüllt, zeigen eine mäßige perivasculäre Wucherung. 8fache Vergrößerung. (Fall Nr. 39.)

Die Schleimhaut der in diese Bindegewebsentwicklung einbezogenen, spaltförmig zusammengedrückten Bronchien ist stark hyperämisch, stark kleinzellig lymphocytär infiltriert. Im Lumen liegt lymphocytenhaltiger, an anderen Stellen fast rein leukocytenhaltiger Schleim. Das *Oberflächen*epithel ist gut erhalten, in der enorm hyperämischen Tunica propria sieht man *aber* nur mehr Reste von Schleimdrüsen. An vielen Stellen scheinen die Schleimdrüsen ganz untergegangen zu sein. Wo sie noch vorhanden sind, liegen sie in eine dichte kleinzellige Infiltration eingebettet, ihre Zellen befinden sich in schleimiger Auflösung und Desquamation.

Überall zeigt sich die Bindegewebswucherung in engster Beziehung entweder zur Adventitia der größeren und kleineren Gefäße oder als Vermehrung des interlobulären und subpleuralen Bindegewebes. Es umfaßt im Gebiete der spaltförmig verengten, in nahezu vollkommen atelektatisches Lungengewebe eingebetteten Bronchien zwar stellenweise auch die Bronchien mehr oder weniger scheidenförmig. Doch ist die Bindegewebsentwicklung auch dann stets in der Umgebung von Gefäßen am intensivsten. Die enorme Hyperämie des ganzen Gebietes hat an vielen Stellen dazu geführt, daß kleinere Bronchien von einem Kranz erweiterter Gefäße umgeben sind. Durch die Wucherung der Adventitia dieser

Gefäße wird dann der ganze Bronchus von neugebildetem, gequollenem und gewuchertem Bindegewebe umgeben.

Soviel sich erkennen läßt, sind die Lymphscheiden um die Gefäße dabei vielfach erhalten geblieben. Auch in den stärkst veränderten Gefäßen habe ich die Intima hier nicht gewuchert gefunden.

Dem größten unter den dem Primärherd regionären, verengten Bronchien liegt dicht an seinem Abgang aus dem Hauptbronchus des Unterlappens eine verkalkte Drüse von über Mandelgröße an. Das Innere des Kalkherdes ist chromatinlos, gleichmäßig verkreidet. Die ursprüngliche Drüsenkapsel ist nur an wenigen Stellen der Peripherie noch zu erkennen. Die ganze Drüsenumgebung ist in derbfaseriges, narbiges, zum Teil noch wucherndes Bindegewebe umgewandelt, in dem dichte Züge kleinzelliger Infiltration liegen. Dieses Bindegewebe ist enorm hyperämisch und gefäßreich. Nur an wenigen Stellen findet man am Rand des sonst total verkreideten Herdes noch Käse. Während der Herd sonst von derbfaserigem Bindegewebe umschlossen ist, zeigt er an diesen Stellen sich von lockerem Epithelioidgewebe mit vereinzelten Riesenzellen begrenzt. Eine ausgesprochene Zone wurmförmiger Kernfragmente ist nirgends zu erkennen, doch ist das Präparat deshalb schwer zu beurteilen, weil es erst nach Entkalkung schneidbar war, und bei der Größe des Kalkherdes und seiner nach der Entkalkung ungenügenden Kohäsion zusammenhängende Schnitte des Kalkherdes sich nicht haben herstellen lassen. Immerhin ließ sich an vielen Präparaten soviel sicherstellen, daß eine typische Zone pallisadenförmig gestellter Kerne zweifellos nirgends ausgebildet war. Der Herd ist durch Bindegewebszüge in mehrere Kammern geteilt, enthält am Rand mehrfach ebenfalls verkalkte Resorptionstuberkel. Die Drüse liegt in breiter Fläche dem Bronchus dicht an; die schwielige Veränderung der Umgebung reicht bis an und in das Perichondrium, das gequollen, aufgefasert, vascularisiert ist. In seinen Maschen liegt vielfach gefäßebegleitende, kleinzellige Infiltration. Die Schleimhaut des anliegenden Bronchus ist stark hyperämisch, die Schleimdrüsen der Tunica propria sehr stark kleinzellig lymphocytär infiltriert. Das Epithel des Bronchus ist sehr gut erhalten, die Basalmembran gequollen. Die zellige Infiltration und Hyperämie der Tunica propria ist in dem der verkalkten und verkästen Partie zugewandten Teil des Bronchus etwas deutlicher als auf der gegenüberliegenden Seite. Die übrigen Lymphdrüsen sind enorm hyperämisch, ihre Kapsel nicht verdickt. Sie zeigen keine periadenitischen Veränderungen. Ihr Randsinus ist frei, enthält sehr viel Lymphocyten, mäßig viel Makrophagen, relativ wenig rote Blutkörperchen.

Die im Lumen des dem Kalkherd benachbarten Bronchus gelegenen Schleimmassen sind sehr zähe, enthalten vorwiegend Lymphocyten und Leukocyten, auffallend wenig desquamiertes Epithel. Es steht das in sehr gutem Einklang mit dem vorzüglichen Erhaltungszustand des Bronchialepithels. Die Schleimmassen im Innern des Lumens sind ungemein dicht mit rundlichen Kernen durchsetzt, die nur zum Teil mit Sicherheit nach ihrer Genese angesprochen werden können. Es fällt auf, daß sehr ähnliches Kernmaterial auch in den größeren Ausführungsgängen der Schleimdrüsen anzutreffen ist. Es ist demnach auch für das im Innern des Lumens liegende Kernmaterial die Möglichkeit einer wenigstens teilweisen Abstammung von Drüsenepithelkernen nicht von der Hand zu weisen. Zum großen Teil handelt es sich aber um zum Teil noch in ihren Zellgrenzen erkennbare polynucleäre Leukocyten, denen aus den Schleimdrüsen stammendes pyknotisches Kernmaterial, nur an sehr wenigen Stellen auch im Zusammenhang desquamiertes Bronchialepithel beigemengt ist.

Die Drüsenveränderungen nehmen wieder gegen die Bifurkation zu sehr ausgesprochen an Intensität ab. In der Bifurkationsdrüse liegen in dem sonst nicht tuberkulös veränderten Drüsengewebe mehrere vollkommen verkalkte, im Innern vollständig chromatinfreie, von kernlosen, straffen Fasern umgebene, als einzelne Miliartuberkel noch gut kenntliche, rundliche, hirsekorngroße Herde. Das ursprüngliche Epithelioidgewebe ist im Innern verkäst und verkalkt, in den Außenpartien hyalin-fibrös umgewandelt, dann folgt eine relativ schmale Schicht eines lockeren fibrillären Bindegewebes. Die Herde liegen im Innern der Drüse, nur einer reicht auf einer kurzen Strecke an den Randsinus. Die Drüsenkapsel ist nicht wesentlich verdickt, mit Ausnahme der einen Stelle, wo der Kalkherd an die Drüsenoberfläche heranreicht. Hier geht die Kapsel ohne deutliche Abgrenzung in das umgebende interstitielle, geringgradig gewucherte Bindegewebe über. Frische tuberkulöse Veränderungen sind nicht zu finden.

Dicht über dem Zwerchfell unterhalb des primären Lungenherdes war schon makroskopisch eine keilförmige etwa $1\frac{1}{2}$ cm hohe, an der Basis etwa 1 cm breite atelektatische Partie erkennbar gewesen. Sie stellt einen vollkommen atelektatischen Lobulus dar. Tuberkulöse Veränderungen lassen sich in ihm nicht nachweisen, wohl aber enthält er sehr ausgesprochene perivasculäre Bindegewebsentwicklung und spaltförmige atelektatische Bronchien. Alle Gefäße sind erweitert, strotzend mit Blut gefüllt, gut durchgängig. *Diese auf dem Querschnitt dreieckige atelaktatische Partie saß mit der Grundfläche der Pleura auf, war mit der Spitze central, also hiluswärts gerichtet. Die Pleura pulmonalis und diaphragmatica waren nicht miteinander verwachsen.*

Bei Nr. 47 handelt es sich um ein 2 Jahre altes Kind J. F., Sekt.-Prot. 207/1915. Das Kind schluckte am 28. Januar 1915 aus einem Topf Laugenstein, wird zuerst privat behandelt, kommt als sehr dickes, fettreiches aufgeschwemmtes Kind am 1. März 1915 zur Aufnahme in die Universitäts-Kinderklinik. Auf der Zunge, im Rachen und Gaumen bestehen Verätzungsnarben. Feste Nahrung kann nicht mehr geschluckt werden. Es besteht eine narbig entzündliche Oesophagusstenose. 10 Tage nach Aufnahme Tod unter den Erscheinungen einer exsudativen Pleuritis und Atelektasis pulmonum.

Die Sektion ergibt Narbenstriktur des Oesophagus in Höhe der Bifurkation nach Verätzung mit Laugenstein, paraösophageale Absceßbildung mit konsekutiver doppelseitiger eitrig-fibrinöser Pleuritis, Kompressionsatelektase des rechten Unterlappens. In der Mitte des linken Oberlappens ein erbsengroßer Kalkherd. In der Familie keine tuberkulösen Erkrankungen bekannt. Die Lunge erwies sich bei der klinischen Untersuchung, abgesehen von der Pleuritis und der Atelektase der Unterlappen als gesund. Der Herd im linken Oberlappen war demnach klinisch latent.

Bei der sorgfältigen Zerlegung der formolgehärteten Lunge fanden sich in der Umgebung des Lungenherdes sowie an einer mehr dem vorderen Rand des gleichen Oberlappens zugehörigen Partie kleine miliare, nicht verkalkte Tuberkel. Die regionären Lymphdrüsen sind erfüllt von teils verkästen, teils schwieligen, nur an wenigen Stellen verkalkten tuberkulösen Veränderungen. Von dem Kalkherd aus gehen einige schmale Bindegewebszüge in den Hilus herein, sonst ist die Bindegewebsentwicklung in der Lunge etwas geringer als in den beiden älteren Fällen. Erst im Hilus trifft man wieder auf eine reichliche pathologische Vermehrung des Bindegewebes. Da wo Bindegewebszüge vorhanden sind, grenzen sie an schmale Streifen atelektatischen Lungengewebes.

In der Lunge fanden sich neben dem Kalkherd, der in allem wesentlichen das beschriebene Verhalten zeigte, wieder einzelne miliare Knötchen von Hirsekorngröße mit zahlreichen Riesenzellen, die auffallend reizlos in sonst gesundem Lungengewebe liegen. Sie sind von einem schmalen Saum lymphocytär infiltrierten Gewebes umgeben, dessen Lymphocyten vielfach Radkernfigur zeigen, deren Protoplasma aber nicht vermehrt ist.

Genaue Untersuchung dieser Tuberkel mit den verschiedensten Färbemethoden und an Serienschnitten läßt einige Abweichungen von dem typischen Bau der Lymphdrüsentuberkel erkennen. Die Lungentuberkel sind im allgemeinen lockerer gebaut, enthalten einen Kern von Epithelioidgewebe, der teilweise verkäst ist. Eine typische Pallisadenstellung der Kernfragmente ließ sich bei dieser Verkäsung nicht beobachten, obwohl sonst die Bedingungen einer solchen Bildung für einen Drüsentuberkel gegeben gewesen wären. Sehr auffällig ist ferner, daß die Randzone des Tuberkels, auch da, wo sie schon zahlreiche Riesenzellen enthält, noch einzelne durchgängige Gefäße zeigt, während in der Drüse Riesenzellen stets im zusammenhängenden, gefäßlosen Epithelioidgewebe liegen. Diese Gefäße ziehen an einzelnen Stellen in einem merkwürdig gestreckten, also von der starken Schlängelung der Alveolargefäßchen abweichenden Verlauf teils in das Innere des Tuberkels hinein, teils seiner Peripherie entlang. Abgesehen von diesen Gefäßen sind im Innern des Tuberkels auch einzelne Züge von nach VAN GIESON sich rotfärbenden Fasern enthalten. Es fehlt aber hier eine typische, sich nach VAN GIESON rotfärbende fibröse Abkapselung. Elastische Fasern konnten dagegen nur in der äußeren Randzone und hier meist nur in der Gefäßwand nachgewiesen werden. Erst in der alleräußersten Randzone treten elastische Gebilde auf, die sich mit Sicherheit als zur Alveolenwand gehörig erkennen lassen. Überall im Tuberkel verstreut finden sich einzelne der lockerliegenden Zellen auffällig geschädigt, ohne doch eigentlich verkäst zu sein.

Die dicht anliegenden Alveolen sind zum Teil abgeplattet, zusammengedrückt und umgeben dann den Knoten als konzentrisch gelagerte Schicht von Spalträumen. Ihr Epithel hat ein Aussehen, das den im Tuberkel enthaltenen geschädigten Zellen sehr nahe entspricht. Nirgends findet man in der direkten Umgebung des Tuberkels die runden, bläschenförmigen, gequollenen, hellen, scharfkonturierten Zellen, die für die katarrhalische Desquamativpneumonie charakteristisch sind. Die in den Alveolen enthaltenen nicht sehr zahlreichen Zellen sind vielmehr unregelmäßig, mehr eckig konturiert, ihre Begrenzung ist unscharf, das Protoplasma relativ stark gefärbt, sowohl bei der Färbung mit Hämatoxylin-Eosin, als auch bei Färbung nach VAN GIESON.

Ein etwas größerer derartiger konglomerierter Knoten lag schon makroskopisch einem etwa 1,2 mm breiten Bronchiolus ohne Knorpel an, der von einem ihm an Stärke entsprechenden Gefäß mit der beschriebenen adventitiellen Wucherung in mäßig starker Ausbildung begleitet ist. Bei der Zerlegung in Serienschnitte findet sich, daß die Schleimhaut dieses Bronchiolus in den anliegenden Tuberkel mit einbezogen worden ist, ohne daß doch dabei eine Bildung käsiger Massen im Bronchus stattgefunden hätte. Die tuberkulöse Veränderung ist vielmehr in ihrer ganzen Ausdehnung von dem beschriebenen locker-epithelioiden Bau und zeigt auch im Innern nirgends Verkäsung. In der direkten Umgebung dieser Wandpartie des Bronchus und des das Gefäß umscheidenden Bindegewebsstranges liegt noch eine Gruppe gleichbeschaffener, hirsekorngroßer Knötchen, von denen die dem Bronchus abgewendeten größer sind als die in der Bronchialwand etablierte Bildung, und im Zentrum beginnende, wenn auch geringfügige Verkäsung aufweisen. Der Schleimhauttuberkel wölbt sich in das Lumen des Bronchus vor. Auf der Höhe der Wölbung ist das Epithel inklusive der Basalmembran abgestoßen und die äußeren lymphocytenreichen Lagen des Tuberkels beteiligen sich ebenfalls in geringem Grade an dieser Desquamation. Im Innern des Bronchiolus liegt zäher Schleim, der in geringer Anzahl und deutlich von der tuberkulös veränderten Schleimhautstelle ausgehend, Lymphocyten enthält.

Nach diesem Bilde ist es höchst unwahrscheinlich, daß es sich hier um eine primäre aerogene Lokalisation handelt. Die dicht anstoßenden in der Umgebung des Bronchus liegenden Knötchen sind nicht nur zum Teil größer, sondern sie sind auch, nach der zentralen Verkäsung zu schließen, älter oder doch aktiver.

Das ganze dem Bronchus und seinem Begleitgefäß anliegende Konvolut von submiliaren Tuberkelchen ist noch nicht linsengroß. Es stammt aus der zwischen Kalkherd und Hilus gelagerten Lungenregion, ohne doch, anscheinend wenigstens, auf der geraden Linie eines einzelnen abführenden Lymphgefäßes gelegen zu sein. Wie in den vorhergehend beschriebenen Fällen erstreckt sich vielmehr die Bildung der adventitiellen Bindegewebswucherung und das damit räumlich in Zusammenhang stehende Auftreten kleiner submiliarer Tuberkel auch hier auf einen etwas breiteren Bezirk.

Für die Genese der Bronchusveränderung wird anzunehmen sein, daß ein in der Tunica propria gelegener Tuberkel bei seinem späteren Wachstum erst das Lumen des Bronchus erreicht hat. An der nicht von der tuberkulösen Neubildung besetzten Zirkumferenz des Bronchus ist das Epithel desselben gut erhalten. Von anderen in dieser Gegend aufgefundenen submiliaren und miliaren Tuberkelchen liegen ebenfalls die meisten in Gefäßnähe, doch stets der adventitiellen Schicht von außen angelagert. Dabei ist das betroffene Gefäß gut durchgängig, die Intima ohne optisch nachweisbare Veränderung. Auch die Capillaren am Rand des Tuberkels sind durchgängig, die Membrana elastica zusammenhängend. Nur da, wo Gefäße zwischen zwei nahe benachbarte und miteinander konglomerierende Knötchen geraten, zeigt sich das Gefäß geschädigt.

In der Randzone der Tuberkel, die, wie beschrieben, in der Lunge hier überall gefäßhaltig ist, sind die Gefäße auffallend wenig verändert, zum Teil weit, stets durchgängig. Die breiten elastischen Faserbündel, die sich in der Alveolenwandung finden, finden sich ebenfalls nur da scheinbar im Innern eines Tuberkels, wo dieser auch sonst sichtlich konglomeriert ist. Sie liegen dann aufs deutlichste zwischen den Zentren der konglomerierten Tuberkelchen.

Nach diesem Verhalten müssen die in der Region der adventitiellen Bindegewebswucherung gelegenen submiliaren und miliaren Tuberkelchen als interstitiell und wahrscheinlich lymphogen angesprochen werden. Zu einer stärkeren pneumonischen Reaktion um dieselben ist es nicht gekommen. Bei ihrem Wachstum bildet sich eine riesenzellenhaltige Zone, die sich mit der lymphocytenreichen und gefäßhaltigen Zone der perifokalen Entzündung durcheinandermischt.

Die Differenz im Bau gegenüber dem Drüsentuberkel sind ohne Zweifel darauf zurückzuführen, daß die bindegewebige Komponente im Lungengewebe gegenüber den anderen Bestandteilen so stark zurücktritt. Dadurch ist die Möglichkeit gegeben, daß in der äußeren Zone der tuberkulösen Wucherung und Quellung der fixen Bindegewebsbestandteile zwischen diesen noch eine Zeitlang andere Gewebsbestandteile, Gefäße und nekrobiotische Alveolarepithelien, vorhanden bleiben.

Die Drüsenveränderungen entsprechen im allgemeinen den früher beschriebenen. Vor allem ist sehr deutlich die starke perifokale Entzündung in der Umgebung der Drüsenherde und die fibröse Umwandlung in dieser Zone, sowie die den Lungenherd übertreffende Größe der Drüsenveränderungen. Die Drüsen sind zum Teil in toto verkäst und verkalkt, zum Teil enthalten sie konglomerierende oder einzelnliegende Tuberkel mit oder ohne zentrale Verkäsung oder Schrumpfung in sehr ausgesprochener hyalinfibröser Umwandlung. Hier findet man auch in toto fibrös umgewandelte Epithelioidtuberkel in Form der später genauer zu beschreibenden fibrösen Knäuel. In der Umgebung der fibrös umgewandelten Tuberkel finden sich ausgedehnte Bezirke hyalin degenerierten Retikulums. Außerdem sind in sämtlichen Lymphdrüsen sowohl kleinere, noch nicht fibrös umgewandelte Epithelioidtuberkel, wie auch frische verkäste Partien enthalten. Ein solcher zackiger, im ganzen noch nicht hirsekorngroßer Käseherd zeigt die typische Zone radiärgestellter wurmförmiger Kerne. Die ihn umgebende epithelioide Zone ist ganz frisch, ohne jede Spur bindegewebiger Umwandlung, ohne jede deutliche Schrumpfung. Eine noch im Hilus gelegene gut linsengroße Lymphdrüse ist in toto frisch verkäst. Auch sie zeigt die Pallisadenstellung der Kerne in der Randzone.

Auch die Bifurkationsdrüsen sind hier noch relativ schwer verändert. Die zentripetale Abnahme der Veränderungen zeigt sich erst im Verlauf der paratrachealen Kette. Die Bifurkations- und unteren paratrachealen Drüsen sind zum Teil verkäst, zum Teil nahezu vollkommen von fibrös umgewandelten tuberkulösen Veränderungen eingenommen. Der Randsinus ist an den stärker veränderten Drüsen nirgends mehr zu erkennen. Die Kapsel ist verdickt und geht in schwieliges interstitielles Bindegewebe über. Diese schwielige Periadenitis enthält Züge kleinzelliger Infiltration, reicht bis ins Perichondrium der Trachea herein und auch bis an die Schleimdrüsenschicht der anliegenden Trachealschleimhaut.

Erst in der Nähe der Trachea trifft man auf Veränderungen, die dem mediastinalen Abszeß zugehören. Hier findet man hämorrhagische Infiltration und sehr zahlreiche polynucleäre Leukocyten im interstitiellen paratrachealen und paraösophagealen Bindegewebe. Eine Verwechslung mit den fibrösen Bildungen der tuberkulösen perifokalen Entzündung ist durch den Gehalt an polymorphkernigen Leukocyten und den akut hämorrhagischentzündlichen Charakter der durch den paraösophagealen Abszeß gesetzten Veränderungen ausgeschlossen. Es läßt sich sogar ohne Schwierigkeit feststellen, daß die akute Entzündung an mehreren Stellen in das von früher her schon schwierig veränderte Gewebe hineinreicht.

Der Befund weicht in mehreren Beziehungen von den zuerst geschilderten beiden Fällen ab. Zunächst ist der Unterschied zwischen dem verkalkten Primärherd und den Drüsenveränderungen besonders ins Auge fallend. Die Drüsenveränderungen sind zum größeren Teil nicht verkalkt. Sie zeigen deutlich neben anatomisch vollkommen abgeheilten auch ganz frisch fortschreitende Bildungen. Während aber die frisch fortschreitenden Prozesse in früheren Fällen die verschwindende Minderheit darstellten und erst bei sorgfältigem Suchen gefunden werden konnten, finden sie sich hier etwa in derselben Ausdehnung wie die abgeheilten. Dementsprechend sind auch die perifokalen Veränderungen in den Drüsen relativ stark und frisch.

Entsprechend dem geringen Anteil an abgeheilten Prozessen in den Drüsen finden wir in der Lunge ebenfalls ganz frische, fortschreitende, tuberkulöse Prozesse, die sehr wahrscheinlich lymphogen entstanden sind. Sie stehen räumlich in Beziehung zu den hier etwas weniger mächtig ausgebildeten adventitiellen Wucherungen in der näheren und auch etwas ferneren Umgebung des Primärherdes. Einer dieser lymphogenen Tuberkel ist im Begriff, in einen Bronchus einzubrechen.

Die Erkrankung ist demnach in diesem Fall zweifellos aktiver und zeigt eine neue Periode der Ausbreitung, die der Art der gesetzten histologischen Veränderungen nach nicht ohne weiteres als direkte Folge aus der direkt an die Infektion anschließenden Periode der Ausbreitung angenommen werden kann. Es ist zwar ungemein schwierig, das Alter derartiger Prozesse abzuschätzen und wir werden später noch vielfach derartigen Schwierigkeiten begegnen und dabei sehen, daß nicht fibrös umgewandeltes und nicht geschrumpftes Epithelioidgewebe unter bestimmten Bedingungen mit großer Wahrscheinlichkeit als solches durch längere Zeit bestehen bleiben kann. In dem vorliegenden Fall dürften aber die am Rand gefäßhaltigen und lymphocytenreichen, in dieser Zone mit Riesenzellen und einzelnen Epithcloidzellen durchmengten Lungentuberkel ohne Zweifel als eine relativ junge fortschreitende Bildung angesehen werden. Sehr auffällig war mir deshalb der Befund einzelner Züge nach VAN GIESON rotgefärbten Bindegewebes im Innern der Tuberkel, die in naher Beziehung zum Entzündungskern stehen, ohne doch an irgendeiner Stelle besonders typisch angeordnet zu sein. Der Befund legt den Gedanken nahe, daß Teile einzelner der jetzt fortschreitenden Tuberkel noch aus einer früheren Periode stammen, und in dieser Zeit zum Teil die fibröse Umwandlung mitgemacht haben, ohne doch vollständig ihr verfallen zu sein. Es ergibt sich also die Möglichkeit der Annahme, daß nach einer relativen Abheilung des Primäraffektes einzelne von ihm ausgehende lymphogen erkrankte Partien unter uns unbekannten Ursachen von neuem aktiv werden, eine Vorstellung, die an die Virulenzverhältnisse etwa des Colibacillus anklingt, und die in zahllosen klinischen Beobachtungen über die Bedeutung von Hilfsfaktoren äußerer und innerer Art für das Fortschreiten der Erkrankung eine gute Stütze findet.

Außer den bisher geschilderten Fällen, bei denen ein Lungengewebsherd gefunden werden konnte, enthält mein Material noch zwei sonst analoge Fälle, bei denen es mir nicht gelungen ist, an dem mir erst nach der Sektion überlassenen Material noch einen Lungengewebsherd aufzufinden. Es sind das die Nummern 46 und 50.

Nr. 50. E. St., Sekt.-Prot. 308/15, 5½ Jahre alt, wurde am 12. April 1915 mit schwerster septischer Diphtherie der Mandeln und der Nase ins Kinderspital eingeliefert und starb noch vor Ablauf der zweiten 24 Stunden nach der Einlieferung.

Vorgeschichte und Familienanamnese sind mir leider nicht erreichbar gewesen.

Die Sektion ergab hämorrhagische, nekrotisch-diphtherische Entzündung der Tonsillen und der Nasenhöhle, Bronchitis, herdweise katarrhalische broncho-pneumonische Infiltrationen beider Lungen. Thymushypertrophie. Käsige Tuberkulose der Bifurkationsdrüsen. Parenchymatöse Degeneration des Myokards.

Trotz sorgfältigen Suchens gelang es mir nicht, in den von lobulärpneumonischen Herden durchsetzten Lungen eine tuberkulöse Veränderung aufzufinden; auch eine stärkere Bindegewebsentwicklung ist mir nirgends aufgefallen. Ich hatte damals allerdings die vorstehend geschilderten Befunde einer typischen Bindegewebsentwicklung in Abhängigkeit von einer primären Lungentuberkulose noch nicht gemacht und habe deshalb auch noch nicht besonders danach gesucht. Eine nahe der Bifurkation gelegene, knapp bohnengroße Lymphdrüse enthält einen zentral gelegenen ungefähr linsengroßen Käseherd. Beim weiteren Zerlegen der Drüse zeigt sich, daß die Drüse an anderen Stellen von dem Käseherd nahezu vollkommen ausgefüllt wird, so daß nur eine schmale Randzone erhalten bleibt. Bei der mikroskopischen Untersuchung erweist sich der Käse als sehr chromatinarm, seine Begrenzung wird durch hyalin-fibröse Fasern gebildet ohne Zone der Kernfragmente, dann folgt fibrös umgewandeltes Epithelioidgewebe in schmaler Zone. Der Herd ist zackig begrenzt, in dem Epithelioidgewebe liegen einzelne, selbständige, verkäste, ebenfalls abgekapselte Tuberkel. Vereinzelt finden sich in der gefäßhaltigen Zone der perifokalen Entzündung auch frische, nicht fibrös umgewandelte Resorptionstuberkel. Bei der weiteren Zerlegung der Drüse findet sich an einem Pol derselben neben dem abgekapselten Käseherd ein kleiner, knapp hirsekorngroßer, frischerer Herd, in dem der Käse zahlreiche Chromatintrümmer enthält, die Randzone deutlich radiär gestellte Kernfragmente (Wirbelzellenstellung) aufweist. Das umgebende Epithelioidgewebe ist ohne fibröse Umwandlung.

. Der Drüsenherd ist demnach in Abkapselung, zeigt weitgehende Heilungserscheinungen, ist aber ohne Zweifel nicht nur propagationsfähig, sondern befindet sich auch noch in einer, wenn auch sehr langsam fortschreitenden Propagation. Der Randsinus der Drüse ist etwa zur Hälfte obliteriert, da wo der Herd der Drüsenkapsel anliegt.

Hier geht die fibröse Kapsel des Käseherdes ohne Unterscheidungsmöglichkeit in eine geringgradige schwielige Periadenitis über.

Deutliche Beziehungen der Periadenitis zu einem Bronchus bestehen nicht. Die Drüsenpartie, in der der tuberkulöse Herd flächenhaft an der Oberfläche der Drüse heranreicht, und durch die typische Periadenitis mit der benachbarten Lunge und einem größeren Gefäße verlötet ist, ist dem Bronchus abgewandt. Es findet sich auch keine deutliche Vermehrung des Hilusbindegewebes. Die zahlreichen übrigen geschnittenen Drüsen sind frei von Tuberkulose, bis auf eine benachbarte Drüse, in der sich ein ganz gleich beschaffener Herd befindet. Auch hier ist die Verdickung der Kapsel und die Periadenitis zwar vorhanden, aber sehr geringgradig.

Die schmale Zone erhaltener Drüsensubstanz zeigt hochgradige Hyperämie, Blutresorption, in den Sinus sehr zahlreiche Makrophagen, die großenteils einen geschädigten Eindruck machen, außerdem polynucleäre Leukocyten und Lymphocyten. Es macht den Eindruck, als ob das retikuläre Netz in den Sinus selbst etwas vermehrt sei. Alle diese Veränderungen sind auf die hämorrhagisch-diphtherische Entzündung des Wurzelgebietes zu beziehen.

Gleichfalls auf die diphtherische Entzündung zu beziehen sind die zu beobachtenden schweren Veränderungen des Bronchus. Sein Epithel ist desquamiert, die Basalmembran stark gequollen, zeigt an den meisten Stellen noch einen Rest von Kernbelag. An manchen Partien ist auch die Basalmembran zerstört und die oberen Partien der Tunica propria gequollen, stellenweise nekrotisierend, in den tieferen diffus kleinzellig infiltriert. Das Schleimdrüsenepithel ist in enormer Quellung und Desquamation, zum Teil sind die Zellen vollkommen verflüssigt. Das interstitielle Bindegewebe ebenso wie die Schleimhaut sehr stark hyperämisch, stellenweise hämorrhagisch.

Die zahlreichen tuberkulosefreien untersuchten Lymphdrüsen sind ebenfalls enorm hyperämisch, die Sinus hämorrhagisch, gefüllt mit zahlreichen Makrophagen, die Pulpa vielfach ebenfalls hämorrhagisch. Um die Drüsen findet man an manchen Stellen ein sie streckenweise einscheidendes interstitielles hämorrhagisches Exsudat, ohne wesentliche kleinzellige Infiltration, ohne erhebliche Wucherung der fixen Bindegewebszellen, vor allem ohne jede Bildung von schwieligem Gewebe, d. h. also die typische hämorrhagische Periadenitis bei Diphtherie.

Die Lunge zeigt zahlreiche eitrig-desquamative pneumonische Herde mit wechselndem Gehalt an roten Blutkörperchen. Das zwischenliegende Lungengewebe ist gebläht.

Die Lokalisation der Drüsenveränderung läßt keinen Zweifel darüber aufkommen, daß das Eindringen des Virus im Respirationsorgan unterhalb der Bifurkation erfolgt sein muß. Die Auffindung des Primäraffektes ist erschwert einmal durch die Gutartigkeit des Prozesses, die sich durch die Geringfügigkeit der gesetzten Veränderungen und den geringen Grad der perifokalen Entzündung inklusive der Periadenitis zu erkennen gibt. Alles in allem sind in den Lymphdrüsen nur zwei mit ihrer fibrösen Kapsel und den zugehörigen Resorptionstuberkeln nur etwas über linsengroße Käseherde gefunden worden. Es ist deshalb anzunehmen, daß der Lungenherd wohl noch wesentlich kleiner gewesen sei. Des weiteren wurde das Auffinden noch durch die schwere katarrhalisch-pneumonische Veränderung in der Lunge und ganz besonders durch das Fehlen der Verkalkung erschwert.

Wir dürfen wohl annehmen, daß die Auffindung der Lungenherde in den drei zuerst genannten Fällen im wesentlichen deshalb gelungen ist, weil sie verkalkt waren und zu der schon makroskopisch bemerkbaren Ausbildung adventitieller Bindegewebszüge zwischen Lungenherd und regionärem Hilusgebiet geführt hatten.

Daß der primäre Lungenherd unter Umständen einmal auch in der Bronchialschleimhaut gelegen sein kann, an einer Stelle, an der man ihn sonst nicht vermutet hätte, das beweist Nr. 46 meines Materials.

Nr. 46. Das Kind E. H. wurde am 9. April 1915 mit Schädelbruch in die Universitätskinderklinik eingeliefert und starb daselbst noch vor Ablauf der ersten 24 Stunden. Eine Sektion fand nicht statt, die Lunge wurde unseziert in Formol gehärtet. Bei der Zerlegung fanden sich in der Bifurkationsgegend über der Bifurkationsdrüse in mehreren kleinen mit dem Bronchus schwielig verlöteten Lymphdrüsen kleinste mohnkorn- bis höchstens hirsekorngroße Kalkherde. Gleiche Herde fanden sich bei der Zerlegung dieser Region in feinste

Scheiben dicht unter dem Perichondrium mehrerer zur Bifurkation gehöriger Tracheal-
knorpel. Hier findet sich auch dicht über der Bifurkation ein Kalkherd
in der Trachealschleimhaut, etwa mohnkorngroß.

Die Anordnung der Veränderungen um diesen kleinen Trachealherd spricht dafür,
daß der Trachealherd einen Primäraffekt darstellt. Trotz sorgfältigsten Durchsuchens der
ganzen Lunge konnte ein Lungenherd nicht gefunden werden. Die Hilusdrüsen zeigen sich
zum Teil großzellig hyperplastisch verändert mit Blutresorption aus dem traumatisch-
pneumonisch erkrankten Lungengebiet, enthalten aber keine umschriebene tuberkulöse
Veränderung. Das Hilusbindegewebe ist nicht verändert, ebensowenig lassen sich im Gebiet
beider Lungen auf zahlreichen Schnitten die beschriebenen adventitiellen Bindegewebswucherungen nachweisen. Auch an den größeren Gefäßen enthält die Adventitia nirgends
die gequollenen Fibroblasten und die Plasmazellen, zeigt sich auch im allgemeinen kern-
ärmer als bei den pathologisch veränderten Gefäßen. Besonders auffällig ist die mehr
kompakte Struktur der Adventitia am normalen Gefäß und das vollkommene Fehlen der
ungemein charakteristischen hochgradigen Vascularisation der pathologischen *Bindegewebs*bildungen.

Die tuberkulösen Veränderungen sind hier besonders weitgehend rückgebildet. Der
Kalkherd in der Trachealschleimhaut reicht bis unter die Basalmembran des Tracheal-
epithels und liegt im wesentlichen in der Tunica propria, reicht aber auch bis unter das
Niveau der Bronchialknorpel nach außen herunter. Er setzt sich aus zwei Teilen zusammen,
einem endobronchialen und einem mehr oder weniger subchordalen. Beide sind noch unter
Hirsekorngröße; sie sind vollkommen fibrös abgekapselt, nirgends findet sich mehr eine
guterhaltene, wuchernde epithelioide Schicht, wohl aber liegen in der schrumpfenden Kapsel
dicht außerhalb des verkalkten Zentrums noch einzelne geschrumpfte Riesenzellen. Die
direkte Umgebung der Kalkherde ist schwielig verändert, zum Teil mäßig lymphocytär
infiltriert. Eine benachbarte sehr kleine Lymphdrüse enthält einen gut hirsekorngroßen,
in den äußeren Lagen in den typischen hyalinfibrösen Knäuel umgewandelten, im Zentrum
verkalkten Tuberkel, der sie nahezu vollständig ausfüllt, und mit der stark schwielig veränderten Umgebung an mehreren Stellen direkt zusammenhängt. In den äußeren Lagen
dieser hyalin-fibrösen Bildung findet sich Kohlenpigment eingelagert. Es liegt teils frei in
den Maschen, teils intracellulär. Derartige kleinste fibrös veränderte tuberkulöse Lymphdrüsen liegen in der direkten Umgebung des Primärherdes noch mehrfach. Sie beschränken
sich auf einzelne, im Zentrum verkalkte, in den äußeren Lagen fibrös umgewandelte, nicht
konglomerierte, submiliare oder höchstens miliare Tuberkel. Sie sind mit dem Perichondrium der Trachea durch derbes, teilweise anthrakotisches, schwieliges Bindegewebe verlötet. Auch die Reste der befallenen Lymphdrüse sind ausgesprochen anthrakotisch.

Eine benachbarte größere Drüse der Bifurkationsgegend ist mäßig anthrakotisch,
enthält große Keimzentren, ihre zentralen Sinus sind zum größten Teil erweitert, enthalten
neben resorbierten roten Blutkörperchen stellenweise ein dichtes epitheloides Gewebe,
durch das sie in rundlichen Konturen gefüllt erscheinen und die zwischenliegenden Markstränge rarefizieren und verdrängen, also das Bild der großzelligen Hyperplasie. Riesenzellen konnten nicht gefunden werden. In zwei paratrachealen bohnengroßen Lymphdrüsen findet sich je ein vollständig fibrös umgewandelter, im Innern wieder verkalkter
miliarer Tuberkel. Der typisch gebaute Knäuel fasert sich am Rande auf, ist von derbem,
konzentrisch verlaufendem Bindegewebe umgeben, das noch etwas in die Drüse hineinreicht. Die äußersten Lagen dieser perifokalen Schwiele sind wieder anthrakotisch imprägniert. Auch die übrigen Drüsenpartien enthalten Kohlepigment, vorwiegend in der Trabekel-
substanz oder doch um Gefäße gelagert. Die Kapsel der befallenen Drüsen ist nicht wesentlich verdickt. Eine allgemeine Periadenitis besteht nicht. Beim Weiterverfolgen auf Serienschnitten reicht der eine der hirsekorngroßen verkalkten Drüsentuberkelchen an die Drüsenoberfläche heran. Hier findet sich auch eine circumscripte geringgradige periadenitische
Bindegewebswucherung; neben dem Tuberkel findet sich eine Partie hyalin degenerierten
Retikulums, in deren Mitte eine Riesenzelle ohne sonstige Reste von Epithelioidgewebe
gelagert ist. Die sehr weiten Sinus der beiden befallenen Drüsen sind zum Teil hämorrhagisch
gefüllt, zum Teil enthalten sie neben hämorrhagischen Trümmern ein Zellmaterial, das
demjenigen der großzellig hyperplastischen Partien ungemein ähnlich ist. An manchen
Stellen zeigt sich dieses Zellmaterial teilweise geschädigt. Allem Anschein nach handelt
es sich um sekundäre Blutresorption im großzellig hyperplastischen Sinus.

Zwischen sicher großzellig hyperplastischen Sinusabschnitten, die die rundliche Auf-
treibung und die dichte Füllung mit epithelioidem Gewebe zeigen, die für diese Art der Veränderung charakteristisch sind, und mehr oder weniger locker gefüllten, aber sehr weiten
Sinusabschnitten sieht man alle Übergänge. In einer zentralwärts etwas weiter vom Primärherd abliegenden paratrachealen Drüse findet man wieder einen vollständig abgekapselten
miliaren Kalkherd nahe am Randsinus. Die sekundäre Blutfüllung in einer ursprünglich
mäßig großzellig hyperplastischen Drüse ist hier ganz besonders auffällig. In der Kapsel
des Kalkherdes, die aus geschrumpftem, fibrös umgewandeltem Epithelioidgewebe besteht,
liegt eine sichere, noch gut erhaltene Riesenzelle, an zwei weiteren Stellen nicht mehr ganz
sicher als solche anzusprechende, geschrumpfte, kernlose protoplasmareiche Gebilde.

Es fand sich also neben einem stecknadelkopfgroßen verkalkten Primäraffekt in der
Trachealschleimhaut eine Anzahl von ihm teils direkt anliegenden, teils in ihm regionären
Drüschen gelegenen, ebenfalls mit einer einzigen Ausnahme im Innern verkalkten, in den
Außenschichten fibrös umgewandelten miliaren Tuberkeln. Die Mehrzahl davon sitzt
dicht außerhalb der befallenen Stelle in der Trachealschleimhaut und ist durch eine schwielige
perifokale Entzündung mit den Trachealknorpeln verlötet. In der Bifurkationsdrüse und
in zwei paratrachealen Drüsen finden sich einzeln liegende verkalkte Miliartuberkel. Trotz
dieser selbst im mikroskopischen Bild zunächst als vollendet erscheinenden anatomischen
Heilung lassen sich auf Serienschnitten einzelne Riesenzellen in der Kapsel der Herde
oder auch im hyalin degenerierten Retikulum der Umgebung nachweisen. Außerdem fand
sich aber in nicht direkt regionären Drüsen als neuer Typus der tuberkulösen Veränderung
die großzellige Hyperplasie, die uns später noch näher beschäftigen wird. Hier sei nur erwähnt, daß der gesamte primäre Komplex anatomisch ganz besonders weitgehend ab-
geheilt ist und daß die neben ihm aufgefundenen geringgradigen frischen Veränderungen
einen anderen Typus des Ablaufes zeigen.

Nach diesem Befund, der wieder wohl nur der Verkalkung wegen erhoben
werden konnte, wird man gut tun, in Fällen von Hilus- und Bifurkationsdrüsentuberkulose, bei denen ein primärer Lungenherd nicht gefunden werden kann, auch die Schleimhaut der benachbarten Bronchien sorgfältig zu durchsuchen. Auch dann noch werden
derartige geringfügige Veränderungen, wie sie hier noch gefunden wurden, nur bei Begünsti-
gung durch zufällige Umstände entdeckt werden. Man wird also mit der Annahme,
daß ein Primäraffekt nicht vorhanden gewesen sei, zu immer größerer Vorsicht gedrängt.
Der Beweis, daß bei Hilus- und Bifurkationsdrüsentuberkulose ein Primäraffekt tatsächlich
nicht vorhanden gewesen sei, muß bei der Ausdehnung des Wurzelgebietes als unmöglich
bezeichnet werden, eine Auffassung, mit der ich mich in Einklang weiß mit allen den
Autoren, die diese Verhältnisse zum Gegenstand sorgfältiger, spezieller Studien gemacht haben.

Da die bisher beschriebenen Fälle primärer Lungen- und Lungendrüsentuberkulose ebenso wie die hier vorgetragenen dem Kindesalter entstammen,
sei hier noch eine weitere Beobachtung angeführt, die den Beweis für meine
früher schon mehrfach geäußerte, aus klinischen Beobachtungen abgeleitete
Ansicht liefert, daß derartige primäre Tuberkulosen zwar im Kindesalter weitaus
am häufigsten vorkommen, aber nicht dieser Altersstufe als solcher eigentümlich
sind. Ist die bisher als solche aufgefaßte Lungen- und Lungendrüsenveränderung
wirklich der Ausdruck einer Erstansiedlung des Tuberkelbacillus in den Lungen
eines früher niemals mit Tuberkulose infizierten Organismus, so muß der gleiche
Befund mit der wachsenden Durchseuchung der Lebensalter und der geringeren
Exposition der Infektion gegenüber zwar wesentlich seltener werden, aber doch
nicht vollkommen verschwinden. Die Auffindung derartiger Fälle ist leicht,
wenn man diejenigen Fälle primärer Lungen- oder Tracheal- und Larynxtuberkulose mit einbezieht, bei denen neben dem Primäraffekt auch schon die davon
ausgehende Generalisation gefunden wird. Ganz ebenso wie bei den Kindern
stellen diese Fälle auch in den späteren Lebensaltern die weit überwiegende
Mehrzahl dar. Sind aber schon bei den Kindern isolierte primäre Tuberkulosen
ohne Generalisation aus den früher angegebenen Gründen selten, so müssen

sie, mit der starken Abnahme der Primäraffektionen überhaupt, in den höheren Altersstufen auch noch wesentlich seltener werden.

Nr. 18. In meinem Material verfüge ich bisher nur über einen typischen Fall. Es handelt sich um einen 72jährigen Mann I. Z., Sekt.-Prot. 819/13, der wegen cerebraler Erscheinungen lange Zeit vor seinem Tode in Krankenhäusern gelebt hatte. Die Sektion ergab multiple ischämische Erweichungsherde der linken Großhirnhemisphäre. Chronisches Nierenleiden mit Schrumpfung. Braune Degeneration des Myokards. Atherosklerose der Aorta mit Parietalthrombose der linken Carotis communis und der Hirngefäße. Zylindrische Ektasie des Anfangsteils der Aorta. Käsige Tuberkulose einer Bifurkationsdrüse, rechtsseitiger käsiger Spitzenherd. Pneumonie des rechten Unterlappens, Stauungs- und Fettleber, Milzschwellung.

Die rechte Lunge an der Spitze und an der Basis durch bindegewebige lösbare Spangen mit der Pleura costalis verwachsen. Die linke Lunge ist leicht mit der Pleura mediastinalis im Gebiet des Unterlappens verklebt. Ränder der linken Lunge gebläht. Bronchialbaum weit, in demselben schleim-eitriges Sekret. In der rechten Lunge in einer bronchialen Lymphdrüse ein käsiger Herd. Bronchialbaum wie links, nur findet sich hier aspiriertes Speisematerial in ihm. Unterlappen der rechten Lunge, besonders die nach hinten gelegenen Bezirke, fleckig pneumonisch. In der rechten Spitze, und zwar im Innern derselben, 1 cm unter der Pleura, aber nirgends an die Pleura heranreichend, ein haselnußkerngroßer Käseherd. Die Bifurkationsdrüsen sind groß, enthalten käsige Bezirke. Ältere tuberkulöse Veränderungen, überhaupt solche, die nicht zu diesem Primärkomplex gehören, fehlen vollständig. Bei der histologischen Untersuchung erweist sich der Lungenherd vollständig den früher beschriebenen Primärherden entsprechend. Er ist vollkommen abgekapselt, von einem derben, in den innersten Lagen kernlosen, fibrösen Gewebe umgeben, das an mehreren Stellen trabekelartige Ausläufer ins Innere schickt, die einzelne rundliche Bezirke abtrennen. Der Primärherd ist also wenigstens in seinen Randpartien als konglomerierter Tuberkel aufzufassen. In der Umgebung der Kapsel finden sich auch ins Lungengewebe noch hineinreichende schwielige Bildungen, die zum Teil ebenfalls mäßig anthrakotisch imprägniert sind. Der Käse ist ungemein chromatinarm, auch an der Begrenzung zeigt er nirgends eine Zone der Kernfragmente. Dagegen ist seine Randzone zum Teil kohlepigmenthaltig. Die innersten Lagen der Kapsel sind ebenfalls vollkommen kernlos, enthalten zum Teil eingesprengte kleinere verkäste Partien und erweisen sich aufs deutlichste als aus ursprünglich epithelioidem Gewebe durch eine hyalin-fibröse Umwandlung entstanden. In den Außenschichten der Kapsel, da wo die Vaskularisation beginnt, liegt in Zügen und Nestern lymphocytäre Infiltration. Erhaltenes Epithelioidgewebe oder Riesenzellen sind nirgends mehr aufzufinden.

Die Drüsen aus der Hilus- und Bifurkationsgegend zeigen große zentrale Käseherde. Sie sind von der typischen schwieligen Periadenitis ummauert, so daß die ursprüngliche Drüsenkapsel nicht mehr von dem umgebenden Bindegewebe geschieden werden kann. In allen Drüsen sind die Käsemassen noch reich an Chromatin, enthalten auch noch größere Kernfragmente und überall auch Kohlepigment. Sie zeigen noch deutlich den Aufbau aus rasch verkäsenden konglomerierten Tuberkeln. Zwischen mehr oder weniger rundlichen oder etwas zackigen Partien körnigen, vollkommen strukturlosen Käses liegen faserige Züge, die ebenfalls verkäst sind, aber doch ihre ehemalige Struktur noch sehr deutlich erkennen lassen. Überall sind die Käsemassen von einem breiten epithelioiden Saum umgeben, ohne fibröse Umwandlung. Soviel sich entscheiden läßt, ist der ehemalige Drüsenrand noch nirgends von der Verkäsung überschritten, wohl aber reicht der Käse an mehreren Stellen schon direkt bis an ihn heran.

Das epithelioide Gewebe ist ziemlich derb. Überall finden sich sehr reichliche Lymphocyten in der Randzone, sowohl der Verkäsungszone, wie im epithelioiden Saum, die beide wenig voneinander getrennt sind. Das epithelioide Gewebe selbst ist im allgemeinen zirkulär gefasert. An manchen Stellen lassen die Kernfragmente aber die typische Pallisadenstellung erkennen. Vielfach liegen in der Verkäsungszone weitgehend geschädigte Riesenzellen. Nirgends zeigt sich eine Andeutung von Schrumpfung. Das Epithelioidgewebe ist vielmehr in fortschreitender Verkäsung begriffen. An mehreren Stellen reicht die Verkäsung an schwielig-anthrakotische Drüsenpartien heran und in dieselben hinein. Je dichter hierbei das verkäste schwielig-anthrakotische Gewebe ist, desto schmaler ist der epithelioide Saum, die Zellen bleiben kürzer, ihre Kerne mehr rundlich. An manchen

Stellen hat es dadurch den Anschein, als ob das schwielig-anthrakotische Gewebe nahezu direkt der Verkäsung verfiele. Im Käse findet sich an diesen Stellen reichlich Kohlepigment, das durch die Verkäsung der anthrakotischen Schwiele freigeworden ist.

Der geschilderte Befund ist demnach in allen Zügen der primären Lungen- und Lungendrüsentuberkulose der Kinder analog. Sehr wahrscheinlich handelt es sich um eine Krankenhausinfektion. Ganz besonders möchte ich hervorheben, daß auch in den anthrakotischen Drüsen alter Leute die Lymphdrüsentuberkulose ganz ebenso abläuft wie in den Drüsen der jüngsten Altersstufen. Es bilden sich große kompakte, rasch fortschreitende Käseherde, die die Drüse erfüllen, mit einer typischen, schwieligen, perifokalen Periadenitis. Auch vor der anthrakotischen Schwiele macht dabei die Verkäsung nicht Halt, wenn sie ihr auch um ein Geringes besser zu widerstehen vermag als nichtschwielig verändertes Drüsengewebe. Eine spezifische Immunität des anthrakotischen Gewebes besteht demnach nicht, denn das gleiche Verhalten, d. h. die etwas langsamere Verkäsung findet sich überall, wo faseriges Bindegewebe neben retikulärem der Verkäsung verfällt.

Auch darin ist diese primäre Lungen- und Lungendrüsentuberkulose den bisher beim Kinde beschriebenen Formen völlig analog, daß die Lungenveränderung den typischen rundlichen Bau eines Konglomerattuberkels aufweist, daß sie in keiner direkten Beziehung zur Pleura steht, daß sie toto coelo abweicht von dem Bau der bei Erwachsenen so häufig beobachteten „schwieligen Spitzenkappen", daß sie keine direkte Beziehung zu einem größeren Bronchus besitzt und daß sie schließlich vollständig abgekapselt ist, während die Drüsenveränderung noch in deutlichem Fortschreiten sich befindet. Auch darin gleicht sie vollständig den kindlichen primären Lungentuberkulosen, daß das Volumen des Primäraffektes um ein Mehrfaches kleiner ist als das Gesamtvolumen der in den Drüsen gesetzten tuberkulösen Veränderungen.

Wie schon erwähnt, finden sich analoge primäre Lungen- und Lungendrüsentuberkulosen mit einer direkt anschließenden Generalisation in allen Altersstufen. Sie werden bei der Beschreibung der generalisierten Tuberkulose uns noch eingehender beschäftigen. Ein ungemein häufiger Befund ist ferner der einer obsoleten Tuberkulose des gleichen Typus: Kalkherde oder verkreidete tuberkulöse, völlig abgekapselte, von einer typischen schwieligen Periadenitis umgebene Drüsenherde und kleine verkalkte, den bei meinem Kindermaterial beschriebenen verkalkten Primärherden analoge Lungenherde. Die regionären Beziehungen zwischen Lungenherden und Lymphdrüsen lassen keine Zweifel über die Zusammengehörigkeit.

Aus welcher Altersstufe diese Veränderungen stammen, ist heute noch schwer zu beurteilen. Es ist mir aber nicht zweifelhaft, daß eine eingehende Untersuchung dieser Veränderungen noch sehr viel Wissenswertes und für die Epidemiologie der Tuberkulose Unentbehrliches zutage fördern wird. In der vorgelegten Arbeit kann auf diese Verhältnisse noch nicht näher eingegangen werden. Es handelt sich vielmehr zunächst darum, den Begriff der primären Tuberkulose in ihren wichtigsten Erscheinungsformen scharf zu umreißen. Erst wenn das gelungen ist, und wenn das hier gegebene Resultat an großem Material, an vielen Stellen und von vielen Beobachtern verifiziert worden ist, ist ein Weiterbauen auf dem damit gelegten Grund zulässig.

Kapitel II.

Histologie und Histogenese des primären Komplexes.

I. Einleitende Bemerkungen.

Nach der Darlegung der gefundenen tatsächlichen Verhältnisse soll noch eine Zusammenfassung der Resultate gegeben werden, ohne die das gewonnene

Plus an Kenntnis nicht zur Erkenntnis werden kann. Es ist dabei nötig, auch auf die Gedankengänge einzugehen, die zur Auffindung der Befunde geführt haben, denn erst beim Zusammenhalt mit ihnen gewinnen sie den inneren Zusammenhang, der gesucht wurde und der allein als Grundlage einer natürlichen Einteilung in Frage kommen kann. Wir werden also versuchen, an die Zusammenfassung die theoretische Deutung, und zwar in der Form einer kausalen Reihe anzuschließen, wie sie sich aus dem Zusammenhalt des hier Niedergelegten mit den wichtigsten anderweitigen Kenntnissen über die tuberkulöse Erkrankung des Menschen ergibt.

Es kann das nicht abgehen ohne Antizipationen im Sinne der heute gebräuchlichen philosophischen Terminologie[1]. Das braucht uns aber nicht zu schrecken, denn wir gehen damit den legalen Gang aller wissenschaftlichen Erkenntnis überhaupt.

Da uns der Überblick zu Beginn der Untersuchung eines biologischen Vorganges vollkommen zu fehlen pflegt, können Versuche, zu einem Verständnis zu gelangen, niemals ohne Antizipationen von gesetzmäßigen Zusammenhängen abgehen. Am wenigsten können sie in der Medizin entbehrt werden, am allerwenigsten vom Praktiker, der ohne einen Versuch, sein Wissen, und sei es noch so dürftig, irgendwie kausal zu ordnen, nicht zu dem praktischen Eingreifen kommen kann, das täglich von ihm erwartet und verlangt wird. Jeder Beitrag zum Verständnis des einer krankhaften Veränderung zugrunde liegenden Prozesses wird für ihn zur Handhabe, diesen Prozeß, wenn auch nicht gleich, so doch vielleicht später einmal willkürlich beeinflussen zu können.

So sollen also auch hier die heute plausibel erscheinenden wichtigsten Antizipationen gezogen werden, immer mit der gebotenen Vorsicht und dem nötigen wissenschaftlichen Vorbehalt. Ich möchte das deshalb ganz besonders betonen, weil das hier bearbeitete spezielle Gebiet von auf das erbittertste umstrittenen Hypothesen aller Art geradezu besetzt gehalten wird, so sehr, daß für die Forschung in manchen Publikationen kaum mehr Raum geblieben ist. Ich werde mich daher bemühen, auf den Grad der Sicherheit der einzelnen Schlüsse hinzuweisen und vor allem auch festzulegen versuchen, was aus dem bisher gesicherten Wissen noch nicht ohne weiteres geschlossen werden darf. Es ist das keine überflüssige Arbeit, ich möchte sie sogar eher für nötiger halten als die

---

[1] Vgl. NIKOLAI HARTMANN: Philosophische Grundfragen der Biologie.

S. 32: ,,Alle Antizipation (eines Begriffes) ist hypothetisch. Das ist aber keine Schwäche des Begriffes, sondern seine Stärke. Er ist gerade hierdurch der einzige Weg, komplexe Naturerscheinungen faßbar zu machen. Statt den verborgenen Kausalzusammenhang in ihnen durch Aufzählung seiner Momente herzustellen — was methodisch unmöglich ist — erfaßt der Begriff hypothetisch die Einheit dieses vielfältigen Zusammenwirkens und weist von hier aus der Erforschung der einzelnen Kausalmomente die Richtung. Die Stärke dieses Verfahrens liegt in der Korrigierbarkeit der einmal gemachten Annahme (im Original nicht gesperrt). Ein Fehler liegt nur dann vor, wenn die antizipierte Einheit hypostasiert und zur ,,Tatsache" verdinglicht wird. Der Anspruch auf Tatsächlichkeit kann erst auftreten, wenn die Übereinstimmung des Antizipierten mit einer überwiegenden Reihe von Einzelbeobachtungen erbracht ist. Gerade diese Beobachtungen würden aber niemals gemacht werden, wenn sie nicht aus der Antizipation der Begriffseinheit hervor notwendig würden."

S. 113: ,,Da dieser Prozeß aber ein unendlicher ist, so muß die Wissenschaft sich auf jeder ihrer Stufen als bloßer Näherungswert gegenüber dem irrationalen Gehalt ihrer Aufgabe betrachten."

Anführung der möglichen Antizipationen selbst, denn die Phantasie des Lesers ist im allgemeinen ausreichend für diesen letzteren Zweck und die Gefahr der Überspannung eines an sich berechtigten Erklärungsprinzips liegt beträchtlich näher als die Gefahr, daß eine fruchtbare Antizipation unterbleibe, wenn einmal ausreichende Grundlagen dafür vorhanden sind.

Für diese Überspannung von Erklärungsprinzipien, die für einen mehr oder weniger engen Kreis von Erscheinungen Geltung hätten, aber durch eine allzu ausgedehnte hypothetische Verwendung diskreditiert wurden, gibt es in der medizinischen Literatur zahllose Beispiele. Unser spezielles Gebiet ist geradezu ein Musterbeispiel dafür. Jede denkbare Lösung ist schon versucht worden. In buntem Wechsel klingen sie als Leitmotive in den einzelnen Arbeiten an. Auch alte, längst vergessene Melodien tauchen wieder auf, werden dann vielleicht vom Chor zeitweise nahezu unisono vorgetragen, um langsam oder schneller wieder aus der Symphonie zu verschwinden.

Zunächst darf uns also die Tragweite der festgelegten Befunde und des Versuches sie zu ordnen in Beziehung auf die eröffneten Denkmöglichkeiten hin weit weniger eingehend beschäftigen als in bezug auf die noch gebotene Reserve. Wir dürfen nicht vergessen, daß es sich heute erst um den Versuch einer Sicherung der Grundlagen handelt, die uns später ein zusammenhängendes Bild des Tuberkuloseablaufes ermöglichen sollen. Gerade wegen der Weite der eröffneten Gedankengänge ist diese Vorsicht hier doppelt unentbehrlich. Die vorstehenden theoretischen Bemerkungen sind also auch praktisch von Wichtigkeit und dürfen bei der Beurteilung und Weiterverwertung des hier Dargelegten nicht leichthin überlesen werden.

II. Allgemeine Charakterisierung des primären Komplexes.

Wie wir gesehen haben, setzt sich das Bild einer primären Ansiedlung des Tuberkelbacillus in der Lunge aus einer Reihe charakteristischer Teilbilder zusammen[1].

Der Primäraffekt zeigt sich bei den ganz jungen Formen unter dem Bild eines miliaren pneumonischen Herdes oder — bei etwas längerem Bestehen — eines größeren sich abkapselnden rundlichen Konglomerattuberkels mit zentralem käsig-pneumonischem Kern. Die zentrale Käsemasse ist dann begrenzt durch ein derbfaseriges, hyalin-fibröses, schwieliges Gewebe, das in den innersten dem Käse benachbarten Lagen meist kernlos, immer lymphocytenarm und gefäßlos ist. Es hat sich demnach zweifellos aus epithelioidem Gewebe gebildet. Auch nach der Abkapselung wächst der Primärherd nach außen noch durch ein langsames Fortschreiten der entzündlichen Infiltration, vor allem aber durch Apposition von Resorptionstuberkeln. Randpartien und Zentrum des abheilenden Primäraffektes in der Lunge sind demnach der Struktur und der Genese nach verschieden.

Dieser Primäraffekt kann sowohl einzeln als in mehrfacher Ausbildung vorhanden sein. Er zeigt eine ungemeine Neigung, bei der Abheilung rasch zu verkalken. Auch verkalkte Herde, ebenso wie abgekapselte Käseherde zeigen

---

[1] Die hier gegebene Schilderung stützt sich in erster Linie auf die sieben isolierten Primärkomplexe, die ich eingehend untersucht habe. Nur in wenigen Beziehungen ist die Schilderung durch die Mitberücksichtigung der übrigen Primärkomplexe mit anschließender Generalisation vervollständigt worden.

sehr häufig an irgendeiner Stelle der Kapsel noch unverändertes, nicht schwielig umgewandeltes, demnach wahrscheinlich für seine Umgebung noch infektiöses Epithelioidgewebe.

Leichter auffindbar, weil stärker in die Augen fallend, und deshalb auch dem Studium leichter zugänglich, sind die diesem Primärherd gesetzmäßig zugehörenden Veränderungen der regionären Drüsen. Sie bestehen aus der Anlage nach epithelioiden Tuberkeln[1], die zentral verkäsen, nach außen per continuitatem und durch Resorptionstuberkel wachsen, in den regionären Drüsen von vornherein multipel aufschießen und keine besondere Drüsenregion zu bevorzugen scheinen. Sie befinden sich sowohl an und im Randsinus, als auch regellos im Innern der Drüse verstreut. Bei dem Weiterschreiten der Veränderungen entstehen stets große, kompakte, das Drüseninnere mehr oder weniger ausfüllende, zunächst die Drüsenkapsel aber nicht überschreitende Käseherde. Die Drüsen sind in diesem Stadium makroskopisch vergrößert, aber noch gut gegen die Umgebung abgesetzt, im Innern von gelblichen Käsemassen eingenommen, die an einigen Stellen bis an die Peripherie der Drüse heranreichen, an anderen einen mehr oder weniger breiten Saum der Drüse freilassen.

Noch in diesem Stadium tritt bei den abheilenden Tuberkulosen eine Rückbildung und Abkapselung ein. Das den Käse umgebende epitheloide Gewebe schrumpft zum Teil, zum anderen Teil wandelt es sich fibrös-hyalin um, der Käse selbst imprägniert sich dann auch in der Drüse rasch mit Kalksalzen.

Dieser Typus der Veränderungen findet sich sowohl in den regionären pulmonalen wie bronchialen, d. h. also Hilusdrüsen. Von hier aus pflegt er gegen die paratracheale Kette zu an Intensität abzunehmen. Am deutlichsten ist das wieder bei den gut abheilenden Formen. Die einzelnen käsigen Herde werden, je weiter zentralwärts die Drüse liegt, desto kleiner, es finden sich neben ihnen zahlreiche isolierte miliare und submiliare Epithelioidtuberkel mit oder ohne Verkäsung, meist in Schrumpfung und fibrös-hyaliner Umwandlung. In ihrer direkten Nachbarschaft findet man häufig hyaline Degeneration des sonst nicht wesentlich veränderten Retikulums. Diese Veränderungen nehmen in der paratrachealen Kette immer weiter an Intensität und Extensität ab.

Außer dieser Reihe hintereinander in die abführende Lymphbahn eingeschalteter Drüsen finden sich stets kollateral miterkrankte Drüsen. Im wesentlichen wohl deshalb, weil das erkrankte Wurzelgebiet stets eine gewisse Breite besitzt, zum Teil aber auch, weil die Lymphbahnen sehr vielfach zu anastomosieren pflegen, also keine ganz streng zwangsläufige Bahn darstellen. Die kollateral miterkrankten Drüsen zeigen, wie nach diesen ursächlichen Bedingungen zu erwarten ist, meist geringere Veränderungen. Für die Drüsenveränderungen im ganzen gilt als Regel, daß sie nicht nur räumlich ausgedehnter sind als die Lungenveränderungen, d. h. also, daß sie ein größeres Volumen besitzen als die Lungenherde, sondern daß sie auch stets wenigstens teilweise aktiver sind als diese. Auch bei Lungenherden, die nirgends mehr frischere Veränderungen aufweisen, findet man in den Hilusdrüsen neben älteren noch einzelne ganz frisch fortschreitende und rasch verkäsende Herde.

Das Bild der primären Lungentuberkulose ist mit diesen beiden mehrfach beschriebenen Veränderungen aber noch nicht erschöpft, was sich namentlich

---

[1] Die allerersten Äußerungen der primären Drüsentuberkulose konnten von mir bisher nicht beobachtet werden. Für sie ist also wohl noch eine Bestätigung abzuwarten.

bei den abheilenden Formen ungemein deutlich erkennen läßt. Außer dem schon beschriebenen Lungenherd und seinen regionären Drüsenveränderungen finden sich entzündliche Störungen sowohl in der Umgebung der Drüsenherde und des Primärherdes selbst, wie auch in der Region zwischen Lungenherd und regionärem Hilusgebiet.

Zunächst findet sich bei den abheilenden Formen stets eine entzündliche Wucherung noch innerhalb der Drüse im unmittelbaren Anschluß an die Drüsenherde. Außerhalb des typischen Tuberkels, nach außen von dem ihn begrenzenden gefäßlosen Epithelioidgewebe folgt eine hyperämische, meist lymphocytär infiltrierte Zone perifokaler Entzündung, in der sich auch regelmäßig eine Wucherung der fixen Bindegewebszellen nachweisen läßt. Diese Wucherung unterscheidet sich also vom vollausgebildeten Epithelioidgewebe nur dem Grade nach und verliert sich nur ganz allmählich in der weiteren Umgebung. Bei den mit der Abheilung einsetzenden „Restitutionsvorgängen" bildet sich in dieser Zone auch innerhalb der Drüse selbst faseriges Bindegewebe, das noch lange Zeit durch seinen Gehalt an gequollenen und wuchernden Fibroblasten, an großen mononucleären Zellen, die aber nur zum kleinen Teil sich als typische Plasmazellen erweisen, durch die starke Vascularisation *und die lymphocytäre Infiltration* als entzündliches Produkt kenntlich bleibt.

Die Breite dieser perifokalen Entzündungszone wechselt je nach dem Grade der Akuität des Prozesses. Bei der Abheilung tritt die Hyperämie zurück, auch die lymphocytäre Infiltration vermindert sich, bleibt aber noch lange kenntlich, die Wucherung der fixen Bindegewebsbestandteile wird dagegen noch deutlicher und führt sehr bald zur Bildung eines dichten, derbfaserigen fibrillären Bindegewebes. Aus dem rein entzündlichen *krankhaften* Reiz wird demnach *eine* formative *Erregung* mit einem der normalen Tätigkeit angenäherten Erfolg. Dieses fibrilläre Bindegewebe findet sich bei der Restitution auch überall im Drüseninnern. Es findet dabei also eine Metaplasie des retikulären Netzes statt.

Diese Veränderung in der Umgebung der tuberkulösen Herde erstreckt sich, sowie die Drüsenerkrankung einen gewissen Grad erreicht hat, stets über die Grenze der Drüse hinaus, ergreift die Drüsenkapsel und das anliegende interstitielle Bindegewebe. Dabei wird, oft in sehr großer Ausdehnung, der Randsinus stellenweise zerstört, die Drüsenkapsel verschwindet als selbständige Bildung. Sie verschmilzt mit dem anstoßenden interstitiellen Bindegewebe, das dann ebenfalls die beschriebene entzündliche Wucherung zeigt. Es tritt also eine schwielige Periadenitis auf[1]. Ihr Analogon bei den nicht abheilenden Formen werden wir bei der Beschreibung der generalisierten Tuberkulosen zu geben haben.

Durch diese schwielige Periadenitis wird die Drüse mit benachbarten Gebilden verlötet, sowohl mit Gefäßen wie mit Bronchien; auch Nerven sind meist in die Entzündung mit einbezogen. Sie reicht im *benachbarten* Bronchus bis in die Tunica propria und in die Schleimdrüsenschicht hinein und verursacht hier unter Umständen katarrhalisch-entzündliche Erscheinungen (vgl. Abb. 3). Ob sich solche Veränderungen im Bronchus finden, hängt von dem Grade der Drüsenveränderung und damit der perifokalen Entzündung, bei geringgradiger Entzündung auch von der zufälligen Lagerung der Drüse zum Bronchus ab.

---

[1] Vgl. Abb. 3).

Bei den abheilenden Formen läßt sich dabei bei geeigneter Sektionstechnik (Formolhärtung des unsezierten Organs) ein zäher Schleimbelag ausschließlich in dem Ast des Bronchialbaumes nachweisen, dem die chronisch tuberkulös veränderten Drüsen anliegen. Es entsteht dadurch ein ungemein auffälliges Krankheitsbild, das die klinische Diagnose der primären Lungentuberkulose in hohem Grade erleichtert, manchmal allein möglich macht und das ich als Hiluskatarrh bei primärer Lungentuberkulose mehrfach beschrieben habe.

Die einem tuberkulösen Lungenprimäraffekt regionären Lymphdrüsenveränderungen führen demnach schon in der primären Epoche, noch ehe eine Generalisation sich erkennen läßt, stets zu einer Periadenitis, häufig auch zu einer chronischen Bronchitis der anliegenden Luftwege. Diese chronische Bronchitis kann einen dauernden Schleimbelag hervorrufen, der einen großen Teil des betroffenen Bronchiallumens verlegt und zu einer Atelektase der peripheren Lungenteile führt, die sich sowohl aus dem Verhalten der Bronchien wie aus der Beschaffenheit des kollabierten Lungengewebes mit Sicherheit nachweisen läßt. Die ungemein zähe und festhaftende Schleimmasse stammt dabei so gut wie ausschließlich aus den nicht sehr hochgradig veränderten Schleimdrüsen. Das Bronchialepithel beteiligt sich nur in sehr geringem Grade an seiner Entstehung und ist unter dem Schleimbelag häufig geradezu auffallend gut

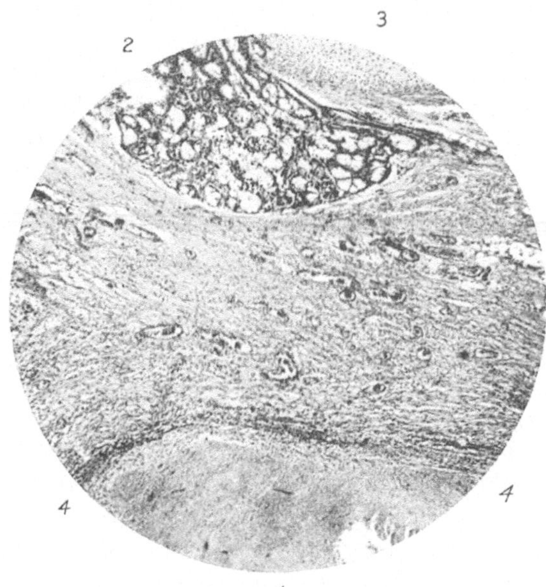

Abb. 3. Kompakter Käseherd (1) in einer Lymphdrüse, der bis an den Randsinus heranreicht und ihn zerstört hat. An Stelle der ehemaligen Drüsenkapsel ein dicht lymphocytär infiltrierter, wuchernder Saum von perifokaler Entzündung (4,4). Das anstoßende interstitielle Gewebe zeigt die typische schwielige Periadenitis. Starke Vascularisation. Die periadenitischen Veränderungen reichen bis zum hier naheliegenden Bronchus. Sie umfassen eine chronisch entzündlich veränderte Schleimdrüse (2) und reichen an und ins Perichondrium eines Bronchialknorpels (3). 40fache Vergrößerung. (Fall Nr. 47.)

erhalten. Der Schleim selbst enthält neben den Resten der Drüsenepithelkerne, Lymphocyten und viel polynucleäre Leukocyten. Bei längerem Bestehen dieser Veränderung *tritt* eine Art Atrophie der Schleimdrüsen ein. Man sieht dann Bilder, auf denen die Schleimhaut nicht mehr die normale Dicke hat, die Schleimdrüsen rarefiziert und die Tunica propria schwielig verändert sind (vgl. Abb. 8).

Bei nicht generalisierter Tuberkulose ist in den so veränderten großen Bronchien eine eigentlich tuberkulöse Veränderung nicht beobachtet worden, während sowohl bei der generalisierten Tuberkulose wie bei der Phthise Schleimhaut- und Schleimdrüsentuberkel einen ungemein häufigen Befund darstellen. Es handelt sich vielmehr um eine Folge der perifokalen entzündlichen Kongestion, die hier nahezu ausschließlich die klinisch erkennbaren Erscheinungen macht, jedenfalls das klinische Bild in hohem Grade beherrscht.

Außer diesen periadenitischen Veränderungen findet man bei höheren Graden derselben stets auch eine diffuse Vermehrung des Bindegewebes der gesamten regionären Hiluspartie, die sich besonders in der Umgebung der Gefäße nachweisen läßt (vgl. Abb. 4 u. 5). Verfolgt man sie weiter peripherwärts in die Lunge hinein, so findet man bei den abheilenden Formen eine ungemein typische Wucherung der Adventitia der Lungengefäße, die sich *meist vielfach unterbrochen und nur in einzelnen Bruchstücken deutlich ausgebildet, doch häufig bis in die Umgebung des* Primärherdes verfolgen läßt (Abb. 1 u. 2, S. 48/49).

Auch diese gefäßbegleitende Bindegewebsneubildung charakterisiert sich durch die starke Vascularisation, die häufig auch am Leichenmaterial noch nachweisbare Hyperämie, den lockeren Bau, den Reichtum an gequollenen Fibroblasten und den Gehalt an großen mononucleären Lymphocyten als entzündliche Bildung. Der Gehalt an kleinen Lymphocyten ist gering, eosinophile Zellen wurden dagegen einmal reichlich gefunden, allerdings bei pneumonischen Veränderungen der Umgebung, die sich ebenfalls durch einen reichlichen Gehalt an eosinophilen Zellen auszeichneten. Polynucleäre Infiltration fehlt dagegen stets vollständig, ebenso wie sie auch in der perifokalen Entzündung und in der periadenitischen Zone stets vollkommen zu fehlen pflegt.

Im Gebiet zwischen Primärherd und zugehöriger

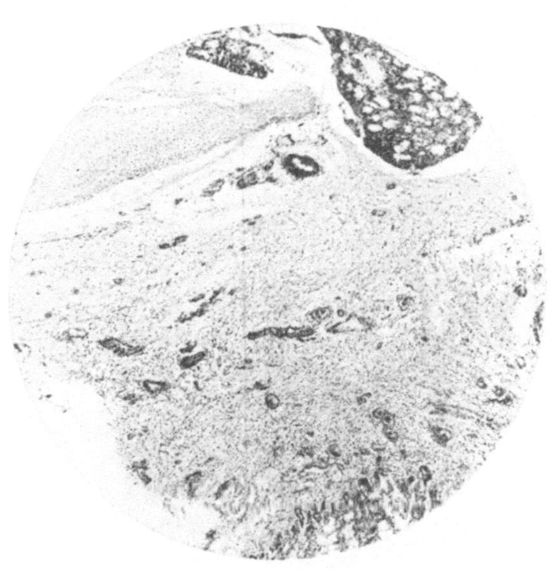

Abb. 4. Hilusbindegewebe, nach dem periadenitischen Typus gewuchert, gefäßreich, hyperämisch und lymphocytär infiltriert. Am unteren Rand der typische Übergang dieser Wucherung auf an liegende, hier mäßig atelektatische Lunge. Man erkennt die Verdickung der zunächst anliegenden Alveolarsepten, und die Auskleidung der zu ihnen gehörigen Alveolen mit „kubischem" Epithel. Oben grenzt die Schleimhautschicht eines Bronchus an. Man erkennt wieder das Heranreichen dieser Veränderungen bis an den Bronchus. 40fache Vergrößerung. (Fall Nr. 47.)

Hilusregion finden sich demnach Streifen jungen, stark gequollenen gefäßreichen Bindegewebes, die eine Anzahl von Gefäßen, die über Capillargröße hinausgehen, scheidenförmig umgeben. Von den größeren Gefäßen, die eine breite derartige Scheide aufweisen, zieht sich das Bindegewebe *zentralwärts* bis zum begleitenden Bronchus, *peripher* mit mehr oder weniger feinen Ausläufern *bis* in die Alveolensepten der benachbarten Lungenpartien. Das gleiche Verhalten zeigt sich bei den an die diffuse Bindegewebsentwicklung des Hilusgebietes anstoßenden Alveolarsepten. Stets findet man außer der adventitiellen Wucherung einzelne durch die gleichen Veränderungen verbreiterte Interlobularsepten, von denen sich wieder Bindegewebszüge in die anstoßenden Alveolarsepten hineinziehen.

Die von Gefäßen mit wuchernder Adventitia begleiteten Bronchien zeigen ebenfalls Veränderungen. Sie sind im Verhältnis zu gleichgroßen Bronchien des nichtveränderten Gebietes relativ eng, zeigen sich vielfach abgeplattet, manchmal geradezu schlitzförmig verengt, enthalten vielfach mehr oder weniger große Mengen von Schleim und desquamierten Epithelien. Unter Umständen sieht man auf dem Schnitt Bronchien, die dadurch vollständig verlegt sind (vgl. Abb. 1, 2 u. 8).

Schon der Primärherd pflegt bei den Formen, die weitgehende Restitutionserscheinungen aufweisen, an irgendeiner Stelle seiner Peripherie, die dann stets aus einer fibrös-hyalinen Kapsel besteht, Beziehungen zu einem oder mehreren derartigen Bindegewebssträngen zu besitzen. In den beobachteten Fällen ließen sich aber auch, mit großer Wahrscheinlichkeit als lymphogen anzusprechende submiliare oder miliare, diesen Bindegewebssträngen angelagerte, bei weitgehender Restitution, z. B. Verkalkung, auch von ihnen umschlossene Tuberkel auffinden.

Zu einer typischen primären Tuberkulose gehören demnach

1. Primärherde, die auch da, wo sie mehrfach auftreten, in den Randpartien nach dem Typus des solitär aus sich herauswachsenden Konglomerattuberkels gebaut sind, im Zentrum aber eine käsige Pneumonie enthalten.

2. Diese Primärherde an Ausdehnung und an *Aktivität* übertreffende Lymphdrüsenveränderungen, ausschließlich in den vom abführenden Lymphstrom erreichbaren pulmonalen und Hiluslymphdrüsen, die sich in

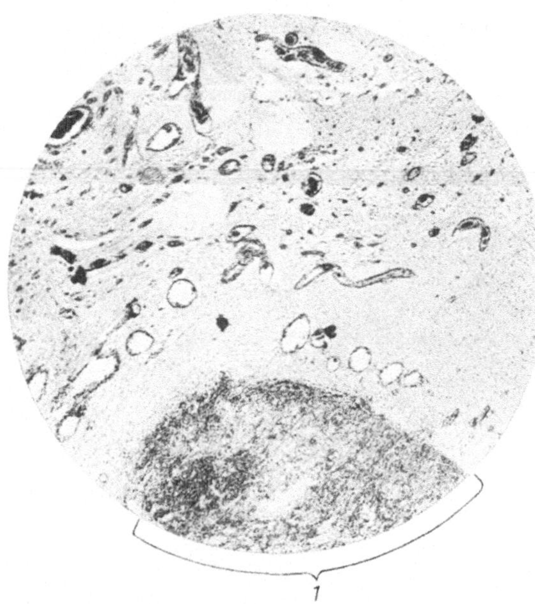

Abb. 5. Bei 1 kleine Lymphdrüse mit hyaliner Retikulumquellung, eingebettet in das hochgradig vascularisierte, stark hyperämische, schwielige Bindegewebe. Engere Beziehungen zwischen der geringgradig und chronisch veränderten Drüse und der entzündeten Umgebung fehlen hier. Es handelt sich hier um diffuse Wucherungsvorgänge im Hilusbindegewebe. 40fache Vergrößerung. (Fall Nr. 32.)

abnehmendem Grade von hier aus zentralwärts bis in die paratracheale Kette verfolgen lassen. Sie zeigen eine sehr große Neigung, in der Drüse selbst zu konglomerieren und führen so in den stärkst befallenen Drüsen bald zu kompakten, das Drüseninnere zum großen Teil zerstörenden Käseherden.

3. Perifokale, in den abheilenden Fällen schwielige Entzündung um den Lungenherd und die sämtlichen Drüsenherde, eine Periadenitis gleicher Art um die befallenen Lymphdrüsen, unter geeigneten Bedingungen mit direkter Fortsetzung der entzündlichen Reizung auf die benachbarten Bronchien (Hiluskatarrh).

4. Entzündliche Kongestion der weiteren Umgebung des Primäraffektes und der Region zwischen ihm und dem zugehörigen Hilusteil, bei den abheilenden Formen perivasculäre, adventitielle Bindegewebswucherungen, Atelektase und chronische Bronchitiden dieser Lungengebiete, endlich eine diffuse Wucherung des Hilusbindegewebes der befallenen Lungenteile.

5. **Lymphogene**, mehr oder weniger zahlreiche **Miliartuberkel** in der Umgebung des Primärherdes, sowie zwischen ihm und dem Hilus, in deutlichem Zusammenhang mit den sub 4 geschilderten Bindegewebswucherungen (vgl. Abb. 10 u. 7).

III. Histologie der primären Tuberkulose.

Die histologische Untersuchung ergab schon für die primäre Lungen- und Lungendrüsentuberkulose eine erstaunliche Mannigfaltigkeit der Veränderungen. Nahezu alle überhaupt bei Tuberkulose beschriebenen Gewebsveränderungen ließen sich nachweisen, meist an einem und demselben Fall, sogar in ein und derselben Lymphdrüse.

Da hier meines Wissens zum erstenmal genaue histologische Untersuchungen von menschlichen, mit größter Wahrscheinlichkeit zu tuberkulösen Primäraffektionen regionären Lymphknoten publiziert werden, und da außerdem die primäre Tuberkulose als Ausgangspunkt für die Beurteilung späterer typischer Änderungen des Ablaufes verwandt werden muß, so halte ich es für gerechtfertigt, auf die histologischen Befunde genauer einzugehen. Bei der nun folgenden Darstellung ist stets im Auge zu behalten, daß sie sich ausschließlich auf die menschliche primäre Lungen- und Lungenlymphdrüsentuberkulose bezieht und daher auch für die

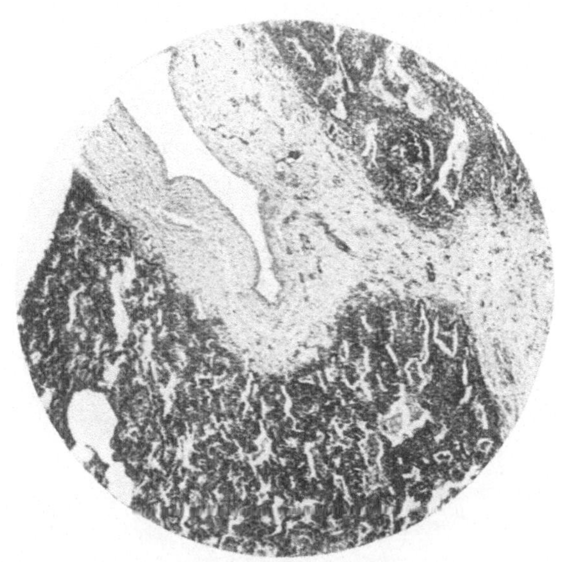

Abb. 6. Lockere, perivasculäre (adventitielle) Bindegewebswucherung aus dem Gebiet zwischen Hilus und Primäraffekt. Die anliegende Lunge teilweise atelektatisch. Man erkennt die Vascularisation, die geringgradige lymphocytäre Infiltration und die entzündliche Durchtränkung und Quellung. Das Gefäß durchgängig, Intima ohne jede Veränderung. 25fache Vergrößerung. (Fall Nr. 32.)

Tuberkulose nicht ohne weiteres verallgemeinert werden darf. Ich möchte das deswegen betonen, weil aus naheliegenden äußeren Zweckmäßigkeitsgründen eingehende, experimentelle, histologische Untersuchungen fast ausschließlich an primären Tuberkulosen vorgenommen worden sind, ohne daß doch diese notwendige Unterscheidung stets voll berücksichtigt worden wäre. So sind gerade die primären Veränderungen meist zur allgemeinen Darstellung tuberkulöser Prozesse verwandt worden. Wir werden aber noch sehen, daß das eine unzulässige Verallgemeinerung ist, da im Ablauf der Tuberkulose sich auch die histologischen Prozesse nicht unwesentlich verändern.

Epithelioidgewebe.

Bei der zu einem tuberkulösen Primäreffekt gehörigen regionären Lymphdrüsenveränderung ist die Hauptgrundlage aller Bildungen der Epithelioidtuberkel, oder noch allgemeiner gesagt, das Epithelioidgewebe.

Innerhalb der Lymphdrüse präsentiert sich die tuberkulöse Neubildung bei unseren gewöhnlichen Färbungsmethoden stets als ein relativ helles und meist gut abgegrenztes Gebilde, in dem an Stelle der sich gut färbenden dichtliegenden Lymphocytenkerne große, blasse, vielgestaltige Zellen mit blassen Kernen getreten sind. Auch beim Menschen bilden sich dieselben, wie JOEST am Versuchstier einwandfrei nachgewiesen hat, infolge von Wucherung und pathologischen Veränderungen aus den fixen Retikulumzellen. Diese Zellen vergrößern sich, Protoplasma und Kern quellen, während sie durch Teilung sich beträchtlich vermehren. An Stelle des lockeren retikulären Netzes entsteht durch diese Quellung und Wucherung ein Häufchen dicht aneinanderliegender blasser, relativ großer, manchmal bläschenförmiger, meist aber sehr vielgestalteter, zackiger Zellen. Der so gebildete Zellhaufen ist im Innern gefäßlos und sehr auffallend lymphocytenarm. Hauptsächlich wegen dieser Armut an Lymphocyten ist der Epithelioidtuberkel an gefärbten Schnittpräparaten als helles Gebilde innerhalb einer unveränderten oder wenig veränderten Umgebung leicht aufzufinden.

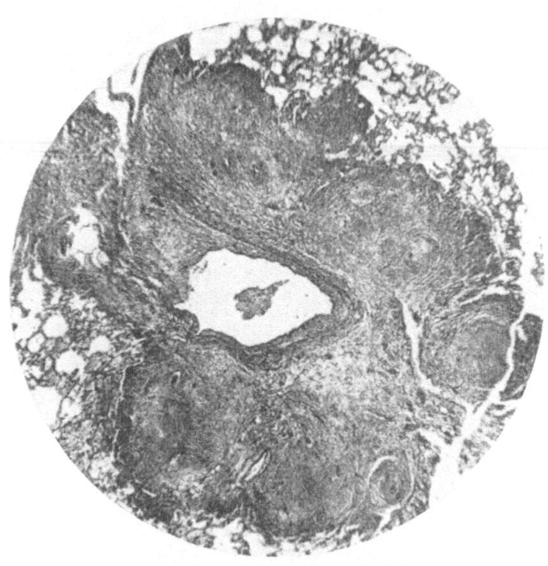

Der ausgebildete Epithelioidtuberkel in den menschlichen pulmonalen und bronchopulmonalen, sowie den übrigen zentripetal in die Lymphbahn eingeschalteten Lymphknoten besteht also aus gewucherten und gequollenen, regellos durcheinanderliegenden vielgestaltigen Retikulumzellen.

Als solche oder doch allgemeiner gesagt als Bindegewebezellen charakterisieren sich seine Zellen bis zum Ende ihres Lebens durch zwei Eigenheiten. Die eine derselben ist die morphologische Beschaffenheit. Sie ist charakterisiert zunächst durch einen länglichen, blassen, mit Körperchen versehenen Kern, der ein typischer Fibroblastenkern ist, so lange er nicht deutliche Degenerationserscheinungen zeigt. Dann durch das Vorhandensein zahlreicher Ausläufer, mit denen sie, wie sich besonders an den später zu beschreibenden geschrumpften Formen leicht nachweisen läßt, vielfach anastomosieren. Ist die entzündliche Quellung stark, so sind diese Zellen sehr nah aneinander gerückt. Die ursprünglichen Maschen des Retikulums sind dann durch diese Quellung und die Wucherung fast vollkommen verschwunden. Das ist der Grund, weshalb am frischen, noch stark gequollenen Drüsentuberkel die Anastomosen und die Ausläufer, die im Verhältnis zu der Quellung des Zelleibes wesentlich geringere Volumenveränderungen aufweisen, häufig nicht mehr deutlich nachgewiesen werden können. Vollends unmöglich wird der Nachweis dann, wenn die bekannten nekrotisierenden Veränderungen eine sichere Beurteilung der Zellgrenze nicht mehr gestatten.

Abb. 7. Gefäß aus der Umgebung des auf Abb. 10 dargestellten Primärherdes, umgeben von einem Kranz interstitieller, weitgehend abgekapselter Miliartuberkel. Anliegende Lunge reizlos. 20fache Vergrößerung. (Fall Nr. 67.)

Wo eine sichere Beurteilung möglich ist, findet sich also niemals eine Form der Zellen, die den Namen der Epithelioidzelle rechtfertigen könnte. Der Name ist aber so sehr eingebürgert, und ruft mit seiner Nennung ein so gut charakterisiertes Gewebsbild in die Erinnerung, daß es schwer halten wird, ihn zu ersetzen. Er soll deshalb auch in der hier vorgelegten Arbeit in der landesüblichen Weise fortbenützt werden als Bezeichnung für die charakteristischen, entzündlich gequollenen und gewucherten, eine tuberkulöse Neubildung zusammensetzenden, fixen Bindegewebszellen.

Die zweite Eigenschaft, die die Zellen des Epithelioidtuberkels mit Sicherheit als krankhaft veränderte, fixe Bindegewebszellen kennzeichnet, ist darin gegeben, daß sie bei Ablauf der Störung und sich daran anschließenden Restitutionsvorgängen sich ausschließlich zu echten Bindegewebszellen umwandeln und dabei typisches fibrilläres Bindegewebe zu produzieren vermögen. Für die Epithelioidzellen des Lymphdrüsentuberkels bedeutet das eine Art von Metaplasie[1], insofern als nach Wegfall des entzündlichen Reizes sich nicht wieder echtes retikuläres Bindegewebe, sondern mehr oder weniger fibrilläres, fibröses Bindegewebe bildet, ein ungemein charakteristischer Vorgang, der dadurch, daß ein drüsenfremdes, sich färberisch stark abhebendes Gewebe bei der Abheilung der tuberkulösen Störung gebildet wird, die Diagnose derartiger abgelaufener Störungen ungemein erleichtert. Niemals bildet sich aus einer Epithelioidzelle bei der Restitution, also abgesehen von degenerativen Vorgängen (hyaliner Degeneration und Verkäsung), etwas anderes als fibröses Bindegewebe[2], niemals sehen wir demnach eine endotheliale oder gar epitheliale Bildung aus dem Zellmaterial des Epithelioidtuberkels hervorgehen.

Durch das Verschwinden des Maschennetzes werden naturgemäß die ursprünglich darin gelegenen Lymphocyten verdrängt. Es ist kein Raum mehr für sie vorhanden. Einzelne Lymphocytenkerne sind allerdings stets auch im vollausgebildeten Drüsentuberkel enthalten. Neben gut erhaltenen Kernen sieht man auch stets *ihre* Degenerationsformen, die sich durch Unregelmäßigwerden der Kontur und zunehmende Dichte der Kernsubstanz, beurteilt nach der Färbbarkeit, zu erkennen geben und rasch zu einem Zerfall in kleinere und größere, zunächst noch nahe aneinanderliegende Körnchen führen. Man hat die Lymphocytenarmut des Tuberkels durch eine Druckatrophie der Lymphocyten erklären wollen. Es scheint mir aber zweifellos, daß die Hauptmasse der Lymphocyten einfach verdrängt wird oder abwandert. Man müßte ja sonst bei den rasch entstehenden Bildungen viel größere Mengen von Chromatinresten antreffen, wie wir sie z. B.

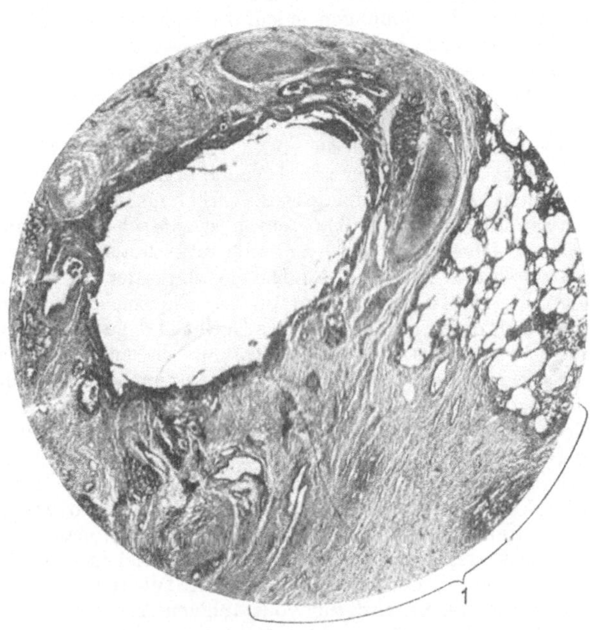

Abb. 8. Bei 1 breiter Bindegewebsstrang mit der typischen Abgrenzung gegen hier normal entfaltete Lunge. Daneben Bronchus mit hochgradiger schwieliger Entzündung der Tunica propria. Die Schleimdrüsen weitgehend atrophiert, der nicht schwielig veränderte Anteil der Schleimhaut lymphocytär infiltriert. Chronische schwielige und atrophierende Bronchitis. 40 fache Vergrößerung. (Fall Nr. 32.)

[1] Diese Umwandlung kann da, wo sie vollkommen zu Ende geführt wird, als indirekte Metaplasie aufgefaßt werden, wenn wir die junge Epithelioidzelle, die, wie wir gesehen haben, dem Fibroblasten aufs nächste verwandt ist, als mehr oder weniger „indifferentes Produkt" der „neoplastischen Phase" ansprechen wollen. — Die metaplastische Phase wird übrigens nicht überall zu Ende geführt. Das kollagen (oder hyalin?) imprägnierte, sich färberisch von der unveränderten Retikulumzelle ungemein auffällig unterscheidende Zellmaterial der abkapselnden Außenschichten eines primären Drüsentuberkels zeigt Übergänge vom retikulierten Bau zu einem mehr oder weniger fibrillären. — In bezug auf die Genese unterscheidet sich der Vorgang bei der Abkapselung ebenfalls nicht von den häufigsten anderweitigen metaplastischen Bildungen. „Änderung der Lebensbedingungen" der Zelle durch eine anhaltende chronische Entzündung sind bei dem in Frage stehenden Prozeß zweifellos in typischer Weise wirksam.

[2] *In diesen Formenkreis gehört auch die bei lang bestehenden Primärherden gelegentlich auftretende Verknöcherung, die ein weiterer Beweis dafür ist, daß eine formative Erregung hier über viele Jahre weg nicht mehr zur Ruhe kommt.*

bei der direkten Verkäsung stets vorfinden. Außerdem läßt sich die Art des Unterganges der wenigen noch vorhandenen Lymphocyten innerhalb des Epithelioidgewebes von dem rein entzündlich-toxischen Untergang nicht unterscheiden. Es scheint mir deshalb nicht notwendig, für ihn auf eine andere Ursache als den toxischen tuberkulösen Reiz zurückzugreifen. Wir werden später noch sehen, daß auch im vollausgebildeten Epithelioidgewebe unter bestimmten Umständen eine nachträgliche Einwanderung von Lymphocyten stattfinden kann, ein Vorgang, der bei dem sonst unveränderten Gewebsbild mit der Vorstellung eines zu Druckatrophien führenden Gewebedruckes nicht recht vereinbar ist.

Bei der Bildung des Epithelioidtuberkels in der Lymphdrüse werden demnach die Lymphocyten großenteils aus den sich verengernden Maschen einfach verdrängt, ein kleiner Teil bleibt zurück und verfällt teilweise der Degeneration. Ein Neueinwandern von Lymphocyten findet zunächst nicht oder doch nur in so beschränktem Maße statt, daß wir für diese entzündlichen Neubildungen jedenfalls kein positiv chemotaktisches Verhalten gegenüber den Lymphocyten annehmen können. Ebenso gering scheint das Anlockungsvermögen für intercellulare Exsudation zu sein. Sie fehlt zwar nicht ganz, doch tritt sie gegenüber der intracellularen Flüssigkeitsansammlung ganz in den Hintergrund. Im Gegensatz zu den sonstigen häufigsten infektiösen Entzündungen fehlt außerdem die positive Chemotaxis für die sich sonst so rasch einfindenden polymorphkernigen Leukocyten vollkommen. Schließlich ist diese tuberkulöse Neubildung einer späteren hämorrhagischen Entzündung zum mindesten im Lymphdrüsentuberkel nicht zugänglich. Zahlreiche Präparate haben mich davon überzeugt, daß auch in sonst aufs schwerste hämorrhagisch entzündeten Lymphdrüsen, in denen Pulpa und eventuelle anthrakotische Schwielen dicht von roten Blutkörperchen durchsetzt sind, ein Eindringen von roten Blutkörperchen in das vollausgebildete Epithelioidgewebe niemals stattfindet. Ein solches Eindringen von roten Blutkörperchen findet auch da nicht statt, wo das Epithelioidgewebe deutlich geschrumpft oder doch retikuliert ist, wo also zweifellos Safträume von ausreichender Größe vorhanden wären.

Es sei hier kurz erwähnt, daß in anderen Geweben die Bildung des primären Epithelioidtuberkels nahe analog verläuft. Überall fand ich die Wucherung der fixen Bindegewebszellen, und auch die ausschließliche Umwandlung der Epithelioidzelle in Bindegewebe bei der Restitution. Im Gewebe liegende andere Bestandteile zeigen dabei stets schwere pathologische Veränderungen, die sich auch bei der primären Tuberkulose über das Gebiet des Epithelioidtuberkels noch etwas hinaus erstrecken. Wo ein Epithelioidtuberkel eines primären Komplexes z. B. in einer Schleimdrüse liegt, zeigt sich das Schleimdrüsenepithel in einer hochgradigen entzündlichen Veränderung, die mit der Annäherung an den Tuberkel zunimmt und schon ehe die epithelioide Zone selbst erreicht wird, zur vollständigen Auflösung (Colliquations-Nekrose) der Epithelzellen führt. Die ‚tuberkulöse Neubildung‘‘ *des primären Formenkreises* entsteht demnach durch einen Entzündungsreiz, der die fixen Bindegewebszellen schädigt, dabei zur entzündlichen Quellung (pathologischen Störung des osmotischen Gleichgewichts) und Wucherung bringt, alle übrigen Elemente aber sehr rasch zerstört, ohne daß sie Zeit und Kraft zur Wucherung hätten, der weder Leukocyten noch in größerer Anzahl Lymphocyten anlockt, noch eine wesentliche intercelluläre Exsudation veranlaßt und der streng lokalisiert ist.

Auch die Capillaren des befallenen Gebietes machen keine Ausnahme von dem Gesetz, daß bei der tuberkulösen Entzündung an den Stellen, an denen sie zur Bildung von epithelioidem Gewebe führt, alle anderen Gewebsbestandteile rascher zerstört werden, als die während der entzündlichen Quellung noch wuchernden fixen Bindegewebszellen. Stets gehen bei der Bildung größerer Bezirke epithelioiden Gewebes vorgebildete Capillaren zugrunde. Wir werden davon des näheren noch zu sprechen haben. Für den einzelnen miliaren Tuberkel, der sich am besten als Zellkolonie, entstanden aus der Wucherung von wenigen dicht beieinanderliegenden fixen Bindegewebszellen, vielleicht manchmal sogar nur einer einzigen, auffassen läßt, ist die Zerstörung präexistierender Capillaren keine notwendige Bedingung für das Zustandekommen der Gefäßlosigkeit des Epithelioidgewebes. Es bedarf dazu nur der sicher festgestellten Tatsache, daß die entzündliche Wucherung nicht vascularisiert werde. Dieses Fehlen der Vascularisation steht wohl in einem gewissen Zusammenhange mit dem früher geschilderten Fehlen einer positiv chemotaktischen Wirkung auf die Blutbestandteile einerseits und der raschen Zerstörung aller Gewebsbestandteile mit Ausnahme der Fibroblasten andererseits. Diese Gefäßlosigkeit ist aber, wie stets besonders hervorgehoben werden muß, nicht der gesamten tuberkulösen Entzündung, sondern ausschließlich dem epithelioiden Kern der entzündlichen Bildung eigentümlich, da wo der *Krankheits*reiz an engumgrenzter Stelle sein Maximum hat. Die von einer später näher zu beschreibenden perifokalen Entzündung ergriffene Umgebung ist gefäßhaltig, hyperämisch, stets lymphocytär infiltriert und auch hämorrhagischer Entzündung fähig.

Innerhalb des geschilderten epithelioiden Zellhaufens finden sich, namentlich da, wo eine ausgiebige Wucherung nicht zu rasch von formzerstörenden regressiven Veränderungen abgelöst und unterbrochen wird, die bekannten großen tuberkulösen Riesenzellen, die eine Art Syncytium darstellen, das, wie man im schrumpfenden, sich langsam rückbildenden Tuberkel leicht feststellen kann, durch zahlreiche Fortsätze mit den umliegenden ein- oder mehrkernigen Epithelioidzellen zusammenhängt. Die großen Riesenzellen sind durch eine kontinuierliche Reihe von an Größe und Kernzahl abnehmenden Bildungen mit der Epithelioidzelle verbunden. Wir dürfen sie demnach ebenso, wie es für die Fremdkörperriesenzelle schon nachgewiesen ist, als Produkt einer *irritativen* Wucherung der fixen Bindegewebszellen betrachten[1]. An ihnen ist die Zartheit der Grenzschicht ganz besonders auffällig, die ja sogar dazu geführt hat, daß man sie direkt als „membranlos" bezeichnete. Auch darin unterscheiden sie sich aber in nichts von der einkernigen Epithelioidzelle und, wie ich beifügen möchte, auch nicht von der Mehrzahl der fixen Bindegewebszellen, deren genauere Form gerade wegen dieser Eigenschaft sich häufig so ungemein schwer beurteilen läßt. Selbstverständlich muß eine Begrenzungsschicht vorhanden sein, abgesehen von den Ausläufern und Anastomosen, doch dürfte für sie die ALBRECHTsche Annahme des „flüssigen Aggregationszustandes" besonders naheliegen. Damit steht in guter Übereinstimmung, daß die fixen Bindegewebszellen bei der Lösung aus dem cellulären Zusammenhang noch während dieser „Desquamation" eine rundliche Form annehmen, und später stets nur als rundliche Zellen in der Gewebsflüssigkeit liegen, und daß sie in so enormem Grade der Phagocytose fähig sind.

Wie wir noch sehen werden, besonders bei den Restitutionsvorgängen, kann der Grad der Schädigung der Epithelioidzellen des einzelnen Tuberkels sehr verschieden sein. Im allgemeinen nimmt er von innen nach außen ab und stets ist die Riesenzelle als eine besonders schwergeschädigte Zelle kenntlich.

Perifokale Entzündung.

Mit dieser Beschreibung ist die Charakterisierung des tuberkulösen Granuloms wenigstens für die primäre Tuberkulose noch nicht abgeschlossen. Auf die gefäßlose lymphocytenarme Zone folgt hier eine hyperämische, gefäßhaltige, meist deutlich lymphocytär infiltrierte Zone, in der sich auch ausnahmslos bei sorgfältiger Untersuchung eine — allerdings gegenüber dem Zentrum des Tuberkels wesentlich geringere — Wucherung und Quellung der fixen Retikulumzellen nachweisen läßt. Auf diese Erscheinung ist besonders von TENDELOO hingewiesen worden, der für sie den Namen der kollateralen Entzündung vorgeschlagen hat und sie selbst noch in eine Reihe, den innersten Entzündungskern kugelschalenförmig umgebender Zonen nach außen abnehmender entzündlicher Veränderungen einteilt. Ich möchte im folgenden für diese entzündlichen Veränderungen in der Umgebung des Entzündungsherdes den von A. SCHMINCKE vorgeschlagenen Namen der perifokalen Entzündung verwenden, da mir der von TENDELOO vorgeschlagene Ausdruck weniger signifikant erscheint und, wie ich vielfach beobachten konnte, leicht zu Mißverständnissen führt.

Die Kenntnis dieser perifokalen Entzündung ist für die Erklärung der klinischen Symptome am Lebenden von größter Wichtigkeit, wie wieder von TENDELOO in durchaus zutreffender und verdienstvoller Weise hervorgehoben worden ist. Speziell für unser Thema ist die Kenntnis der perifokalen Entzündung deshalb ganz unentbehrlich, weil die Hauptdifferenzen der pathologischen Erscheinungen bei den verschiedenen Formen der Lungentuberkulose sich im Grade der entzündlichen Störung der Umgebung zeigen, in der die eigentlichen tuberkulösen „Neubildungen" liegen.

Die Reichweite der perifokalen Entzündung kann eine ungemein verschiedene sein. Sie kann sich auf wenige Zellzüge beschränken[2] und sie kann zu einer entzündlichen Veränderung selbst relativ weit abliegender Gewebe führen. Am auffälligsten wird sie im

---

[1] Durch die hochinteressanten Befunde WAKABAYASHIs und HERXHEIMERs (Verhandl. d. dtsch. pathol. Ges. 1914) ist die hier vertretene Ansicht gegen allen Zweifel sichergestellt.

[2] Wenigstens für den histologischen Nachweis.

Verlauf der als Restitution bezeichneten Vorgänge. Bei der „Abheilung" einer primären tuberkulösen Veränderung treffen wir die später noch genauer zu beschreibende Bildung von entzündlich wucherndem Bindegewebe noch in einer Entfernung vom Entzündungsherd, die weit über den Bereich hinausgeht, der sich bei der akuten Entzündung histologisch als „perifokal" in Mitleidenschaft gezogen erkennen läßt. Ich glaube nun, daß man daraus nicht schließen muß, daß der Reiz in der Umgebung während der Abheilung ganz besonders groß werde, eine wenig plausible und mit den übrigen Vorgängen nicht recht in Einklang zu bringende Annahme. Ich glaube vielmehr, daß man annehmen darf, eine leichte entzündliche Reizung reiche auch bei der akuten Entzündung wesentlich weiter als das histologische Präparat zu erkennen gibt. Geringe Grade einer entzündlichen Fluxion und Quellung und geringe Grade einer nach dem physiologischen Typus ablaufenden Wucherung müssen uns histologisch selbstverständlich an dem gewöhnlichen Leichenmaterial verborgen bleiben. Gestützt wird diese Auffassung noch dadurch, daß die klinischen Beobachtungen mit den bei der Restitution nachweisbaren Veränderungen in guter Übereinstimmung stehen. Dämpfungen, die rasch wechseln und deshalb sichtlich durch den Luft- und Saftgehalt der Gewebe verursacht sein müssen, sowie Entzündungserscheinungen benachbarter Organe machen die Annahme einer relativ weit in die Umgebung hineinreichenden entzündlichen Kongestion gerade bei den akuten primären und sekundären tuberkulösen Entzündungen sehr wahrscheinlich[1].

Das typische Epithelioidgewebe tritt, wie schon erwähnt, teils in Form kleiner Zellkolonien auf — als eigentlicher Tuberkel — teils auch als Saum kleinerer oder größerer nekrotischer Bezirke. Zum genaueren Verständnis dieser letzteren Bildung müssen die weiteren Schicksale der Epithelioidzelle vorerst besprochen werden.

Die Epithelioidzellen und das aus ihnen gebildete pathologische Gewebe können vier verschiedene Reihen von Veränderungen eingehen. Diese vier Veränderungen sind die Verkäsung, die Schrumpfung, die fibröse Umwandlung und die hyaline Degeneration.

Verkäsung.

Die Verkäsung beginnt, soweit optisch deutliche Veränderungen an unseren gefärbten und fixierten Präparaten in Betracht kommen, am Protoplasma, das weniger scharf begrenzt erscheint und auch im Innern eine grobkörnige Beschaffenheit annimmt. Dabei verschwinden sehr rasch die Zellgrenzen und die aus dem Protoplasma entstandene körnige Substanz der einzelnen Zellen verschmilzt zu einer gleichartig körnig-scholligen Masse. Etwas länger widerstehen die Kerne, die daher schließlich frei in der schon verkästen Grundsubstanz liegen. Sie zeigen dabei aber stets schon Veränderungen, die von SCHMAUSS und ALBRECHT eingehend beschrieben sind und auf die daher nicht näher eingegangen zu werden braucht. Es soll hier nur hervorgehoben werden, daß sich auch während des Degenerationsprozesses die Kerne ihrer Herkunft nach noch eine Zeitlang gut beurteilen lassen. Das ist praktisch deshalb wichtig, weil, wie wir sehen werden, nicht bloß vorgebildetes Epithelioidgewebe verkäst, und weil man sehr häufig noch aus dem Verhalten der Kerntrümmer in der äußersten Randzone eines Käseherdes zu beurteilen vermag, was für Gewebe der Verkäsung anheimgefallen ist.

Die Verkäsung setzt bei der primären Drüsentuberkulose stets im Innern eines Tuberkels oder eines anderweitig geformten epithelioiden Bezirkes ein, also im Zentrum des Herdes, da wo der Reiz primär lokalisiert war und wo sich die Reizstärke dauernd in größerer Konzentration erhält als in der Umgebung. Seit WEIGERT wird die Verkäsung als eine bestimmte Form der Koagulationsnekrose aufgefaßt. Jedenfalls entstehen dabei zunächst festere Stoffe als vorher in den Zellen enthalten waren. Es bildet sich etwas nicht mehr bewegungsfähiges, starres, totes, das an seiner Stelle liegen bleibt und die befallene Zelle, oder Zellteile, oder auch kleine Gewebestücke gewissermaßen fixiert.

Das histologische Bild der tuberkulösen Verkäsung gestaltet sich dabei des näheren folgendermaßen. Im Innern eines Käseherdes liegt eine körnig-schollige, schwer färbbare amorphe Masse, die feine und feinste Tröpfchen und Bröckelchen einer die Kernfärbungen gebende Substanz enthält. Erst gegen den Rand der Käsemasse treten größere und besser

---

[1] Auf diese Dämpfungen aufmerksam gemacht zu haben, ist das Verdienst von KRÄMER (Brauers Beitr. z. Klin. d. Tuberkul. 14, H. 3), der auch über ihre Genese schon zu der hier vertretenen Auffassung kam.

erhaltene Kerntrümmer auf, so daß im Grenzgebiet zwischen wucherndem und verkäsendem Gebiet eine gut charakterisierte „Zone der Kernfragmente" als äußerste Schale der Käsemasse entsteht. In dieser Zone der Kernfragmente kann man in jedem Falle zwei Arten von Fragmenten unterscheiden. Einmal kleine, sehr stark gefärbte pyknotische, zunächst rundliche, später mehr eckige, schließlich in Körnerhäufchen zerfallende Bildungen, die zum größeren Teil aus dem Zerfall von Lymphocytenkernen entstehen. Zweitens längliche, ungemein vielgestaltige und bizarre, oft sehr lange und ausgesprochen geschlängelte Bildungen, die zunächst wesentlich heller sind als die pyknotischen Trümmer der Lymphocytenkerne, deren deutlichste pathologische Veränderung in einer Kerwandhyperchromatose besteht. Sie entstehen, wie man ohne Schwierigkeit feststellen kann, aus dem Kernmaterial verkäsender Epithelioidzellen. Im weiteren Verlauf der Verkäsung zerfallen auch diese Kerne in immer kleiner werdende Trümmer, die schließlich ebenfalls homogen und pyknotisch werden, so daß die im Innern des Käseherdes liegenden kleinsten Körnchen von Chromatinsubstanz zum Teil auch aus ihnen hervorgegangen sind. Zum Teil scheinen sie sich direkt in eine nicht mehr färbbare Substanz aufzulösen.

Diese Zone der Kernfragmente fehlt bei der primären Tuberkulose nur da, wo sich Käse vollkommen abgekapselt hat. In solchem Falle sieht man, daß die dann meist schollige und sehr chromatinarme, schließlich auch ganz chromatinfreie Käsemasse direkt an ein derbfaseriges, sie konzentrisch umgebendes Bindegewebe grenzt, das in den innersten Lagen aus breiten, kernlosen Fasern besteht. Die innersten zunächst dem Käse benachbarten Fasern dieser bindegewebigen Kapsel sind stets schlechter gefärbt, teilweise körnig, also geschädigt, eventuell sogar teilweise verkäst, während erst die äußeren Lagen gutbegrenzte und gut gefärbte fibröse oder homogen-hyaline Fasern enthalten. An die Stelle der Zone der Kernfragmente tritt also hier eine Zone kernloser, zum Teil verkäster Fasern.

Nach außen von der Zone der Kernfragmente folgt bei der fortschreitenden Verkäsung das verkäsende Gewebe selbst. Beim primären Drüsentuberkel ist das stets ein ausgesprochen epitheloides Gewebe, das in der innersten Schicht stets auffallend lymphocytenarm ist. Es entspricht also in jeder Hinsicht dem Gewebe des Epithelioidtuberkels, ganz gleichgültig, wie groß der sich vergrößernde Käseherd ist. In ihm liegen Riesenzellen und läßt sich auch stets das Zugrundegehen von Capillaren nachweisen (vgl. S. 70). Nach außen folgt dann eine perifokale lymphocyten- und gefäßreiche hyperämische Zone, in der sich noch eine sich mehr oder weniger rasch verlierende Wucherung der Bindegewebselemente nachweisen läßt, und deren Breite große Variationen aufweist.

Die Reihenfolge der Zonen im verkäsenden, zu einem primären Komplex gehörenden Lymphdrüsentuberkel ist demnach von innen nach außen:

1. Innerste Masse: Käse mit kleinen und kleinsten, ihrer Herkunft nach nicht mehr beurteilbaren Chromatinkörnchen.

2. Zone der noch nach Herkunft unterscheidbaren Kernfragmente, Verkäsungszone.

3. Lymphocytenarmes, gefäßloses Epithelioidgewebe.

4. Lymphocyten- und gefäßhaltige, hyperämische Zone entzündlicher Bindegewebswucherung mit langsam nach außen abnehmender Intensität der entzündlichen Veränderungen.

Sind Riesenzellen vorhanden, so liegen sie stets in der dritten Zone.

Die Verkäsung ist demnach bei der primären Drüsentuberkulose eine sich an Epithelioidgewebe abspielende Veränderung. Der käsige Zerfall dieser pathologischen Neubildung beginnt ausschließlich im inneren Kern derselben.

Erst am verkästen Gewebe stellt sich unter Umständen, die wir nicht näher kennen, als eine weitere Veränderung die Verkalkung ein. Es verkalkt also niemals Epithelioidgewebe direkt ohne vorhergehende Nekrose. Wo wir demnach in einer tuberkulösen Bildung Kalk finden, muß früher Käse vorhanden gewesen sein, ein für unser Thema nicht unwichtiger Schluß[1].

<h3 style="text-align:center">Schrumpfung.</h3>

Ebenfalls im Innern des Tuberkels oder einer diffuseren epithelioiden Bildung stellt sich die Schrumpfung der epithelioiden Zellen ein. Während aber die Verkäsung im Sinne der Erkrankung als fortschreitende Veränderung, also als Zeichen eines Fortschreitens der

---

[1] Zur Beurteilung der echten Verknöcherung fehlen mir eigene Beobachtungen. Sie soll daher mit der obigen Bemerkung nicht mit getroffen sein.

Erkrankung bis zum lokalen Gewebstod aller histologischen Elemente anzusehen ist, ist die Schrumpfung schon ein Teil der bei der Rückbildung der Erkrankung, also bei der Heilung, auftretenden Restitutionsvorgänge. Sie stellt sich als das direkte Gegenstück der entzündlichen Quellung des epithelioiden Gewebes dar, d. h. als Rückkehr zu einem dem normalen angenäherten osmotischen Tonus. *Sie wird uns damit zum Symptom einer abklingenden entzündlichen Reizung.* Wo wir sie finden, dürfen wir also stets entweder auf vorher vollausgebildetes Epithelioidgewebe schließen oder doch auf einen hohen Grad einer früher vorhandenen Quellung. Die Schrumpfung ist in ähnlicher Weise, wie sie hier für die tuberkulöse Entzündung geschildert werden soll, auch bei den ihr so nahe verwandten Fremdkörperneubildungen beobachtet und beschrieben worden. Die Zellen werden kleiner, verlieren ihren Turgor, so daß sich die netzartige retikulierte Struktur des Epithelioidgewebes nun wieder erkennen läßt; schließlich bildet sich ein oft spinngewebartiges Netzwerk feiner und feinster Fasern und zackiger oder sternförmiger, kernhaltiger Zellfiguren. Das ganze Gewebe macht so je nach dem Grade der Wasserabgabe einen mehr oder weniger lockeren Eindruck. Das Kernmaterial geht dabei keine sehr auffälligen Veränderungen ein. Die Kerne sind im wesentlichen gut erhalten, haben sich aber etwas an dem Prozeß der Verkleinerung beteiligt. Nicht selten treten in dem lockeren schrumpfenden oder geschrumpften Epithelioidgewebe deutlich vermehrte Lymphocytenkerne auf. Trotzdem bleibt das geschrumpfte Epithelioidgewebe, verglichen mit der normalen Drüsenstruktur stets so auffallend lymphocytenarm, daß diese Lymphocytenarmut eines seiner Hauptkennzeichen bildet.

Die Riesenzellen beteiligen sich meist sehr deutlich an diesem Schrumpfungsprozeß und man kann dann an ihnen vielfache Verbindungen mit den umgebenden ein- oder mehrkernigen Zellen wahrnehmen. Sie gewinnen durch die Schrumpfung nicht selten ein direkt spinnenartiges Aussehen.

Die Fortsätze der geschrumpften Zellen und namentlich das mit ihnen in Verbindung stehende Fasernetz nehmen bei hohen Graden der Schrumpfung nach VAN GIESON-Färbung nicht selten eine — meist wenig intensive — rötliche Färbung an. Es ist das aber keine notwendige Begleiterscheinung der Schrumpfung an sich, denn man sieht oft weite Strecken von geschrumpftem Epithelioidgewebe, das im VAN GIESON-Präparat noch in allen Teilen die Protoplasmafärbung zeigt, die für das frische Epitheloidgewebe stets charakteristisch ist. Nicht selten grenzt das geschilderte geschrumpfte Gewebe an Partien von eingedicktem Käse, in den es dann ebenso kontinuierlich übergeht, wie das frische Epithelioidgewebe während des Prozesses der Verkäsung selbst.

Neubildung des fibrösen Gewebes.

Die Bildung fibrösen Bindegewebes tritt am häufigsten in den äußeren Zonen der tuberkulösen Neubildung auf, und zwar sowohl in der gefäßhaltigen perifokalen Zone wie vor allem in den gefäßlosen Grenzschichten des epithelioiden Gewebes selbst. In diesen Grenzschichten des Epithelioidtuberkels gehört die Bildung von nach VAN GIESON sich rotfärbenden Zellen und Fasern den häufigsten Erscheinungen und charakterisiert, wie namentlich von BAUMGARTEN genauer beschrieben, einen bestimmten Zeitpunkt der Ausbildung des typischen Tuberkels, der in seinen Experimenten schon sehr frühzeitig beobachtet wurde und nicht mit Notwendigkeit mit einem Stillstand der Erkrankung selbst im Zusammenhang zu stehen braucht. BAUMGARTEN denkt zur Erklärung dieser Erscheinung einmal an den Gewebsdruck und dann an gewisse Perioden im Wachstum der Bacillenkolonie, die im Innern eines Tuberkels gelegen ist. Er beobachtete gleichzeitig eine gewisse Allergie des befallenen Organismus insofern als der früher lymphocytenarme Tuberkel in der Hornhaut sich während dieser „Abkapselung" oder bald danach mit Lymphocyten infiltrierte. Inwieweit das mit der Generalisation der Krankheit im Zusammenhang stand, ist von BAUMGARTEN nicht näher untersucht worden, doch ist ein Zusammenhang mit derselben nach meinen Befunden nicht unwahrscheinlich. *Wir werden hierauf bei der Besprechung der generalisierten Tuberkulose noch zurückkommen.*

Für den Lymphdrüsentuberkel des primären Komplexes besteht ein zeitlicher oder kausaler Zusammenhang zwischen der fibrösen Abgrenzung und der manchmal auch zu beobachtenden aber niemals hochgradigen Lymphocyteninfiltration sicher nicht. Man findet sehr vielfach typisch sich abkapselnde Tuberkel ohne jede Lymphocyteninfiltration. Man wird demnach zunächst bei vorsichtiger Formulierung nicht mehr aussagen können, als daß am Rande des Tuberkels die entzündliche Quellung der gewucherten fixen Bindegewebszellen abnimmt und einem mehr dem physiologischen angenäherten formativen Reiz Platz macht. unter dessen Einwirkung die Zellen wesentlich weniger stark quellen. dafür aber zur kollagenen Faserbildung angeregt werden. Dabei antwortet die entzündliche Quellung sehr rasch, die Faserbildung deutlich später auf den auslösenden Reiz.

Bei fortschreitender Restitution stellt sich im Verlauf einer wahrscheinlich langen Zeit, die sich sicher über Monate. wahrscheinlich über Jahre erstrecken kann, eine ähnliche formative Reizung. d. h. also die Bildung fibrösen Bindegewebes sowohl in der näheren und ferneren Umgebung der tuberkulösen Neubildung, wie in ihrem Innern ein. Die Umgebung verwandelt sich dabei in ein ungemein derbes, schwieliges Gewebe, der Epithelioidtuberkel selbst in einen sehr auffälligen und mit keiner Bildung zu verwechselnden, vielfach verschlungenen. gefäßfreien Knäuel breiter und sehr derber kollagener Fasern von der Größe des ursprünglichen Tuberkels. also ohne weiteres Wachstum (vgl. Abb. 9, S. 76). Durch diese sekundäre, fibröse Umformung sowohl der perifokalen Entzündung wie des epithelioiden Gewebes wird noch im Verlaufe der Heilung der Bau der befallenen Lymphdrüse oft vollkommen zerstört und durch schwieliges Gewebe ersetzt. Auch die Umgebung der Lymphdrüse ist dann häufig in großer Ausdehnung in solches schwieliges Bindegewebe umgewandelt.

Zu dieser fibrösen Umwandlung ist es unerläßlich, daß die Zelle einen gewissen Grad von „Gesundheit" besitzt. Es muß ein ziemlich hochliegendes Minimum von Lebensfähigkeit noch vorhanden sein. damit die Zelle zu dieser, zwar als Reizfolge aufzufassenden, aber doch dem physiologischen Verhalten nahestehenden Bildung imstande ist. Man findet sie dementsprechend nie an abgestorbenem Material. Käse z. B. ist eine definitiv tote Masse, die allerhand chemische Umsetzungen und Einlagerungen erfahren, sich aber nicht mehr biologisch umformen kann. Auch das Epithelioidgewebe ist meist nur zum Teil noch einer solchen fibrösen Umwandlung fähig. Man findet demnach bei abheilenden primären Tuberkulosen sehr vielfach Epithelioidtuberkel, in denen zentral gelegene Teile des gefäßlosen Epithelioidgewebes geschrumpft sind. andere Teile vielleicht verkäst, andere mehr periphere Partien aber fibrös umgewandelt. In solchem Falle findet man stets eine ausgesprochene schwielige perifokale Entzündung der Umgebung. Im Innern des durch die fibröse Umwandlung des Epithelioidtuberkels entstandenen fibrösen Knäuels liegen dann häufig einzelne geschrumpfte Partien, manchmal sogar nur einzelne geschrumpfte Zellen. Sind Riesenzellen vorhanden. so sind sie nach meinen bisherigen Beobachtungen stets geschrumpft und scheinen in diesem Zustand viele Monate, vielleicht auch Jahre erhalten bleiben zu können. Die Riesenzelle zeigt niemals eine fibröse Umwandlung, auch keine typische hyaline Degeneration. Diese Beobachtung spricht sehr für die Annahme WEIGERTs, daß die Riesenzelle stets eine schwergeschädigte Epithelioidzelle darstellt, die den letzten Bildungsstufen vor der Verkäsung zugehört, einer Weiterbildung oder Rückbildung in normale Struktur aber nicht mehr fähig ist.

Schrumpfung und fibröse Umwandlung stehen demnach in einem gewissen Gegensatz zueinander. Eine Zelle. die stark schrumpft, also vorher auch stark entzündlich gequollen war, wandelt sich nicht in fibröses Bindegewebe um, ferner findet sich die Schrumpfung ausschließlich an ausgebildetem epithelioidem Gewebe; die Bildung fibrösen Gewebes aber stets besonders typisch in der perifokalen Zone. Auffallenderweise bleibt bei der Schrumpfung sowohl die Gefäßlosigkeit des Epithelioidgewebes wie die Lymphocytenarmut bestehen. Auch damit zeigt sich, daß die Schrumpfung ein passiver Prozeß ist und daß sie von keinerlei entzündlichen Erscheinungen begleitet ist. Zu ihrem Zustandekommen scheint demnach ein recht weitgehendes Abklingen des ursprünglichen Entzündungsreizes notwendig zu sein. Diese Annahme bestätigt sich auch dadurch, daß die Schrumpfung sich stets als ein Teil der übrigen bekannten Restitutionserscheinungen einstellt. Das vollausgebildete Epithelioidgewebe schrumpft nur da, wo in der Umgebung auch die Bildung schwieligen fibrösen Gewebes den typischen Heilungsprozeß der Tuberkulose einleitet, oder, wie wir noch sehen werden. begleitet.

Durch die Schrumpfung nähert sich das Epithelioidgewebe *der* ursprünglichen Form *des Drüsengewebes* in hohem Grade wieder an. Das Protoplasma der Zellen kann bis zu einem sehr hohen Grade schwinden, die Ausläufer wieder sehr fein und zart werden, ähnlich wie beim normalen Retikulum. Trotz dieser teilweisen formalen Restitution bleibt das geschrumpfte Epithelioidgewebe ungemein lange als solches kenntlich, und zwar sowohl durch seine typische Anordnung als Tuberkel und den Gehalt an Riesenzellen, wie durch die dauernde Gefäßlosigkeit und in der Lymphdrüse durch die andauernde Lymphocytenarmut. Wir müssen also eine dauernde functio laesa gegenüber dem normalen Retikulum annehmen. Weitere Kennzeichen sind sehr häufig die Beziehungen zu verkästen oder verkalkten Massen, die von dem geschrumpften Epithelioidgewebe umgeben werden, und schließlich die Beziehungen zur gewucherten, bei stärkerer Schrumpfung fibrös umgewandelten oder hyalin degenerativen Zone der ehemaligen akuten perifokalen Entzündung.

Während die Schrumpfung sich also in ihren ausgesprochenen Formen in der kompakten, keinerlei andere Gewebselemente mehr enthaltenden Epithelioidschicht der tuberkulösen Neubildung vollzieht, finden wir Bildung fibrösen Gewebes auch in den Außenschichten und im Gebiet der perifokalen Entzündung. Bei dieser peripheren fibrösen Bildung läßt sich ein vorausgehendes epithelioides Vorstadium nicht sicher beobachten. Wir haben demnach zwei Arten der fibrösen Bildung zu unterscheiden, einmal die bekannte fibröse Umwandlung epithelioiden Gewebes und zweitens eine metaplastische fibröse perifokale Wucherung.

Auch wo sich epithelioides Gewebe selbst fibrös umbildet, ist, wie schon auseinandergesetzt, eine relativ geringe entzündliche Schädigung desselben Vorbedingung. Bei der Restitution ergibt sich demnach nur bei von vornherein wenig aktiven und sehr rasch zum Stillstand kommenden

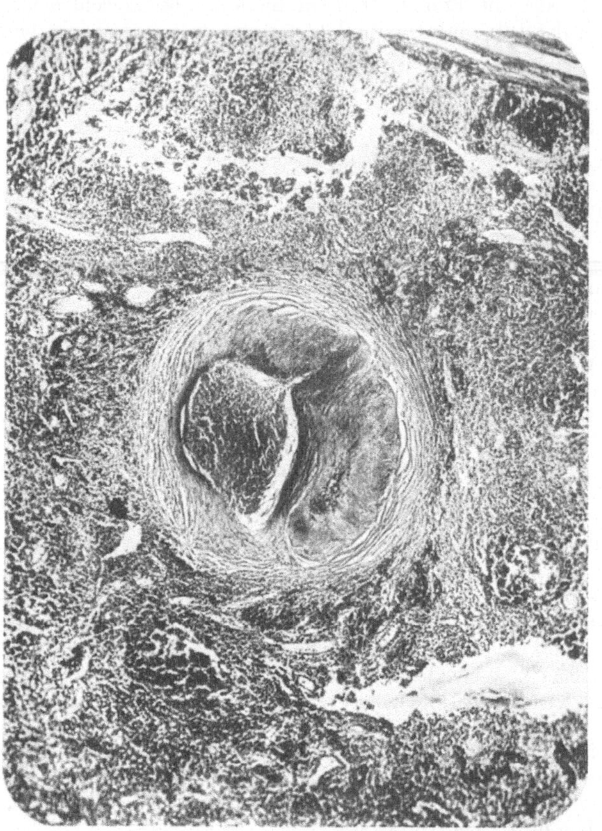

Abb. 9. Totale hyalin-fibröse Umwandlung eines Epithelioidtuberkels, mit gut ausgebildeter zirkulär gefaserter Kapsel und zentralem Käseherd. (Fall Nr. 46.)

tuberkulösen Veränderungen eine Möglichkeit der totalen fibrösen Umbildung. Nur unter solchen Umständen entsteht der ungemein charakteristische fibröse Knäuel an Stelle des Tuberkels. Er ist stets umgeben von einer mehr oder weniger breiten Schicht von konzentrisch geordnetem, entweder faserigem oder retikuliertem, meist sehr derbem, schwieligem Bindegewebe (vgl. Abb. 9).

War die Erkrankung, ehe die Heilung einsetzte, schon weiter vorgeschritten, so findet man im Zentrum der lokalen tuberkulösen Veränderung geschrumpftes epithelioides Gewebe, eventuell wieder im Zentrum desselben mehr oder weniger eingedickten, auch verkreideten oder verkalkten Käse. Erst nach außen von dem geschrumpften Epithelioidgewebe und mit sichtlichen Übergängen aus der Schrumpfung zur Bildung von kollagenen Fasern schließt sich dann in der Zone der perifokalen Entzündung eine oft sehr mächtige Bildung schwieligen Bindegewebes an. Derartige Beziehungen von Kalkherden zu umgebendem, wenn auch stark verändertem Epithelioidgewebe und ehemaliger perifokaler Entzündung sind für die tuberkulöse Entstehung absolut beweisend. Es kann hier bemerkt werden, daß es mir bisher nicht gelungen ist, in den Hilusdrüsen Verkalkungen anderen Ursprunges aufzufinden.

Eine völlige Resorption der so entstandenen schwieligen Massen mit oder ohne zentralem Kalkherd scheint in der Regel nicht stattzufinden. Es wird das verständlich durch die auffällige Eigenschaft des Epithelioidgewebes *des Primärkomplexes,* auch nach Ablauf des Reizes sich *weder zu vascularisieren, noch während der Bildung zu einer starken entzündlichen Fluxion mit Serumzufluß und Leukocytenzuwanderung zu führen.* In der Mehrzahl der Fälle dürfte ein guter Teil der narbenartigen Bildung durch das ganze Leben hindurch bestehen bleiben.

Hyaline Degeneration.

Die letzte der bei abheilenden *primären Drüsen*tuberkulosen beobachteten Veränderungen ist die „hyaline Degeneration". Sie findet sich am ausgesprochensten etwas außerhalb der deutlich hyperämischen und lymphocytär infiltrierten Randzone bei den subakuten, und ebenso auch außerhalb der fibrösen Außenschicht bei den langsam ablaufenden tuberkulösen Bildungen. Vor allem da, wo adenoides Gewebe mit abheilenden Tuberkeln durchsetzt ist, findet man zwischen diesen auffallend breite, knorrige, sichtlich aus fixen, etwas gequollenen, im übrigen nicht wesentlich veränderten Retikulumzellen entstandene Bildungen, die sich im VAN GIESON-Präparat sehr intensiv rot färben[1] und optisch mehr oder weniger homogen sind (vgl. Abb. 5, S. 66 (bei 1)). Ein fibrillärer Aufbau ist mit den gewöhnlichen Färbungsmethoden meist nicht deutlich nachzuweisen[2]. Durch die Quellung des retikulären Netzes werden seine Maschen wesentlich verengt und die Lymphocyten mehr oder weniger verdrängt. Eine deutliche Schädigung der wenigen Lymphocyten, die in den Maschen erhalten bleiben, pflegt dabei in den reinen Formen sich nicht einzustellen. Das Kernmaterial der betroffenen Retikulumzellen selbst scheint aber dabei zum Teil zugrunde zu gehen, oder doch geschädigt zu werden, und nur zum Teil erhalten zu bleiben.

Die hyaline Degeneration der Umgebung findet sich als Teilerscheinung der Restitution, sie ist aber nicht, wie die Bildung fibrösen Bindegewebes, als vermehrte Funktion infolge eines formativen Reizes aufzufassen, sondern als eine krankhafte degenerative Veränderung über sehr lange Zeit hinweg dauernd, wenn auch nicht in hohem Grade, geschädigter Zellen.

In der perifokalen Schicht pflegen sich also reine hyaline Degeneration des Retikulums und reine metaplastische Bildung fibrösen Bindegewebes räumlich zu trennen. Es ist deshalb auffällig, daß diese beiden Prozesse bei der Umwandlung epithelioiden Gewebes sich sehr häufig zu kombinieren scheinen, insofern als die dabei neugebildeten Fibrillenbündel ein mehr oder weniger vollkommen homogenes Aussehen annehmen können. Ob es sich dabei um eine nachträgliche degenerative Veränderung (hyaline Verklumpung) einer ursprünglich fibrillären normalkollagenen Substanz handelt, oder ob von vornherein eine „hyaline Substanz" auftritt, bedarf noch einer näheren Untersuchung[3]. Solche homogene breite Faserbildungen können sich nahezu überall da einstellen, wo sich schwieliges Bindegewebe in der direkten Umgebung des Entzündungsfokus oder in diesem selbst bildet. Wir finden sie also in der Kapsel von Kalk- oder Käsemassen, oder auch in den aus der Umwandlung des Epithelioidtuberkels hervorgehenden Faserknäueln. In ihnen kann die

[1] Färberisch habe ich bisher keinen Unterschied gegenüber der kollagen imprägnierten Faser gesehen.

[2] Auf die dabei auftretenden sehr interessanten pathologischen Faserbildungen im Epithelioidgewebe, die sich am besten bei Silberimprägnation studieren lassen, kann hier nicht näher eingegangen werden.

[3] Die „hyaline Verklumpung" kann dabei mit BORST auch als Folge der fehlenden spezifischen Funktion aufgefaßt werden. Die Formbildung der Stützsubstanzen zeigt sich ja überall von der funktionellen Beanspruchung beherrscht. Die Knochenbälkchen, die Struktur der Gefäßwände, der Sehnen und Fascien usw. sind bekannte und sprechende Beispiele hierfür. Für den fibrillären Bau des interstitiellen Bindegewebes ist diese Abhängigkeit allerdings meines Wissens noch nicht eingehender studiert worden. Er kann aber prinzipiell kaum anders aufgefaßt werden. — Die mechanische Inanspruchnahme der abkapselnden Bildungen um tuberkulöse Veränderungen dürfte überall sehr gering sein, wenn nicht ganz fehlen.

einzelne Faser fibrillär oder glasig homogen oder auch mehr oder weniger körnig sein. Die glasige und in noch höherem Grade die Körnelung zeigende Faser sind gegenüber der fibrillär gebauten als degenerative Bildungen aufzufassen.

Wegen der beschriebenen Übergänge zwischen fibröser Umwandlung und hyaliner Degeneration hat man von hyalin-fibrösen Bildungen gesprochen. Das mag als zusammenfassende Bezeichnung dieser häufig nebeneinander vorkommenden, vielleicht ineinander übergehenden Bildungen hingehen, die sich auch färberisch sehr ähnlich verhalten. In diesem Sinne ist der Ausdruck auch hier gelegentlich verwendet worden. Jedenfalls scheint es mir aber notwendig, zwischen der Bildung faserartiger Produkte und zwischen der Einlagerung hyaliner Substanz in dabei aufquellende, aber sonst nicht wesentlich veränderte Retikulumzellen zu unterscheiden. Die erstere ist für das Retikulum der Drüse ein metaplastischer Vorgang, die letztere ein rein degenerativer, der sich ganz ähnlich auch am fibrillären Gewebe abspielen kann, aber nicht notwendig abspielen muß.

<h3 style="text-align:center">Wachstum der tuberkulösen Herde.</h3>

Außer diesen Umbildungen des ausgebildeten epithelioiden Gewebes kommt für die Genese der tuberkulösen Veränderungen noch das Wachstum der tuberkulösen Herde in Betracht. Es erfolgt in zwei verschiedenen Arten. Einmal kann der einzelne Tuberkel an seiner Peripherie weiterwachsen, und zwar durch fortschreitende Umwandlung der anliegenden Zellen und Zellgebiete in Epithelioidgewebe. Der Vorgang ist vollständig analog der Erstanlage des Tuberkels. Es läßt sich dabei aufs deutlichste verfolgen, wie das Retikulum sich vermehrt, seine Zellen wuchern, sich durch Quellung aneinanderlegen, und so ein homogenes Gewebe bilden. Alles übrige Zellmaterial wird verdrängt oder geht zugrunde. Sehr auffällig ist die Art des Unterganges der Gefäße. Die in dem befallenen Gebiet vorhandenen Capillaren werden in einer bestimmten, annähernd kugeligen Fläche, im Schnitt also in einer Linie, die den Kern mehr oder weniger kreisförmig umgibt, ohne deutliche vorherige Veränderung und ringsum gleichzeitig blutleer[1]. Dadurch wird das Weiterverfolgen ihres Schicksals ungemein erschwert. Soviel ich beobachten konnte, geht der endotheliale Zusammenhang dann sehr rasch verloren und das Zell- und Kernmaterial der Wandung mischt sich dem regellos durcheinanderliegenden Epithelioidgewebe bei, ohne daß das weitere Schicksal *der* einzelnen Zellen sich mit Sicherheit verfolgen ließe. Ein Teil der Endothelzellen geht aber dabei sicher zugrunde. Ob das plötzliche, ziemlich gleichzeitige Blutleerwerden der Capillaren in einer gewissen Schicht der tuberkulösen entzündlichen Exsudation, als deren Äquivalent die Bildung von Epithelioidgewebe aufgefaßt werden muß, als Druckfolge auftritt, konnte ich nicht mit Sicherheit entscheiden. Man sieht manchmal Bilder, bei denen die Capillaren noch ein Lumen haben, ohne doch rote Blutkörperchen zu enthalten, was also gegen die Drucktheorie spräche[2]. Ich möchte diese Frage also unentschieden lassen, obwohl es durchaus den Anschein hat, als ob *eine* Kompression zum mindesten eine wichtige Rolle dabei spiele.

---

[1] Damit steht in engem Zusammenhang, daß man im Drüsentuberkel niemals Blutpigment oder sonstige Spuren von untergehenden roten Blutkörperchen findet. Es wäre also immerhin möglich, daß ein negativ-chemotaktischer Reiz auch auf die roten Blutkörperchen die Ursache wäre. Man muß dabei aber immer im Auge behalten, daß Spuren von Pigment in verkäsenden Herden auch da nicht angetroffen werden, wo sicher rote Blutkörperchen in größerer Anzahl untergegangen sind, wie bei manchen käsigen Pneumonien. Die auffällig rasche Auflösung alles dessen, was nicht Bindegewebe ist, erstreckt sich also auch auf die an und für sich schon sehr hinfälligen roten Blutkörperchen und den Blutfarbstoff. Nur die ausgebildete Bindegewebsfaser widersteht den zersetzenden Einflüssen eine Zeitlang, am längsten, wie wir wissen, die elastische Faser. Auch sie wird aber, wie ich vielfach beobachtet habe, frakturiert, membranartige Bildungen fasern sich in weitgehendem Maß auf und hinterlassen schließlich nur so geringfügige Reste, daß eine allmähliche teilweise Auflösung auch der elastischen Faser angenommen werden muß.

[2] Im Gegensatz dazu konnte ich ein längeres Fortbestehen *der* aus dem Gewebsverband gelösten Endothelien nirgends mit Sicherheit beobachten. Auch der retikulierte Bau des Epithelioidgewebes scheint mir — soweit meine heutige Erfahrung reicht — eher für das mehr oder weniger rasche Zugrundegehen aller Epithelien und *wahrscheinlich auch aller* Endothelien zu sprechen, als für ihre dauernde Beteiligung am Aufbau des tuberkulösen Granulationsgewebes.

Beim Weitergreifen der entzündlichen Infiltration auf die direkte Umgebung des Tuberkels und des nicht mehr knötchenförmigen größeren tuberkulösen Herdes bleiben die Zonen genau in derselben Weise erhalten, wie sie beim Tuberkel geschildert worden sind. Vor dem Epithelioidgewebe geht also eine hyperämische und meist auch lymphocytär infiltrierte Zone in die Umgebung hinein, gewissermaßen als Vortruppe der nachfolgenden Hauptmacht. Ihre Ausbildung hängt von dem Grad der Aktivität des Prozesses ab. Diese erste und wichtigste Form des Wachstums vergrößert also den ursprünglichen Tuberkel durch ein allseitiges Vorrücken in die Umgebung infolge einer „homologen Infektion", bei dem das vorhandene Gewebe zerstört wird und sich aus *seinem bindegewebigen Anteil* das Epithelioidgewebe des Tuberkels bildet. Es tritt also eine Umformung des Gewebes ein. Erst wenn diese Umformung eingetreten ist, erfolgt die Verkäsung.

Beim Wachstum des Herdes tritt unter noch näher zu erforschenden Bedingungen eine sehr auffällige weitere Ordnung der verkäsenden Epithelioidzellen auf. Während in dem Zellmaterial des nicht verkästen Epithelioidtuberkels das regellose Durcheinanderliegen der Zellen eines seiner histologischen Charakteristika bildet, das selbst nach der fibrösen Umwandlung noch durch das ungemein auffällige Aussehen des dabei entstehenden, vielfach durcheinandergeschlungenen Faserknäuels seine sichere histologische Diagnose gestattet, ordnen sich unter noch nicht genau bekannten Verhältnissen in der geschilderten Zone der Kernfragmente die Elemente noch ehe sie zugrunde gehen. Die Zellen reihen sich „pallisadenförmig" oder, wie das Phänomen von ARNOLD genannt worden ist, in „Wirbelzellenstellung". Gemeint ist damit eine mehr oder weniger genau radiäre Stellung der Längsachse der Zelle nach dem Zentrum der Verkäsung hin, oder von dem Zentrum der Verkäsung weg. Es kann kein Zweifel sein, daß es sich dabei um einen Vorgang handelt, *der der Verkäsung unmittelbar vorausgeht*, denn das Protoplasma der mit ihren Längsachsen radiär gestellten Zellen zeigt stets schon beginnende Verkäsung, besonders deutlich in den dem Zentrum des Herdes zugewendeten Partien. Auch die Kerne nehmen mit ihren Längsachsen die gleiche Stellung an. Auch sie sind stets schon deutlich degeneriert und zeigen die langen, geschlängelten, „wurmförmigen", schon beschriebenen Formen. Dadurch, daß diese langen, an sich schon auffälligen Kerne sich regelmäßig radiär zum Käseherd stellen, wird das Bild noch auffälliger.

Die Zone der Kernfragmente zeigt übrigens viel häufiger eine tangentiale Ordnung, also zirkuläre Anordnung der Längsachsen der Kerntrümmer. In diesem Falle pflegen die Kerntrümmer meist deutlich kürzer zu sein. Diese Anordnung trifft man besonders bei Käseherden, die in der Peripherie schon deutliche Zeichen der Abkapselung zeigen. Es verkäst also hier nicht ein rasch infiltrierendes, *sich fortwährend neubildendes*, gewissermaßen bewegliches, noch in die Umgebung fortschreitendes Gewebe, sondern Bestanteile mehr oder weniger fixierter Zellterritorien. In ganz abgekapselten Käseherden findet man als innerste Randzone der Kapsel, wie schon erwähnt, kernlose, mehr oder weniger fibrös umgebildete, hyalin entartete, meist auch teilweise verkäste Fasern.

Außer diesem Wachstum per continuitatem, bei dem die Umgebung allseitig um den Herd in Epithelioidgewebe umgewandelt wird, gibt es noch ein Wachstum durch Apposition kleiner, in der nächsten Umgebung des ursprünglichen Herdes aufschießender sog. Resorptionstuberkel. Prinzipiell Neues tritt dabei nicht auf. Man denkt sich, daß die Resorptionstuberkel durch einzelne dem Fortschreiten der Entzündung vorauseilende *sich dann wieder fortsetzende und sich vermehrende* und so zu neuen Entzündungsherden führende Bacillen entstehen. Durch das Verschmelzen der randständigen Resorptionstuberkel mit dem ursprünglichen Herd bekommt dieser und noch ausgesprochener der *spätere* zentrale Käseherd eine unregelmäßige, oft mehr oder weniger zackige Kontur. Dabei ist naturgemäß der Resorptionstuberkel zunächst wesentlich kleiner als der Herd, von dem er ausgeht. Verschmelzen gleichzeitig nebeneinander aufschießende Tuberkel, von denen nicht der eine ein Abkömmling des anderen ist, sondern die in geschwisterlichem Verhältnis zueinander stehen, so bilden sich ebenfalls sehr charakteristische zackige Käseherde, deren einzelne Komponenten aber stets nahezu gleichgroß sind.

Es ist angegeben worden, daß das Wachstum durch Resorptionstuberkel hauptsächlich bei langsam verlaufender Erkrankung stattfindet, eine Angabe, die ich nicht bestätigen konnte. In den untersuchten primären Fällen wenigstens findet es sich so gut wie überall und bei jedem Grade der Akuität neben dem kontinuierlichen Wachstum. Jedenfalls sind beide Arten des Wachstums auch bei der primären Lungen- und Lungenlymphdrüsentuberkulose beobachtet worden.

Schließlich zeigen die gebildeten Käsemassen noch Differenzen, je nachdem der Käse frisch gebildet oder schon älter ist. Ganz frischer Käse enthält stets noch sehr zahlreiche Trümmer von Chromatinsubstanz, die aus dem Zerfall der Kerne entstehen. Je älter der Käse wird, desto mehr von diesen Trümmern geht zugrunde. Ganz alter, gut abgekapselter Käse kann deshalb vollkommen chromatinfrei sein. Es ist aber dabei zu beachten, daß auch alter Käse durch entzündliche Einwanderungen von Lymphocyten sich neuerdings mit Chromatinsubstanz beladen kann. *Wir werden darauf bei der sekundären Tuberkulose zurückkommen, bei der dieser Vorgang besonders auffällig wird.* Dabei gehen die Lymphocyten wieder in typischer Weise im Käse zugrunde. Selbstverständlich können dabei niemals die länglichen Kernfragmente auftreten, die für die Verkäsung von Epithelioidgewebe charakteristisch sind. Man kann deshalb häufig diese sekundäre Lymphocyteneinwanderung noch als solche erkennen, vor allem auch dadurch, daß sie stets eine Teilerscheinung eines dem

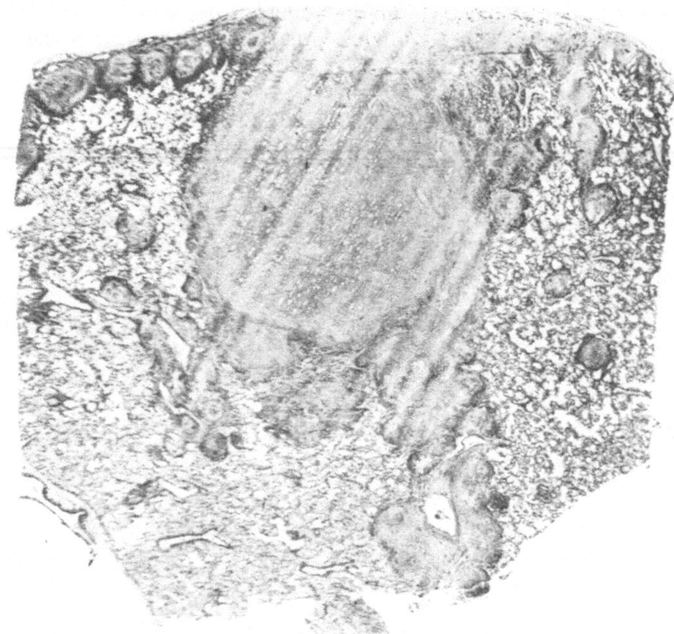

Abb. 10. Übersichtsbild über den Primäraffekt und die lymphogene Aussaat in der nächsten Umgebung bei 4³/₄jährigem Kind. Die Tuberkel umgeben größere und kleinere Gefäße und liegen reihenförmig hintereinander unter der Pleura. 6fache Vergrößerung. (Fall Nr. 67.)

normalen gegenüber wesentlich vermehrten Lymphocytengehaltes auch in der epithelioiden Zone darstellt und von hier aus der Übergang zahlreicher Lymphocyten in den Käse leicht beobachtet werden kann. Immerhin ist bei der Beurteilung des Alters eines Käseherdes aus dem Chromatingehalt Vorsicht geboten, und es kommt außer der Zahl auch die Form der Chromatintrümmer in Betracht.

Die gegebene Beschreibung stützt sich ausschließlich auf eigene Beobachtungen. Auf diese Konstatierung möchte ich deshalb Wert legen, weil sich bis hierher noch nichts wesentlich Neues hat beobachten lassen, das nicht aus früheren Beschreibungen schon bekannt gewesen wäre. Das erklärt sich, wie schon angedeutet, wohl zum großen Teil daraus, daß gerade die primäre Tuberkulose bisher fast ausschließlich Gegenstand eingehender experimenteller histogenetischer Untersuchungen war, ohne daß das doch immer ganz klar bewußt gewesen wäre. Eine bis ins kleinste — wenn nur gesicherte — Detail gehende

Schilderung ließ sich hier deswegen nicht vermeiden, weil sie allein die Grundlage gibt, von der aus sich etwaige Änderungen des Ablaufs bei späteren Manifestationen beurteilen lassen. Ich hoffe zeigen zu können, daß die späteren Manifestationen auffällige, gesetzmäßige Abweichungen von diesem Typus erkennen lassen, Abweichungen, die sich als histologischer Ausdruck von Allergien darstellen, die den Ablauf der späteren Manifestationen beherrschen.

Die bis hierher gegebene Schilderung bezieht sich ausschließlich auf den lymphogen, in Abhängigkeit von einem tuberkulösen Primäraffekt in der Lunge entstandenen Drüsentuberkel in den pulmonalen, bronchialen und trachealen Lymphdrüsen.

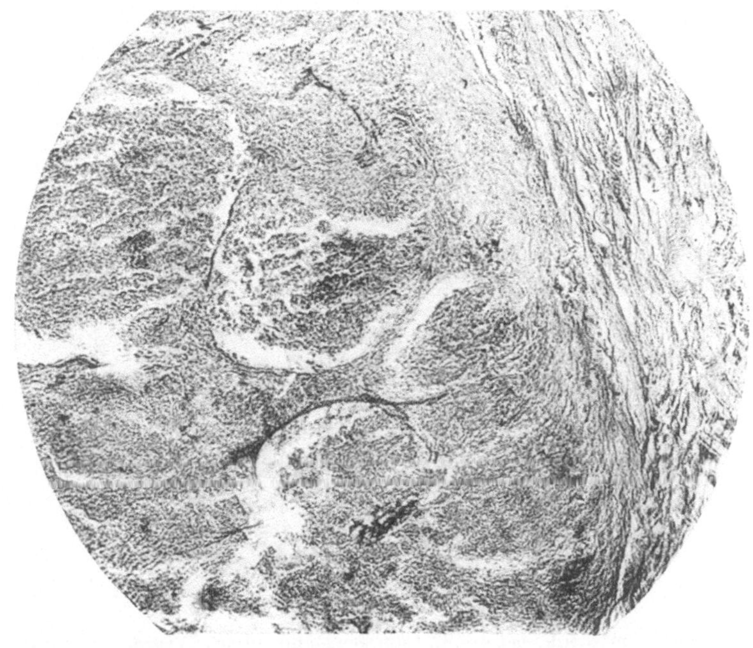

Abb. 11. Partie aus dem gleichen Primärherd, rechts die hyalin-fibröse Kapsel, links elastische Fasern im Käse. Die alveoläre Struktur erhalten. 300fache Vergrößerung. (Fall Nr. 67.)

Einen deutlich abweichenden Bau besitzt der Primäraffekt in der Lunge. Was ich von ihm bisher beobachten konnte, bestand stets im Zentrum aus einer verkäsenden herdförmigen Pneumonie, an der ich wesentliche Unterschiede gegenüber den sonst bekannten tuberkulösen Pneumonien nicht aufzufinden vermochte (vgl. Abb. 10, 11 u. 12). Wir sehen das besonders gut bei der Färbung auf elastische Fasern. Bei den früher erwähnten, von GHON und ROMAN sowie von ZARFL beschriebenen ganz frischen Herden fehlten Wucherungsvorgänge der Umgebung. Die von mir bisher allein aufgefundenen etwas älteren Stadien waren dagegen ausnahmslos sehr gut abgekapselt. Auf ein pneumonisches Zentrum, in dem die elastischen Fasern die alte, im wesentlichen ungestörte Gewebsstruktur noch deutlich erkennen lassen, folgt unmittelbar eine neugebildete epithelioide oder fibröse Kapsel. Es handelt sich also um eine sekundäre Abkapselung eines mehr oder weniger rundlichen, total verkästen pneumonischen Sequesters.

Die lymphogenen Miliartuberkel in den Gefäßscheiden, den Interlobularsepten und auch in der Tunica propria von Bronchien usw. sind dagegen dem
Drüsentuberkel sehr nahe analog gebaut. Sie enthalten keine Reste von elastischen Fasern, auch da wo sie im Zentrum verkäst sind, und zeigen im wesentlichen epithelioiden Bau. Sie verdrängen umliegendes Gewebe. Die geschlängelten Gefäße der anliegenden Alveolarsepten strecken sich da, wo ein derartiger
Tuberkel sich in direkter Nachbarschaft entwickelt; anliegende Alveolen sind
komprimiert, zeigen die bekannte Auskleidung mit kubischem Epithel usw.
Die Randzone dieser Tuberkel selbst ist häufig exquisit fibrös.

Es bleibt schließlich noch die Struktur der Bindegewebswucherung und
-quellung in der Region zwischen Primärherd und zugehöriger Hiluspartie zu

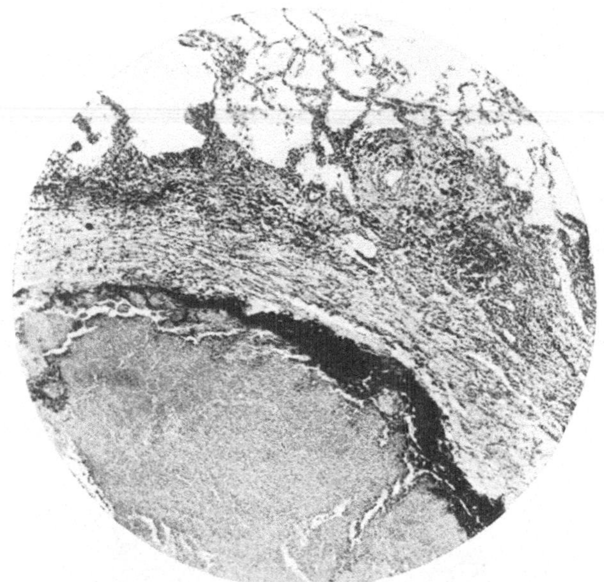

Abb. 12. Partie eines Primärherdes bei einem 72jährigen Mann. 40fache Vergrößerung. (Fall Nr. 18.)
Die Abb. 11 und 12 lassen erkennen, daß, abgesehen von der Abkapselung, der vom Primärherd ausgehende Reiz auf die Umgebung äußerst gering ist. Das Lungengewebe zeigt keine nennenswerten
entzündlichen Veränderungen (klinische Symptomlosigkeit des Primäraffektes).

besprechen. Wenn wir von den verschieden stark entwickelten lymphogenen
Tuberkeln dieser Region absehen, die sichtlich einen Prozeß für sich darstellen
und zweifellos durch die Ansiedlung verschleppter Bacillen verursacht sind und
damit als Beweis für den tatsächlichen Abtransport von Virus auf diesen Wegen
sehr bedeutsam sind, so enthalten diese entzündlichen Bildungen nichts mehr,
das ohne Kenntnis der räumlichen Beziehung zu einem Primärkomplex sich als
„spezifisch tuberkulös" ansprechen ließe. Die Bindegewebsstränge bestehen
aus einem lockeren, etwas gequollenen, mäßig lymphocytär infiltrierten Bindegewebe, das neben den Lymphocyten junge Fibroblasten und mehr oder weniger
reichlich große rundliche, lymphocytoide protoplasmareiche Zellen enthält.
Diese letzteren Zellen zeigen nicht selten die wesentlichen Eigenschaften der
MARSCHALKOschen Plasmazellen, doch finden sich viel häufiger große mononucleäre Zellen ohne die typische Basophilie und ohne deutliche juxtanucleäre

Vakuole. Eosinophile Zellen habe ich an diesen Strängen nur da in deutlicher Zahl gesehen, wo auch das umgebende Lungengewebe pneumonisch erkrankt war und zahlreiche eosinophile Zellen enthielt. Eine sehr wichtige Eigenschaft ist dagegen die starke Vascularisation dieser Bildungen. Sie unterscheidet sich damit sehr auffällig von dem Tuberkel und seinen Derivaten.

Durch diese Eigenschaften charakterisieren sich diese Veränderungen als Folgen einer chronischen entzündlichen Reizung, die sich histologisch von den eigentlich tuberkulösen Veränderungen s. str. weitgehend unterscheiden, eine Konstatierung, auf die ich im Hinblick auf den später zu gebenden Versuch einer genetischen Erklärung Wert legen möchte. Den gleichen Charakter einer unspezifischen allgemein entzündlichen Veränderung bieten die aufgefundenen Begleitbronchitiden in dem gleichen Gebiet, ebenso auch die dem klinischen Bilde des Hiluskatarrhs zugrunde liegenden bronchitischen Veränderungen der großen Stämme im Hilusgebiet. Sie sind also ebenfalls nur durch den zeitlichen und räumlichen Zusammenhang mit dem Primärkomplex als durch diesen hervorgerufen und zu ihm gehörig zu erkennen. Auch die diffuse Bindegewebsentwicklung im Hilus und bei der Periadenitis zeigt diesen Bau. Die Periadenitis unterscheidet sich dadurch von den perifokalen Wucherungsvorgängen, die sich um einen primären Tuberkel auch noch innerhalb der gefäßlosen Zone einstellen. Man sieht also, daß mit der Entfernung von dem Entzündungskern im TENDELOO-schen Sinne der „spezifisch tuberkulöse" Charakter der entzündlichen Veränderungen abnimmt und daß zuletzt nur mehr ein einziges seiner Hauptkennzeichen übrig bleibt, die negative Leukocytotaxis.

IV. Histogenese des primären Komplexes.

Für die Histogenese der primären tuberkulösen Veränderungen kommen nach dem Gesagten schon die drei Prozesse in Betracht, um deren Vorrang oder doch gegenseitige Wertung heute noch diskutiert wird, erstens die alterativen, zweitens die exsudativen und drittens die proliferativen Vorgänge.

Wir können den Zusammenhang der für die tuberkulöse Proliferation spezifischen Vorgänge mit den beiden erstgenannten Prozessen vielleicht dadurch unserem Verständnis etwas näherrücken, daß wir zunächst — unter Vorbehalt der nötigen späteren Korrektur — den beiden ersten als vorwiegend toxischen Wirkungen[1] den dritten als vorwiegende Fremdkörperwirkung gegenüberstellen[2].

Die toxische Komponente verursacht bei nicht überstarker und nicht zu plötzlicher Einwirkung die entzündliche Quellung der Bindegewebselemente und den raschen kolliquativen Untergang der übrigen Gewebsbestandteile.

---

[1] Es ist vielleicht nicht unwichtig, für die nun folgende Darstellung darauf hinzuweisen, daß für die Tuberkulose bisher nur das Vorhandensein von Endotoxinen nachgewiesen werden konnte; d. h. also Toxine treten nur da auf, wo Tuberkelbacillen zugrunde gegangen sind.

[2] Eine derartige Unterscheidung ist schon vielfach versucht worden, so auch in den berühmten Referaten von BAUMGARTEN und ORTH in der Verhandlung der deutschen pathologischen Gesellschaft 1901, ohne daß doch die Trennung bisher völlig gelungen wäre. Auch das hier folgende ist nur als Beitrag zur Lösung dieser Aufgabe anzusehen und als Hinweis auf die Bedeutung ihrer Lösung für das nähere Verständnis der histologischen Bakterienwirkung. Die hier auf Grund meiner Beobachtungen gegebene Darstellung schließt sich sehr nahe der Auffassung ORTHs an, mit den aus der Berücksichtigung der Stadien der Tuberkulose sich ergebenden Modifikationen.

Erst bei längerer oder sich nach und nach steigernder Einwirkung werden unter den genannten Bedingungen auch die zunächst noch wuchernden Bindegewebselemente nekrotisch (verkäsen). Bei sehr starker *und namentlich plötzlicher, stoßweiser Zunahme der Giftwirkung* tritt dagegen eine sofortige oder doch ungemein rasch auftretende totale Nekrose käsigen Charakters aller Gewebsbestandteile gleichzeitig ein. Es gibt demnach zwei Arten der Verkäsung:

1. die direkte an totale Verkäsung *ohne wesentliche Umformung der fixen Gewebe und*

2. die indirekte Verkäsung nach vorheriger epithelioider Umformung des befallenen Gewebes.

Die Fremdkörperwirkung löst die auffällige spezifische Wucherung der fixen Bindegewebszellen aus. *Sie setzt also eine organisatorische Erregung.* Wir sehen auch tatsächlich eine weitgehende Analogie dieser tuberkulösen Bildungen mit reinen nichttoxischen Fremdkörperwucherungen. Sie kommen schon bei der primären Tuberkulose in zwei Formen zur Beobachtung, einmal als Reaktion auf relativ wenige, zunächst vielleicht sogar einzelne Bacillen[1], ihr Produkt ist das knötchenförmige Granulom. Die zweite Form ihres Vorkommens ist die als Folge eines Reizes durch abgestorbenes Gewebe. Ihr Produkt ist die sekundäre Abkapselung durch junges Bindegewebe ganz analog der Abkapselung nichtlöslicher Fremdkörper.

Beide Arten von Prozessen, die rein toxische und die Fremdkörperwirkung kombinieren sich *in jedem Fall* auf das mannigfaltigste *untereinander und mit allen sekundären Reizungs- und Erregungsarten.* Die toxische Endwirkung (Verkäsung) kann, wie erwähnt, der Wucherung vorausgehen oder erst an ihrem Produkt — dem epithelioiden Gewebe — nachfolgen. Wenn man genauer analysiert, sind aber beide Prozesse stets gleichzeitig vorhanden. Nur bei den ganz raschen direkten Verkäsungen kann es zweifelhaft bleiben, ob eine Wucherung einzelner bindegewebiger Elemente vor der Verkäsung ganz ausbleibe. Ich habe das allerdings nie direkt beobachten können. In den Randschichten verkäsender Gebiete fand ich stets junge Fibroblasten. Wohl aber kann die Bildung eines zusammenhängenden Gewebes aus solchen neugebildeten Zellen — Epithelioidgewebe — fehlen, weil die Nekrose zu rasch auf die erste Einwirkung folgt[2]. *Die direkte Verkäsung sieht man immer im Zentrum des Primäraffektes in der Lunge, sonst hauptsächlich bei den später zu schildernden plötzlichen Verkäsungen der generalisierenden Tuberkulose, bei denen im Käse noch oft schattenhaft die Conturen aller abgestorbenen einzelnen Gewebsbestandteile erkannt werden können. Man kann dann mit völliger Sicherheit feststellen, daß eine Umbildung zu Epithelioidgewebe vor der Verkäsung nicht stattgefunden hat.*

Besonders schwer zu entwirren wird dieser Komplex von Prozessen, der zur Bildung tuberkulöser Herde führt, dadurch, daß wir annehmen müssen, daß es neben der Fremdkörperwirkung des Tuberkelbacillus mit ihren typischen

---

[1] Vgl. die experimentellen Untersuchungen von JOEST. *Nach den Beobachtungen an Injektionsquaddeln u. ä. können auch die dispersen sog. Lösungen von Bacillenbestandteilen die gleiche Wirkung haben.*

[2] Ebenso ist es zu erklären, wenn bei käsigen Pneumonien, also einer starken Toxinwirkung, trotzdem auch zahlreiche Bacillen gefunden werden. Bei der gleichzeitigen Anwesenheit und Wirkung großer Toxinmengen hat der Bacillus keine Zeit als Corpusculum auf das befallene Gewebe einzuwirken. Sie ergeben sich durch Aspiration nekrotischen und erweichten Materials, das meist Endotoxine und Bazillen zugleich enthalten wird.

Folgen (Epithelioidgewebe und Riesenzellen) auch eine rein toxisch bedingte Gewebswucherung tuberkulöser Ätiologie gibt. Als solche glaube ich *bis auf weiteres* die perivasculäre Bindegewebsquellung und -wucherung rechnen zu müssen, die sich in dem Gebiet zwischen Primärherd und regionärer Hiluspartie ausbildet. Sie ist in allen Eigenschaften rein toxisch entzündlich, ohne Fremdkörperwirkung und muß wohl auf eine langdauernde *Reizung* und allgemeine Schädigung dieser notwendig von Toxin durchströmten Gebiete (Lymphscheiden der Gefäße) zurückgeführt werden. Sie enthält da, wo sie typisch ausgebildet ist, weder die Fremdkörperkomponente, noch zeigt sie die negative Angiotaxis. Diese Entzündungsprodukte sind im Gegenteil außergewöhnlich reich vaskularisiert. Nur in einer Beziehung verhält sie sich noch dem Tuberkel analog, das ist im Fehlen einer leukocytären Infiltration. Diese Entzündung ist also negativ leukocytotaktisch, ebensogut wie alles „histologisch spezifisch Tuberkulöse". *Lymphocytäre Infiltration gehört dagegen in wechselndem, wenn auch meist geringem Grade zum Bilde dieser Veränderungen.*

Bei den Drüsenveränderungen mischen sich die Fremdkörperwirkung (Granulie) und eine rein toxische Bindegewebsbildung. Wir haben dabei zunächst die schwielige Periadenitis zu erwähnen, die sich durch ihr Fehlen von zusammenhängenden Fremdkörperwucherungen und Riesenzellen usw. und durch die starke Vascularisation noch als reine Fernwirkung *des echt wasserlöslichen Toxins* zu erkennen gibt. Schon in den Randzonen des Drüsentuberkels mischen sich die beiden Prozesse aber in schwer auflösbarer Weise. Die Wucherung, die zur Bildung des innersten Kernes des Tuberkels führt, läuft stets deutlich nach dem Typus der Fremdkörperwirkung ab. Dieser Kern ist aber von einer Wucherungszone umgeben, die mindestens zum Teil toxisch ausgelöst ist. Als solche möchte ich vor allem die starke Bindegewebsbildung in der Peripherie abheilender Tuberkel und Käseherdchen ansprechen. Sie ist allerdings auffallend häufig bis weit nach außen gefäßlos und stellt sich damit wieder nahe zur Bildung von Epithelioidgewebe. Andererseits steht sie aber mit der typischen Periadenitis vielfach in direktem räumlichen und kausalen Zusammenhang. So finden wir bei wenig ausgedehnten Prozessen die Periadenitis nur da, wo der tuberkulöse Herd an die Oberfläche der Drüse heranreicht.

Es ist aber auch nur selbstverständlich, daß bei der Tuberkelbildung sich entweder sofort oder doch sehr bald neben der Fremdkörperwirkung auch toxische Wirkungen erkennen lassen. Die tuberkulöse Epithelioidzelle ist gequollen, zeigt also eine krankhafte Störung des osmotischen Gleichgewichts und ist demnach als toxisch geschädigt anzusprechen. Die anderen, für das Gift also empfindlicheren Zellarten verfallen im Bereich der tuberkulösen Fremdkörperwucherung einer raschen Kolliquationsnekrose, auch das Epithelioidgewebe selbst zerfällt früher oder später unter der Form der Verkäsung einer toxischen Nekrose. Alles das zeigt, daß es sich bei der Tuberkelbildung (des primären Komplexes) nirgends um eine reine Fremdkörperwirkung handelt, sondern um die Wirkung eines Fremdkörpers, dessen toxischer Einfluß sich allmählich zu immer steigender Stärke entfaltet, zweifellos durch die fortgesetzte Wucherung der eingeschleppten Bacillen und das steigende Freiwerden toxischer Stoffe.

Starke und plötzliche Tuberkulotoxinwirkung ergibt also gleichzeitige Verkäsung aller Gewebselemente. Schwache läßt im Entzündungskern die durch die Bacillen ausgelöste Fremdkörperkomponente zuerst noch im Prozeß mitwirken

Veränderungen der Umgebung, die die Fremdkörperkomponente dort nicht und führt erst bei längerer Dauer der Einwirkung zu chronisch entzündlichen enthalten, wo nur Toxin und nicht Bacillen in diese Gewebsterritorien hineingelangen.

Diese, wie mir scheinen will, berechtigte begriffliche Trennung zweier stets eng kombinierter Prozesse wirft nun auch Licht auf die Genese der sonst so schwerverständlichen Abkapselungsvorgänge. Sie vermag uns das Nebeneinanderbestehen von abgekapselten, sich abkapselnden und fortschreitenden tuberkulösen Herden, das der Auffassung dieser „Heilungsvorgänge" als Ausdruck einer Immunisierung des gesamten Organismus bisher unauflösbare Schwierigkeiten bereitet hat, bis zu einem gewissen Grade verständlich zu machen. Wir sehen ja oft in ein und derselben, manchmal geradezu winzigen Gewebspartie alle Stadien dieser Abkapselung nebeneinander, und zwar sowohl in Organismen, die unter der Erkrankung nicht irgendwie erkennbar leiden, wie in solchen, die dem Fortschreiten der tuberkulösen Erkrankung selbst erliegen. Um eine durchgreifende allgemein sich zeigende Immunitätserscheinung als Grund dieser Abkapselungsprozesse kann es sich demnach sicher nicht handeln; auch eine rein celluläre Immunität kann nicht die Ursache sein. Denn daß von zwei nebeneinanderliegenden *gleichartigen* Zellkomplexen der eine immun sein soll, der andere nicht oder gar vielleicht disponiert, ist doch eine recht prekäre Annahme.

Diese Erklärungsschwierigkeiten lassen sich umgehen, wenn wir neben der formalen Trennung der beiden Hauptprozesse auch Unterschiede in ihrem zeitlichen Ablauf auffinden können. Wie bei allen wissenschaftlichen Erklärungen ist dabei im Auge zu behalten, daß jede derartige Lösung nur eine vorläufige, für das gerade vorhandene Wissen gültige, sein kann und daß ihre dauernde Korrektur an der Hand dieses vorhandenen und des zu diesem Zweck noch zu beschaffenden Materials eine der Hauptaufgaben der Wissenschaft ist.

Eine Erklärung der Vorgänge bei der Abkapselung und dadurch bedingten Heilung der Tuberkulose scheint mir auf folgende Weise möglich zu sein: Die Zeit, die bis zum Eintritt der Reaktion verstreicht, zeigt sich bei jeder Reizfolge am Organismus in einer typischen Weise von der Reizstärke abhängig. Auf den starken Reiz folgt rasch eine starke Reaktion, auf den gleichartigen schwachen aber langsam eine schwächere, dadurch oft auch qualitativ scheinbar ungleiche Wirkung. Aus zahlreichen Beobachtungen, vor allem über die Inkubationszeit, wissen wir, daß diese Verhältnisse auch für die Entwicklung der *infektiösen* Prozesse zutreffen. Für die unmittelbaren Folgen der Reizwirkung durch das tuberkulöse Virus haben wir oben zwei Möglichkeiten unterschieden. Erstens den qualitativ und quantitativ starken Reiz mit rasch eintretender totaler Nekrose aller Gewebsbestandteile am Wirkungsort, zweitens den schwachen Reiz mit der teilweisen Nekrose der Gewebselemente und dem Hervortreten der Fremdkörperwirkung als einer im wesentlichen vielleicht physikalischen[1] Reaktion auf das Eindringen der Bacillen. Das sind also die mehr oder weniger unmittelbaren Reizfolgen am Wirkungsort. Ist nun mit TENDELOO anzunehmen, daß in der Umgebung des Entzündungskernes die Reizstärke mehr oder weniger allmählich abnimmt, so müssen wir auch annehmen, daß in dieser Umgebung erst nach und nach die Wirkungen einer geringeren Reizung sich entwickeln.

---

[1] BAUMGARTEN (loc. cit.) gebraucht für diese Art der supponierten Einwirkung den sehr anschaulichen Ausdruck des „taktilen Reizes".

Wir haben gesehen, daß eine länger dauernde rein toxische Einwirkung zu den geschilderten chronischen, allgemeinentzündlichen Kongestions- und Wucherungsvorgängen führt, die sich histologisch nicht mehr mit Sicherheit von anderen chronischen Reizfolgen unterscheiden lassen. Wenn also ein Tuberkel sich nicht allzu rasch entwickelt, so muß er sich allmählich mit einer ähnlichen Zone entzündlicher Reaktion umgeben. Sie kann sogar nur da fehlen, wo die seit der Erstansiedlung verflossene Zeit dazu noch nicht ausreichte, wo also die Inkubationszeit dieser histologischen Veränderung noch nicht abgelaufen ist oder wo der Tuberkel so rasch wächst, daß diese späteren Reizfolgen von denen der wachsenden Bacillen- und Toxinproduktion überholt werden, wo also die partielle oder totale Nekrose ihr zuvorkommt. Sie kann ferner dann fehlen, wenn die Giftempfindlichkeit unter den zur Auslösung dieser Vorgänge ausreichenden Schwellenwert absinkt.

Der auslösende Reiz wird dabei also als ein einheitlicher gedacht. Die Abkapselung ist dann ein notwendiges Glied in den auf ihn antwortenden Prozessen, das nur zeitlich mit den übrigen interferiert, sie hat aber gar nichts zu tun mit Giftfestigkeit oder sonstigen Immunitätserscheinungen, sie ist im Gegenteil als ein Zeichen einer erhaltenen Giftempfindlichkeit aufzufassen. Was wir zu ihrer Erklärung benötigen, ist nur die Annahme einer Diffusion von Gift über das Entzündungszentrum hinaus und eine gute Antwortfähigkeit auf die damit gegebene Toxinwirkung, und zwar auch auf relativ starke Verdünnungen dieses Giftes, zwei Annahmen, von denen die erste stets gemacht wird und die zweite zum mindesten für die Zeit nach der Entwicklung der ersten Erscheinungen des primären Komplexes mit unserem sonstigen Wissen in guter Übereinstimmung steht.

Diese Erklärung gewinnt an Tragweite und an Überzeugungskraft durch die Tatsache, daß alle die geschilderten Wucherungsvorgänge weitaus am deutlichsten sind in der Zeit der primären Tuberkulose, daß sie unter dem Einfluß einer intensiven Generalisation deutlich ihren Typus ändern und daß sie in sicher späten Manifestationen nach und nach zurücktreten[1].

---

[1] Sehr instruktiv für die teleologische Beurteilung des Lebendigen ist die Kombination einer rein mechanisch- und chemisch-kausalen Ursachenreihe mit einem typischen teleologischen Endeffekt. Mit dieser Annahme gelingt es also, eine scheinbare Zweckreihe — den Prozeß der Abkapselung — von aller teleologischen Kausalvorstellung zu befreien, und so den erhaltungsmäßigen Erfolg derselben unserem kausalen Verständnis nahezubringen. Wir sehen also einen biologischen Prozeß ablaufen, „als ob gleichfalls ein Verstand — wenngleich nicht der unsrige — " ihn willkürlich zum Zwecke des Endeffektes — hier der Heilung — hervorbrächte, während wir von der anderen Seite her die lückenlose kausale Reihe von Ursache und Wirkung herzustellen vermögen. Dabei bleibt wie bei allem Organischen die teleologische Wertung des Prozesses von der kausalen Erklärung unberührt. Für den Organismus hat der Vorgang die Bedeutung einer Ermöglichung, sich des eingedrungenen Giftes zu erwehren dadurch, daß es lokal mehr oder weniger unschädlich gemacht wird. Vgl. Em. Kant, „Kritik der teleologischen Urteilskraft", ein viel zu selten studiertes und verwendetes Werk, das für den Biologen ungleich wichtiger ist als die etwas bekanntere „Kritik der reinen Vernunft." Auch die moderne Biologie vermag die hier von Kant gegebenen Grundlagen nicht zu entbehren und wird aus einer eingehenden Verwendung derselben nur den größten Nutzen ziehen können. In der „Kritik der teleologischen Urteilskraft" gibt Kant die hier am einzelnen Objekt gegebene Lösung einer oft als unlösbar bezeichneten Antinomie in prinzipieller Darlegung.

Wir kommen also zu dem Resultat, daß in der Zeit der Entwicklung des primären Komplexes eine ausgesprochene Toxinempfindlichkeit des befallenen Organismus besteht, die bei langsamer Entwicklung des Krankheitsprozesses — also, wie wir aus der experimentellen Forschung wissen, bei quantitativ oder qualitativ „leichter" Infektion — zu ausgedehnten histologisch erkennbaren Fernwirkungen allgemein entzündlicher Natur in den von Toxin durchflossenen oder mit ihm imbibierten Gebieten führt. Dieses Resultat ließ sich, wie gezeigt, nur gewinnen und begründen durch eine eingehende Analyse aller makroskopischen und histologischen Veränderungen. Es war nötig, alles Gesehene bis in das kleinste, wenn nur irgend gesicherte Detail zu verfolgen, um ein möglichst vollständiges Gesamtbild zu erhalten. Das gewonnene Resultat zeigt sich aber als unentbehrlich für das Verständnis des anscheinend so regellosen Verhaltens der menschlichen Tuberkulose und rechtfertigt damit wohl nachträglich die Ausführlichkeit der gegebenen Schilderungen, denn die hier geschilderte Art der Reaktion ist der primären Tuberkulose eigentümlich. Sie gestattet die Diagnose einer zum primären Komplex gehörigen Veränderung auch dann noch, wenn die Tuberkulose sich im Laufe von Jahrzehnten beliebig stark ausgebreitet und unter der einen oder der anderen Form zum Tode des befallenen Organismus geführt hat. Das kann nur dann der Fall sein, wenn Histologie und Histogenese der späteren tuberkulösen Manifestationen uns anderweitige, deutlich differente Formen und Prozesse ergeben, was in dem 2. Teil dieser Arbeit des näheren gezeigt werden soll.

II. Teil.
Lungenerkrankungen bei generalisierter Tuberkulose und isolierte Phthisen.

Kapitel III.
Lungenerkrankungen bei generalisierter Tuberkulose.

Die isolierte primäre Lungentuberkulose ist, wie wir gesehen haben, charakterisiert durch einen typisch gebauten Primärherd und zeigt außer diesem stets noch eine direkt von ihm abhängige, rein lymphogene Ausbreitung ausschließlich in dem Teil der Lymphbahn, der zwischen Primärherd und der nächstgelegenen Einmündung des abführenden Lymphstromes in die Blutbahn gelegen ist. Es ist also ein enges Stromgebiet allein befallen. Der ganze übrige Organismus wird, wenigstens bei der üblichen Sektionstechnik, frei von tuberkulösen Veränderungen befunden. Dieser ersten Hauptgruppe wollen wir als zweite Hauptgruppe unter der Bezeichnung Lungenerkrankungen bei generalisierter Tuberkulose alle die Befunde gegenüberstellen, bei denen sich neben einer tuberkulösen Lungenerkrankung — sei sie nun primär oder nicht — auch noch tuberkulöse Veränderungen in anderen Stromgebieten des Lymph- und Blutgefäßsystems finden lassen. Diese Art der Gliederung ist uns durch die Beschränkung auf die Schilderung der tuberkulösen Lungenerkrankungen auferlegt. Auch für die primäre Tuberkulose mußten wir uns hier auf die Schilderung der pulmonalen Primärinfektionen beschränken, und die Extrapulmonalen, die im großen und ganzen nach den gleichen Gesetzen ablaufen, unberücksichtigt lassen. Auch auf dem Gebiet der generalisierten Tuberkulose sollen hier nur diejenigen Fälle behandelt werden, bei denen Veränderungen im Gebiet des kleinen Kreislaufes vorhanden sind. Ebensowenig wie für die primäre Tuberkulose wird dadurch der ganze Kreis der Erscheinungen erfaßt. Auch für diese Gruppe gilt aber, daß die Beteiligung oder Nichtbeteiligung der Lunge keinen prinzipiellen Unterschied für den Ablauf bedeutet.

Je nach der Art der Lungenerkrankung und der Generalisation läßt sich diese sehr umfangreiche zweite Hauptgruppe in eine Anzahl von Untergruppen abteilen.

1. Übergangsformen zwischen isolierter primärer Lungentuberkulose und solcher mit einer von ihr ausgehenden Generalisation.

Die primären Tuberkulosen zeigen sich, wie es der Natur der Sache nach auch gar nicht anders sein kann, durch Übergangsformen mit der generalisierten Tuberkulose verbunden. Eine solche Übergangsform, die noch zur primären Tuberkulose gerechnet werden darf, ist in Fall Nr. 67 meines Materials gegeben. Das $4^3/_4$jährige Kind G. W. lag wegen Rheumatismus acutus und Vitium cordis in der Universitätskinderklinik, starb an Herzinsuffizienz. Bei der Sektion (Sekt.-Prot. 718/11) fand sich ein Konglomerattuberkel im rechten Oberlappen mit miliarer Aussaat in der Umgebung. Der etwa bohnengroße Käseherd sitzt subpleural an der Oberfläche des Oberlappens nahe der Interlobarfurche. Die Pleura darüber ist verdickt, mit zahlreichen kleinsten Knötchen bedeckt. Die Drüse des zugehörigen Hauptbronchus ist mandelgroß, total verkäst. Die Verkäsung reicht bis an den Knorpel des Bronchus heran. Eine stärkere in die Augen fallende Bindegewebsentwicklung in der Region zwischen Sinus und Primärherd ist makroskopisch nicht beobachtet worden.

Der Primäraffekt in der Lunge erweist sich nach dem Elastinpräparat mit Sicherheit als sekundär abgekapselter pneumonischer Herd mit zahlreichen Resorptionstuberkeln an seiner Peripherie. Außerdem finden sich in der etwas weiteren Umgebung des Herdes perivasculär liegende Knötchen, die im Innern nirgends Spuren von elastischen Fasern enthalten und meist durchgängigen Gefäßen anliegen. Einzelne größere Gefäße der Umgebung sind bei unveränderter Intima vollständig von einem Kranz adventitieller Tuberkel umgeben. Einige, dicht dem Primäraffekt anliegende Gefäße sind verkäst. Auch das Innere des Herdes enthält an mehreren Stellen verkäste Gefäße, die als solche noch an der Begrenzung durch elastische Fasern gut kenntlich sind.

Bei der Größe des Primärherdes ist es nicht wunderlich, daß man in seinem Innern auch einen Bronchiolus antrifft, der in toto verkäst ist. Aus dem Aufbau des Herdes geht aber ohne weiteres hervor, daß er alle Bestandteile des Lungengewebes ergriffen hat, daß es sich also um einen kontinuierlich nach allen Seiten wachsenden Knoten handelt, der nicht irgendeinen vorgebildeten Weg bei seinem Wachstum benützt. Die rundliche Form wird z. B. auch gegen die Pleura hin einigermaßen gewahrt.

Der primäre Sitz läßt sich bei der Größe des Herdes nicht mehr sicher beurteilen. Es kommen dafür alle Bestandteile des respirierenden Parenchyms und des Bronchialbaumes bis etwas über den Bronchiolus respiratorius hinauf in Betracht.

An einer Seite lehnt sich der Primärherd an ein Interlobularseptum an, das sich ganz in der früher beschriebenen Weise verbreitert und von jungem gequollenem Bindegewebe angefüllt zeigt. Diese Verbreiterung zieht sich sowohl vom Primärherd gegen die Lunge hin, wie auch nach außen gegen die Pleura hinauf. In einem querlaufenden anschließenden Interlobulärseptum liegen perlenschnurartig dicht nebeneinander mehrere knapp miliare, im Zentrum verkäste, an der Peripherie fibrös umgewandelte Knötchen. An einigen Stellen fällt auf, daß die perivasculären Knötchen besonders stark fibrös umgewandelt sind. An einem Bronchus liegende Knötchen sind dagegen wieder wesentlich frischer. Sie liegen hier in der Tunica propria.

Der Primärherd ist von einem im VAN GIESON-Präparat sich noch rotfärbenden Faserzug mit zerfallendem Kernmaterial durchsetzt, enthält an einer Stelle sogar noch blutführende Gefäße, die in einem dichteren Balken absterbenden Bindegewebes liegen. Die Kapsel besteht aus dem gleichen, in den innersten Lagen nekrotisierenden, nach VAN GIESON sich rotfärbenden Fasermaterial, in dem zahlreiche schrumpfende Riesenzellen eingesprengt sind. Die makroskopisch besonders bemerkbaren Knötchen unter der Pleura sitzen in dem gewucherten Bindegewebe derselben. Sie sind ebenso wie die perivasculären Knötchen größtenteils fibrös umgewandelt, haben einen schmalen wuchernden, lymphocytär infiltrierten Saum. Die anliegenden Alveolen sind ohne Reizung. Das über ihnen liegende gewucherte Bindegewebe der Pleura ist stark vascularisiert, hyperämisch, zugweise lymphocytär infiltriert.

Sowohl der Primärherd als die sekundären Knötchen liegen auffällig reizlos im Lungengewebe. Teilweise haben sie einen schmalen, lymphocytär infiltrierten, gefäßhaltigen Hof, in dem dann spaltförmig verengte Alveolen mit kubischem Epithel und verdickten Alveolarsepten aber ohne Exsudation liegen. Die umgebende Lunge ist frei von Veränderungen. An manchen Stellen sieht man auch, daß einzelne frischere Partien mit Riesenzellen einem sonst fibrös umgewandelten Tuberkel außen anliegen, so daß also nach einer Abkapselung noch ein stellenweises Weiterwuchern stattgefunden haben muß. An den Stellen, wo Lunge an frischeres epitheloides Gewebe angrenzt, trifft man eine mäßige Desquamation von Alveolarepithel in den dicht anliegenden komprimierten Alveolen, deren Epithel vielleicht etwas gequollen, aber nicht wesentlich gestört ist.

Wir treffen also hier eine im Bindegewebe in der Umgebung des Primärherdes wuchernde knötchenförmige Tuberkulose, die sich überall da lokalisiert, wo wir bei den abheilenden Formen die diffuse Bindegewebsentwicklung angetroffen hatten. Sehr auffällig ist ferner, bei diesem jedenfalls nur ganz langsam fortschreitenden Fall, daß diese im Bindegewebe sich entwickelnden Tuberkel nur einen sehr geringen Reiz auf ihre Umgebung ausüben. So hat z. B. eines der Knötchen einen anliegenden Bronchus arrodiert, das Epithel an allen übrigen Stellen dicht nebenan ist dabei erhalten und in gutem Zusammenhang.

Die regionäre Lymphdrüse zeigt in jeder Beziehung die von den früheren Fällen her bekannten Veränderungen, d. h. also teils durch Konfluenz einzelner Tuberkel entstandene, zackige, kompakte Käseherde bis über Linsengröße, gut abgekapselt, teils zahllose kleinere Tuberkel in der ganzen Drüse verstreut, zum größten Teil in bindegewebiger Umwandlung. Die Drüsenkapsel ist von der Verkäsung nirgends mit Sicherheit überschritten, doch findet sie sich überall durch die schwielige Periadenitis mit dem umliegenden Bindegewebe verwachsen. Der Randsinus ist auf weite Strecken vollkommen zerstört. In der angrenzenden Lunge finden sich perivasculäre Bindegewebszüge mit eingelagerten Miliartuberkelchen. Das Hilusbindegewebe ist sehr stark gewuchert, enorm hyperämisch und gefäßreich, enthält ebenfalls eingestreute größtenteils fibrös umgewandelte Miliartuberkel. Die schwielige Periadenitis zieht sich bis an den Bronchus. Auch hier ist die Lunge selbst aber sonst reizlos und die Miliartuberkel sind in ihrem Auftreten an die bindegewebige Wucherung und ihre direkte Umgebung gebunden.

Andere Lymphdrüsen enthalten bis klein bohnengroße abgekapselte Käseherde.

Eine weitere wohl nicht direkt in die Abflußbahn eingeschaltete Drüse enthält einzelne fibrös umgewandelte, zum Teil geschrumpfte Tuberkel, außerdem zeigt sich aber das Pulpagewebe hochgradig rarefiziert, so daß stellenweise fast nur ein System weiter, von einem losen Netz ausgespannter Retikulumzellen erfüllter Sinus zurückgeblieben ist, ein höchst auffälliges Bild. Man wird annehmen dürfen, daß es sich hier um eine nicht direkt in den abführenden Lymphweg eingeschaltete Lymphdrüse handelt, die auf kollateralem Wege nur wesentlich weniger infektiöses Material zugeführt erhielt als die regionären Drüsen selbst. Die Veränderungen dürfen, da gleichzeitig chronisches Lungenödem vorhanden war, vielleicht zum Teil auf diese Stauung bezogen werden, obwohl sie durchaus nicht in allen Hiluslymphdrüsen angetroffen wurden. Wir werden aber im Verlauf der Untersuchungen noch sehen, daß ähnliche Veränderungen unter einem mäßigen, aber langanhaltenden tuberkulösen Reiz öfters auch ohne Stauung in kollateral beteiligten Lymphdrüsen beobachtet werden.

Die miliare Aussaat in der Umgebung des Primäraffektes, die hier schon makroskopisch nachweisbar war, ist also zwar wesentlich deutlicher, hält sich aber doch ganz im Rahmen der früher beschriebenen lymphogenen Aussaat um den Primärherd. Ganz besonders auffällig und unverkennbar ist auch hier wieder die Zusammengehörigkeit von adventitieller und interlobulärer, sowie subpleuraler Bindegewebswucherung und lymphogener Aussaat. An manchen Stellen ist eine Kette von lymphogenen Tuberkeln an die Stelle der früher beschriebenen Bindegewebswucherung getreten. Diese beiden Prozesse gehören also wohl auch genetisch zusammen. Hier ist eine stärkere Atelektase nirgends beobachtet worden, so daß in diesem Falle die Atelektase als mitwirkende Ursache nicht nennenswert wirksam gewesen sein kann.

Wir dürfen demnach diesen Fall wahrscheinlich noch als primäre Lungentuberkulose ohne eigentliche Generalisation, aber mit sehr starker lymphogener Ausbreitung in der Umgebung des Primärherdes und auf den Abfuhrwegen der Lymphe betrachten. Sichere hämatogene oder bronchogene Veränderungen tuberkulöser Natur konnten auch in der Lunge nicht aufgefunden werden, hätten aber wohl nicht mehr lange auf sich warten lassen.

2. Geringfügige chronische hämatogene Generalisation.

Wie vorsichtig man aber mit der Annahme einer reinen primären Lungentuberkulose sein muß, zeigt Nr. 48 meines Materials.

Nr. 48. Das Kind M. F., 3 Jahre alt, ohne tuberkulöse Aszendenz, wird am 11. März 1915 mit Crouphusten, sowie Augen- und Nasendiphtherie aufgenommen, stirbt noch in der folgenden Nacht an Herzschwäche.

Die Sektion ergab, abgesehen von den diphtheritischen Veränderungen, die schon klinisch erkannt worden waren, bronchopneumonische Herde in den nach hinten gelegenen Teilen der rechten und der linken Lunge, Dilatation des Herzens, parenchymatöse Degeneration des Herzmuskels, der Leber und der Nieren. Milzschwellung. Status thymolymphaticus.

Die Lunge, die mir als — wahrscheinlich nicht tuberkulöses — Vergleichsobjekt überlassen worden war, zeigte bei der Zerlegung in feine Schnitte im linken Oberlappen die beschriebenen typischen Bindegewebszüge und zahlreiche kleine Kalkherde, sowie größere Kalkeinlagerungen in einer hierzu regionären Hilusdrüse und in der Bifurkationsdrüse.

Der mikroskopische Befund zeigt hier einiges Neue. Die Bindegewebswucherung der Lunge ist allerdings ganz ebenso wie bei den früher beschriebenen Fällen, zeigt sich diffus im Hilusgebiet, vorwiegend perivaseulär und an die größeren Septen gebunden in der Lunge. Die zahlreichen kleinen Kalkherdchen, die in das von Bindegewebszügen durchzogene Lungengebiet eingestreut sind, zeigen deutliche Beziehungen zu den Bindegewebszügen und sind zum Teil als primäre Lokalisationen, zum Teil aber sicher auch als verkalkte Reste lymphogener Tuberkelchen dieser Gebiete anzusprechen. Die größte Ansammlung tuberkulösen Gewebes in der Lunge sitzt an der Rückseite des linken Oberlappens. Sie besteht aus geschrumpften Epitheloidtuberkeln und etwa zehn größeren, im wesentlichen abgekapselten zackigen Käseherden bis zu Linsengröße. Der größte Kalkherd im Lungengewebe stellt einen knapp erbsengroßen, nicht ganz regelmäßigen, aber gut abgekapselten, im allgemeinen rundlichen Knoten dar. Er liegt im Innern des Oberlappens. Sein Inhalt ist vollkommen strukturlos.

Die im Bindegewebe eingebetteten Bronchien der regionären Hiluspartie sind zum Teil wenig oder nicht entfaltet, ebenso kleinere Partien anliegenden Lungengewebes. In dem atelektatischen Lungengewebe liegen vereinzelte interstitielle, lymphogene (?) Tuberkel. Man trifft aber hier auch in einzelnen Alveolen typische Riesenzellen. Das Alveolarepithel dieser Alveolen ist nicht mehr erhalten; im übrigen ist aber keine stärkere Reaktion in der Umgebung zu sehen.

Außer diesen uns schon bekannten Veränderungen finden wir hier zum erstenmal Tuberkel in der Schleimhaut der größeren und kleineren Bronchien, die nur zum Teil in der Tunica propria im bindegewebigen Anteil liegen, zum Teil aber auch innerhalb der Schleimdrüsen. Der Bau der Drüse ist dabei hochgradig gestört. Die Acini der befallenen Drüse zeigen ein Zuverlustgehen des Epithelzusammenhanges, Verbreiterung, Lockerung und lymphocytäre Infiltration der Septen. Um die gutausgebildeten Riesenzellen liegt nur sehr wenig Epitheloidgewebe. Auch dieses ist locker gebaut. Das Epithel ist an den befallenen Stellen in den schwer veränderten Drüsen vollständig zugrunde gegangen. Die

Beurteilung der Veränderungen ist dadurch etwas erschwert, daß die Schleimdrüsen sich überall infolge der schweren diphtherischen Erkrankung in stärkster desquamativer Entzündung befinden, ebenso wie die Bronchialschleimhaut.

Auch die Lymphdrüsen zeigen einen neuen Typus der Beteiligung insofern, als sich nirgends größere kompakte frische Käseherde finden. Die Drüsenveränderungen sind zwar sehr ausgedehnt, aber sie haben — abgesehen von den Kalkherden des primären Komplexes — nirgends mehr zu größeren kompakten Käseherden geführt. Dagegen sind zahlreiche Lymphdrüsen ganz durchsetzt von Epitheloidtuberkeln, die hier großenteils in den Sinus zu liegen scheinen, so daß an manchen Stellen ein der großzelligen Hyperplasie entsprechendes Bild entsteht. Diese großzellige Hyperplasie findet sich nun nicht nur in den Hilusdrüsen, sondern auch in den cervikalen Drüsen, und zwar bis hinauf unter die Tonsille. In der Tonsille selbst hat sich Tuberkulose nicht nachweisen lassen. Sehr auffällig ist ferner, daß die ebenfalls untersuchte Glandula sublingualis von Epithelioidtuberkeln durchsetzt ist. Die Lagerung der Tuberkel ist in der Speicheldrüse ganz ebenso wie in den Schleimdrüsen. Meist ist in der Umgebung der Riesenzellen, auch wenn sie klein sind, die ursprüngliche Lagerung und Beschaffenheit der umgebenden Zellen nicht mehr zu erkennen. Sie sind von einem zum Teil in Verflüssigung begriffenen, zum Teil stark vakuolisierten Zellmaterial umgeben. An einzelnen Stellen findet man aber doch Riesenzellen mit Sicherheit im Lumen von Drüsengängen.

Diese Beteiligung der Schleimdrüsen in den Bronchien und einer Speicheldrüse zeigen also Bilder, die den Gedanken an eine sog. Ausscheidungstuberkulose nahelegen. Jedenfalls kann man hier nicht mehr von einer reinen Lungen- und Lungenlymphdrüsentuberkulose sprechen, vor allem auch deswegen nicht, weil die Drüsentuberkulose bis in Gebiete hinaufreicht, die der Lunge nicht mehr regionär sind. Die cervikalen Drüsen sind durchsetzt von zentral verkäsenden, teils frischen, teils fibrös sich umwandelnden Epithelioidtuberkeln, die schon mit bloßem Auge eine Art Marmorierung der Drüse hervorrufen. Die Drüsenkapsel ist entsprechend dem chronischen Charakter und dem Fehlen der größeren Käseherde nur geringgradig verdickt. Die zahllosen Tuberkelchen füllen zum Teil die Sinus aus, zum Teil sind sie nach ihrer Lagerung nicht mehr mit Sicherheit zu beurteilen. Da wo sie ersichtlich in den Sinus liegen, sind sie häufig lockerer gebaut, als das sonst bei Lymphdrüsentuberkeln der Fall ist. Es macht dann den Eindruck, als sei im wesentlichen nur das retikuläre Netz in den Sinus gewuchert, ohne daß eine typische Knötchenbildung eingetreten wäre. Überall findet man zahlreiche eingestreute Riesenzellen. Manche der etwas größeren Tuberkel sind zentralwärts verkäst, doch zeigen sie keine Pallisadenstellung in der Randzone; die Zone der Kernfragmente ist schlecht ausgebildet, überall sieht man eine sehr deutliche Einwanderung relativ guterhaltener Lymphocyten in den Käse hinein.

Die cervikalen Drüsen waren bis bohnengroß, rundlich. Entsprechend der geringen periadenitischen Veränderung, die ihrerseits wieder der ungemein chronischen, nirgends zu kompakten Käseherden führenden Drüsenerkrankung entspricht, waren die Drüsen auf der Unterlage nirgends stärker fixiert.

Wir haben es hier also mit einem der zahlreichen Fälle einer abheilenden, ursprünglich gutartigen primären Lungentuberkulose zu tun, bei denen es zu einer ebenfalls gutartigen, äußerst chronischen Erkrankung der cervikalen Lymphdrüse kommt. Es ist das klinisch ein ungemein häufiger Befund. Das gleichzeitige Befallensein einer Speicheldrüse, das in der Art der Erkrankung vollkommen derjenigen der cervikalen Lymphdrüse entspricht, sowie das Freibleiben der Tonsille der gleichen Seite erschweren die Erklärung dieser Veränderungen wesentlich. Die Tonsille wurde auf Serienschnitten aufs genaueste untersucht, jeder einzelne Schnitt wurde gefärbt und durchmustert, ohne daß sich tuberkulöse Veränderungen hätten finden lassen. Im Zusammenhalt mit der Schleimdrüsentuberkulose größerer Bronchien wird man auch für diese nicht direkt von einem Lungenherd abhängigen Lokalisationen auf eine hämatogene Generalisation zur Erklärung angewiesen sein und man wird auch bei den Lymphdrüsen nicht nötig haben, einen retrograden lymphogenen Transport anzuschuldigen, obwohl ein solcher selbstverständlich nicht ausgeschlossen werden kann. Auffällig bleibt ferner, daß der Grad der Erkrankung der cervikalen Drüsen nicht wesentlich hinter der Erkrankung der Hilusdrüsen zurücksteht, wenn wir von den Kalkherden des primären Komplexes absehen.

Derartige Fälle sind besonders geeignet, die Schwierigkeiten zu illustrieren, die bei der Erkenntnis der Ausbreitung der Tuberkulose im menschlichen Körper uns auf Schritt und Tritt verfolgen. Die meines Wissens bisher nicht beschriebene Miterkrankung von Schleimdrüsen und Speicheldrüsen bei einer sonst so geringfügigen, bei der Sektion makroskopisch nicht aufgefundenen Erkrankung zeigt, wie notwendig die sorgfältigste mikroskopische Untersuchung beginnender Fälle ist und wie weit wir noch davon entfernt sind, ausreichende Unterlagen für weitgehende Schlüsse zu besitzen. Die Schleimdrüsentuberkulose in den Bronchien ist in meinem Material zweifellos ein ungemein häufiger Befund. Eine Speicheldrüse ist bisher von mir nur in dem beschriebenen Falle untersucht worden. Es sollte hier ja nicht das genauere Detail der weiteren Generalisation untersucht werden, sondern zunächst ein wesentlich engeres Gebiet; in allen Fällen, in denen eine Generalisation schon makroskopisch nachweisbar war, erübrigten sich also derartige Untersuchungen.

Es sei schließlich hervorgehoben, daß das mikroskopische Bild der großzelligen Hyperplasie uns hier als Teilerscheinung einer ungemein gutartigen, äußerst langsam und geringfügig generalisierenden Tuberkulose entgegentritt. Wir sind ihm schon einmal begegnet neben einer völlig verkalkten primären Trachealinfektion, allerdings damals ohne nachweisbare Generalisation, nach der aber damals nicht so eingehend gesucht worden war. Es ist das nicht unwichtig, denn wir begegnen hier der ersten Abweichung vom histologischen Bild der reinen primären Lungentuberkulose, bei der die tuberkulöse Neubildung sich in der Lymphdrüse stets als typischer Tuberkel verschiedener Größe mit seinen typischen Zonen repräsentiert. Wir haben dann stets einen „Kern“ (im Sinne von TENDELOO), der die schwersten Veränderungen, eventuell bis zur Verkäsung zeigt, dann folgt eine dichte Zone gewucherter fixer Bindegewebszellen, in der alle anderen Gewebsbestandteile zugrunde gegangen sind oder zugrunde gehen, die also lymphocytenarm und gefäßlos ist, und dann die Zone der perifokalen Entzündung, in der die Bindegewebswucherung abklingt und in der eine das Epithelioidgewebe als Mantel umgebende lymphocyten- und gefäßreiche hyperämische Zone dicht an das vollausgebildete Epitheloidgewebe sich anschließt. Anders ist das bei der großzelligen Hyperplasie. Sie stellt eine Art Zwischenstufe dar zwischen dem Sinuskatarrh und dem Tuberkel. Wir sehen in den Sinus ein vielgestaltiges epitheloides, mehr oder weniger dicht liegendes, an manchen Stellen Riesenzellen enthaltendes Zellmaterial sich ansammeln, das dem der epitheloiden Zone eines Tuberkels in allen wesentlichen Stücken entspricht. Es handelt sich also nicht um abgestoßene, in Flüssigkeit schwimmende, deshalb rundliche Zellen, sondern um durch Ausläufer miteinander verbundene, also den Zellen des retikulären Netzes im Lumen des Sinus entsprechende Bildungen. Ich möchte auf die Konstatierung großen Wert legen, daß die bekannten rundlichen Zellformen des gewöhnlichen Hiluskatarrhs im Bilde der echten großzelligen Hyperplasie, wenn auch nicht ganz fehlen, so doch in den Hintergrund treten. Es handelt sich also nicht um eine desquamative Entzündung, sondern um eine Wucherung sich nicht aus dem Zellverband lösender Zellen. Daß dabei das intrakanalikuläre Retikulum der Lymphdrüse den Ausgang bildet, scheint sich mir mit Sicherheit aus zahlreichen Übergangsbildern zu ergeben. Man findet in der gleichen Drüse vollausgebildetes, dichtliegendes Epithelioidgewebe im Innern eines erweiterten Sinus, der sich aber noch mit voller Deutlichkeit durch eine geschlossene endothelartige Lage gegen den verschmälerten Markstrang absetzt, und auch durch die geschlängelte Form und die sonstige Lagerung in der Drüse mit Sicherheit als ehemaliger Lymphsinus angesprochen werden kann. Daneben Sinus, die mit einem lockeren, aber gegenüber der Norm noch wesentlich vermehrten und auch deutliche Zeichen entzündlicher Quellung aufweisenden, sich vielfach verästelnden Zellmaterial angefüllt sind, und schließlich wieder weite, relativ leere Sinus, in denen das Retikulum zwar normales Aussehen hat, aber doch noch deutlich gegenüber der Norm vermehrt ist.

Wichtig scheint mir besonders, daß bei der großzelligen Hyperplasie der epithelioiden Bildung im Sinusinnern die perifokale Entzündung fehlt. Es fehlen die Hyperämie, die Vascularisation und die Bindegewebsbildung in der Umgebung, die für den Tuberkel so charakteristisch sind. Dabei findet man aber in der gleichen Drüse auch vollausgebildete Tuberkel, die dann stets vollausgebildetes fibröses Bindegewebe als äußerste Begrenzung aufweisen, und auch sonst den Eindruck einer im ganzen stationären, sich langsam rückbildenden, am Rande sich fibrös umwandelnden Veränderung machen.

Ebenfalls um eine sichere primäre Lungentuberkulose handelt es sich in Nr. 21 meines Materials. Ein 18jähriges Mädchen A. L., Sekt.-Prot. 483/14, das wegen einer chronischen Nephritis mit Herzinsuffizienz im Krankenhaus lag, und an einer akuten influenzaartigen Erkrankung (Otitis media beiderseits und akuter Bronchopneumonie) zugrunde ging. Die Sektion ergab chronisches Nierenleiden mit Schrumpfung, Hypertrophie und Dilatation des linken Ventrikels, parenchymatöse Degeneration des Myokards, Stauung und Ödem der Lunge, konfluierende Bronchopneumonie des rechten Unterlappens, beiderseits Pleuritis serofibrinosa, broncho-pneumonische Herde auch im linken Unterlappen. Als Nebenbefund fand sich in der rechten Spitze eine netzförmig angeordnete Schwiele, darin ein kleiner Kalkherd, ferner käsige Tuberkulose der vorderen mediastinalen, der Bifurkations- und der cökalen mesenterialen Lymphdrüsen.

Bei genauer Untersuchung zeigte sich die Bindegewebsentwicklung im rechten Oberlappen vollkommen analog derjenigen bei den kindlichen abheilenden primären Tuberkulosen meines Materials. Es handelt sich also um typische Vermehrung des perivasculären Bindegewebes in der Umgebung eines abgeheilten primären Lungenherdes. Die Lymphdrüsen des regionären Hilusgebietes sind durchsetzt von überlinsengroßen, dichtliegenden Käseherden. Die Drüsensubstanz zwischen den einzelnen Herden ist vollkommen in fibrösschwieliges, stark vascularisiertes Bindegewebe umgewandelt. Dieses schwielige Gewebe reicht in die Umgebung hinein, die Drüse ist völlig von ihm ummauert, mit den anliegenden größeren Gefäßen und dem Bronchus verbacken. In einer freigebliebenen Drüsenpartie ist die Marksubstanz etwas rarefiziert, die Sinus mäßig weit, dicht angefüllt mit Makrophagen, die großenteils rundliche Konturen aufweisen, also vollständig aus dem Zellverband gelöst sind. In den Sinus liegen auch polynucleäre Leukocyten in wesentlich vermehrter Anzahl (Bronchopneumonie). An anderen Stellen zeigen sich auch die im Sinus ausgespannten Retikulumzellen deutlich vermehrt, ohne daß doch ein zusammenhängendes epithelioides Gewebe sich gebildet hätte. Die Käseherde sind von typischem epithelioidem Gewebe umgeben, die Zone der Kernfragmente ist schmal, die Fragmente selbst kurz, in den Randpartien des Käses ziemlich viel guterhaltene Lymphocyten, die äußeren Lagen des epithelioiden Gewebes befinden sich in fibröser Umwandlung. Im anliegenden Bronchus ist eine schwere, von der Drüse unabhängige katarrhalisch-eitrige Entzündung.

Eine weitere Hilusdrüse, die einen hirsekorngroßen Käseherd enthält, sowie mehrere epithelioide, zentral in Verkäsung befindliche kleinste Tuberkel, zeigt wieder erweiterte Sinus mit Makrophagen und zahlreichen vielgestaltigen gequollenen Zellen. Auch hier wieder deutliche leukocytäre Infiltration. Das Bild läßt sich schwer anders beschreiben denn als Mischform von desquamierendem Sinuskatarrh und großzelliger Hyperplasie. Da wir auch zwei differente Krankheitsprozesse im Wurzelgebiet wirksam fanden, dürfen wir ohne Zwang auch das gleichzeitige Bestehen zweier differenter pathologischer Veränderungen in den Drüsen annehmen, erstens des desquamierenden und hier auch polynucleär infiltrierenden Sinuskatarrhs infolge einer akuten Bronchopneumonie, und zweitens der Wucherung des intrakanalikulären Sinusretikulums infolge der chronischen Tuberkuloseerkrankung.

So sicher es feststeht, daß die tuberkulöse Lungenveränderung und die zugehörige Veränderung der thorakalen Drüsen als typische, in der Lunge abgeheilte, in den Drüsen abheilende primäre Lungentuberkulose anzusprechen sind, so zweifelhaft bleibt der Befund der cökalen verkästen Mesenterialdrüse für unsere Beurteilung. Makroskopisch hatte sich im regionären Darmabschnitt nichts von Tuberkulose finden lassen. Trotzdem könnte es sich hier um eine gleichzeitige Infektion der Lunge und des Darmes handeln. Eine Entscheidung hätte aber nur eine eingehende mikroskopische Untersuchung der möglichen Eingangspforten bringen können, deren Notwendigkeit erst nachträglich erkannt worden ist. Hier sei diese Frage nur aufgeworfen, um an ihr zu zeigen, wie schwierig die Beurteilung auch geringfügiger tuberkulöser Befunde zu sein pflegt und wie unmöglich es ist, sich auf Grund des Protokolls später noch ein Urteil über den Ablauf auf die Ausbreitung dieser Krankheit zu bilden.

3. Primäre Lungentuberkulose mit sekundärem Einbruch in den Bronchialbaum und Generalisation.

Ebenfalls der chronischen Generalisation im Anschluß an eine hier allerdings fortschreitende primäre Lungentuberkulose gehört noch Fall 25 an.

Nr. 25. M. W., 1 Jahr alt. Sekt.-Prot. 336/14 starb an einer akuten katarrhalischen Bronchitis mit Bronchopneumonien in beiden Ober- und Unterlappen. Das Kind hatte vorher schon eine doppelseitige Keratitis acquiriert und litt außerdem an Ekzem des Kopfes und einer Otitis media purulenta.

Bei der Sektion fand sich ein etwa kirschkerngroßer rundlicher käsiger Herd in den untersten Partien des linken Unterlappens, ein zweiter größerer, im Innern erweichter nahe an der interlobären Oberfläche der Pleura, die mit zahlreichen miliaren Knötchen bedeckt und deren beide Pleurablätter miteinander verbacken waren. Die Hilusdrüsen waren stark verkäst und vergrößert, auch die Bifurkationsdrüse noch von käsigen Herden durchsetzt. Kehlkopf, Trachea und Darm ohne Besonderheit. Ferner fand sich ein chronischer Milztumor und parenchymatöse Degeneration von Leber und Niere, aber keine makroskopische Tuberkulose dieser Organe. Dagegen enthielten die portalen und rechtsseitigen inguinalen Lymphdrüsen tuberkulöse Veränderungen. Frische eitrige katarrhalische Bronchitis beider Lungen, mit Bronchopneumonie in beiden Ober- und Unterlappen, doppelseitige Keratitis, Ekzem des Kopfes, Otitis media pur. sin.

Bei der genauen Untersuchung des gehärteten Präparates ergab sich, daß der Herd im Unterlappen in allen Beziehungen sich wie der Konglomerattuberkel der beschriebenen Primäraffekte verhielt. Die mehr hiluswärts gelegene Partie erwies sich dagegen als Infiltration um eine vollkommen verkäste und in den anliegenden Bronchus durchgebrochene bronchiale Lymphdrüse. Von ihr aus ging eine makroskopisch nicht ganz sicher feststellbare, mikroskopisch aber zweifellose käsige Endobronchitis in die benachbarten Bronchien hinein. Das Gebiet war ferner in einer Ausdehnung, die insgesamt etwa einer Haselnuß an Größe entsprach, mit miliaren lymphogenen Knötchen durchsetzt.

Im Verlauf einer langsam fortschreitenden primären Lungentuberkulose war es demnach zu relativ geringfügigen Erscheinungen einer hämatogenen Dissemination (Keratitis und Conjunctivitis phlyctaenulosa) gekommen, außerdem hatte aber die Verkäsung der nächstgelegenen regionären bronchialen Lymphdrüse die Drüsenkapsel überschritten und den Bronchus arrodiert. In den bisher beschriebenen Fällen waren die Bronchien ja stets auch mitbeteiligt gewesen, aber doch nur dadurch, daß die äußeren Zonen der perifokalen Entzündung bis an und in die Schleimhaut hineinreichten. Hier aber finden wir alle Bestandteile des Bronchus in die eigentlich tuberkulöse Erkrankung miteinbezogen.

Der Durchbruch erfolgte in einen Bronchus mittlerer Ordnung und zwar nahe einer Teilungsstelle. Von drei anliegenden Drüsen ist die eine von raschverkäsenden Epithelioidtuberkeln durchsetzt, während ein Pol in Kleinerbsengröße kompakt verkäst ist. Eine zweite Lymphdrüse ist total verkäst, überall ist die Drüsenkapsel nach außen von der Verkäsung überschritten und das anliegende Bindegewebe dicht lymphocytär infiltriert. Die dritte Lymphdrüse ist ebenfalls in toto verkäst, auch hier überschreitet die Verkäsung die Kapselgrenze, die Käsemassen haben einen Bronchialknorpel umflossen und die käsige Nekrose hat auch die Schleimhaut ergriffen. Das Perichondrium ist an dieser Stelle vollkommen eingeschmolzen.

Der Verkäsung geht eine Zone dichter kleinzelliger Infiltration voraus, die in der Schleimhaut besonders breit ausgebildet ist. Die Schleimdrüsen, die in den Bereich dieser kleinzelligen Entzündungszone geraten sind, gehen in ihr rasch zugrunde. Besonders schnell verlieren die Zellen der Endstücke ihren epithelialen Zusammenhang, sie lösen sich auf, auch die Umhüllung verschwindet, ihr Kernmaterial läßt sich dann nicht weiter in der Lymphocyten und Epitheloidzellen in regelloser Mischung enthaltenden Entzündungszone unterscheiden. Die mehr kubisches Epithel aufweisenden Ausführungsgänge widerstehen diesem Auflösungsprozesse länger. Sie behalten auch den epithelialen Zusammenhang noch einige Zeit lang, wenn sie schon rings von der kleinzellig infiltrierten Entzündungszone umgeben sind. An ihrem Vorhandensein läßt sich also noch die Stelle einer ehemaligen Schleimdrüse erkennen, wenn alles übrige schon zugrunde gegangen ist. Erst in der schon verkäsenden Zone, in der auch die Epithelioidzellen deutlich zu nekrotisieren beginnen, geraten auch die Epithelien der Ausführungsgänge in Unordnung und scheinen sich dann rasch aufzulösen.

Während an dieser Stelle die Schleimhaut des Bronchus also von außen her zerstört wird, zeigen die benachbarten Bronchien eine sehr ausgesprochene, diffuse, nekrotisierende, käsige Endobronchitis, die unverkennbar vom Lumen her einsetzt. Das Epithel ist dabei an den meisten Stellen abgehoben, auch die Basalmembran vielfach zerstört, die Tunica propria in den innersten Lagen nekrotisierend, aufgefasert, gequollen, in den mehr peripheren Lagen stark hyperämisch und dicht kleinzellig infiltriert. Ihr Kernmaterial ist überall in Auflösung begriffen. In den innersten Lagen trifft man fädige, manchmal sogar verzweigte Figuren von Chromatinsubstanz, die deutlich an die Zone der wurmförmigen Kerne erinnern. Erst weiter vom Lumen ab bekommt man Kerne zu sehen, die einigermaßen ihre alte Figur erhalten haben. Die Schleimdrüsen sind überall aufs schwerste verändert, in einer kleinzelligen Infiltration zum großen Teil vollständig aufgelöst, das Protoplasma ihrer Epithelzellen wird dabei ausgesprochen basophil. Charakteristisch ist überall das rasche Zugrundegehen des Drüsenepithels ohne wesentliche Wucherung, während die Bindegewebselemente vor dem Untergang noch zu wuchern beginnen. Sehr bald wird dabei die Basalmembran der Drüsengänge zerstört, so daß das Gewebebild rasch ganz unkenntlich wird.

Die übrigen Lymphdrüsen zeigen ähnliche Veränderungen, mit der Entfernung vom Primärherde in langsam abnehmendem Grade. Überall zeigt der Prozeß die Neigung zu rascher Verkäsung und zur Bildung kompakter, durch die kontinuierliche Ausbreitung der entzündlichen Infiltration wachsender Käseherde. Erst in der paratrachealen Kette trifft man auf einzelne Epithelioidtuberkel mit einer fibrösen Außenzone und hyaliner Quellung in der Umgebung. Hier ist auch die Drüsenkapsel kaum verdickt, nur wenig kleinzellig infiltriert, der Randsinus überall frei, relativ leer, mit einzeln liegenden rundlichen Makrophagen.

Sehr ähnliche Verhältnisse fanden sich bei Fall 23 und 66 meines Materials.

Bei Nr. 23, K. K., $2\frac{1}{2}$ Jahre alt, fand sich ein nahe entsprechender Lungenbefund mit einem Durchbruch einer bronchialen verkästen Lymphdrüse im unteren Teil des linken Oberlappens, außerdem aber eine typische Miliartuberkulose der Meningen, der Lungen, der Leber und der Milz. Abgesehen von der Lungen- und Lungenlymphdrüsentuberkulose fand sich hier auch eine fortgeschrittene käsige Tuberkulose der Halslymphdrüsen und der mesenterialen Lymphdrüsen, sowie tuberkulöse Ulcera der Tonsillen und tuberkulöse Darmgeschwüre. Dilatation des Herzens, parenchymatöse Degeneration des Myokards. Es ist das also der erste unter den hier geschilderten Fällen, der der Ausbreitung seiner Tuberkulose erlegen ist.

In direktem Anschluß an eine Primärinfektion finden wir hier wieder die Endobronchitis infolge eines Drüsendurchbruches sowie ulceröse Mitbeteiligung der Ausscheidungswege des Sputums (Rachen und Darm), die ihrerseits wieder zu einer beträchtlichen Erkrankung der den sekundär erkrankten Stellen regionären Lymphdrüsen geführt hat. Außerdem eine akute hämatogene Generalisation. Hier sind also sämtliche Möglichkeiten der Ausbreitung im Körper gleichzeitig in Aktion getreten:

1. die lymphogene Metastasierung von primären und sekundären Herden aus,
2. die Ausbreitung der einzelnen Käseherde per continuitatem,
3. die hämatogene Verbreitung über den ganzen Organismus, und schließlich
4. der Einbruch in die Umgebung übergreifender Käseherde in ein vorgebildetes Kanalsystem (Bronchialbaum), das nicht dem Gefäßsystem zugehört und in dem nun eine von der lymphogenen und hämatogenen Ausbreitung unabhängige weitere Verbreitung der Erkrankung erfolgt.

Überall zeigen die Käseherde hier eine ganz besonders große Neigung, in die Umgebung fortzuschreiten. Trotzdem sind sie an vielen Stellen „fibrös abgekapselt“ und enthalten ausnahmslos im Innern kernlose, aber nach VAN GIESON sich noch rot färbende Bindegewebszüge. Es gehen also Ausbreitung des tuberkulösen Prozesses und Bildung fibrösen Bindegewebes Hand in Hand. Dabei verkäst auch das fibröse Gewebe einer ursprünglich fibrös-periadenitischen Zone. Allem Anschein nach erfolgt diese Verkäsung — wenigstens größtenteils — ohne daß dieses fibröse Gewebe noch einmal in wesentliche Wucherung geriete. Die Zonen der perifokalen Entzündung geraten auf diese Weise in Unordnung. Durch das Ineinandergreifen

von alter perifokaler Entzündung und alter und frischer Verkäsung sowie durch die Angliederung sehr zahlreicher Resorptionstuberkel ist die Beurteilung der Vorgänge — das
Lesen des Palimpsestes in der Drüse — wesentlich erschwert. Soviel ist aber sicher, daß
die sich ausbreitenden Käseherde hier vielfach von einer sehr stark hyperämischen, zum Teil auch hämorrhagischen Zone kleinzelliger Infiltration
umgeben sind, daß in dieser Zone auch ausgedehnte Lager dicht wuchernder epithelioider Zellen liegen, die aber nur zum Teil gefäßlos, zum Teil
hämorrhagisch, zum Teil hyperämisch sind. Nur in den größeren älteren kompakten Käseherden trifft man auch kleine verkreidete Gebiete.

Bei Nr. 66, Kind E. B., Sekt.-Prot. 624/14, 1½ Jahr alt, handelt es sich ebenfalls um
eine typische primäre Lungentuberkulose. Die Sektion ergab: tuberkulöse Basilarmeningitis,
Solitärtuberkel im 6. Cervikalsegment, tuberkulöse Meningitis der Pia mater des Rückenmarkes, miliare Tuberkel in Leber, Milz und Nieren, multiple peribronchiale tuberkulöse,
bis erbsengroße Herde im linken Oberlappen, käsige Tuberkulose der Bifurkations- und
Hilusdrüsen. Herzdilatation, eitrige Bronchitis, bronchopneumonische Herde im rechten
Mittel- und Oberlappen, trübe Schwellung der Parenchyme, Milzschwellung. Der Primärherd besteht aus einem etwa mandelgroßen Komplex, in dessen Zentrum ein erbsengroßer,
vollkommen verkäster, rundlicher, pneumonischer Knoten liegt, der von einer
Reihe hirsekorn- bis linsengroßer Knötchen umgeben ist. Der Rand der käsigen Partien
ist überall durch lockeres Epithelioidgewebe gebildet, dem nach außen eine dicht kleinzellig infiltrierte Zone folgt. Das Lungengewebe zwischen den einzelnen Knoten ist
atelektatisch, die Septen verdickt, in den Alveolen keine nennenswerte Exsudation. Schon
gleich außerhalb der Grenzzone ist das Lungengewebe völlig normal, ohne Hyperämie und
ohne jede Exsudation. Ich möchte auf diesen Befund ganz besonders hinweisen, da er
geeignet ist, die klinische Symptomlosigkeit des Primärherdes selbst bei fortschreitender
Erkrankung verständlich zu machen. Der Herd liegt dicht an einem Interlobärseptum,
das die typische Quellung und Wucherung zeigt. Das Zellmaterial des Septums besteht
zum Teil aus zerstreut liegenden Lymphocyten, im übrigen aus Fibroblasten, deren Kerne
vielfach auffallend hell und groß sind. Daneben sieht man große lymphocytoide Zellen
von unregelmäßiger, aber meist im allgemeinen rundlicher Zellkontur, deren Kern zahlreiche grobe Chromatinbrocken enthält. Nur in seltenen Fällen sieht man an diesen, im
übrigen den Plasmazellen entsprechenden Zellformen eine typische Vakuole in der Nähe des
Kernes. Ihr Protoplasma ist ebenfalls nur selten ausgesprochen basophil.

Die regionären Drüsen sind total oder nahezu total verkäst, bis zu Haselnußgröße vergrößert. Die Drüsenbegrenzung läßt sich nicht mehr mit Sicherheit erkennen,
doch kann man leicht feststellen, daß die Verkäsung an vielen Stellen den ehemaligen Drüsenrand überschritten hat. Selbst größere Gefäße und Nerven sind schon von
dem verkäsenden Gewebe umgeben. Die Verkäsung greift hier auch in ein von
früherher schwielig verändertes Gebiet der Periadenitis hinein. An mehreren Stellen findet
man, daß die Verkäsung bis nahe an den Knorpel heranreicht und das Perichondrium
verdrängt und zerstört hat. Hier reicht Epitheloidgewebe bis an den Knorpel heran. Das
Perichondrium ist also hier bei seiner Wucherung in Epitheloidgewebe umgewandelt worden,
seine Fasermassen sind dabei verschwunden. Es kann also fibröses Bindegewebe bei der
käsigen Periadenitis unter Umständen auch ohne Reste nach van Gieson sich rotfärbender
Substanz im Käse zerstört werden. In den Knorpellücken reicht die kleinzellig infiltrierte
perifokale Zone bis an und in die Schleimdrüsen herein. In solchen Fällen kann man vom
Innern des Bronchus aus, aus einer circumscripten Rötung der Bronchialschleimhaut schon
manchmal die Lagerung der anliegenden Lymphdrüse beim Aufschneiden des Bronchus
von innen erkennen. Es ist anzunehmen, daß über kurz oder lang an solchen Stellen ein
Durchbruch der Drüse erfolgt wäre. Hier ist demnach der Tod des Kindes infolge
der hämatogenen Dissemination knapp vor dem Durchbruch der Lymphdrüsen in den Bronchialbaum eingetreten.

Nr. 31 meines Materials, das ebenfalls einer allgemeinen Miliartuberkulose mit weitgehenden tuberkulösen Veränderungen sekundärer Natur in den Lungen entstammt, zeigt
durchaus übereinstimmende Verhältnisse. Überall finden wir die Bildung kompakter
Käseherde in den Lymphdrüsen, die rasch infiltrativ und durch Resorptionstuberkel wachsen,
dabei die benachbarten Bronchien in Mitleidenschaft ziehen und im weiteren Verlauf in
den Bronchialbaum einbrechen. Nach diesem Einbruch pflegt die Käsemasse zu erweichen,

aus dem kompakten Käseherd bildet sich eine Kaverne, deren Ursprung aus einer Drüse sich später nur mehr aus der Lagerung erkennen läßt. Mit dem Durchbruch tritt neben die lymphogene und hämatogene Ausbreitung die bronchogene, die zu einer im Lumen einsetzenden, zunächst die innersten Schleimhautschichten befallenden, in den beschriebenen akuten Fällen rasch käsig nekrotisierenden Endobronchitis führt. Die Erweichung der Käseherde war hier besonders deutlich gewesen, so daß schon klinisch die Diagnose einer tuberkulösen Kaverne möglich wurde.

Die bisher geschilderten Fälle bilden eine Gruppe für sich. Sie werden überall sehr häufig angetroffen, wesentlich häufiger als die primären Lungentuberkulosen ohne Generalisation. Sie sind deshalb auch viel allgemeiner bekannt. Während die Beispiele für die primäre Lungen- und Lungenlymphdrüsentuberkulose ohne Generalisation der Natur der Sache nach weit überwiegend gutartige chronische abheilende Erkrankungen enthielt, handelt es sich bei dieser zweiten Gruppe neben chronischen und subchronischen Generalisationen auch um die allerschwersten Formen der Tuberkulose, die rasch in direktem Anschluß an eine schwere Primärinfektion zum Tode führen. Neben der schweren allgemeinen hämatogenen Dissemination treffen wir hier in den Drüsen stets auf sehr ausgedehnte Veränderungen, die sich wieder durch die Ausbildung kompakter Käseherde und eine starke perifokale Entzündung mit einer oft ungemein dichten lymphocytären Infiltration, also mit einer gegenüber der isolierten primären Tuberkulose deutlich vermehrten Lymphocytotaxis auszeichnen. Die Drüsenherde vergrößern sich sehr rasch durch infiltratives Wachstum und Resorptionstuberkel, das gesamte Drüseninnere wird auf diese Weise zerstört, die Drüsenkapsel überschritten, die entzündliche Veränderung des Nachbargewebes greift ringsum auf die Umgebung über, zahlreiche kleinere und mittlere Gefäße werden von der Verkäsung ergriffen und es erfolgt namentlich bei den pulmonalen und den den kleineren Bronchien zugehörigen Drüsen auf diese Weise sehr häufig auch ein Durchbruch in den Bronchialbaum.

Auch der Primärherd wächst rasch durch kontinuierliche Ausbreitung der entzündlichen Veränderung, ergreift ebenfalls größere und kleinere Gefäße, Alveolargänge und kleinere Bronchien.

Neben dem meist lange kenntlich bleibenden Primärkomplex findet man also in der Lunge eine hämatogene Miliartuberkulose und sehr vielgestaltige tuberkulöse Veränderungen, die mit dem Einbruch eines sich verflüssigenden Virus in den Bronchialbaum in Zusammenhang stehen. Durch den Durchbruch rasch verkäsender pulmonaler Drüsen entstehen kavernenartige Hohlräume, deren ursprüngliche Drüsennatur sich nicht immer ohne weiteres erkennen läßt. Ihre Lage innerhalb der Lunge und die seitliche Anlagerung an Bronchien stellen aber diese Art der Genese auch dann noch sicher, wenn durch die käsige Adenitis und Periadenitis jeder Rest von Drüsensubstanz zerstört ist. Da diese Drüsen selten vereinzelt liegen, kann auch die Nachbarschaft erhaltener Lymphdrüsen für diese Entscheidung herangezogen werden. Meist findet man auch in ihrer Nachbarschaft noch eine oder die andere als solche kenntliche Lymphdrüse. Außer diesen Drüsenkavernen kommen aber auch Erweichungen käsiger Pneumonien mit und ohne Sequestrierung des abgestorbenen Lungengewebes schon in diesen frühen Stadien zur Beobachtung.

In den chronisch verlaufenden Fällen tritt neben den Primärkomplex zunächst eine chronische hämatogene Dissemination und der Drüseneinbruch folgt erst nach einem Intervall. In den akut verlaufenden Fällen pflegt der Drüseneinbruch gleichzeitig mit einer akuten Miliartuberkulose gefunden zu werden. Man kann aber auch sowohl die Miliartuberkulose ohne den Drüseneinbruch, wie den Drüseneinbruch ohne Miliartuberkulose finden.

Als Folge der Drüseneinbrüche findet man eine rasch nekrotisierende käsige Endobronchitis, die unter Umständen nur die obersten Lagen der Schleimhaut befallen hat. Bei längerem Bestehen befällt diese käsige Endobronchitis weite Bronchialgebiete und breitet sich vom Lumen aus nach außen konzentrisch aus. Die Schleimhaut verkäst dabei vollständig, ebenso alle umliegenden Gebilde, so daß eine das noch vorhandene Bronchiallumen umgebende Röhre verkästen Gewebes entsteht, die innen der ehemaligen Schleimhaut entspricht, in den äußeren Lagen aber eine käsige Pneumonie darstellt. Mehr peripherwärts, mit dem abnehmenden Lumen des Bronchus, können sich dann Verstopfungen des Bronchiallumens und vielgestaltige käsige Pneumonien ausbilden.

Man sieht, daß diese sekundären Lungenveränderungen von dem primären Solitärtuberkel toto coelo verschieden sind Es gelingt deshalb häufig ohne besondere Schwierigkeit, auch in einer schwer hämatogen und bronchogen erkrankten Lunge noch den eventuell vorhandenen Primärherd aufzufinden Auch in dieser Beziehung möchte ich also den Angaben von H. ALBRECHT, GHON und ROMAN vollinhaltlich beistimmen

An das Lebensalter ist diese Form der Erkrankung nicht gebunden. Schon durch zahlreiche klinische Beobachtungen hatte sich mir das ergeben. Um das noch weiter zu belegen, sei hier kurz noch auf drei Fälle hingewiesen.

Der eine davon, Nr. 16, Sekt.-Prot. 836/13, 16 Jahre alt, starb an den Zeichen einer akuten allgemeinen Miliartuberkulose. Die Sektion ergab „allgemeine Miliartuberkulose bei käsiger Endangitis des Ductus thoracicus, käsige Tuberkulose der links- und rechtsseitigen supraclavicularen, vorderen und hinteren mediastinalen, paraaortalen Lymphdrüsen".

Die genaue histologische Untersuchung ergibt eine totale Verkäsung der befallenen stark vergrößerten Lymphdrüsen. Nur stärkere Trabekel, die dann zum Teil noch durchgängige Blutgefäße enthalten, sind im Innern der Käseherde noch einigermaßen unversehrt anzutreffen. Die Verkäsung reicht überall bis an die Drüsenkapsel heran, nur an wenigen Stellen ist der Randsinus noch erhalten. Die Drüsenkapsel ist überall beträchtlich verdickt, in dichtes, schwieliges Gewebe umgewandelt. Das an sie anschließende interstitielle Bindegewebe ist hyperämisch, zum Teil ebenfalls noch schwielig verändert. Die kompakten Käseherde sind demnach von schwieligem Bindegewebe abgekapselt. Es läßt sich außerdem noch sehr deutlich erkennen, daß sie sich durch eine spätere Verkäsung einer ursprünglich von kleinen verkäsenden Epithelioidtuberkeln durchsetzten Drüse gebildet haben. Diese einzelnen submiliaren Käseherde weisen ausnahmslos eine dichte fibröse Kapsel auf. Was makroskopisch ein zusammenhängender Käseherd ist, zeigt sich auf diese Weise mikroskopisch als ein Konglomerat zahlloser kleinster verkäster Epithelioidtuberkel, zwischen denen zwar kernloses, aber sich im VAN GIESON-Präparat noch gut rotfärbendes breitfaseriges Gewebe liegt. Nirgends sieht man größere Partien zusammenhängenden Epithelioidgewebes. Nur an ganz vereinzelten Stellen lassen sich nach sorgfältigstem Suchen Riesenzellen auffinden. Es handelt sich demnach um eine spätere totale Verkäsung ohne nochmalige Umbildung, d. h. also mit Zurücktreten der Wucherung.

Die nicht so stark veränderten Drüsen und die ebenfalls zahlreich vorhandenen tuberkulosefreien Lymphdrüsen zeigen die beschriebene Rarefikation des lymphoiden Gewebes und die weiten Sinus, die hier neben einer Vermehrung ihres Retikulums auch zahlreiche rundliche freischwimmende Makrophagen enthalten.

Es handelt sich demnach um eine zunächst langsam ablaufende Drüsentuberkulose, die ihren Ausgang von dem Wurzelgebiet der thorakalen Drüsen genommen hat. In direktem Anschluß an die Infektion war es zunächst zu einer Aussaat miliarer Tuberkel in den Hiluslymphdrüsen gekommen. Daß auf diese Aussaat zunächst ein Stillstand erfolgt sein muß, ergibt sich ohne weiteres aus der Tatsache, daß sie noch im submiliaren Stadium sich in ihren Außenzonen mit derbem fibrösem Gewebe umgeben haben. Durch eine spätere Verkäsung der so entstandenen, nahezu aus gleichen Teilen strukturlosen Käses und derben, breitfaserigen schwieligen Bindegewebes entstehenden Massen bildeten sich die bis welschnußgroßen harten, nirgends im Innern erweichenden käsigen Drüsentumoren (Kartoffeldrüse). Daneben findet sich eine kleinknotige, in allen Organen zahlreich aufschießende Miliartuberkulose, die sich demnach im Ablauf einer chronischen Drüsentuberkulose im Anschluß an eine Primärinfektion in der Lunge eingestellt hat.

4. Großknotige Miliartuberkulose (bei extrapulmonalem Primäraffekt).

Bei Nr. 73, einem 21jährigen Kellner, war der (geschwürige) Primäraffekt im Kehlkopf nachzuweisen. Ihm entsprachen große Drüsentumoren in den seitlichen Halsregionen, mit einem dem oben geschilderten vollkommen entsprechenden histologischen Befund. An diese Primärinfektion schloß sich eine in zahlreichen Schüben verlaufende Miliartuberkulose an, die in Leber, Milz und Nieren zu einer typischen großknotigen hämatogenen Tuberkulose geführt hatte, während die Lungen dichter von kleineren Herden durchsetzt waren. Kalkherde oder sonstige Zeichen einer älteren tuberkulösen Infektion fehlten.

Bei Nr. 70 handelt es sich um eine 68jährige Frau, R. P., Sekt.-Prot. 450/15. Die Sektion ergab eine ebenfalls großknotige Tuberkulose der Lungen, der Milz, der Leber, des Herzbeutels, des Peritoneums, bei käsiger Infiltration vorwiegend der paratrachealen Lymphdrüsen. Die Drüsentuberkulose hat ihren Höhepunkt nahe über der Bifurkation, nimmt von hier gegen den Hilus und nach oben wieder ab. Der Primärherd wird demnach in der Trachea zu suchen sein. Da das Sammlungspräparat von mir nicht lückenlos in Schnitte zerlegt werden durfte, ist es mir nicht gelungen, ihn aufzufinden. Die mikroskopische Untersuchung ergab für sämtliche Lungenknoten einen frisch und locker pneumonischen Aufbau, ohne Abkapselung, ohne wesentliche Bindegewebsneubildung. In den Drüsen dagegen fand sich ein vollkommen dem bei Nr. 16 beschriebenen analoger Befund. Die makroskopisch anscheinend kompakt verkästen Drüsen erwiesen sich wieder in ihrem Innern von zahllosen derben, nach VAN GIESON sich rotfärbenden Zügen kernlosen faserigen Gewebes durchzogen. Es handelt sich auch hier wieder um eine sekundäre Verkäsung einer vorher längere Zeit zum Stillstand gekommenen primären Drüsenerkrankung. Nirgends findet sich typisches epithelioides Gewebe, dagegen greift eine diffuse Verkäsung in das schwielige Bindegewebe in der Drüsenumgebung hinein. Die Verkäsung zieht sich dabei sichtlich an manchen Stellen an den Gefäßen, und zwar an der Adventitia derselben entlang, auch hier wieder ohne erkennbare epithelioide Vorstufe. Trotz sorgfältigster Durchsuchung der Organe fanden sich nirgends verkalkte oder verkreidete Drüsen, wie sie sonst in dieser Altersstufe so ungemein häufig angetroffen werden.

Die zuletzt beschriebenen Fälle unterscheiden sich von den akut ablaufenden vor allem dadurch, daß es sich um Exazerbationen vorher zeitweise in Abheilung befindlicher Prozesse handelt. Die hämatogene Dissemination schließt sich an sie in gleicher Weise an wie an die akuten Formen, nur zeigt sie ebenfalls die Neigung chronisch und in einzelnen weniger ausgiebigen Schüben zu verlaufen und infolgedessen zu großknotigen Herden zu führen. Wichtig erscheint mir ferner die Tatsache, daß unter diesen Umständen eine diffuse Verkäsung in dem perifokal entzündlich veränderten Gebiet eintreten kann, ohne daß eine nachweisbare Wucherung sich noch einmal als Vorstufe der Verkäsung einstellte. Das mikroskopische Bild gewinnt dadurch ein sehr eigenartiges Aussehen, das von dem der akuten primären Drüsentuberkulose so wesentlich abweicht, daß es sehr begreiflich wird, daß man diese „skrophulösen Drüsen" vor der Kenntnis des Tuberkelbacillus auch nach dem anatomischen Bild als eine Krankheit sui generis auffassen konnte. Auch mir war nach dem mikroskopischen Bild die tuberkulöse Genese nicht ohne weiteres sicher, doch konnten ohne Schwierigkeit zahlreiche Tuberkelbacillen in den erkrankten Geweben, namentlich in den Randpartien der Verkäsung nachgewiesen werden.

5. Per continuitatem und intrakanalikulär fortschreitende Organtuberkulosen im Gebiete des großen Kreislaufs (chirurgische Tuberkulose) nebst zugehörigen Lungenerkrankungen.

Auch zwischen dieser ersten Gruppe der generalisierenden Tuberkulosen, bei denen sich die Generalisationen noch nachweisbar in direktem Anschluß an die primäre Infektion angeschlossen hat, und der zweiten Hauptgruppe, bei der sich zwischen die primäre Infektion und die Generalisation und in noch höherem Grade zwischen primäre Infektion und weitere Lungenerkrankung ein Latenzstadium, ein scheinbar krankheitsfreier Zeitraum von wechselnder Länge einschiebt, finden sich Bindeglieder. Wir haben schon in der Einleitung erwähnt, daß das klinische Charakteristikum der in diese zweite Gruppe gehörigen Lungenerkrankungen darin zu suchen ist, daß die lymphogene und die hämatogene Dissemination gegenüber der bronchogenen Ausbreitung allmählich zurücktreten. Die Lungendrüsenerkrankungen, die bei der primären Tuberkulose vollkommen das klinische Bild beherrschen, bei den an sie unmittelbar anschließenden Generalisationen stets einen sehr wesentlichen Zug im klinischen Bilde ausmachen, treten nun mehr und mehr zurück, und auch die hämatogene Aussaat verursacht neue Krankheitsbilder. Sie führt zu einzelnen Organtuberkulosen, die ihr eigenes Ausbreitungsgesetz befolgen, sich dabei mit Vorliebe analog der bronchogenen Ausbreitung in der Lunge in vorgebildeten Kanalsystemen oder den serösen Hohlräumen unseres Körpers fortbewegen.

Diese Fälle sind dem Kliniker wie dem Pathologen als eigene Gruppe gleich geläufig. Während die rasch einsetzenden Generalisationen dem ärztlichen Handeln keinen Spielraum lassen, sind diese mehr oder weniger isoliert auftretenden Organtuberkulosen neben der Phthise das Hauptgebiet, auf dem sich der Praktiker betätigen kann. Die Tendenz der Ausbreitung innerhalb eines einzelnen Organes ist so weitgehend, daß seit jeher die chirurgische Inangriffnahme dieser Gruppe versucht worden ist. Man denke nur etwa an die chirurgische Behandlung der Nierentuberkulose, um sich den ganzen Komplex von Erscheinungen, der für diese Gruppe charakteristisch ist, gegenwärtig zu machen.

In dem Maße, in dem diese Tendenz, innerhalb eines Organes sich auszubreiten, hervortritt, in gleichem Maße zeigt sich auch klinisch die Entstehung der Organerkrankungen und namentlich auch das Fortschreiten der Organerkrankung immer deutlicher von disponierenden Zwischenfaktoren abhängig. Für diese Gruppe gilt die EUGEN ALBRECHTsche Forderung, daß bei der Sektion aufzudecken ist, weshalb gerade dieses Organ und nicht ein anderes an Tuberkulose erkrankt ist. Schon in der Konzeption dieser Forderung liegt die Vorstellung enthalten, daß bei diesen Fällen die allgemeine Disposition des Gesamtorganismus zurücktritt, daß mit anderen Worten eine gewisse Immunität des Gesamtorganismus besteht, die nur unter bestimmten Umständen an einzelnen Stellen durchbrochen wird. Damit steht das anatomische Charakteristikum dieser Gruppe, das Zurücktreten der regionären Drüsenerkrankung gegenüber der Gewebserkrankung und das Abflauen der hämatogenen Metastasenbildung, in bester Übereinstimmung.

Diese 5. Untergruppe der generalisierten Tuberkulose ist wieder sehr umfangreich. Die Lungenerkrankungen werden nach und nach einförmiger und nähern sich immer mehr dem Bilde der isolierten Phthise an. Um so mannigfaltiger sind die lokalen Herde, die neben der Lungenerkrankung noch gefunden werden. Eine Gliederung des Materials im genetischen Sinne müßte sich auf den Grad des Zurücktretens der hämatogenen und lymphogenen Dissemination im Krankheitsbilde stützen. Die Übergänge sind aber in dieser Beziehung so fließende, daß es sich mehr empfiehlt, eine Einteilung nach den außer der Lungenerkrankung hauptsächlich befallenen Organen zu treffen.

A. Nierentuberkulosen.

An[1] die akuten allgemeinen Generalisationen schließen sich demnach als eine weitere Stufe der möglichen Entwicklung, also eine Stufe, die von der Primäraffektion im Sinne der Krankheitsentwicklung weiter abliegt, diejenigen Formen an, bei denen wir auf chronische rekurrierende Organtuberkulosen treffen, die aus sich selbst fortschreiten, während die Erscheinungen der Generalisation mit dem Zurücktreten der lymphogenen und hämatogenen Ausbreitung auch aus dem klinischen und anatomischen Bild mehr und mehr verschwinden. Es konnte hier nicht die Absicht sein, alle möglichen derartigen Organtuberkulosen zu beschreiben, sondern es handelt sich für uns darum, den Charakter der tuberkulösen Lungenerkrankungen zu studieren, vor allem ihre Beziehungen zu den regionären Drüsen, die zusammen mit derartigen anderweitigen lokalen Tuberkulosen im Gebiet des großen Kreislaufes beobachtet werden.

Zunächst gehört hierher Nr. 19 meines Materials, M. B., 21 Jahre alt, Sekt.-Prot. Nr. 412/14. In der Lunge fand sich eine tuberkulöse teils exsudative, teils schwartige Pleuritis der rechten Seite bei multiplen tuberkulösen, „peribronchial gelegenen Infiltrationsbezirken" beider Oberlappen und einer käsigen Pneumonie im Unterlappen mit Kavernenbildung und frischer Hämorrhagie, ferner eine tuberkulöse Perisplenitis und Perihepatitis und eine großknotige Nierentuberkulose. Graviditas mensis VII.

In den Hiluslymphdrüsen treffen wir bei der mikroskopischen Untersuchung auf eine kompakte akute Verkäsung, die überall den Drüsenrand überschritten hat oder ihn überschreitet. Dabei läßt sich im Käse die ursprüngliche Struktur des verkästen Gewebes noch erkennen, stellenweise sieht man noch den Schatten und die Konturen von nahezu jeder einzelnen Zelle. Dabei ergibt sich, daß große Partien ohne epithelioide Vorstufe verkäst sind, sowohl innerhalb der Lymphdrüse wie in der Umgebung derselben. Die Verkäsungszone ist sehr breit, lymphocytär infiltriert, eine kompakte epithelioide Zone fehlt an den meisten Stellen. Stellenweise trifft man jedoch auch auf eine solche. Die Verkäsung reicht vielfach bis dicht an den Knorpel heran, auch in die Schleimdrüsenregion herein. Entsprechend dem Zurücktreten der epitheloiden Zone trifft man nur ganz vereinzelt auf Riesenzellen. An anderen Präparaten findet man, daß die Verkäsung den Knorpel eines benachbarten Bronchus arrodiert hat; innerhalb der Drüse lassen sich die ehemaligen miliaren Tuberkel mit wenig feinsten Chromatinresten und die sekundär verkästen Gebiete, die noch sehr reichlich gröbere Kerntrümmer enthalten, noch deutlich voneinander unterscheiden.

Wo sie an die Lunge angrenzen, besitzen die Drüsen einen frisch pneumonischen Rand. Man sieht auch total verkäste anthrakotische Lymphdrüschen, ferner sieht man hier auch die bei Fall R. P. (Nr. 70 meines Materials) beschriebene diffuse Verkäsung benachbarter Gefäße von der Adventitia aus. Nach diesem Befund dürfen wir auf eine der Generalisationsperiode *noch* sehr naheliegende Ausbreitungsepoche schließen.

Ein für die allmähliche Entwicklung der Tuberkulose besonders lehrreicher Befund ist in Nr. 64 meines Materials erhoben worden.

Nr. 64. Das Kind B. Z., Sekt.-Prot. 391/15, 13 Jahre alt, war wegen Nierentuberkulose auf die Chirurgische Klinik verlegt worden. Wegen der beiderseitigen Erkrankung und der Lungenerscheinungen mußte aber von einer Operation Abstand genommen werden. Die

---

[1] Von RANKE im Handexemplar angegebene Umstellung des alten Textes. (S. 321/22 desselben werden darnach auf S. 317 eingeschoben.) Herausgeber.

Sektion ergab: Käsige Tuberkulose der rechten Niere, rechtsseitiger paranephritischer Abszeß, linksseitige disseminierte knotige Nierentuberkulose, doppelseitige tuberkulöse Urethritis, tuberkulöse Cystitis. Käsige Bronchitis im rechten und linken Oberlappen, Milzschwellung, Degeneration des Myokards.

Zentral im rechten Oberlappen findet sich eine über haselnußgroße Kaverne, die mit einem anliegenden, d. h. also vorbeiziehenden, verkästen Bronchus in offenem Zusammenhang steht. Im übrigen enthält die Lunge auf dem Schnitt teils rundliche, teils unregelmäßig begrenzte, frisch verkäste, aber mit wenigen Ausnahmen noch nirgends eingeschmolzene Partien oft mit deutlichem, auffallenderweise noch ganz scharfrandigem Lumen. Es handelt sich dabei um eine rasch verkäsende Endo- und Peribronchitis ohne wesentliche Sekretion in das Bronchiallumen. Neben dieser käsigen Bronchitis finden sich auch kleinere glatt pneumonisch infiltrierte Partien. Im Hilusgebiet des rechten Oberlappens, regionär zur beschriebenen Kaverne, ist eine verkalkte Drüse zu finden. Die übrigen Drüsen des Hilusgebietes sind, trotz der sehr ausgedehnten tuberkulösen Veränderungen im zugehörigen Lungenteil, auffallend wenig verändert. Sie sind mäßig markig geschwellt und enthalten in geringer Zahl kleinste submiliare Knötchen.

Die mikroskopische Untersuchung ergab in der der Kaverne regionären Lymphdrüse zwei etwa hirsekorngroße Kalkherde, vollkommen von fibrösem Bindegewebe umgeben. In diesem fibrösen Bindegewebe, das namentlich gegen ein benachbartes Gefäß zu sehr mächtig ist, liegen nirgends Riesenzellen oder erhaltenes Epithelioidgewebe. Beide Kalkherde sitzen am Drüsenrand. Der Randsinus ist hier zerstört, die Kapsel nicht abzugrenzen. Es besteht hier streckenweise eine sehr intensive schwielige Periadenitis; im übrigen ist an den vom Kalkherd entfernten Partien der Randsinus frei, die Kapsel nicht verdickt. In den nicht erweiterten Sinus liegen mäßig viel runde Makrophagen. Der lymphoide Anteil der Drüse erscheint etwas rarefiziert. An einer Stelle des Randsinus liegt ein im Zentrum verkäsender, nicht geschrumpfter, riesenzellenhaltiger submiliärer Epithelioidtuberkel dem Randsinus unmittelbar an. Trotzdem ist der Randsinus hier frei und enthält auch nicht in vermehrter Anzahl Makrophagen oder Retikulumzellen. Auch im übrigen ist dieser miliare Tuberkel ohne jede Andeutung einer perifokalen Entzündung. Auch zeigt sich selbst in den äußersten Randzonen nirgends ein im van Gieson-Präparat sich rotfärbender Bestandteil. Es fehlt also hier auch jede Spur einer Abkapselung. Der nahe gelegene Hauptbronchus des Oberlappens ist in desquamativ-katarrhalischer Entzündung und enthält sowohl in den obersten Lagen der Tunica propria wie in den Schleimdrüsen vereinzelte Epithelioidtuberkel ohne perifokale Veränderungen.

Die Lunge enthält zahlreiche mit Sicherheit als bronchogen entstanden erkennbare tuberkulöse Veränderungen. Größere und kleinere Bronchien sind vom Lumen aus verkäst, die Verkäsung hat die ganze Schleimhaut ergriffen und ist kontinuierlich in die Umgebung fortgeschritten. Dabei lassen sich deutlich zwei verschiedene Arten von Veränderungen erkennen. Bei der einen ist die Verkäsung so frisch, daß das Lumen mehr oder weniger glattrandig erhalten ist, sich auch der ehemalige Bau der Schleimhaut noch einigermaßen erkennen läßt. Der pneumonische Rand, der auf dem Querschnitt kreisförmig den Bronchus umgibt, ist ebenfalls ganz frisch verkäst, ohne vorgängige epithelioide Umformung. An seinem Rand geht er rasch in unverändertes Lungengewebe über, so daß diese Herde, die röhrenförmig die verkästen Bronchien umgeben, eine auffällig scharfe Begrenzung gegen die gesunde Umgebung aufweisen. Die Verkäsung reicht dabei nach allen Seiten etwa gleichweit vom Bronchus nach außen. Nur in einer schmalen äußersten Begrenzungsschicht sieht man neben einer rasch ganz verschwindenden intraalveolären Exsudation auch eine deutliche Wucherung des bindegewebigen Teiles in den Septen.

Die zweite Art der Lungenveränderungen zeigt nicht mehr die scharfe Begrenzung des ehemaligen Bronchiallumens, die verkäsende Schleimhaut ist zerfallen und dadurch eine sekundäre Hohlraumbildung eingetreten. Das umgebende pneumonische Gewebe ist total verkäst, bei der Färbung auf elastische Fasern ist es aber ohne weiteres noch als Lungengewebe zu erkennen. Die Grenzzone gegen das gesunde Gewebe zu ist bei diesen älteren Herden durch stärkere Wucherungserscheinungen am bindegewebigen Anteil ausgezeichnet. Durch sie entsteht ein breiter, ziemlich lockerer epithelioider Saum, der sich teilweise in fibröser Umwandlung befindet.

Der Einbruch käsiger Massen in den Bronchialbaum führt also hier zu einer direkt verkäsenden Endobronchitis ohne epithelioides Vorstadium. Diese verkäsende Endobronchitis greift nach allen Seiten über die Schleimhaut des befallenen Bronchus hinaus. Das anliegende peribronchiale Lungengewebe verfällt einer verkäsenden Pneumonie. Eine deutliche Wucherung des bindegewebigen Anteils stellt sich bei den frischesten Herden nur in der äußersten Randzone dieser Bildungen und in ganz auffallend geringem Grade ein, also als perifokale Entzündung. Nachträglich umgibt sich bei längerem Bestand, d. h. also hier bei früheren Einbrüchen — die käsige Pneumonie durch diese perifokale Wucherung mit einer dem epithelioiden Gewebe sehr nahestehenden Randzone, die aber von vornherein schon fibrilläre, in fibrös-hyaliner Umwandlung befindliche Elemente enthält.

Auch in anderer Beziehung finden wir aber sehr wesentliche und noch viel unmittelbarer in die Augen fallende Differenzen. Bei dieser bronchogen rasch fortschreitenden und zu ausgedehnten Zerstörungen der Lunge führenden Tuberkulose fand sich in den regionären Drüsen zunächst der sichere Rest einer in der Drüse histologisch abgeheilten primären Tuberkulose. Als solche sind anzusprechen die Kalkherde mit der fibrösen Abkapselung, mit der typischen Periadenitis und der diffusen Bindegewebsentwicklung im Hilusgebiet; auch einzelne scharf umschriebene perivasculäre Stränge, die vielleicht auf die primäre Tuberkulose bezogen werden dürfen, sind in den zahlreichen Präparaten dieses Falles gefunden worden. Dabei gibt die schwielige Periadenitis dadurch, daß sie nur den früher tuberkulös veränderten Teil der Drüse umgibt, ohne weiteres zu erkennen, daß es sich um eine ursprünglich schon vor dem Eintreten der neuen Degeneration vollständig abgelaufene, gutartige, wenig virulente, geringfügige Primärinfektion gehandelt haben muß.

Trotzdem nun im Wurzelgebiet, d. h. also in der Lunge selbst, neue, sehr ausgedehnte und höchst bösartige tuberkulöse Prozesse sich abspielen, sind die regionären Drüsen an diesen neuen Prozessen nicht mehr nennenswert beteiligt. Es handelt sich also um eine sehr auffallende Abweichung vom typischen Ablauf der primären Veränderungen, die ohne weiteres auch makroskopisch erkennbare Verhältnisse schafft.

Während also bei der primären Tuberkulose und während der sich an diese mehr oder weniger unmittelbar anschließenden Generalisation die Lymphdrüsen geradezu einen Prädilektionsort für die Erkrankung darstellen, sind in späteren Ausbreitungsperioden, die sich in diesem Fall durch den Nachweis einer innerhalb der Drüse vollständig abgelaufenen primären Infektion mit voller Sicherheit erkennen lassen, die Drüsen in ebenso auffälliger Weise relativ giftfest oder immun, jedenfalls nicht mehr disponiert.

Die Lymphdrüsen bleiben dabei aber nicht vollständig frei von *tuberkulöser* Erkrankung. Wir finden kleinste submiliare Tuberkel, die reizlos im Drüsengewebe liegen, auch nicht zur Wucherung von Bindegewebe in der Umgebung Veranlassung geben, keinerlei hyperämischen, lymphocytär infiltrierten Rand zeigen, sich vielmehr allmählich im Retikulum verlieren, und die einem ganz chronischen, von dem Typus der akuten primären Verkäsung abweichenden Verkäsungsprozeß anheimfallen. Die Zellkonturen im Innern des Epithelioidtuberkels werden unklar, das Protoplasma macht den Eindruck eines körnigen Zerfalls, auch die Riesenzellen sind weniger gut ausgebildet, zeigen nur selten die Fortsätze, die bei den primären Formen so ungemein charakteristisch waren. Trotz allem befindet sich der Tuberkel auch nicht in der typischen Schrumpfung. Mit der fehlenden kompakten Verkäsung hat sich auch kein zusammenhängender Verkäsungsrand gebildet. Wir sehen keine Zone wurmförmiger Kernfragmente, die für das rasche Wachstum der primären Epoche und einer unmittelbar an sie anschließenden Generalisation so charakteristisch sind. Der Tuberkel befindet sich also in einem langsamen Verfall, ohne Bewegung, und ohne wesentliche Entzündungserscheinungen in der Umgebung. Das Fehlen der perifokalen Entzündung, der Schrumpfung und der metaplastischen Bindegewebswucherung sind so charakteristisch, daß diese Spättuberkel ohne weiteres auch histologisch erkannt werden können.

Wie sich bei Vergleich mit den übrigen Fällen meines Materials ergibt, sind auch die weiteren im Gebiet des großen Kreislaufes gefundenen tuberkulösen Herde für ein späteres Stadium der tuberkulösen Erkrankung charakteristisch. Wir finden auch hier ein Zurücktreten der hämatogenen und der lymphogenen Ausbreitung. Es fanden sich also nicht die zahlreichen tuberkulösen Lymphome der frühen Generalisationszeit, wir sehen auch keine allgemeine miliare Dissemination, sondern wir finden vollkommen entsprechend den geschilderten Verhältnissen in der Lunge eine Nierentuberkulose, die ebenfalls in sich selbst das Gesetz ihres Fortschrittes trägt, die sich innerhalb des Organs in einem nicht dem Blut- und Lymphgefäßapparat angehörigen vorgebildeten Kanalsystem ausbreitet. Innerhalb der Niere pflegen diese Formen besonders charakteristisch zu sein. Sie schreiten von

Parenchymherden auf dem Sekretionswege auf die Nierenkelche fort. Noch viel deutlicher ist diese Art des Fortschreitens aber bei dem Übergreifen der Erkrankung auf den Ureter und die Blase.

Die Erstansiedlung in der Niere kann ohne Zwang wohl nur aus einer hämatogenen Dissemination erklärt werden. Es ist zwar vielfach von namhaften Forschern auch der Lymphweg für die Entstehung derartiger Erkrankungen in Anspruch genommen worden, meines Erachtens aber mit nicht ausreichenden Gründen. Wenn wir uns vergegenwärtigen, daß die hämatogene Generalisation gar nicht ausbleiben kann, so werden wir gut tun, so lange den Blutweg bei unseren Überlegungen in erster Linie in Rechnung zu ziehen, als wir nicht sehr viel bessere Kenntnis haben von den tatsächlichen Verhältnissen und damit in der Lage sind, derartige Fragen nicht mit Hypothesen, sondern auf Grund von wirklichem Wissen in Angriff zu nehmen.

Bei Fall 5, Sekt.-Prot. 817/13, 61 Jahre alt, hat eine carcinomatöse Erkrankung des Oesophagus zum Tode geführt. Außerdem fand sich eine alte verruköse Endokarditis der Mitralis mit geringer Hypertrophie des rechten Ventrikels und chronischen Stauungslungen. Die tuberkulöse Erkrankung bestand aus einer käsigen Pneumonie des linken Ober- und Unterlappens mit partieller eiteriger Einschmelzung und einer analogen Affektion im rechten Unterlappen, daneben eine „typische Tuberkulose der Niere". In den Hilusdrüsen finden sich ausgedehnte, vollkommen fibrös-hyalin umgewandelte und sekundär teilweise stark mit Kohlepigment imprägnierte narbige vollkommen abgelaufene primärtuberkulöse Prozesse. Daneben sieht man Spättuberkel ohne fibrösen Rand, zentralverkäst, ohne perifokale Entzündung. Die Ausdehnung der narbigen Prozesse und die Stärke der Bindegewebsentwicklung in der Umgebung der Drüsen zeigt ohne weiteres, daß es sich um eine schwere tuberkulöse Primärerkrankung gehandelt hat.

B. Peritonitiden.

Etwas abweichend von diesem Befund ist derjenige bei Fall 69, A. W., 27 Jahre alt, Sekt.-Prot. 493/15. Hier treffen wir neben einer ulcerösen Lungen-, Kehlkopf- und Darmtuberkulose eine käsige Tuberkulose beider Tuben und eine kleinknotige diffuse Peritonitis mit seröser Exsudation. In der linken Lunge fand sich eine Anzahl käsiger Bezirke, deren Entstehung aus verkästen Bronchien noch ganz deutlich zu erkennen war. Dazwischen fand sich gelatinös und glasig infiltriertes Lungengewebe; ähnliche Veränderungen fanden sich auch in der rechten Lunge. Im Kehlkopf und in der Trachea, sowie im Dünndarm und Dickdarm eine große Anzahl von Geschwüren. Die Drüsen der Leberpforte waren verkäst, auch die mesenterialen Lymphdrüsen von käsigen Knoten durchsetzt, ebenso die parapankreatischen und paraaortalen Lymphdrüsen.

Die mikroskopische Untersuchung der Hilusdrüsen ergab einerseits größere kompakte Käseherde, entstanden durch direkte Verkäsung, ohne epithelioide Randzone, durchsetzt von zahlreichen derben, im van Gieson-Präparat sich rotfärbenden Fasern, mit der typischen Verkäsung benachbarter Gefäße, aber ohne rasches Fortschreiten in die Umgebung, stellenweise sind sogar diese sekundär verkästen Herde wieder etwas abgekapselt. In den Randpartien trifft man hyalin gequollenes Retikulum innerhalb der verkästen Zone, in anderen besser erhaltenen Drüsenpartien wieder auf weite Bezirke hyaliner Retikulumquellung ohne Verkäsung. Neben dieser vollständig den beschriebenen Drüsenveränderungen der Generalisationsperiode entsprechenden Drüsenveränderungen finden sich auch die beschriebenen chronischen, relativ stabilen, submiliaren Epithelioidtuberkel ohne perifokale Wucherung und ohne Periadenitis. Zwischen beiden Formen finden sich aber auch Übergänge, vor allem findet man kleine zentral kompakt verkäste Tuberkel mit geringem fibrösem Rand.

Die tuberkulösen Veränderungen sind in der Drüse scharf abgegrenzt. In den erhaltenen Drüsenteilen sind die Sinus erweitert, enthalten sehr zahlreiche rundliche Makrophagen, die adenoide Substanz ist etwas verringert, typische Keimzentren sind nicht zu finden. Der Käse ist überall sehr chromatinarm und erweist sich auch dadurch als älteres Produkt einer weiter zurückliegenden Krankheitsepoche. Die perifokale Entzündung der Käseherde ist an vielen Stellen auf ein kaum mehr kenntliches Minimum reduziert[1].

---

[1] Man beachte das auffällige Fehlen der perifokalen Entzündung bei Fehlen einer frischen hämatogenen Aussaat.

In der Lunge findet man typische Bilder einer zweifellosen endobronchialen Ausbreitung, Bronchien mit käsigem — dem Chromatinmaterial nach ehemals sehr lymphocytenreichen — Material ausgegossen, die Schleimhaut total verkäst, der Bronchus umgeben von einem Hof verkäster Alveolen. Daneben finden sich aber auch Bilder, die der primären Epoche angehören, d. h. also Bronchien ohne tuberkulöse Veränderung neben Gefäßen mit dem breiten, typischen adventitiellen Hof in tuberkulosefreiem Lungengewebe. Vielfach sieht man ferner größere Bronchien mit total verkäster Schleimhaut, breitem, verkästem peribronchialem Hof, deren Inhalt sich färberisch von der verkästen Umgebung deutlich abhebt. Verursacht wird die färberische Differenz dadurch, daß der Inhalt des Bronchus ungemein dicht durchsetzt ist von groben Chromatintrümmern, die sichtlich durch den Zerfall von Lympho- und Leukocyten entstanden sind. Es macht also manchmal den Eindruck, als sei der Bronchialinhalt ein frischeres Produkt gegenüber einer älteren Verkäsung der Bronchialwand und der Umgebung. Wenn wir uns daran erinnern, daß wir totale Verkäsung des Bronchus mit breiter pneumonischer Peribronchitis bei erhaltenem Lumen angetroffen haben, so gewinnt diese Auffassung an Wahrscheinlichkeit. Aus dem Bronchiallumen wird noch lange Zeit Material entfernt werden können oder wenigstens das in ihm enthaltene Material bewegt werden und seinen Ort wechseln, nachdem die Verkäsung begonnen hat. Füllt er sich später wieder mit Exsudation aus relativ gesunden benachbarten Bronchien, so muß ein Bild entstehen, das dem oben geschilderten entspricht.

Das Auftreten zahlreicher Geschwüre in Trachea, Kehlkopf, Dünn-, Dickdarm und Rectum ist ein weiteres Glied in der bronchogenen Ausbreitung der Tuberkulose und entspricht etwa der Blasenerkrankung bei der typischen Nierentuberkulose. Die Tuberkulose breitet sich im vorgebildeten Kanalsystem vom Herde bis zur Ausführungsöffnung hin aus, also bei der Nierentuberkulose auf dem Wege des Urinstromes, bei der Lungentuberkulose auf allen den Wegen, die das Sputum geht. Ausgehustetes Sputum passiert Trachea, Kehlkopf und Mundhöhle und wird nun entweder ausgeworfen oder, was stets mit einem sehr großen Prozentsatz des Sputums geschieht, verschluckt. Zum Ausführungswege des Sputums gehört demnach der ganze Darmkanal bis zum Anus.

Die stärksten Drüsenveränderungen fanden sich im Gebiet der Thoraxlymphdrüsen, hier wieder in dem linksseitigen Hilusgebiet und von hier aus zur Bifurkation. Im linksseitigen Hilusgebiet fanden sich auch neben den beschriebenen Käseherden einige verkreidete käsige Partien, ohne scharfe Abkapselung, ohne vollkommene Verkalkung. Trotz der starken Geschwürsbildung im Kehlkopf und im Darm sind die zahlreichen Drüsen, die solchen Geschwüren regionär sind, nur sehr geringgradig verändert. Die Verkäsung an der Leberpforte ist dagegen wieder verhältnismäßig hochgradig, eine Verkalkung findet sich hier nicht. Die Erkrankung der Tuben hat zur Bildung kompakter Käseherde in ihrem Inneren geführt.

Aller Wahrscheinlichkeit nach handelt es sich also um eine primäre Lungentuberkulose im linken Oberlappen. Hier fanden sich auch einzelne typische perivasculäre adventitielle Wucherungen. In der Zeit der Generalisation, die relativ langsam erfolgt sein muß, kommt es zur hämatogenen Tubentuberkulose, von hier aus und von der primären Lungenerkrankung aus, die beide die regionären Drüsen stark in typischer Weise infizieren, breitet sich die Tuberkulose per continuitatem aus. Von der Tube auf das Beckenperitoneum, das dicht von Knötchen übersät ist, von den Lungenherden aus in den Bronchialbaum, Trachea, Kehlkopf und Darm. In den Drüsen finden sich Reste der primären Zeit — Retikulumquellung und fibröse Periadenitis — sehr starke Spuren der ersten Generalisationsperiode mit mehr oder weniger direkter Verkäsung ohne kompakte epithelioide Grenzschicht, sowie die typische Drüsenveränderung der späteren bronchogenen Ausbreitung, die stationären Epithelioidtuberkel ohne perifokale Entzündung und der diffuse Hiluskatarrh mit der Rarefikation des adenoiden Gewebes in den übrigen Drüsenteilen.

Etwas schwieriger zu analysieren ist Nr. 3 meines Materials, Sekt.-Prot. 837/13, 21 Jahre alt, die neben einer chronischen, käsigen, endo- und peribronchialen Tuberkulose mit Kavernenbildung der ganzen linken Lunge und einer frischeren, gleichartigen Erkrankung der rechten Lunge eine Verkäsung der Drüsen am linken Kieferwinkel sowie zahlreicher trachealer Drüsen aufwies. Außerdem fanden sich Käseherde in einigen Hilusdrüsen, Kalkherde in den Drüsen an der Bifurkation mit Traktionsdivertikel des Oesophagus; ulceröse Darmtuberkulose, Obliteration der linken Pleurahöhle und verschiedener Teile des Bauchraumes und eine frische Miliartuberkulose von Leber und Milz. Die ältesten

Veränderungen sind zweifellos in der Lunge. Sie zeigen hier auch alle typischen Eigenheiten einer primären Tuberkulose. Nebenher ist es aber zu einer ausgedehnten Halsdrüsentuberkulose gekommen, die zur totalen Verkäsung der linksseitigen Lymphoglandulae cervicales superiores geführt hat. Eine genaue Untersuchung der zugehörenden Tonsille ist leider nicht vorgenommen worden. Wir müssen uns also damit begnügen, auf das gleichzeitige Vorkommen hinzuweisen. Die ulceröse Darmtuberkulose gehört, wie früher ausgeführt, zur endobronchialen Lungentuberkulose. Die alte tuberkulöse Peritonitis gehört in eine frühere Generalisationsperiode.

Bis zu einem gewissen Grade unabhängig von diesen Vorgängen, also der primären und der späteren endobronchialen Lungentuberkulose und der ersten Zeit der Generalisation sehen wir außerdem noch eine terminale miliare Tuberkulose auftreten zu einer Zeit, wo die endobronchiale Tuberkulose durch Zerstörung nahezu der gesamten Atemoberfläche schon binnen kürzester Frist zum Tode führen mußte. Wir finden hier also eine terminale Miliartuberkulose, in den letzten Wochen einer unaufhaltsam zum Tode führenden endobronchialen, rekurrierenden Lungentuberkulose als eine klinisch meist unbemerkbare und auch pathologisch-anatomisch im gesamten Krankheitsbild deutlich untergeordnete Teilerscheinung. Diese terminale Miliartuberkulose ist als eine relativ häufige und typische Erscheinung bei analogen Erkrankungen wohl bekannt. Sie entwickelt sich in der sich oft über viele Wochen hinziehenden letzten Leidenszeit der Lungentuberkulose, also in einer Zeit, in der der Arzt immer wieder erstaunt ist, daß eine schwache Lebensflamme sich überhaupt noch zu erhalten vermag.

Das Krankheitsbild steht in gewisser Analogie zu den primären Tuberkulosen mit geringgradiger Generalisation, bei denen, wie gezeigt und auch klinisch häufig zu beobachten, neben einer als primär anzusprechenden Lungenerkrankung sehr bald leichtere Erkrankungen der cervicalen Drüsen konstatiert werden können. Nur ist hier alles ins Extrem gesteigert. Die Lungentuberkulose hat im weiteren Verlauf zur vollständigen Zerstörung des Organs geführt, während die Tuberkulose der cervicalen Drüsen die großen, vielfach von Bindegewebe durchzogenen, trockenen Verkäsungen, die hier schon vielfach beschrieben worden sind, verursacht. Die Hilusdrüsenveränderungen sind total verkäst, der Käse vielfach von Bindegewebsfasern durchzogen, sehr chromatinarm. Eine eigentliche Verkäsungszone fehlt, dagegen besteht ein lockerer epithelioider Rand mit spärlichen Riesenzellen. Die Verkäsung hat den Drüsenrand überschritten, die alte perifokale fibröse Zone ist großenteils mit verkäst; am Rand der Käseherde findet sich eine breite, dicht lymphocytär infiltrierte, stark hyperämische Zone. In einem der kompakten Käseherde ist das Zentrum verkalkt. Der Kalkherd in der Drüse ist nirgends abgekapselt, doch ist die umgebende Käsemasse von ganz besonders zahlreichen kernlosen Bindegewebsfasern durchzogen. Das Bindegewebe des Hilus ist diffus schwielig verändert.

Nr. 15, Sekt.-Prot. 815/13, 43 Jahre alt, wurde klinisch als Polyserositis tuberculosa bezeichnet. Im Gewebe des linken Oberlappens fand sich unterhalb der Spitze ein kleiner, rundlicher Kalkherd, vollkommen abgekapselt. Gleiche Kalkherde fanden sich im linken Hilus und an der Bifurkation. Außerdem fand sich eine alte tuberkulöse adhäsive Pleuritis schwieliger Natur, ohne frischere Prozesse. Auch die an den Primäraffekt anstoßenden Lungenpartien waren schwielig verändert. Im rechten Pleuraraum 2 Liter eines sanguinolenten serösen Exsudates. Frischere tuberkulöse Prozesse in der Lunge waren nicht vorhanden. Im Abdomen fanden sich etwa 6 Liter einer stark rötlich gefärbten, mit Fibrinflocken durchsetzten Flüssigkeit und das Peritoneum besät mit kleinsten weißlichen, zum Teil auch rötlichen, blutigen Knötchen. Das große Netz bedeckt einen Teil der Darmschlingen und ist mit denselben zu einer Masse verbacken. Außerdem fand sich eine tuberkulöse Cirrhose der Leber und ein chronisches Nierenleiden mit Schrumpfung.

In den Hiluslymphdrüsen finden sich, abgesehen von den Resten des Primärkomplexes, Epithelioidtuberkel mit geringer perifokaler Entzündung, ohne Abkapselung, in den Lymphsinus zahlreiche einzelnliegende Makrophagen. Die Lymphdrüsen sind — und zwar auch in den zentralen anthrakotischen Partien — sehr stark hämorrhagisch infiltriert. Dieses Verhalten der Drüse entspricht genau dem bei nicht tuberkulösen hämorrhagischen Erkrankungen. Es handelt sich also hier möglicherweise um eine schwere Mischinfektion. Die Epithelioidtuberkel beteiligen sich an diesem Infiltrationsprozeß nicht. Die einzelnen Tuberkel sind submiliar. Nirgends sind größere

Käseherde zu bemerken. Nur wo die Tuberkel in der Nähe des Randsinus liegen, ist dieser in der Breite des Tuberkels obliteriert; die Kapsel in geringem Grade verdickt.

Fall Nr. 8, Sekt.-Prot. 864/13, 58 Jahre alt. Die Sektion ergab alte Pleuraschwarten der linken Lunge mit teilweiser Verknöcherung, nebst einem alten abgesackten Empyem. Kompressionsatelektase und chronische Lungentuberkulose mit Induration der linken Lunge. Die rechte Lunge ist hypertrophisch, von ,,peribronchitischen" tuberkulösen Herden durchsetzt. Außerdem fand sich eine chronische tuberkulöse Entzündung des Bauchfells mit Verwachsung der intraperitonealen Organe untereinander. Das weiteren fand sich eine Hypertrophie des ganzen Herzens, Aortenlues, Hodenschwielen, Stauungsfettleber, chronischer atrophischer Magenkatarrh und Milztumor.

Die mikroskopische Untersuchung der Hilus-Lymphdrüsen ergab vereinzelte submiliare bis höchstens miliare Käseherdchen, mit typischem epithelioidem Rand und geringgradiger Bindegewebswucherung. Auch die Wirbelzellenstellung ist gut ausgebildet, obwohl die Zellen der epithelioiden Randzone vielfach mit Kohlepigment beladen sind. Die Kernfragmente sind zum Teil ausgesprochen wurmförmig. Die anstoßenden Drüsenteile sind stark diffus anthrakotisch. In den übrigen Drüsen findet man nur submiliare, zentral verkäsende kleinste Tuberkel. Außer diesen frischen typisch gebauten Tuberkeln mit mäßiger, aber doch deutlich vorhandener perifokaler Entzündung mit kompakter zentraler Verkäsung und gutentwickelter epithelioider Verkäsungszone finden sich noch fibrös umgewandelte Epithelioidtuberkel mit teilweiser Schrumpfung und kleinste sich abkapselnde Käseherde.

Das alte abgesackte Empyem mit den teilweise verknöcherten Schwarten ist nicht nachweislich tuberkulös und dürfte auf eine überstandene, nicht tuberkulöse Infektion zurückzuführen sein. In der komprimierten Lunge finden sich chronische Indurationsvorgänge neben tuberkulösen Veränderungen. Inwieweit hier die Tuberkulose als Ursache der Induration mit verantwortlich gemacht werden darf, läßt sich nachträglich nicht mehr sicherstellen. Die Erkrankung der rechten Lunge war typisch endobronchial. Die tuberkulöse Peritonitis war noch nicht abgelaufen. Gleichzeitig bestand eine alte Lues, auf deren Boden sich die Tuberkulose erfahrungsgemäß besonders leicht entwickelt. Die Drüsenerkrankungen sind geringfügig, stehen hinter den Lungenveränderungen weit zurück. Nirgends fand sich eine direkte Verkäsung ohne epithelioides Vorstadium. Auf primäre Herde ist (1913) nicht genügend geachtet worden.

Nr. 40, J. M., Sekt.-Prot. 197/15, 48 Jahre alt, Pathol.-anatom. Diagnose: ulceröse Lungen- und Darmtuberkulose. Kalkherde in den Bifurkations- und bronchialen Lymphdrüsen. Im Bereich des Dünndarmes ausgedehnte Lymphangitis tuberculosa. Der genauere Lungenbefund war: in der Spitze des linken Ober- und Unterlappens ein System miteinander kommunizierender Hohlräume mit käsiger Wandung. In der Umgebung dieser Hohlräume ist das Gewebe schiefrig induriert, mit käsigen Knoten und Knötchen und verkästen Bronchien durchsetzt. In einer linken bronchialen Lymphdrüse ein Kalkherd.

Die mikroskopische Untersuchung der Lymphdrüsen ergab alte, eingedickte Käseherde mit lockerem, geschrumpftem, epithelioidem Rand und umgeben von hyalin-fibrösen, narbigen Partien oder rein hyaliner Retikulumfaserquellung. Das Ganze entspricht etwa den bei abheilender primärer Tuberkulose beschriebenen Bildern. Trotzdem also in der Lunge eine fortschreitende schwere tuberkulöse Erkrankung bestand, finden wir in den regionären Drüsen im wesentlichen nur regressive Prozesse. Die Art der Mitbeteiligung des Darmes ist ungewöhnlich. Es besteht eine stärkere lymphangitische Erkrankung, die lymphogene Verbreitung ist also auch hier noch nicht vollkommen sistiert. Immerhin nähert sich der Befund schon sehr demjenigen einer isolierten Phthise im Sinne der in der Einleitung gegebenen Definition.

Nr. 37, A. Sch., Sekt.-Prot. 246/15, 40 Jahre alt, Pathol.-anatom. Diagnose: Kavernöse, bronchiale und peribronchiale Tuberkulose der linken Lunge, käsige Pneumonie im rechten Oberlappen. Im Larynx geringe Ulceration an den Stimmbändern. Im Dünn- und Dickdarm zahlreiche quergestellte Defekte der Schleimhaut mit unterminierten Rändern, ebenso auch im Mastdarm. Außerdem fand sich eine ausgedehnte Peritonitis adhaesiva tuberculosa.

Die mikroskopische Untersuchung der Drüsen ergibt zahlreiche verkäsende, zum Teil konglomerierende, bis gut hirsekorngroße Käseknötchen mit epithelioidem Rand, daneben kleinste Epithelioidtuberkel. Doch haben sich nirgends größere Käsemassen gebildet.

Der Randsinus im allgemeinen frei, die Kapsel auch an den Stellen, wo die Tuberkel in und am Randsinus sitzen, nur eben merkbar verdickt. Das epithelioide Gewebe ist überall sehr locker, die perifokale Entzündung gering. Die Periadenitis tritt stark zurück. Also auch hier eine weitgehende Diskrepanz zwischen der ungemein heftigen und ausgedehnten Lungenerkrankung und einer relativ geringfügigen Erkrankung der Drüsen mit zurücktretender Periadenitis und mit wesentlichem Zurücktreten der perifokalen Veränderungen bindegewebiger Natur.

C. Nebenniere und Genitalsystem.

Nr. 7, E. B., Sekt.-Prot. 840/13, 47 Jahre alt. Bei der Sektion ergab sich käsige Tuberkulose verschiedener Bifurkationsdrüsen bei einem alten Kalkherd einer Drüse des rechten Hauptbronchus. In der Lunge nur alte schwielige anthrakotische Narben. Beide Lungen waren emphymatös, mit der Pleura costalis durch alte pleuritische Verwachsungen verklebt. Todesursache war Herzdilatation und Insuffizienz bei Fibrosis und Insuffizienz der Tricuspidalis und Mitralis, geringe Atherosklerose des Anfangsteiles der Aorta. Als Nebenbefund ergab sich eine käsige Tuberkulose beider Nebennieren. Klinisch war außer der Herzerkrankung ein typischer Morbus Addisonii nachweisbar gewesen. In den Hilusdrüsen fanden sich bis über erbsengroße, zusammenhängende, hyalinfibröse Schwielen mit typischen miliaren fibrösen Knäueln und schwieliger Periadenitis, ohne sekundäre Verkäsung, also Reste einer Primärinfektion, daneben einzelne kleinste Epithelioidtuberkel, den schwieligen Partien anliegend, mit geringem körnigen Zerfall im Innern, ohne Verkäsungszone und mit stark zurücktretender, wenn nicht ganz fehlender perifokaler Entzündung. Auch die Randpartien dieser kleinen Epitheltuberkel haben sich nicht fibrös umgewandelt, ebensowenig findet sich eine konzentrische Lagerung der äußersten epithelioiden Elemente. In den schwieligen Massen liegt an manchen Stellen eingedickter Käse, vollkommen abgekapselt. Im übrigen sind die Lymphdrüsen deutlich hyperämisch, die Sinus stark mit Lymphocyten gefüllt.

Nr. 22, M. T., Sekt.-Prot. 416/14, 35 Jahre alt, zeigt neben kavernösen, endobronchialen und bronchopneumonischen Veränderungen in der Lunge auch eine käsige Tuberkulose in der Prostata. Die Lungenveränderungen bestehen in einem Pyopneumothorax mit alter schwieliger Pleuritis auf der rechten Seite, entstanden durch die Perforation einer kleinen Spitzenkaverne; die rechte Lunge komprimiert, atelektatisch, zeigt multiple Narbenherde. Die linke, kompensatorisch vergrößerte Lunge enthält zerstreute Herde käsiger Bronchopneumonie im Ober- und Unterlappen mit ödematöser Anschoppung. Infolge des Pneumothorax bestand eine schwielige Mediastinitis und Schwielenbildung im Lungenhilus, eine Hypertrophie des rechten Ventrikels und Erweiterung des rechten Vorhofes.

In den Hilusdrüsen der frisch erkrankten linken Lunge finden sich nur ganz vereinzelt submiliare, nicht verkäsende Epithelioidtuberkel ohne bindegewebige Kapsel und ohne jede Spur von Periadenitis.

D. Terminale Miliartuberkulose.

Nr. 26, G. A., Sekt.-Prot. 343/14, 52 Jahre alt. Pathologisch-anatomische Diagnose: Chronische käsige endobronchiale und kavernöse Tuberkulose beider Oberlappen und des rechten Mittellappens, knötchenförmige Tuberkulose in beiden Unterlappen, chronische Bronchitis, Atelektase und Ödem beider Unterlappen, ulceröse Darm- und Larynxtuberkulose, Miliartuberkulose der Leber, der Milz und der Meningen.

Hier ist das Zurücktreten der Drüsenveränderungen gegenüber der sehr schweren, zu zahlreichen bis hühnereigroßen Kavernen führenden Lungenerkrankung ganz besonders auffällig. Die Lymphdrüsen sind zwar deutlich etwas vergrößert, enthalten aber nirgends größere zusammenhängende käsige Massen, auch fehlt trotz der langen Dauer der Lungenerkrankung die Periadenitis und die diffuse Bindegewebsentwicklung im Hilus. Die Drüse zeigt sehr weite, dicht mit Makrophagen und gewucherten Retikulumzellen erfüllte Sinus. Das adenoide Gewebe ist rarefiziert, die Drüse sieht dadurch marmoriert aus, stellenweise hat sich in den Sinus typisches epithelioides Gewebe ausgebildet. Außerdem finden sich an oder in den Sinus Epithelioidtuberkel, sämtlich submiliar, mit zentraler Verkäsung. Das verkäsende Zentrum ist klein, eine Verkäsung aber doch an einzelnen Exemplaren deutlich zu erkennen. Sehr auffällig ist das Verhalten der Sinus, die sämtlich erweitert und mit Zellmaterial prall erfüllt sind. Es bestehen dabei Übergänge von den mit einzelliegenden Makrophagen gefüllten Sinuspartien, die sich an sehr vielen Stellen deutlich durch eine Lage platter Zellen von dem adenoiden Gewebe scheiden und den zweifellos tuberkulös erkrankten Drüsengebieten, bei denen in Zügen angeordnete, zwischen rarefizierten Marksträngen liegende, zusammenhängende Epithelioidzellenlager oder auch typisch angeordnete einzelne miliare Epithelioidtuberkel vorhanden sind. Die scharfe Grenze zwischen dem adenoiden Gewebe einerseits und dem Sinus andererseits verschwindet dabei häufig an den Stellen, an denen die Sinus mit epithelioidem Gewebe erfüllt sind. Die Drüsenkapsel ist in ganz schmalem Zuge lymphocytär infiltriert. Das epithelioide Gewebe ist nirgends geschrumpft, nirgends zeigt sich eine nennenswerte fibröse Umwandlung.

Die Überleitung zu der letzten Gruppe bildet der Fall 49, Sekt.-Prot. 242/15, 78 Jahre alt, bei dem neben alten, narbigen Prozessen im rechten Oberlappen und einer fibrös indurierten, Kalkherde enthaltenden Bifurkationsdrüse eine exsudative tuberkulöse Pleuritis der linken Seite gefunden wurde. Hier finden wir also in der Lunge alte, dem anatomischen Befund nach abgeheilte tuberkulöse Prozesse. In den Lymphdrüsen fanden sich auch mikroskopisch nur vollkommen abgeheilte, fibrös umgewandelte Reste einer primären Tuberkulose. Frischere tuberkulöse Veränderungen konnten in den Drüsen nicht gefunden werden. Der Ausgangspunkt der tuberkulösen Pleuritis bleibt anatomisch ungeklärt.

Der Tod trat ein infolge eines chronischen schrumpfenden Nierenleidens, bei Herzhypertrophie und parenchymatöser Degeneration des Herzmuskels, Stauungsfettleber. Der Fall ist ein Paradigma für die so zahlreichen der klinischen Beobachtung wohlbekannten tuberkulösen Pleuritiden bei relativ geringer inaktiver, klinisch oft sehr schwer oder gar nicht nachweisbarer Lungentuberkulose. Sie gehören klinisch schon in das Gebiet der isolierten Phthise, und zwar meist in die frühesten Perioden derselben.

Anhang.

Generalisierte Tuberkulolose ohne Lungenerkrankung.

Nur anhangsweise sei erwähnt, daß selbstverständlich generalisierte Tuberkulosen ohne Beteiligung der Lungen vorkommen. Klinisch sind das sehr häufig die chronischen, quoad vitam relativ prognostisch gutartigen Knochen- und Gelenktuberkulosen. Als ein Beispiel, daß diese Fälle auch anatomisch keine Seltenheit sind, seien noch die beiden folgenden Fälle Nr. 24 und 58 meines Materials erwähnt.

Bei Nr. 24, M. K., Sekt.-Prot. 238/14, 8 Jahre alt, ergab die Sektion tuberkulöse Caries des 7. Halswirbels und des 2. Brustwirbels mit fistulösem Durchbruch nach der rechten Halsseite und Verjauchung. Verjauchter Senkungsabsceß im hinteren Mediastinum mit Übergreifen auf die rechte Pleura. Dissezierende Pneumonie in der rechten Spitze des rechten Oberlappens. Senkungsabsceß rechts vom 3. bis zum 11. Brustwirbel. Linksseitiger Psoasabsceß. Tuberkulöse Caries der Hand- und Fußwurzelknochen beiderseits und beider Ellbogengelenke, tuberkulöse Infarkte im oberen Drittel des linken Femurmarks, käsige und knötchenförmige Tuberkulose der Halslymphdrüsen und der mesenterialen Drüsen, tuberkulöses Darmgeschwür im untersten Ileum. Die sorgfältige Durchsuchung der Lungen- und Lungenlymphdrüsen ergab nirgends eine tuberkulöse Veränderung. Die erwähnte dissezierende Pneumonie ist durch den Kontakt mit dem jauchigen Senkungsabsceß entstanden und ist nur durch diese Mischinfektion verursacht. Es handelt sich demnach um eine primäre Fütterungstuberkulose, bei der eine Aspirationsinfektion ausgeblieben ist. Auch das Drüsenverhalten ist vollständig typisch für eine solche. Theoretisch ist besonders interessant, daß es demnach bei primärer Darmtuberkulose oder allgemein gesprochen bei extrapulmonaler primärer Tuberkulose zu einer sehr ausgedehnten Generalisation im Skeletsystem kommen kann, ohne daß eine Erkrankung der Lungen eintritt. Es erscheint sehr schwierig, an derartigen Fällen vorüberzugehen, ohne eine spezielle Disposition gerade des Skelettsystems für die Erkrankung anzunehmen. Wodurch dieselbe aber entstanden sein soll, darüber fehlt hier jeder Anhalt. Es sei deshalb hier nur die Tatsache gebucht, daß bei relativ gutartiger primärer Tuberkulose infektionstüchtiges Virus im Blutkreislauf kreisen kann, ohne die Lungen zu befallen. Die Annahme, daß das tuberkulöse Virus im Kreislauf vorhanden sein muß, um sich an lokal disponierten Stellen festzusetzen, ist schon von BILLROTH noch vor der Entdeckung des Tuberkelbacillus gemacht worden zur Erklärung der traumatischen Entstehung der Gelenk- und Knochentuberkulose. Ich glaube, daß auch Fall 24 nicht in anderem Sinne gedeutet werden kann.

Bei Fall 58 handelt es sich um ein etwa $4\frac{1}{2}$jähriges Kind mit Spondilitis dorsalis und Fungus einer Fußwurzel. Das Kind starb rasch an Diphtherie. Ein Geschwister ist an tuberkulöser Hirnhautentzündung gestorben. Das Kind wurde nicht seziert, sondern nur die Brustorgane exenteriert, und mir in toto überlassen. Trotz der sorgfältigsten Durchsuchung der ganzen Lunge und ihres Drüsensystemes fand sich nirgends eine tuberkulöse Veränderung. Es muß sich also auch hier um eine extrapulmonale Infektion gehandelt haben, bei der es zu einer sichtlich hämatogenen Generalisation kam, ohne daß doch die zweifellos von dem Virus passierten Lungen miterkrankt sind.

Kapitel IV.

Isolierte Phthise.

Am Schlusse der in der Einleitung angegebenen Reihe der möglichen Formen der menschlichen Lungentuberkulose standen Erkrankungen, die in der Lunge selbst ablaufen, ohne zu einer Weiterverbreitung im Körper zu führen. Rein äußerlich betrachtet, nähern sich diese Erkrankungen also wieder den primären Lungentuberkulosen, bei denen es noch nicht zu einer Miterkrankung des übrigen Körpers gekommen ist. Trotzdem besteht keine Möglichkeit der Verwechslung zwischen den beiden Formen. Die von mir als isolierte Phthisen bezeichneten Erkrankungen zeigen sich vielmehr in allen Stücken als eine konsequente Fortbildung der Eigenheiten, die wir bei den letzten Gliedern der generalisierten Tuberkulose auftreten sahen. Es wird sich empfehlen, zunächst wieder einzelne Fälle genau zu beschreiben, um das typische Verhalten kennen zu lernen und schließlich auf den hier ziemlich engen Kreis der Möglichkeiten an der Hand der übrigen Fälle kurz hinzuweisen.

Nr. 65 meines Materials. Sch., 44 Jahre alt. Sekt.-Prot. 452/15.

Pathologisch-anatomische Diagnose: Ulceröse und peribronchiale chronische Lungentuberkulose, ulceröse Darmtuberkulose, Fett- und Stauungsleber, Milzschwellung, trübe Schwellung der Nieren.

Die Lungen wurden mir in toto überlassen, zunächst in Formalin gehärtet. Nach der Härtung wurden die Lungen sorgfältig zerlegt, wobei besonders darauf geachtet wurde, wie sich die Beziehungen zwischen den tuberkulösen Veränderungen in der Lunge selbst und den direkt zugehörigen regionären Drüsen gestalten.

In der rechten Lunge fanden sich im Oberlappen mehrere bis hühnereigroße Kavernen, eine davon in den obersten Spitzenpartien, eine zweite zentral nahe am Oberlappenhilus, auch das übrige Gewebe von schwieliger endo- und peribronchialer, zum Teil knotiger Tuberkulose eingenommen. Nirgends mehr lufthaltiges Gewebe. Der Unterlappen und Mittellappen der rechten Lunge enthalten in den zentralen und oberen Partien zahlreiche kleinere Erweichungen bis zu Walnußgröße, im übrigen die gleichen Veränderungen wie der Oberlappen, mit Ausnahme der dicht über dem Zwerchfell liegenden Partien, die zum Teil noch lufthaltig und gebläht sind. Typische acinösnodöse Herde finden sich besonders an den Grenzpartien der chronisch kranken gegen diese basalen, lufthaltigen Partien. Alle Lappen der rechten Lunge sind von einer weißlichen, sehr dichten Schwarte umgeben, wodurch sie miteinander verbacken sind. Die Schwarte ist am dichtesten in den paravertebralen Gebieten und hier wieder namentlich um den Oberlappen.

Im Hilus der rechten Lunge liegen in mehreren Lymphknoten hirsekorn- bis linsengroße Kalkherdchen. Im Hilus des rechten Unterlappens liegt an einem der größten Bronchien eine gut erbsengroße, vollkommen verkalkte Lymphdrüse. Von hier aus wird nun der Unterlappen sorgfältig in feine Scheiben zerlegt. Dabei findet sich nahe über dem Zwerchfell, etwa in der Mammillarlinie, ein erbsengroßer, vollkommen verkalkter Lungenherd. Sowohl die bisher beschriebenen Drüsen wie der Lungenkalkherd sind obsolet, vollständig abgekapselt. Im übrigen sind die Drüsen nirgends in größerem Umfang verkäst oder sonst makroskopisch tuberkulös verändert.

Die linke Lunge ist in den obersten und hintersten Partien der Spitze von einem welschnußgroßen, harten, trockenen, aber nicht verkreideten Käseknoten eingenommen. In der Umgebung finden sich noch mehrere ähnliche großknotige Herde. Sie sind von einem Rand schwieligen Bindegewebes umgeben. Im hinteren Teil des Oberlappens, namentlich in den gegen die Interlobarspalte gelegenen Partien, überall dichtstehende, käsig-knotige, bronchiale Herde, zum Teil mit zentralem Lumen. Am dichtesten stehen die Herde in den paravertebralen und basalen Teilen des Oberlappens. Nur die vorderen Randpartien desselben sind frei und stark gebläht. In der Spitze des linken Unterlappens finden sich verstreut großknotige Herde von der gleichen Beschaffenheit. Im übrigen ist das Gewebe des Unterlappens relativ frei, nur über der Zwerchfellfläche des Unterlappens ist ein gut hühnereigroßer Bezirk dicht durchsetzt mit zahlreichen käsigen bis erbsengroßen, auf dem Durchschnitt knotigen Aspirationsherden.

Die Hilusdrüsen der linken Lunge enthalten nirgends größere zusammenhängende tuberkulöse Veränderungen. Sie sind mäßig anthrakotisch, die anthrakotischen Partien sitzen in typischer Weise zentral in den Drüsen, in den adenoiden Randbezirken finden sich hellere submiliare, höchstens miliare Knötchen. Die gleichen Verhältnisse finden sich in den Bifurkationsdrüsen und der paratrachealen Drüse. Nirgends läßt sich eine zusammenhängende Verkäsung in einer Drüse auffinden.

Die mikroskopische Beschreibung beginne mit einer kleinen pulmonalen Lymphdrüse aus dem rechten Oberlappen, in der direkten Nähe eines mittleren Bronchus, der selbst im Innern beginnende Verkäsung aufweist, ringsum von teils schwieligem, teils käsig eingeschmolzenem Gewebe umgeben ist, und von dem peripherwärts erhaltenes Lungengewebe überhaupt nicht mehr vorhanden war. Der Bronchus, der nur wenige Zentimeter peripherwärts schon vollständig zerstört ist, ist stark hyperämisch, die Tunica propria sehr stark kleinzellig infiltriert. Diese kleinzellige Infiltration ist zum Teil lymphocytär, zum sehr großen Teil aber besteht sie aus plasmareichen Zellen, die zum Teil rundliche, zum Teil mehr eckige Konturen aufweisen. Die Zellen sind vielfach vakuolisiert, aber nur selten in der typischen Form der Plasmazelle. Auch sieht man zwar hier und da den typischen Radkern, jedoch ebenso häufig pyknotische Formen. Diese Zellen liegen am häufigsten dicht unter der schlecht erhaltenen Basalmembran. Sie erinnern in gewisser Beziehung an das Zellmaterial der Lymphsinus bei Sinuskatarrh. An anderen Stellen desquamiert das so veränderte lockere Gewebe der Tunica propria direkt in das Bronchiallumen. In diesem Gewebe liegen nur ganz vereinzelt kleinste submiliare Epithelioidtuberkelchen. Die Zellen dieser Epithelioidtuberkel sind unscharf begrenzt, ihr Protoplasma zum Teil körnig, eine Verkäsung ist jedoch nicht nachzuweisen. Die Tuberkel sitzen zum Teil in der Schleimdrüsenschicht, aber selbst dicht benachbarte Acini der Drüse sind nur relativ wenig verändert. An anderen Stellen liegt das epithelioide Gewebe dicht einer kaum veränderten Capillare an. Eine eigentliche Grenzzone läßt sich nicht identifizieren. Der Tuberkel ist also nicht abgekapselt und zeigt auch sonst keine wesentlichen Spuren einer stärkeren perifokalen Entzündung. Gleiche Tuberkelchen finden sich noch mehrfach in der Schleimhaut verstreut.

Die Schleimdrüsen sind gegenüber der sehr starken Veränderung der Tunica propria relativ gut erhalten. In den Ausführungsgängen liegt anscheinend frisch produzierter fädiger Schleim. Die Drüsen selbst sind nur in geringem Grade kleinzellig infiltriert, das Zellmaterial der Septen ebenfalls zum Teil gequollen, zum Teil finden sich aber morphologisch normale Verhältnisse, nur das Fehlen von ruhendem Epithel verrät eine intensive funktionelle Reizung. Die nächste Umgebung des Bronchus besteht aus schwieligem, stark vaskularisiertem Bindegewebe, das teils perivasculär um die anliegenden größeren Gefäße angeordnet ist, zum Teil auch in das atelektatische, hochgradig desquamativ pneumonisch veränderte Lungengewebe hineinzieht. Dicht neben dem Bronchus liegt die verkäsende Wand einer Kaverne.

In das schwielige Bindegewebe eingebettet liegt eine kleine, zum Teil anthrakotische Lymphdrüse, deren Randsinus, trotz der starken bindegewebigen Wucherung ringsum, überall frei ist. In ihm liegen massenhaft sehr große, gequollene, teils rundliche, teils unscharf begrenzte und mehr eckige, stark vakuolisierte Makrophagen, auch vereinzelte rote Blutkörperchen und Zerfallsprodukte von solchen, dagegen nur wenig normale kleine

Lymphocyten. In der etwa linsengroßen Drüse nirgends Epithelioidgewebe oder distinkte Tuberkel. Das sie umgebende schwielige Bindegewebe zeigt sich deutlich von der Umgebung und nicht von der Drüse selbst beeinflußt. Die Bindegewebswucherung ist am stärksten da, wo zwei größere Gefäße an die Drüse anstoßen, am geringsten da, wo sie direkt an nichtverkäste Lunge angrenzt. Das adenoide Gewebe der Lymphdrüse ist locker, erscheint rarefiziert, die Lymphocyten besitzen zum großen Teil einen auffallend breiten protoplasmatischen Rand und auch im adenoiden Gewebe finden sich den im Sinus liegenden Makrophagen entsprechende, große gequollene mononucleäre Zellen. Das Retikulum ist nicht wesentlich gewuchert.

Hier haben wir wohl den stärksten Ausdruck einer Immunität der Lymphdrüse gegenüber den Vorgängen im Wurzelgebiet, der irgendwie denkbar ist. Durch eine destruierende Tuberkulose ist das gesamte mögliche Wurzelgebiet der Drüse vollkommen zerstört. Diese Tuberkulose hat zweifellos lange Zeit fortbestanden und erst in einem Zeitraum zur Zerstörung der Lunge geführt, in dem bei Empfänglichkeit der Lymphdrüse längst eine vollständige Zerstörung auch der Lymphdrüse hätte stattfinden müssen. Statt dessen finden wir zwar eine chronisch schwer geschädigte, aber nirgends typisch tuberkulös erkrankte Drüse. Die Art der Schädigung besteht in einer Verringerung der Lymphocytenzahl und in einer deutlichen Quellung eines beträchtlichen Teiles auch der noch vorhandenen Lymphocyten. In den Sinus liegen zahlreiche große mononucleäre, größtenteils rundliche, vollkommen aus dem Zellverband gelöste, Zellen mit teils körnigem, teils stark vakuolisiertem, teils in direktem Zerfall befindlichem Protoplasma. Es fehlt dagegen eine wesentliche Wucherung des fixen Retikulums, nur das Bindegewebe der Trabekel ist teilweise etwas verdickt. Diese Verdickung steht in Zusammenhang mit der starken bindegewebigen Wucherung in der Umgebung der Drüse, die sich aufs deutlichste von den tuberkulösen Veränderungen in der Lunge abhängig erweist, sie ist also nicht als selbständige Drüsenveränderung aufzufassen.

Ganz ähnliche Verhältnisse finden sich in allen untersuchten Drüsen. Überall kehrt der auffällige Unterschied wieder zwischen der schweren Erkrankung des Wurzelgebietes und der geringfügigen Veränderung der regionären Drüsen. Als Beispiel sei noch ein Präparat aus dem Hilus des rechten Unterlappens beschrieben.

Dicht neben einem knotig tuberkulös erkrankten mitgeschnittenen Lungenstück liegen zwei mittlere Bronchien mit mäßig ödematös gequollener Umgebung. Ihre Schleimdrüsenschicht ist wieder auffallend gut erhalten, das Bronchialepithel aber nahezu vollständig desquamiert. Die Tunica propria selbst zeigt aber nicht die oben beschriebenen Veränderungen, sondern ist noch kaum gestört, entsprechend der viel geringeren Zerstörung der Umgebung und des Wurzelgebietes. In der Schleimdrüsenschicht sieht man auch neben vielem sezernierendem Drüsenepithel zahlreiche ruhende Drüsengebiete. Der Bronchus ist auch da nur sehr geringgradig verändert, wo einer der kleinen knotigen Lungenherde ihm dicht anliegt. Die Lungenherde erweisen sich ausnahmslos als bronchogen entstanden. Nirgends ist dagegen eine scharfe Begrenzung auf einen Acinus eingetreten. Das Zentrum des Herdes bildet meist ein Bronchiolus oder Alveolargang mit verkästem Inhalt. Der Käse im Lumen ist ohne Zweifel im wesentlichen aus dem Zerfall von desquamiertem Epithel und Lymphocyten hervorgegangen. Die ehemalige Begrenzung des Bronchus ist auch da meist noch zu erkennen, wo die Verkäsung ringsum über ihn hinausgreift. Zahlreiche anliegende Alveolen sind von verkäsendem pneumonischem Exsudat erfüllt. Die Wucherung der Septen ist ungemein gering, stärkere Bindegewebsentwicklung findet sich erst am Rand der peribronchialen Verkäsungszone und hier wieder besonders in der Nähe der Gefäße. Doch beginnen auch einzelne Alveolarsepten sich in ein lockeres epithelioides Gewebe aufzulösen.

Die beiden Lymphdrüsen, von denen die eine gut erbsen-, die andere haselnußkerngroß ist, zeigen sich schon makroskopisch deutlich marmoriert. Bei der mikroskopischen Untersuchung ergibt sich als Ursache der Marmorierung eine starke Erweiterung des Sinussystems, verbunden mit einer entsprechenden Rarefikation des adenoiden Gewebes. Die weiten Sinus sind wieder erfüllt von einem schlecht erhaltenen, stark gequollenen, körnig zerfallenden Zellmaterial, in dem große, rundliche, phagocytierende mononucleäre Zellen besonders zahlreich vertreten sind. Zwischen diesen mononucleären Makrophagen und den kleineren

Lymphocyten, die von ihnen vielfach phagocytiert sind, bestehen Übergangsformen. Auch das Zellmaterial in den Marksträngen und Follikeln zeigt sich vielfach gequollen. Das Retikulum ist dagegen nicht nachweisbar vermehrt, in den Sinus zeigt es ebenfalls alle Zeichen der Degeneration und des Zerfalls. Nur ganz vereinzelt lassen sich kleinste Epithelioidtuberkel in der Drüse nachweisen. Manche Schnitte sind vollkommen frei von solchen. Wo ein Epithelioidtuberkel zu finden ist, ist er durch seine unscharfe Begrenzung, den Verfall seines Zellmaterials ohne kompakte Verkäsung und die fehlende bindegewebige Abkapselung charakterisiert.

Außer diesen bisher beschriebenen Veränderungen läßt sich in den Hilusdrüsen nichts Wesentliches auffinden. Erst gegen die Trachea zu finden sich einzelne besser ausgebildete, immer noch submiliare Tuberkelchen. Überall sehen wir bis in die tracheale Kette, wenigstens in den untersuchten unteren Drüsen derselben, die Rarefikation des adenoiden Gewebes, die Erweiterung der Sinus und die starke Desquamation in dieselben. Mit der Entfernung der Drüse von der Lunge nehmen diese Erscheinungen aber deutlich ab. Schon in der Bifurkationsgegend ist die Desquamation in die Sinus geringer, das interkanalikuläre Retikulum besser erhalten, auch die Makrophagen zum Teil noch als seßhafte, gequollene Retikulumzellen unterscheidbar. Nirgends findet sich aber eine Bildung fibrösen Bindegewebes in der Drüse und auch die etwas besser ausgebildeten Epitheloidtuberkel sind nicht abgekapselt, verlieren sich in dem umgebenden Retikulum und haben nirgends einen stärkeren perifokalen Entzündungshof.

Diese Spättuberkel sind in der Bifurkationsgegend untermischt mit Resten aus der primären Zeit. Unabhängig von ihnen finden sich Drüsenpartien mit hyalin gequollenem Retikulum, ohne Reste typischer miliarer Veränderungen.

Außerdem findet sich in den Drüsen vielfach zentral eine typische anthrakotische Schwiele, gekennzeichnet durch den Gehalt an Kohlepigment, die Verringerung der Lymphocyten und eine starke Wucherung des Retikulums. Das Kohlepigment liegt dabei vorwiegend in den Retikulumzellen. Diese Partien sind gefäßhaltig. Die Retikulumzellen, die das Kohlepigment aufnehmen, zeigen meist keine nennenswerte Quellung und sind durch das lockere Liegen und die zahlreichen gut ausgebildeten Ausläufer von den Epitheloidzellen meist gut zu unterscheiden. Vor allem ist der Reichtum an Gefäßen in dem schwielig anthrakotischen Gebiet für solche Unterscheidungen zu benutzen. Es ist das an dieser Stelle deshalb besonders zu erwähnen, weil nun auch das Epithelioidgewebe tuberkulöser Herkunft sich mehr oder weniger allmählich in dem umgebenden Retikulum verliert. Bei sehr kleinen tuberkulösen Herden, wie sie bei den echten Phthisen die Regel bilden, entsteht damit die Möglichkeit einer Verwechslung zwischen einer Retikulumwucherung anthrakotischer Herkunft und derjenigen tuberkulösen Ursprunges. In den früheren Stadien der Tuberkulose liegt eine solche Möglichkeit niemals vor.

Erschwert wird die Beurteilung bei den phthisischen Veränderungen noch dadurch, daß auch echtes Epithelioidgewebe mit Kohlepartikelchen sich belädt. Die Unterscheidung ist, namentlich wenn mehrere aufeinanderfolgende Schnitte zur Beurteilung verwendet werden können, trotzdem stets möglich, und zwar dadurch, daß die Retikulumwucherung tuberkulöser Genese eben doch wesentliche Eigenschaften des Miliartuberkels beibehält. Es sind das vor allem das Vorhandensein eines Kernes von dichter aneinanderliegenden, deutlich entzündlich gequollenen Zellen und die Gefäßlosigkeit dieser Partien.

Die gleichen Veränderungen kehren in allen den zahlreichen Präparaten wieder, die von diesem Fall angelegt worden sind. Einen abweichenden Typus weisen nur diejenigen Drüsen auf, die dem primären Lungenherd regionär gelegen sind. Sie enthalten außer den beschriebenen Veränderungen diffuse hyaline Retikulumfaserquellung, sowie einzelne fibrös umgewandelte Miliartuberkelchen, die zum Teil im Innern verkalkt sind. Die kleinen, noch weit unter mohnkorngroßen Kalkherdchen sind von einer sehr derben Schicht kernlosen breitfaserigen Bindegewebes umgeben. Auch der größere Kalkherd ist vollkommen abgekapselt.

Die in diesen Beobachtungen niedergelegten Verhältnisse scheinen mir in hohem Grade bemerkenswert. Sie zeigen, daß bei der isolierten Phthise, d. h. also der im Bronchialbaum und dem sputumausführenden Kanalsystem ohne weitere hämatogene und lymphogene Dissemination ablaufenden Lungentuberkulose zwei sich scharf voneinander trennende tuberkulöse Drüsenveränderungen gefunden worden sind. Das eine ist ein in sich geschlossenes System von Veränderungen, das bis in jede

Kleinigkeit vollkommen den bei abgeheilter primärer Lungentuberkulose ohne weitere Verbreitung im Körper beobachteten Prozessen entspricht. Wir finden einen verkalkten Primärherd in der Lunge. wir finden ferner in den diesem Primärherd regionären Drüsen. und zwar nur in diesen Drüsen dem Primärherd an Alter entsprechende Verkalkungen. Zunächst dem Primärherd liegt ein ihn an Größe übertreffender Kalkherd in einer bronchialen Drüse. In der regionären Kette nimmt hiluswärts die Größe dieser Kalkherde ab bis zur Bifurkationsdrüse. Neben den stark abgekapselten Kalkherden finden sich in diesen Drüsen noch die übrigen für primäre Tuberkulose charakteristischen Veränderungen. vollkommen fibrös umgewandelte. zum Teil ebenfalls noch kleinste Kalkherdchen beherbergende Miliartuberkel und die vielfach beschriebene hyalin-fibröse Retikulumquellung.

In den übrigen Lungenteilen finden sich selbst da, wo das Wurzelgebiet einer noch vorhandenen Lymphdrüse nahezu vollkommen von Tuberkulose zerstört ist. in der Drüse selbst nur geringgradige Veränderungen, und zwar Veränderungen eben der Art. wie wir sie bei den letzten Stadien der generalisierten Tuberkulose schon kennen gelernt haben, also bei den Stadien. bei denen neue lymphogene und ausgedehnte frische hämatogene Disseminationen selten werden oder ausbleiben. Diese Veränderungen sind charakterisiert durch kleinste. meist submiliare Tuberkelchen ohne perifokale Entzündung, mit einer auffallend geringen Neigung zur Verkäsung. Trotzdem machen diese Tuberkelchen nicht den Eindruck frischer Bildungen. sondern großenteils denjenigen einer alten und relativ stabilen Veränderung.

Diese Drüsenveränderungen finden sich sehr gleichmäßig in allen Lymphdrüsen des ganzen Respirationsorganes. soweit dasselbe tuberkulöse Herde beherbergt. Es ist ungemein auffällig. daß eine sichere Unterscheidung zwischen älteren und frischeren solchen Bildungen nicht recht gelingen will. Wir finden also, abgesehen von den nach dem Typus der primären Tuberkulose veränderten Drüsen nirgends mehr eine Umwandlung dieser phthisischen Tuberkelchen in Bindegewebe, auch keine Abkapselung. Wir finden auch keine hyaline Quellung des Retikulums in ihrer Umgebung. Wir sehen ferner nirgends die kompakten großen konfluierenden Verkäsungen. die große Drüsenpartien oder ganze Drüsen zerstören und die für die frühen Stadien der Generalisation noch so charakteristisch sind. Es findet sich zwar manchmal eine zentrale Verkäsung, die jedoch hier Mohnkorngröße nirgends erreicht, und wir finden in diesen verkästen Partien nirgends die Verkalkung. die uns aus der primären Zeit so geläufig ist. *Es fehlt ferner vollständig die akute fluxionäre perifokale Entzündung mit der starken Hyperämie und dem gewaltigen Zustrom von Lymphocyten, der bei den akuten Prozessen der Generalisationszeit typisch ist.*

Bei näherer Überlegung sind es gerade diese Eigenschaften, die die Unterscheidung zwischen den beiden verschiedenen Systemen tuberkulöser Veränderungen in den Lungenlymphdrüsen ermöglichen. Denn wenn *auch* die der *isolierten* Phthise zugehörigen Drüsenveränderungen im Laufe der Zeit zu kompakter Verkäsung führten. sich abkapselten und verkalkten. so wäre selbstverständlich eine Beobachtung wie die vorliegende undenkbar. Dabei kann der Grund hierfür zweifellos nicht in einem Mangel an Zeit gesucht werden. Verkalkte Drüsen. die zu primären Veränderungen gehören. finden sich schon in sehr frühen Altersstufen. Vom zweiten Jahre ab habe ich selbst sie beobachtet. Die vorliegende Phthise hat bis zu ihrem Ablauf mindestens 8—10 Jahre nötig gehabt. An Zeit hätte es nicht gefehlt, wenn eben nicht ein neuer Faktor hindernd dazwischengetreten wäre.

Die kleinen Spättuberkelchen treten also nicht nur sehr spärlich auf, sondern sie tragen auch keine Tendenz zur Weiterentwicklung in sich. Der Tuberkelbacillus findet also nicht mehr die Möglichkeit. in der Drüse sich stark weiter zu vermehren. sondern er liegt als relativ blander Fremdkörper mit gewissermaßen unschuldigen Folgen in der Drüse.

Die Untersuchung der tuberkulösen Lungenveränderungen ergibt überall typische Bilder einer bronchogenen Ausbreitung. Es findet sich zwar nirgends der von Nicol beschriebene acinös-nodöse Herd in reiner Ausbildung. dagegen findet er sich sehr häufig als Zentrum eines pneumonisch veränderten kleinen Bezirkes. Ungemein häufig sind ferner vom Lumen her verkäste Alveolargänge. Bronchiolen und Bronchien mit dem bekannten, bei den ganz akuten endobronchialen Ausbreitungen beschriebenen. peribronchial gelegenen, käsig-pneumonischen Hof. Diese peribronchiale oder sagen wir nun ganz allgemein perifokale Entzündungszone ist bei den einzelnen Herden sehr verschieden stark entwickelt. Nach außen ist sie abgegrenzt durch ein schmales Gebiet, in dem eine mäßige Wucherung eingetreten ist, die stellenweise auch zu einem mehr oder weniger zusammenhängenden epithelioiden Saum geführt hat. Dieser epithelioide Saum bildet sich vorwiegend an den Stellen, wo präformiertes Bindegewebe in der Umgebung des Herdes vorhanden gewesen ist, also da, wo sie an breitere interlobäre Septen oder an Gefäße angrenzen. Dieses Bindegewebe liefert da, wo verkäsende Massen direkt an es heranreichen, zusammenhängende epithelioide Begrenzungsschichten. Im übrigen zeigt es eine diffuse Wucherung und sehr starke Quellung, ganz ähnlich, wie sie bei den primären Tuberkulosen beschrieben worden ist. Trotzdem kommt es hier nicht zu der distinkten mehr oder weniger kreisrunden perivasculären Quellung in sonst gesunder Umgebung, die Wucherung ist vielmehr unregelmäßig, deutlicher von der erkrankten näheren Umgebung abhängig. Auch in dieser Beziehung zeigt sich also die Fernwirkung des tuberkulösen Herdes in der Lunge bei der isolierten Phthise gegenüber der primären Tuberkulose herabgesetzt.

Niemals ist es mir gelungen, die für die primäre Tuberkulose im Stadium der starken perivasculären Bindegewebsquellung und -wucherung so charakteristische nicht spezifische Erkrankung und Atelektase der zu dem Gefäß gehörigen Bronchien zu beobachten. Wo ein Gefäß stark verändert ist, ist stets der zugehörige Bronchus vollständig verkäst.

Das Lumen der Gefäße bleibt meist noch längere Zeit durchgängig, wenn der zugehörige Bronchus erkrankt. Nach und nach verödet es aber, wobei sich außer der anfänglichen adventitiellen Wucherung eine Störung der Media und schließlich auch eine starke Wucherung der Intima einstellt. In diesem Stadium pflegt die ganze Umgebung schon in Verkäsung begriffen zu sein. Häufig schließt sich das Lumen erst vollständig, wenn die äußeren Lagen des Gefäßrohres schon in die Verkäsung mit einbezogen werden.

Durch diesen Modus der Gefäßveränderung wird es verständlich, daß wir so häufig Gefäße antreffen, die vollständig verkäste Gebiete, ja selbst Kavernen durchziehen. Die kleineren Äste sind obliteriert, der Hauptstamm ist dadurch streckenweit unter Umständen aller seiner Nebenäste beraubt, ist aber selbst noch durchgängig. Seine Wandung hat die Elastizität selbstverständlich im wesentlichen eingebüßt. Es sind das Verhältnisse, die für die Genese der Blutungen von größter Wichtigkeit sein müssen. Sie machen es verständlich, daß Blutungen so häufig entweder eintreten im Anschluß an Traumen oder Anstrengungen mit starken Druckschwankungen und den damit eintretenden übermäßigen akuten Zerrungen, andererseits an Mischinfektionen aller Art mit starker Sputumvermehrung und Beschleunigung der käsig-eitrigen Einschmelzung. Es ist auch verständlich, daß sie häufig ohne solche direkte äußere Veranlassung anscheinend spontan eintreten müssen. Ob eine Blutung leicht oder schwer zum Stillstand kommt, wird zum großen Teil von dem restierenden Grade von Kontraktilität abhängen, der dem Gefäßstumpf noch innewohnt.

Vollkommen entsprechende Verhältnisse ergaben sich z. B. bei Nr. 68 und Nr. 72 meines Materials. Bei beiden gelang es, da mir die Lungen in toto zur genauen Durchsuchung überlassen wurden, in den schwerst veränderten, größtenteils von Tuberkulose zerstörten Lungen typische Reste einer abgelaufenen, vollständig ausgeheilten primären Tuberkulose aufzufinden.

Bei Fall 72 konnte neben den Drüsenveränderungen auch der verkalkte Lungenherd nachgewiesen werden. In Fall 68 fand sich im rechten Hilus ein knapp erbsengroßer Kalkherd vollständig abgekapselt, ein kleinerer Kalkherd in einer rechtsseitigen paratrachealen Drüse. Da der Kalkherd erst gegen Schluß der Zerlegung gefunden wurde, als die regionären Lungenpartien schon zerlegt waren, war es nicht mehr möglich, das ihm zugehörende Wurzelgebiet noch eigens zu untersuchen. Es ergibt sich aus dieser Tatsache die Regel, bei derartigen Untersuchungen bei der Trachea zu beginnen, zunächst die paratrachealen Drüsen in Scheiben zu zerlegen, dann gegen die Lunge zu mit diesem Verfahren fortzuschreiten, d. h. also ein Verfahren, das dem von Ghon und Roman angegebenen für die Auffindung des Primärherdes in der Kinderlunge vollkommen entspricht. Es ist selbstverständlich, daß der Primärherd bei schweren phthisischen Veränderungen nicht immer gefunden werden kann. Wenn seine Umgebung zerstört oder eingeschmolzen wird, so wird er mit ausgehustet, bekanntlich eine klinisch nicht allzu selten beobachtete Sache.

Die mikroskopische Untersuchung ergab den bisher beschriebenen völlig analoge Verhältnisse. Die kleinen Epithelioidtuberkel ohne stärkere perifokale Entzündung und ohne Periadenitis wechseln zwar an Zahl und auch etwas in der Art der Ausbildung, aber der Typus der Veränderungen bleibt doch in den geschilderten Hauptzügen der gleiche. Man sieht also neben Drüsen, die nur ganz vereinzelte torpide Epithelioidtuberkel enthalten, auch solche, die mehr oder weniger dicht von ihnen durchsetzt sind. Man sieht einzelne Tuberkelchen, die eine Andeutung eines nach van Gieson sich rotfärbenden Saumes besitzen neben solchen, die desselben vollkommen entbehren; niemals sieht man aber eine starke fibröse Abkapselung. Man findet ferner Tuberkelchen, die den beschriebenen körnigen Zerfall zeigen neben solchen, die im Inneren kompakt verkäsen. Man findet aber nur selten einmal zwei oder drei ganz dicht beieinanderliegende submiliare Tuberkelchen, die im Begriff zu sein scheinen, mit ihren käsigen Zentren zu konfluieren, niemals findet man größere, durch eine solche Konfluenz entstandene Käseherde.

Differenzen ergeben sich im wesentlichen bei den isolierten Phthisen nur aus der Art und Ausdehnung der primären Tuberkulose oder auch durch das Fehlen einer solchen in der Lunge. Trotz des sorgfältigsten Suchens konnte ich in einzelnen Fällen Spuren von primärer Tuberkulose in den Lungen nicht auffinden. Es zeigten dann alle Drüsen nur den für die Spätstadien charakteristischen Befund. Besonders bemerkenswert ist ferner, daß in meinem Material, das 14 genau untersuchte Fälle dieser Art enthält, sich niemals in größerem Umfang verkäste Drüsen — auch nicht aus längst vergangenen Epochen — bei einer isolierten Phthise gefunden haben. Wo größere kompakte Verkäsungen in den Drüsen vorhanden waren, fand sich vielmehr bei der weiteren Sektion bisher regelmäßig, daß es sich um eine in einer mehr oder weniger lange zurückliegenden Periode generalisierende Tuberkulose handelte. Da außer den genau untersuchten Fällen eine sehr große Anzahl nicht mikroskopisch weiter verarbeiteter Tuberkulosen, die auf diese Verhältnisse hin untersucht wurden, das gleiche Verhalten zeigten, so möchte ich — mit dem nötigen wissenschaftlichen Vorbehalt — diese Verhalten als ein streng gesetzmäßiges ansprechen. Es ist ja auch a priori sehr wahrscheinlich, daß die großen käsigen Drüsen mit ihrer eigenartigen direkten Verkäsung stets der generalisierten Tuberkulose angehören. Der endgültige Beweis wird aber erst an sehr viel größerem Material geliefert werden können.

Wenn sich also auch die größeren total verkästen Drüsentumoren bisher nie bei der isolierten Phthise gefunden haben, so findet man doch nicht so ganz selten neben den torpiden Spättuberkeln in irgendeiner Region des Lymphgefäßsystems der Lunge ältere, zwar abgekapselte, aber nicht verkalkte Käseherde neben den im ersten Teil beschriebenen fibrösen Bildungen und begleitet von einer typischen Periadenitis, also Spuren einer ausgedehnteren und nicht völlig obsoleten primären Tuberkulose. In der Mehrzahl der Fälle ist dagegen die primäre Tuberkulose bei den isolierten Phthisen anatomisch ausgeheilt. Diese Verhältnisse sind gewiß von größter Wichtigkeit für die Phthiseogenese, die endgültige Erforschung dieser Kombinationen wird aber Aufgabe späterer Arbeiten sein. Hier würde ein näheres Eintreten in diese Verhältnisse zu weit führen. Es sei nur erwähnt, daß meine bisherigen Beobachtungen dafür sprechen, daß die isolierten Phthisen, d. h. also endobronchial sich ausbreitende Lungenerkrankungen ohne jede nachweisbare frischere oder ältere Generalisation, von der primären Affektion *meist* durch ein langes Latenzstadium getrennt sind, daß ferner die primären Infektionen, die ihnen vorangegangen sind, leichte Infektionen der Art darstellten, eine Konstatierung, die allerdings mit der ersten in engstem Zusammenhang steht, denn nur nach leichten Erstinfektionen kann eine lange Periode fehlender Krankheitserscheinungen eingeschoben werden. Bei den isolierten Phthisen ist also gewissermaßen das sekundäre Stadium übersprungen worden. Diese Konstatierung gilt selbstverständlich nur für unsere heutigen Sektionsmethoden. Ich habe schon früher mehrfach darauf hingewiesen, wie vorsichtig man mit der Annahme des Fehlens der Generalisation sein müsse, weil eben leichte und leichteste Generalisationen mit äußerst geringfügigen anatomischen Veränderungen vorkommen.

Bei den isolierten Phthisen ließen sich also nicht nur große käsige Drüsentumoren niemals nachweisen, sondern es fanden sich auch keine Reste von solchen. Mit voller Sicherheit kann ich das allerdings nur für das Lymphdrüsensystem der Lungen selbst angeben.

Kapitel V.

Allgemeine Übersicht über die Hauptformen des Ablaufes der tuberkulösen Erkrankung.

Während der Periode der Entwicklung des primären Komplexes handelt es sich um die Erkrankung eines relativ eng begrenzten, in sich abgeschlossenen Stromgebietes des Lymphgefäßsystems und die ausschließlich lymphogene Ausbreitung innerhalb desselben. Mit dem Weitergreifen der Erkrankung über dieses engbegrenzte Stromgebiet hinaus beginnt die Periode der Generalisation.

Das Lymphsystem des primären Komplexes mündet stets in das Blutgefäßsystem ein. Auch die einzelnen Lokalisationen treten bei ihrem Weiterwachsen stets mit Notwendigkeit früher oder später in enge Beziehungen zu Blutgefäßen. Sowohl hierdurch wie durch das Fortwandern auf dem Lymphwege kommt es bei progredienten Erkrankungen mit Notwendigkeit zum Einbruch von Bacillen in das Blutgefäßsystem und zur hämatogenen Metastasenbildung. Dieser Vorgang ist das charakteristische Merkmal der Generalisationszeit.

Die hämatogene Metastasierung ist nur prinzipiell ein einheitlicher Prozeß. Im einzelnen Fall kann sie große Verschiedenheiten des Ablaufes darbieten und auf diese Weise zu sehr verschiedenen Krankheitszuständen führen. Chronische, ganz schleichend ablaufende, äußerst geringfügige Bacillenabgabe in das zirkulierende Blut mit ganz geringfügigen, dem Träger und dessen Umgebung oft ganz unbemerkbaren Erscheinungen bilden den Anfangspunkt, massenhafte Einbrüche mit zahllosen Metastasen in nahezu sämtlichen Organen und schwerster Allgemeinerkrankung des befallenen Organismus den Endpunkt der möglichen Reihe. Dazwischen liegen alle denkbaren Übergangsformen. Die Verhältnisse werden noch weiter dadurch kompliziert, daß diese Formen sich auch noch untereinander kombinieren. Auf Perioden einer ganz chronischen, geringfügigen Bacillenabgabe können Zeiten reichlicher Metastasierung folgen und umgekehrt. Schließlich kann dieser Prozeß durch einen massigen Einbruch, der dem Leben des Trägers ein Ziel setzt, beendet werden, oder es kann die Dissemination allmählich erlöschen und es können nur die bis dahin gesetzten Herde weiterbestehen, fortschreiten oder ausheilen.

Hand in Hand mit diesem Prozeß geht — bei fortschreitender Erkrankung — die Ausbreitung der einzelnen einmal gesetzten Herde per continuitatem. Sowohl der Primärherd wie seine lymphogenen Metastasen vergrößern sich, auch die hämatogen gesetzten Metastasen nehmen an diesem Vorgang teil. Einzelne hämatogen entstandene Herde gewinnen durch diese weitere Ausbreitung in dem befallenen Organ besondere Bedeutung für den Krankheitsablauf und die weiteren Lebensmöglichkeiten, werden von sich aus wieder Zentren der weiteren Ausbreitung, die nun sowohl hämatogen wie lymphogen und durch kontinuierliches Wachstum und den damit verbundenen Einbruch in alle sonstigen denkbaren Höhlen- und Röhrensysteme des Körpers, die eine Weiterverbreitung zulassen, erfolgen kann.

Durch diese Vielheit der Prozesse und die sich ihnen eröffnende Möglichkeit der gegenseitigen Kombination, sowie durch die Bevorzugung einzelner Organe oder Organsysteme entstehen ungemein mannigfaltige Krankheitsbilder. So einheitlich, geschlossen und genetisch leicht zu übersehen der primäre Komplex ist, so abwechslungsreich und anscheinend regellos gestaltet sich die Krankheit während der Generalisationszeit. Sie läßt sich allgemein nur charakterisieren als Periode der Ausbreitung der manifesten Lokalisationen über den ganzen Organismus unter Benutzung aller irgendwie mechanisch möglichen Verbreitungswege, wobei aber im Einzelfall jede einzelne dieser Möglichkeiten isoliert für sich verwirklicht oder in beliebiger Weise mit anderen kombiniert sein kann.

Dieses an sich schon so formenreiche Krankheitsbild wird noch weiter dadurch kompliziert, daß die lymphogene Erkrankung der den einzelnen Manifestationen zugehörigen Lymphdrüsen die allergrößten Unterschiede aufweist.

Zwei *extreme Formen* von Veränderungen treten dabei auf. Die eine zeigt sich als eine direkte Fortsetzung des Prozesses, der zu den kompakten Drüsenherden des primären Komplexes führte. Die von ihnen besetzten Drüsen zeigen *neben Zeiten der relativen Ruhe auch solche eines* raschen und intensiven Fortschreitens der Erkrankung, und die gleiche fortschreitende Drüsenerkrankung findet sich nun häufig auch in Lymphdrüsen aus anderen Stromgebieten, seien sie nun — was heute meist noch nicht mit Sicherheit entschieden werden kann — direkt hämatogen oder indirekt von hämatogenen oder sonstigen Metastasen ihres Wurzelgebietes infiziert oder schließlich vielleicht von selbständigen exogenen Infektionen befallen. *Während der Zeiten des raschen Fortschreitens der Erkrankung zeigen diese großen kompakten Herde* eine ungemein heftige akute perifokale Entzündung. Zeitlich liegen diese Erkrankungsformen vergleichsweise nahe an der primären Infektion, sind häufig direkt aus ihr fortgeleitet, können sich aber sehr wohl auch über eine Reihe von Jahren ausdehnen.

Die zweite Form der Drüsenveränderungen ist das genaue Widerspiel der ersten. Es finden sich hämatogene oder sonstige tuberkulöse Metastasen, die in den zugehörigen Lymphdrüsen weder die typische Erkrankung der primären Zeit noch die eben geschilderte akute Weiterbildung derselben auslösen, bei denen vielmehr die Erkrankung der regionären Lymphdrüsen auffallend gegenüber der Organerkrankung zurücktritt. Diese Erkrankungen finden sich in typischer Ausbildung nicht mehr als direkte Fortsetzung der primären Zeit, sie lassen sich vielmehr sowohl pathologisch-anatomisch wie klinisch mit voller Sicherheit als spätere Manifestationen ansprechen.

Die große Mannigfaltigkeit der durch die Differenzen der hämatogenen Metastasenbildung und des Wachstums per continuitatem mit seinen Einbrüchen in allerhand vorgebildete Hohlräume des Körpers entstehenden Krankheitsbilder teilt sich demnach durch die Art der Mitbeteiligung der nicht vom primären Komplex besetzten Lymphdrüsen in zwei große Hauptgruppen, *in solche mit großen kompakten Drüsenverkäsungen und solche ohne sie.*

Versuchen wir nun noch einen Überblick über die Haupttypen der generalisierenden Tuberkulose zu geben, so muß dabei im Auge behalten werden, daß eine strenge Abgrenzung der Typen gegeneinander nicht möglich ist, was nach der geschilderten Mannigfaltigkeit und der weitgehenden Kombinationsfähigkeit der zugrunde liegenden Prozesse nicht wundernehmen kann. Trotzdem gibt es in sich vergleichsweise gleichartige, relativ häufig sich wiederholende einzelne Krankheitsbilder, die mit dem eben gegebenen Vorbehalt auch als mehr oder weniger typisch bezeichnet werden dürfen.

Wir finden zunächst eine Gruppe von Erkrankungen, die sich direkt an die primäre Tuberkulose anschließen. Wir finden in solchen Fällen neben einer typischen, mehr oder weniger progredienten primären Tuberkulose mit allen ihren geschilderten Eigenheiten auch Veränderungen, die sich ebenso unzweideutig als Resultat einer Weiterverbreitung erkennen lassen. Ebenso wie bei der experimentellen Infektion, die uns ja auch das Bild der primären Tuberkulose in ganz typischer Weise zu liefern vermag, führen auch beim Menschen schwere Infektionen in relativ kurzer Zeit zur Weiterverbreitung des Virus auf dem Wege der Blutbahn. Diese Gruppe der sich an eine Primärinfektion direkt anschließenden Generalisationen zerfällt nach der Art dieser Metastasierung in klinisch und pathologisch-anatomisch gut unterscheidbare Untertypen, die sich sehr deutlich von der Schwere der Infektion abhängig zeigen. Bei akutem Ablauf kommt es zur mehr oder weniger allgemeinen Miliartuberkulose neben ausgedehnten rasch verkäsenden und rasch um sich greifenden Organ- und Drüsenherden. Da in diesem Stadium auch die den neuen Manifestationen zugehörigen Lymphdrüsen miterkranken, so entsteht ein Bild, das den bekannten Folgezuständen einer schweren Infektion beim Versuchstier in allen Einzelheiten entspricht. In ihm dominiert die lymphogene und hämatogene Ausbreitungsweise, und die starke Mitbeteiligung des Lymphdrüsensystems ist ein regelmäßiger und charakteristischer Bestandteil desselben. Drüsen- und Organherde entsprechen sich nahe in der Art der anatomischen Veränderungen, auch die sekundären Drüsenerkrankungen sind sehr aktiv und vergrößern sich durch rasches Wachstum per continuitatem.

Es ist schon von HANS ALBRECHT, sowie von GHON und ROMAN eingehend gezeigt worden, daß sich auch bei dieser Ausbreitung der primäre Komplex häufig noch mit Sicherheit auffinden läßt. Er hat entsprechend seinem zeitlichen Vorsprung zu ganz besonders ausgedehnten vorgeschrittenen Veränderungen geführt, die Verkäsung hat die gesamte Drüsensubstanz zerstört und auf das interstitielle Bindegewebe übergegriffen. Die total verkästen Drüsen umgeben sich auf diese Weise mit einem käsig periadenitischen Saum echt tuberkulösen Charakters. Der gleiche Vorgang findet sich aber auch häufig an sekundär erkrankten Drüsen. Bleibt der Organismus in dieser Zeit noch am Leben, so zerstört dieses rasche Umsichgreifen der einzelnen Herde auch benachbarte Organe. So kommt es zu den vielfach beschriebenen Einbrüchen sowohl in Gefäße wie — in der Lunge — vor allem in die Bronchien, die dem Fortschreiten der Verkäsung wesentlich weniger Widerstand bieten als die derbere Wand anliegender Gefäße. Häufig lassen sich derartige Durchbrüche an ein und demselben Individuum an vielfachen Drüsen in allen Stadien beobachten, von der

Verkäsung der äußersten Lagen der Schleimhaut und des Perichondriums bis zum vollendeten Durchbruch in das Bronchiallumen.

Übersteht der Organismus auch diese Periode, so folgt nach meinen Beobachtungen eine Erweichung der Käsemassen in den Drüsen und, verursacht durch den massenhaften Einbruch hochgradig toxischen und infektiösen Materials in das Bronchiallumen, eine ungemein typische Endobronchitis, die nun — in den beobachteten Fällen ohne epitheloides Vorstadium — zur direkten Verkäsung der befallenen Schleimhaut führt. In den frischesten Fällen fand ich nur das Epithel und die obersten Lagen der Tunica propria von der Nekrose ergriffen. Die Zellgrenzen werden mit dem Zerfall des Protoplasmas unsichtbar, die Kerne nehmen eigenartige längliche, zum Teil geschlängelte, manchmal sogar verzweigte Formen an, die denjenigen der Verkäsungszone des Epithelioidtuberkels bis zu einem gewissen Grade ähnlich sind. Diese käsige Endobronchitis schreitet rasch von innen nach außen fort. Es verkäst dabei die gesamte Wand des Bronchus und die Verkäsung geht ringförmig auch auf das Lungengewebe über. Auch hier geht die Verkäsung in den aktiven Fällen ohne kompaktes epithelioides Vorstadium vor sich in der Form einer verkäsenden Pneumonie. Das Exsudat in den Alveolen enthält dabei — vor der Verkäsung — sowohl Fibrin wie rote Blutkörperchen und desquamierte Epithelien. Zu einer stärkeren Wucherung der bindegewebigen Elemente bleibt keine Zeit.

Es ist selbstverständlich, daß diese späteren Folgen der Einbrüche bei den ganz akuten Formen der Generalisation in direktem Anschluß an die Primäraffektion *nicht* beobachtet werden können, *da diese schon früher der hämatogenen Dissemination erliegen.*

Pneumonische Erkrankungen entstehen dabei nicht bloß in der geschilderten, von einem größeren Bronchus fortgeleiteten Form — also peribronchial —, sondern auch mehr oder weniger selbständig nach dem Typus der lobulären Pneumonie — also endobronchial —, oder fortgeleitet von einer Drüsenverkäsung. Je nach dem Grade der Entwicklung der einzelnen hier geschilderten Prozesse entstehen namentlich für die klinische Beurteilung schon deutlich unterscheidbare Untertypen dieses akuten Ablaufes. Neben der Miliartuberkulose spielt dabei der Grad der Drüsenveränderung oder die Ausdehnung und der Sitz sowie die Art der Ausbreitung der Organherde eine wesentliche Rolle.

Eine besondere Erwähnung verdienen dabei die sog. großknotigen Miliartuberkulosen. Ich habe sie bisher stets in direktem Anschluß an eine progrediente Primäraffektion gefunden. Sie unterscheiden sich von den kleinknotigen Miliartuberkulosen nur durch den etwas chronischeren Ablauf und die geringere Ergiebigkeit der hämatogenen Metastasierung. Deshalb kommt es statt der sehr zahlreichen kleinen miliaren Herde zu dem bekannten Bilde. Neben ihnen besteht, soweit meine Beobachtungen reichen, stets ein besonders stark ausgebildetes System einer primären Tuberkulose mit besonders großen total verkästen Drüsentumoren. Auf diese Weise fiel die zugehörige Primäraffektion ganz außergewöhnlich deutlich in die Augen[1].

---

[1] Es sei übrigens hier bemerkt, daß in meinem Material unter den großknotigen Miliartuberkulosen ein auffallend hoher Prozentsatz extrapulmonaler Infektionen sich befindet. Der Sitz des Primäraffektes war dabei je einmal die Trachea, der Kehlkopf und der Darm, zweimal die Tonsillen. Weitere Beobachtungen müssen entscheiden, ob das ein zufälliges Zusammentreffen ist oder nicht.

Bei der primären Tuberkulose haben wir gesehen, daß sie mit ihren zugehörigen Drüsenerkrankungen bei langsamem Ablauf längere Zeit für sich allein bestehen kann und daß sie auch in diesem Stadium nicht selten zur Ausheilung kommt, ohne daß nachweisbare weitere tuberkulöse Herde sich ausbilden. Die Folgen dieser leichtesten Infektionen sind mit den geschilderten unaufhaltsamen schweren Infektionen durch eine fließende Reihe von Übergängen verbunden. Als Anfang dieser Reihe finden wir chronische primäre Tuberkulosen mit abgekapselten, eventuell mehr oder weniger verkalkten Lungen- und Drüsenherden neben den Zeichen einer chronischen geringfügigen Generalisation. Die dabei auffindbaren Herde im Gebiet des großen Kreislaufes können sich auf Veränderungen beschränken, die mit CORNET den Gedanken an eine gleichzeitige, langsamer ablaufende, extrapulmonale Infektion nahelegen. Vor allem sind das Drüsenerkrankungen, die zu einem anderen Eintrittsgebiet gehören. Praktisch besonders wichtig sind hierfür die Drüsen der cervicalen Kette und die Mesenterialdrüsen. Bei der Erklärung dieser Drüsenveränderungen müssen wir aber im Auge behalten, daß in der ersten Generalisationszeit auch die Drüsen von hämatogen infizierten Organen miterkranken oder auch selbst hämatogen infiziert werden können, ohne daß sich das aus dem anatomischen Bild mit Sicherheit erschließen ließe[1].

An den letzteren Vorgang zu denken, mahnen Befunde, wie der von mir beschriebene einer gleichzeitigen und gleichartigen chronischen tuberkulösen Erkrankung von Speicheldrüsen neben den Lymphdrüsen der cervicalen Kette bei einem deutlich fortgeschritteneren, anatomisch „älteren" Primärkomplex in der Lunge, sowie die nicht seltene Erkrankung von Schleimdrüsen des Bronchialsystems. Für die Entscheidung der hier auftauchenden Fragen ist mein Material nicht ausreichend. Es sei deshalb nur auf dieselben hingewiesen.

Sicher ist die hämatogene Entstehung, sowie sich, neben einem Primärkomplex, Erkrankungen in Organen finden, die nicht für eine selbständige exogene Infektion in Betracht kommen können, also in der Niere, im Skeletsystem usw. Sehr oft macht es den Eindruck, der ja auch klinisch so ungemein häufig erweckt wird, daß diese chronischen Krankheiten in Schüben verlaufen, d. h. daß auf Perioden des Stillstandes solche der Ausbreitung folgen. Es kann das sehr vielfache Gründe haben. Ein sehr wichtiger Grund liegt zweifellos in den lokalen Verhältnissen der einzelnen jeweils entstandenen Herde. Bei diesen chronischen Tuberkulosen, bei denen ein geringes Plus an Widerstandskraft auf seiten des Organismus das vollständige Ausheilen herbeiführen würde, müssen mehr oder weniger zufällige mechanische und topographische Bedingungen sich geltend machen, denen sich bei der unaufhaltsamen Generalisation der schweren Infektionen keine Gelegenheit bietet, wirksam zu werden. Welche ungemeine Bedeutung einem langsam fortwuchernden Tuberkel in der Wandung einer Lungenvene oder in der Nähe des Ductus thoracicus zukommen kann, ist allgemein bekannt. Aber auch sonst sehen wir, daß, je chronischer der Ablauf des tuberkulösen Prozesses, um so deutlicher die Weiterverbreitung von Zwischenfaktoren aller Art beeinflußt oder direkt abhängig wird. Eine sehr wichtige solche Faktorengruppe sind allgemeinschwächende Einflüsse aller Art. Konstitutionelle Faktoren spielen demnach bei diesen Krankheitsformen eine

---

[1] Vgl. VON BAUMGARTEN, Experimente über hämatogene Lymphdrüsentuberkulose. Verh. dtsch. path. Ges. 1911.

bedeutende Rolle. Ebenso auffällig sind aber auch „Dispositionen" von Organsystemen, von einzelnen Organen oder sogar einzelner Partien innerhalb eines und desselben Organs.

Klinisch gehören in das Gebiet der chronischen Generalisation in mehr oder weniger engem Anschluß an die Primäraffektion die sog. skrofulösen Erkrankungen, aber auch manche nicht hierher gerechnete mehr oder weniger typische Erkrankungen des Erwachsenen. Für die Bedeutung der Organdisposition möchte ich nur zwei Beispiele anführen, bei denen bestimmte Gewebsarten ausschließlich oder doch so vorwiegend zum Sitz der Metastasen werden, daß wir die Annahme einer lokalen Disposition nach dem heutigen Stand unseres Wissens nicht entbehren können. Es sind das die tuberkulösen Erkrankungen des Skeletsystems, um ein Beispiel aus der „skrofulösen" Formenreihe anzuführen, und die isolierte Nebennierentuberkulose des Morbus Addison als Beispiel aus der späteren Hauptgruppe.

Mit diesen letztgenannten Beispielen treten wir in eine neue Reihe genetisch mehr oder weniger eng zusammengehöriger Krankheitsbilder. Sie sind durch die eigentümliche Erscheinung charakterisiert, daß mit dem chronischen Ablauf, der zur Ausbildung dieser Formen notwendig ist, die einmal gesetzten Veränderungen sowohl in der Lunge wie in den sonst befallenen Organen immer deutlicher die Neigung zeigen, sich vorwiegend innerhalb des Organes selbst auszubreiten und auf diese Weise zu ausgedehnten tuberkulösen Organerkrankungen zu führen. Neben der lymphogenen und hämatogenen Metastasenbildung werden dabei in einer ungemein charakteristischen Weise alle irgend vorhandenen vorgebildeten Kanal- und Höhlensysteme des Körpers, die nicht dem Blut- und Lymphgefäßsystem angehören, zur Weiterverbreitung der Krankheit benutzt. Je chronischer der Fall nun weiter abläuft, desto mehr tritt diese dritte Art der Verbreitung in den Vordergrund. Dabei ist es für diese Fälle charakteristisch, daß die lymphogene und schließlich auch die hämatogene Verbreitung gegenüber den akut ablaufenden Formen mehr und mehr zurücktreten. Nur dadurch ist es möglich, daß einzelne Organe vorwiegend, schließlich nahezu ausschließlich, von der Tuberkulose befallen und durch diese Krankheit nach und nach zum größten Teil zerstört werden. In der Lunge nähert sich das anatomische Bild damit immer mehr dem der chronischen rekurrierenden Lungentuberkulose oder der Phthise. Sie ist — eine Erkenntnis, die wir VIRCHOW verdanken, der sie deshalb als Krankheit sui generis von der Tuberkulose trennte — im wesentlichen charakterisiert durch die endobronchiale Ausbreitung innerhalb der Lunge selbst bei Zurücktreten der übrigen Verbreitungsweisen im Organismus. Eine prinzipiell völlig gleichartige Erkrankung, worauf besonders nachdrücklich schon 1872 [1] von RINDFLEISCH hingewiesen worden ist, ist die in diese Periode der Krankheitsentwicklung gehörige Nierenerkrankung, die Nephrophthise. Hierher gehören aber auch die destruierenden Gelenktuberkulosen, die mehr oder weniger isolierten Erkrankungen der großen serösen Höhlen, die Hoden-, Prostata-, Samenblasen-, Tubentuberkulosen usw. Die Höhlensysteme, die hier als Verbreitungswege sowohl für eine kontinuierliche Ausbreitung wie für eine typische Metastasenbildung benutzt werden, sind demnach vor allem das

---

[1] RINDFLEISCH: Über tuberkulöse Entzündung. Sitzgsber. d. Niederrhein. Ges. f. Nat u. Heilkunde 1872.

Kanalsystem der Niere inklusive der Ureter und der Harnblase; dasjenige des Hodens inklusive der samenleitenden Kanäle; die offen zusammenhängenden Räume des weiblichen Genitaltraktus inklusive des Peritoneums; das gesamte Hohlraumsystem des Bronchialbaumes inklusive der Trachea und des Kehlkopfes sowie der Mundhöhle einerseits, des gesamten Verdauungsschlauches andererseits; dann die großen serösen Höhlen der beiden Pleuren, das Peritoneum, das Perikard; die Sehnenscheiden und die Gelenkhöhlen. Auch die Meningen können für diese Ausbreitungsart in Anspruch genomnen werden. Schließlich gehört hierher auch die Ausbildung von Solitärtuberkeln in Organen, bei denen ein gangbares Kanalsystem nicht zur Verfügung steht oder doch vom Herde nicht angebrochen wird.

Es ist schon erwähnt worden, daß von diesem Zeitpunkt der Entwicklung ab die lymphogene und die hämatogene Dissemination in den Hintergrund zu treten pflegen. Davon wird früher oder später auch die Miterkrankung der zugehörigen Lymphdrüsen wesentlich beeinflußt. Das Wachstum und Neuauftreten der regionären Drüsenveränderungen hält nicht mehr Schritt mit dem Wachstum und dem Neuauftreten der Herde des Wurzelgebietes. Wir können z. B. in der Lunge auf schwerste pneumonische, endobronchiale und peribronchiale Verkäsungen jüngsten Datums und in raschem Fortschreiten treffen, in den zugehörigen regionären Drüsen dagegen nur auf eine sehr geringfügige, makroskopisch vielleicht gar nicht mehr sicher erkennbare Miterkrankung. Dabei gilt als Gesetz, daß dieses relative Verschontbleiben der Drüsen um so ausgesprochener ist, je ausschließlicher in dem zugehörigen Organ die beschriebene Ausbreitung im vorgebildeten Kanalsystem (sog. „Ausbreitung auf dem Sekretionswege"[1] in den Vordergrund tritt.

Beide Erscheinungen stehen also zueinander in einer Korrelation, die auf gemeinsame Ursachen schließen läßt. Es ist auch ohne weiteres klar, daß eine derartige Ausbreitung nur da möglich ist, wo die Tuberkulose eben nicht durch ausgiebige lymphogene und hämatogene Weiterverbreitung das Leben des Organismus zerstören kann. Diese typischen Krankheitsbilder, zu denen die Mehrzahl der sog. chirurgischen Tuberkulosen zu zählen sind, gehören damit größtenteils in die im Eingang erwähnte zweite große Gruppe der generalisierten Tuberkulose, bei denen die regionären Drüsen nicht mehr in der für die Primärzeit und auch für die früheren Perioden der Generalisation typischen Weise miterkranken. Es ist das eine ungemein wichtige und sinnfällige Erscheinung, die uns die Klassifikation in der sonst so verwirrenden Mannigfaltigkeit ungeheuer erleichtert.

Als Beispiel für die Sinnfälligkeit dieses Unterscheidungsmerkmals sei auf Fall Nr. 64 (auf S. 102 Teil II) verwiesen. Es fand sich hier:

   1. ein typischer abheilender Primärkomplex;

   2. eine chronische hämatogene Dissemination;

   3. der Einbruch einer Drüse des primären Komplexes in den Bronchialbaum mit anschließender ungemein heftiger und ausgedehnter endobronchialer und pneumonischer Verkäsung in der Lunge bei fast völlig fehlender Mitbeteiligung der diesen späteren Lungenherden regionären Lymphdrüsen;

---

[1] Eine zwar sehr anschauliche, für viele Formen auch zutreffende, aber doch nicht den ganzen zusammengehörigen Formenkreis umfassende Bezeichnung.

4. eine hämatogen entstandene Nephrophthise (intrakanalikuläre Nierentuberkulose) mit dem gleichen Drüsenverhalten und mit doppelseitiger tuberkulöser Ureteritis und Cystitis. Eine akute hämatogene Dissemination fehlte[1].

Das letzte Glied der hier geschilderten Reihe ist die isolierte Phthise, das heißt eine chronische, typisch endobronchial fortschreitende, rekurrierende, auf die Lunge beschränkt bleibende Tuberkulose, von der weder eine lymphogen noch eine hämatogen metastasierende Weiterverbreitung der Tuberkulose im Körper ausgeht oder ausging noch ausgehen wird. Auch die regionären Drüsen des befallenen Organs bleiben dabei in einer sehr auffälligen Weise verschont. Die Tuberkulose breitet sich dabei teils kontinuierlich, teils als Metastase innerhalb des Bronchialbaumes aus, führt durch Konfluenz und durch kontinuierliches Wachstum der einzelnen Herde zu ausgedehnten Zerstörungen in der Lunge und zu der eben geschilderten typischen Miterkrankung der sputumausführenden Kanalsysteme. Auch darin zeigt sich die isolierte Phthise als Glied der eben geschilderten Reihe, daß die einzelnen Manifestationen und ihr Aufschießen sowie die einzelnen Relapse und die sich dazwischen einschaltenden Perioden der Besserung und teilweisen Heilung aufs deutlichste von Zwischenfaktoren aller Art abhängig zeigen. Die von ORTH mit Recht für die kausale Beurteilung in den Vordergrund gestellte „Disposition" zeigt sich in allen Spielarten wirksam. Hierher gehört der kraniale Beginn und die kranio-caudale Ausbreitung in der Lunge selbst und die entsprechenden Veränderungen dieses charakteristischen Ablaufes bei Abweichungen vom normalen Atemtypus. Ein Beispiel für mechanische Disposition gibt die Miterkrankung des Kehlkopfes, vor allem der Stimmbänder und der Regio interarythanoidea, also eines mechanischen Hindernisses auf dem Wege der Sputumsekretion, das zahllosen mechanischen Insulten während einer andauernden massenhaften Viruspassage ausgesetzt ist. Dann die typische Erkrankung des Darmes mit der vorwiegenden Beteiligung der Cöcalgegend. Hierher gehört auch die Periproctitis. In das Gebiet einer allgemeinen Disposition gehört vor allem die Abhängigkeit der Ausbreitung von allgemeinschwächenden Faktoren und von allerhand Mischinfektionen. In diesen Kreis von Erscheinungen gehört auch die Möglichkeit einer chirurgischen Inangriffnahme dieses Leidens und überhaupt die relative Dankbarkeit für die Therapie.

Die isolierte Phthise erweist sich damit als Endglied einer langen Reihe möglicher Krankheitsbilder, ohne daß doch alle diese Glieder notwendig vorher durchlaufen sein müßten, obwohl eine typisch endobronchial sich ausbreitende Lungenerkrankung, wie an dem oben angeführten Beispiel ohne weiteres ersichtlich und wie durch zahlreiche sonstige Beispiele des III. Kapitels belegt, sich auch noch innerhalb der Generalisationszeit entwickeln kann. Die „isolierte Phthise" allerdings ist von den früheren Krankheitsstadien zum mindesten durch ein langes Latenzstadium getrennt. Sehr häufig zeigt sich auch, daß die Periode der Generalisation mehr oder weniger vollständig übersprungen ist.

---

[1] Obwohl das nur selten betont worden ist, liegt schon der Auffassung dieser Formen als „chirurgischer Tuberkulose" und ihrer so häufigen chirurgischen Inangriffnahme die Erkenntnis zugrunde, daß die hämatogene und lymphogene Metastasierung im weiteren Krankheitsverlauf nicht mehr die Rolle spielen wird wie bei den akuten Generalisationen. Niemand wäre auf den Gedanken einer chirurgischen Inangriffnahme gekommen, wenn nicht das lange „Lokalbleiben" dieser Herde geradezu dazu aufgefordert hätte.

Abgesehen von den phthisischen Veränderungen findet sich dann nur mehr ein anatomisch weitgehend abgeheilter Primärkomplex.

Es muß noch hervorgehoben werden, daß von der isolierten Phthise kein Weg mehr zu den früheren Stadien zurückführt. Das Neuauftreten der typischen Drüsenerkrankungen oder auch nur von nennenswerten neuen hämatogenen Metastasen bei lange Zeit bestehender isolierter Phthise habe ich in einer 15 jährigen nahezu ausschließlichen Beschäftigung mit ihr noch nicht beobachtet. Umgekehrt fand ich da, wo wir neben einer rekurrierenden, mehr oder weniger chronischen, zu großen Zerstörungen führenden bronchogenen Lungentuberkulose auf eine starke Drüsenbeteiligung stießen, bei der Sektion bisher ausnahmslos makroskopische Spuren einer Generalisation. Entweder die Reste der geschilderten ersten Generalisationszeit mit starker Mitbeteiligung auch der übrigen Drüsen oder anderweitige lokale Tuberkulosen hämatogenen Ursprungs, also Peritonitiden, Knochen- oder Gelenktuberkulosen, Nieren- und Blasentuberkulose, Genitaltuberkulose usw.

I. Histologie und Histogenese der sekundären und tertiären Drüsenveränderungen.

Die für die *späteren Entwicklungsformen der* Tuberkulose charakteristischen histologischen Drüsenveränderungen ergeben zwei so wesentlich voneinander verschiedene Formenkreise, daß es nicht umgangen werden kann, das weite, auch zeitlich sich oft sehr lang hinziehende Gebiet in zwei Epochen einzuteilen. Auch hier gilt wieder das Gesetz der Übergänge, d. h., daß die beiden im vorstehenden schon kurz angedeuteten Hauptformen der Drüsenveränderungen sich nicht ganz scharf voneinander scheiden. Von der progredienten rasch verkäsenden, zu großen, in die Umgebung übergreifenden, kompakten Käseherden führenden Drüsenerkrankung mit stärkster perifokaler Entzündung bei der akuten Generalisation in *vergleichsweise nahem* Anschluß an die Primärinfektion bis zu den ungemein torpiden Erkrankungen der vollausgebildeten zweiten Periode und der isolierten Phthise, bei denen *in den regionären Drüsen* nur mehr vereinzelte geringfügige, nicht mehr weiterwachsende submiliare Epithelioidtuberkel ohne perifokale Entzündung gefunden werden, führen Zwischenstufen. Eine Kombinationsmöglichkeit ist zwar vorhanden, aber nur in einer Richtung, d. h. es können neben Veränderungen der vollausgebildeten ersten Epoche in anderen Stromgebieten später entstandene Manifestationen der zweiten Epoche angetroffen werden. Ich habe aber niemals Bilder gesehen, aus denen hervorgegangen wäre, daß sich in der zweiten Epoche noch einmal Drüsenveränderungen von der Art der ersten entwickelt hätten. Um eine kurze Bezeichnung zur Hand zu haben, seien in der Folge die *Drüsen*veränderungen der ersten Epoche als *Frühformen,* diejenigen der zweiten als *Spätformen* bezeichnet.

Die *Reihe der Frühformen* erweist sich als Fortsetzung und Weiterentwicklung des den primären Komplex hervorrufenden Prozesses. Im primären Komplex fanden wir das Wachstum per continuitatem und die lymphogene Metastasierung wirksam. *Dabei* überwiegt der Effekt der lymphogenen Metastasierung quantitativ *bei weitem. Verständlich wird das daraus,* daß die lymphogene Metastasierung sowohl dauernd weiterwirkt, daß also dauernd die Bacillen in den regionären Drüsen eingeschleppt werden, wie die kompakten Käseherde auch innerhalb der Drüse selbst wieder per continuitatem weiter wachsen. Dieses Umsichgreifen der lymphogenen Drüsenmetastasen wird in der *Frühzeit der Generalisation* ungemein deutlich und auffällig. Während in der Zeit des isolierten Primärkomplexes totale Drüsenverkäsungen zu den Seltenheiten gehören und sich selbst da, wo man eine solche makroskopisch vor sich zu haben glaubt, meist noch Reste erhaltener Drüsensubstanz an irgendeiner Stelle auffinden lassen, wird nun eine totale Verkäsung zahlreicher Drüsen ein häufiges Ereignis. Dabei nehmen, und zwar deutlich in einer gewissen Ab-

hängigkeit vom Grade einer gleichzeitigen hämatogenen Metastasierung, die Drüsenveränderungen einen abweichenden Charakter an. Die perifokale Entzündung erreicht einen ganz ungemein hohen Grad. Auch die Verkäsung geschieht dabei so rasch, daß eine typische Ordnung des verkäsenden Gewebes zum Epithelioidgewebe häufig nicht mehr eintritt. Die früher beschriebenen Zonen der tuberkulösen Neubildung geraten so in Unordnung. Man kann überhaupt kaum mehr von Neubildung sprechen, denn man hat einen typischen *akuten* Entzündungsprozeß vor Augen[1]. Direkt verkäsendes

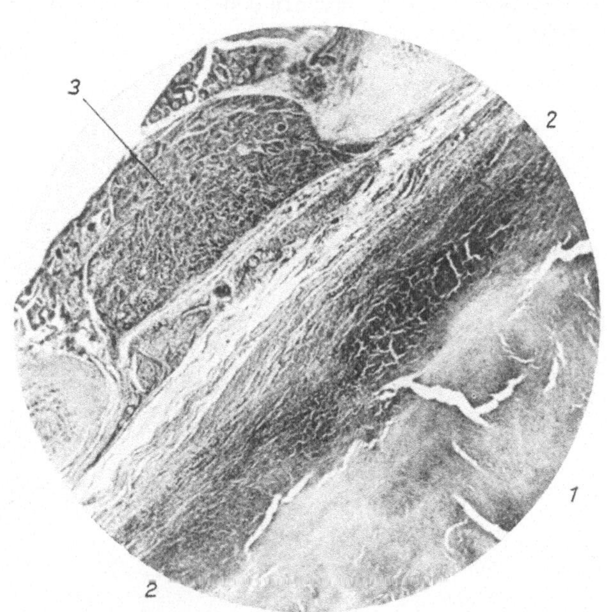

Abb. 13. Randpartie einer von einer total verkästen Drüse in die Umgebung fortschreitenden Verkäsung. Bei 1 der relativ chromatinarme, schon etwas ältere Käse, bei 2,2 die breite, typisch mit Chromatin dicht beladene Verkäsungszone einer akuten käsigen Periadenitis. Die noch nicht verkästen Partien dicht lymphocytär infiltriert. Übergang der perifokalen Entzündung auf eine benachbarte Schleimdrüse (3). 30fache Vergrößerung. (Fall Nr. 19.)

und wucherndes Gewebe, sowie das hochgradig hyperämische, in weitem Umfang lymphocytär, häufig auch hämorrhagisch infiltrierte, also schwer entzündlich exsudativ veränderte Gebiet der perifokalen Entzündung trennen sich nicht so deutlich in aufeinanderfolgende, in sich einheitliche Zonen, wie sie das bei der Bildung eines lymphogenen Miliartuberkels des noch isolierten primären Komplexes stets zu tun pflegten. *Im Gewebsbild tritt jetzt die schwere Zirkulationsstörung und die gewaltige Exsudation in Lymphocytenemigration ganz in den Vordergrund und verdrängt die mesenchymalen Wucherungen, die für die primäre Zeit so charakteristisch gewesen waren.* Ebenso wie bei der tuberkulösen Endobronchitis und der peribronchialen Pneumonie, so treffen wir auch in der Umgebung der total verkästen Drüsen dieser Zeit auf direkte Verkäsungen, bei denen vorgängige Wucherungsvorgänge am befallenen Gebiet nicht mehr beobachtet werden können. Die Verkäsung befällt also auch histologisch nicht umgeordnetes,

---

[1] Vgl. Abb. 13.

kompakt „epithelioides" Gewebe, und zwar sowohl in der Drüse wie in ihrer Umgebung. Besonders deutlich habe ich diese direkte Verkäsung in den erwähnten Resten von Drüsensubstanz gesehen, die zwischen Herden des primären Komplexes gelegen sind, die also vor der hämatogenen Metastasierung von der Verkäsung verschont geblieben war. Wo die direkte Verkäsung vorwiegt, entstehen histologische Bilder, die von dem Schema der Tuberkelbildung soweit abweichen, daß mir mehrmals am histologischen Präparat Zweifel an der tuberkulösen Genese auftauchen. Der Nachweis von Tuberkelbacillen konnte aber in den beschriebenen Fällen diese Zweifel sofort beheben. Die direkte Verkäsung zeigt dabei eine räumliche Beziehung zu den chronischen

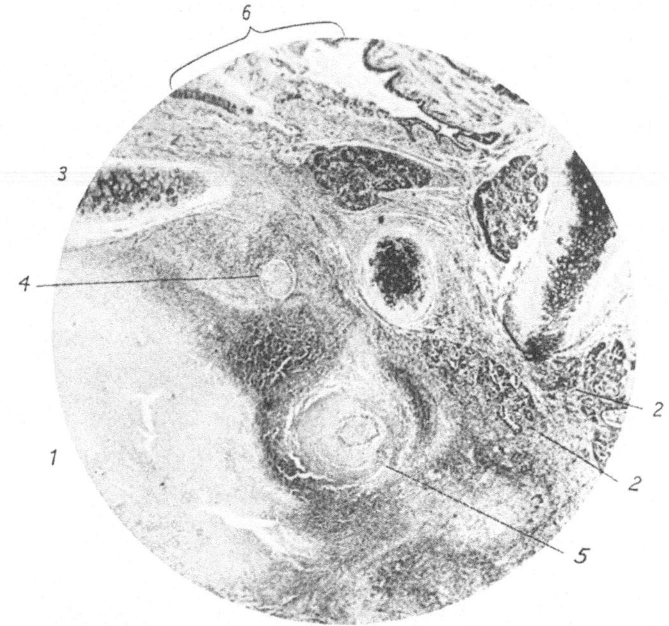

Abb. 14. Verkäsungszone einer Hilusdrüse des gleichen Falles. Bei 1 der relativ chromatinfreie ältere Käse. Bei 3 ein Bronchialknorpel. Sein Perichondrium ist schon nahezu vollständig zerstört. Bei 6 das Lumen des zugehörigen Bronchus. Bei 4 umgreift die typische starke perifokale Entzündung einen Nerven. Bei 5 adventitielle Verkäsung eines größeren Gefäßes der Umgebung. Die inneren Schichten der Media und die hier stark gewucherte Intima sind noch nicht verkäst. Das Gefäßlumen durch die Intimawucherung verlegt. Nah anliegende Schleimdrüsen (2) zeigen den typischen Untergang in der perifokalen Entzündungszone. 40fache Vergrößerung.

perifokalen Wucherungen in der Umgebuug der primären Manifestationen. Diese Wucherungen zeigen sich also nicht widerstandsfähiger, sondern sie neigen sogar allem Anschein nach in besonders hohem Grade zu der direkten Verkäsung. Histologisch besonders auffällig ist dabei manchmal wieder die Bevorzugung des adventitiellen und perivasculären Gewebes. In ganz ähnlicher Anordnung wie die beschriebene gefäßbegleitende adventitielle Quellung und Wucherung der primären Tuberkulose, so finden sich in der direkten Umgebung der großen käsigen Drüsentumoren dieser sekundären Zeit diffuse Verkäsungen rings um noch durchgängige Gefäße mit mehr oder weniger veränderter Intima (vgl. Abb. 14). Das dadurch entstehende histologische Bild ist sehr charakteristisch und gestattet ohne weiteres den Schluß auf das Stadium der tuberkulösen Erkrankung.

Bei den akut ablaufenden Erkrankungen greift diese rasch verkäsende entzündliche Veränderung an der Peripherie der alten Herde nach allen Seiten um sich. Sie löst dabei auch derbfaseriges Bindegewebe auf, z. B. das Perichondrium benachbarter Bronchien (vgl. Abb. 14 (bei 3) und Abb. 15). Die Neigung zu allseitigem Fortschreiten, die bei den endobronchialen Verkäsungen zu den geschilderten eigenartigen Bildern führt, gehört der Epoche also ganz allgemein an.

Trotzdem lassen sich Differenzen in der Leichtigkeit der Verkäsung einzelner Gewebe erkennen. Wo die *Erkrankung* auf derbes Bindegewebe trifft, wird sie in ihrem Fortschreiten deutlich gehemmt. Das zeigt sich bei derben Faserzügen aller Art, vor allem bei dem Übergreifen auf Gefäßwände. Auch ist z. B. innerhalb der Lymphdrüsen die anthrakotische Schwiele deutlich widerstandsfähiger als das lockere normale adenoide Gewebe. Trotzdem wird anthrakotisch-schwieliges Gewebe sowohl durch Arrosion zerstört wie auch von der diffusen Verkäsung befallen.

Von dieser schwersten Form führen graduelle Unterschiede aller Teilprozesse zu den chronischer ablaufenden Formen. Die direkte Verkäsung beschränkt sich dabei manchmal fast vollkommen auf die perifokalen Gebiete, die während des Ablaufes der primären Zeit *chronisch entzündlich* gewuchert waren. Die spätere Verkäsung dieser frühen toxischen Wucherungen hyalinen und fibrösen Charakters führt durch das dabei entstehende Gemenge von Käse und mehr oder weniger derben bindegewebigen Faserresten, die zwar kernlos und offensichtlich nekrotisch sind, aber doch zunächst der Auflösung und Verkäsung Widerstand leisten, zu der eigenartigen Form der Drüsenveränderung, die nicht unzutreffend als Kartoffeldrüse bezeichnet worden ist. Je ausgesprochener die bindegewebige Wucherung vor dem Einsetzen der neuen Verkäsungsperiode gewesen war, um so trockener und fester ist deshalb der Käse selbst. Je chronischer also der Ablauf der primären Zeit und der ersten Zeit der Generalisation *vor dem neuen Schub gewesen war,* um so eher dürfen wir auf eine typische Entwicklung dieser Drüsenveränderung rechnen.

In der auf diese Weise entstehenden, von zahlreichen Bindegewebsfasern durchzogenen kompakten Käsemasse lassen sich meist noch sehr deutlich die früheren miliaren Tuberkel und die dazwischenliegende, vor der Verkäsung nicht mehr epithelioid umgeformte Drüsensubstanz erkennen. Sowohl die zum

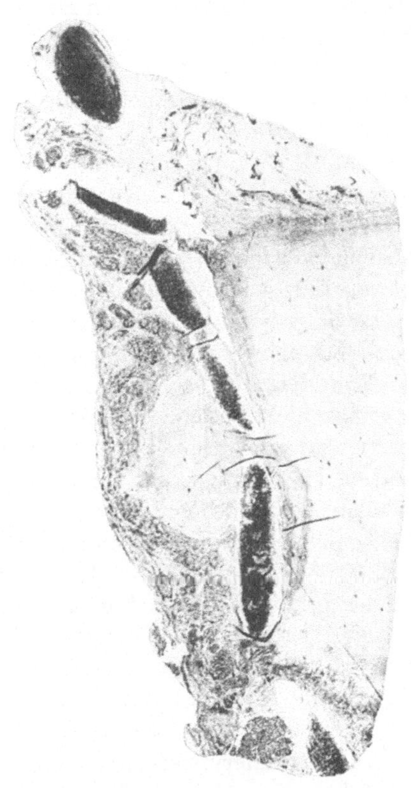

Abb. 15. Typischer beginnender Durchbruch einer sekundär verkäsenden Drüse zwischen zwei Knorpeln, deren Perichondrium vollständig gelöst und verkäst ist. In der Lücke zwischen den Knorpeln hat sich die Verkäsung auf die Schleimhaut ausgebreitet. Das Lumen des Bronchus ist noch nicht erreicht. 7 fache Vergrößerung. (Fall Nr. 19.)

Teil noch mehr oder weniger deutlich erhaltenen Zellkonturen, wie vor allem das Verhalten der Trümmer von Kernsubstanzen ermöglichen diese Unterscheidung. Die alten Käseherde sind relativ chromatinarm, ihr verkäsendes Epithelioidgewebe zeigt die früher geschilderten wurmförmigen Kernfragmente, bei der direkten Verkäsung bildet sich dagegen eine von zahlreichen, zum Teil ungemein feinen Chromatintrümmern diffus durchsetzte nekrotische Masse, die von größeren und kleinsten Chromatinpartikeln häufig wie überschüttet und bestäubt erscheint, eine sehr charakteristische und nur bei diesen Formen gesehene Erscheinung. Es ändert sich also auch mit der starken lymphocytären Zuwanderung die Form des Kernunterganges.

Die perifokale Entzündung *der Frühzeit einer schwereren Generalisation* ist zwar ganz allgemein hochgradig und trägt stets einen akut entzündlichen Charakter, kann aber doch sehr verschieden weit in die Umgebung hineinreichen. Sie kann sich auf einen relativ schmalen Saum erstrecken oder an Ausdehnung den Durchmesser des Käseherdes noch um das Mehrfache übertreffen. Die stärksten Grade perifokaler Entzündung ebenso wie der frischen direkten Verkäsung habe ich in den Fällen gesehen, bei denen eine akute hämatogene Dissemination kurz vor dem Tode erfolgt, *der Kranke also an allgemeiner Miliartuberkulose gestorben war.* Auch sonst zeigt sich der Grad der Veränderungen von der Art und Schwere der hämatogenen Metastasierung abhängig.

Von den dicht lymphocytär infiltrierten, oft enorm hyperämischen, wie erwähnt nicht selten stellenweise auch von Hämorrhagien durchsetzten Randpartien aus reicht eine zugweise, häufig gefäßbegleitende lymphocytäre Infiltration bis weit in die Umgebung hinein. Schon in dieser Außenzone der perifokalen Entzündung zeigt sich, besonders deutlich beim Übergreifen auf einen benachbarten Bronchus, eine sehr starke *entzündliche* Fernwirkung. Am deutlichsten wird das bei der Einwirkung auf Drüsenepithelien, die sich ja auch in der primären Zeit schon als besonders empfindlich für das Tuberkulotoxin erwiesen haben. Benachbarte Schleimdrüsen werden dabei noch im Bereich der lymphocytären hyperämischen Zone in einem Grad und in einer Ausdehnung durch eine Kolliquationsnekrose zerstört, wie ich das in anderen Fällen nicht gesehen habe (vgl. Abb. 14 bei 2,2).

Die Veränderungen sind demnach charakterisiert durch eine akute toxische perifokale Entzündung, die weit über das Maß dessen hinausgeht, was bei der isolierten primären Tuberkulose gesehen werden kann. Dabei zeigen sich im Grade dieser perifokalen Entzündung Differenzen. Bei langsam ablaufender geringfügiger Generalisation ist sie gering, bei schwerer Allgemeinerkrankung ist sie deutlich stärker; am stärksten fand ich sie bei der großknotigen, also subakuten Miliartuberkulose[1].

Diese schwere perifokale Entzündung zeigt demnach ein auffälliges Überwiegen der toxischen Komponente über die Fremdkörperwirkung. Es läßt sich nachweisen, daß die lymphocytäre Infiltration und Hyperämie den Bacillen weit vorauseilt, die hauptsächlich im verkäsenden Saum gefunden werden und auch hier nicht auffallend vermehrt zu sein pflegen.

---

[1] Gleichzeitig mit der starken lymphocytären Infiltration der perifokalen Zone findet man häufig eine deutliche lymphocytäre Einwanderung in das verkäsende Gebiet. Eine der Ursachen dieser auffälligen Allergie — wie ich glaube die häufigste — ist also die heftige perifokale Reaktion im Ablauf einer hämatogenen Dissemination.

Die Wucherung tritt stark zurück. Die Verkäsung folgt unmittelbar auf die akute Entzündung. Im Zusammenhang damit tritt auch die Bildung von Riesenzellen ganz in den Hintergrund. Man muß oft mehrere Präparate sorgfältig durchmustern, um Riesenzellen aufzufinden. Am ehesten findet man sie dann an den Stellen, wo die Entzündung auf irgendeinen vorgebildeten derben Bindegewebsstrang normaler Struktur (also nicht toxischer Genese) trifft, also an einem Punkt, an dem die *krankhaften Veränderungen* sich auch sonst typisch langsamer *abspielen.*

Eine solche schwere perifokale Entzündung kennen wir klinisch als Charakteristikum der sog. skrofulösen Erkrankungen. Sie charakterisiert z. B. die Phlyktäne, vor allem aber das Skrofuloderma, das ich hier als allgemein bekanntes Beispiel dieser Art der Entzündung aus der klinischen Erfahrung anführen möchte. Sie gehören ebenso wie die hier beschriebenen anatomischen Vorgänge in das Gebiet der ersten Epoche der Generalisation[1]. Eine vergleichbare, akute, schwere perifokale Entzündung kennen wir ferner aus dem Experiment als Folge von starken Tuberkulininjektionen bei hoher Giftempfindlichkeit des Versuchstieres. Ich glaube demnach, daß wir nicht fehlgehen, wenn wir hier neben der Giftkonzentration in erster Linie eine erhöhte *Reizbarkeit des Gefäßsystems* als Ursache supponieren. Diese Reihe von Veränderungen dürfen wir also mit großer Wahrscheinlichkeit als anaphylaktische Erscheinungen ansprechen. Sie bilden sich nicht selten besonders deutlich an den in der primären Epoche gesetzten Drüsenveränderungen aus.

Es sei hier noch erwähnt, daß auch *schon* die starken perifokalen Wucherungen der primären Epoche dem gesunden Organismus gegenüber als Ausdruck einer Allergie aufgefaßt werden müssen. Was wir für die sekundäre Epoche beschrieben haben, ist demnach im wesentlichen eine Steigerung der durch die *Überempfindlichkeit* ausgelösten Erscheinungen, die zum Teil von einer allmählichen Zunahme der Empfindlichkeit abhängen mag, zum guten Teil aber durch den schubweisen Übergang von *Antigenen* in das zirkulierende Blut ausgelöst ist.

Histologisch sind diese Prozesse charakterisiert durch eine sehr heftige akute, exsudative und verkäsende Entzündung bei Zurücktreten der Fremdkörperwirkung. Dieses Zurücktreten der isolierten Fremdkörperwirkung hatte VIRCHOW veranlaßt, von einer käsigen „nichttuberkulösen" Entzündung zu sprechen. Demgegenüber hat dann RINDFLEISCH betont, daß durch das Vorkommen derartiger Krankheitsbilder, bei denen zwar die typische Verkäsung vorhanden ist, das Granulom, der echte Tuberkel aber fehlt, noch nicht die ätiologische Differenz dieser Krankheiten von der „Tuberkulose" im engeren Sinne bewiesen sei, sondern nur der Tuberkel „seiner spezifischen Eigenschaften entkleidet werde", so daß nur die Verkäsung als das „spezifisch Tuberkulöse" angesprochen werden dürfe. Die gleiche Auffassung haben, jeweils von ihrem Standpunkt aus, sowohl VIRCHOW wie RINDFLEISCH, wie oben erwähnt, auch für die „Phthise" geltend gemacht. Andere Autoren haben sich an die Tatsache gehalten, daß es, wenn man nur ausreichend sucht, sowohl bei der Phthise wie bei den sprofulösen Erkrankungen stets gelingt, an irgendeiner Stelle des Körpers echte Tuberkel aufzufinden. Wir sehen heute rückwirkend, daß bis zu einem

---

[1] Diese „erste" Epoche kann selbstverständlich sehr verschieden lange Zeiten umfassen. Sie ist eine biologische, nicht eine zeitlich bestimmte Epoche.

gewissen Grade alle Beteiligten an diesem langjährigen Streit, der auch durch die Entdeckung der einheitlichen Genese durch den Tuberkelbacillus den großen anatomischen Differenzen gegenüber nicht vollständig zur Ruhe kommen konnte, Recht behalten. Wir vermögen heute die scheinbare Antinomie von Einheitlichkeit der Genese und weitgehender anatomischer Differenz, und damit auch notwendiger Differenz des zugrunde liegenden Prozesses, zu lösen. Die Einheitlichkeit liegt in der Gleichartigkeit der infektiösen Noxe, die Verschiedenheit in einer gesetzmäßigen Differenz der biologischen Reaktion[1].

Noch während diese anaphylaktischen Vorgänge ablaufen, läßt sich manchmal schon die zweite Art der Allergie beobachten, die von nun an für den Charakter des weiteren Krankheitsablaufes bestimmend wird. Es ist das *das deutliche Zurücktreten der lymphogenen und hämatogenen Metastasierung, das die Reihe der Spätformen kennzeichnet.* Damit tritt, wie erwähnt, auch die Erkrankung der regionären Drüsen bei den nun etwa noch folgenden späteren Ausbreitungen und sonstigen Manifestationen immer deutlicher in den Hintergrund und sinkt bald zu einem ganz auffälligen Minimum herab. *Die Drüsenherde werden nicht mehr so groß wie früher, sie zeigen nur kleine oder gar keine zentralen Verkäsungen, und sie verschmelzen nicht mehr miteinander. Schließlich finden wir in den Drüsen selbst eines großen Organherdes nur noch* torpide Epithelioidtuberkel mit einer nach und nach immer mehr zurücktretenden, schließlich ganz ausbleibenden perifokalen Entzündung. Dabei *bleiben* nun — in der Drüse — auch bei langem Bestehen dieser Veränderung *die* früher so charakteristischen Abkapselungsphänomene *aus*, eine Erscheinung, die ich für prinzipiell besonders bedeutsam halten möchte. Ferner sehen wir, daß auch die Fähigkeit, durch das Wachstum per continuitatem und durch Konfluenz kompakte Käseherde zu bilden, nach und nach vollkommen verloren geht. Einzelnliegende, kleinste torpide Epithelioidtuberkel, die sich ohne deutliche Abgrenzung, ohne Abkapselungserscheinungen und ohne perifokal infiltrierten Hof allmählich in der Umgebung verlieren, im Zentrum vielleicht eine geringfügige, ebenfalls deutlich torpide Verkäsung mit körnigem Zerfall zeigen, sind schließlich der einzige Rest der früher so ausgedehnten Miterkrankung (vgl. Abb. 16 u. 17). Auch die Periadenitis fehlt nun völlig und dokumentiert sich auch dadurch als Teilerscheinung der perifokalen Entzündung.

· Dabei ist die Drüse aber der Sitz einer chronischen, zweifellos toxischen, schweren entzündlichen Veränderung, die sich durch eine weitgehende Rarefikation des lymphoiden Gewebes und einen ungemein charakteristischen und hochgradigen chronischen Sinuskatarrh zu erkennen gibt. Die Drüsen sind dabei oft beträchtlich vergrößert. Die spezifisch tuberkulösen Erscheinungen

---

[1] Die Stellung VIRCHOWs zu dem Problem wird ohne weiteres verständlich, wenn man sie im Zusammenhang mit dem großartigen Lebenswerk dieses Mannes beurteilt. Eingehende histologische und histogenetische Forschung hatte ihn von Erfolg zu Erfolg geführt. Der diesen Erfolgen zugrunde liegende Gedankengang war die prinzipielle Annahme, daß verschiedenen Formen auch verschiedene formbildende Prozesse zugrunde liegen müssen. Daß VIRCHOW die Richtigkeit dieser Annahme nicht preisgeben durfte, wird ihm von jedermann zugestanden werden müssen. Sie ist auch heute noch ein Grundprinzip aller biologischen Forschung. — Gerade dadurch, daß die bakteriologische Forschung einen engen Zusammenhang zwischen morphologisch so differenten Prozessen nachwies und diesen Zusammenhang vorschnell als Identität formulierte, entstand eine gewisse Verworrenheit des Problems, vor allem für den pathologischen Anatomen, als deren Folge sich eine sichtliche Abnahme des Interesses bemerkbar machte.

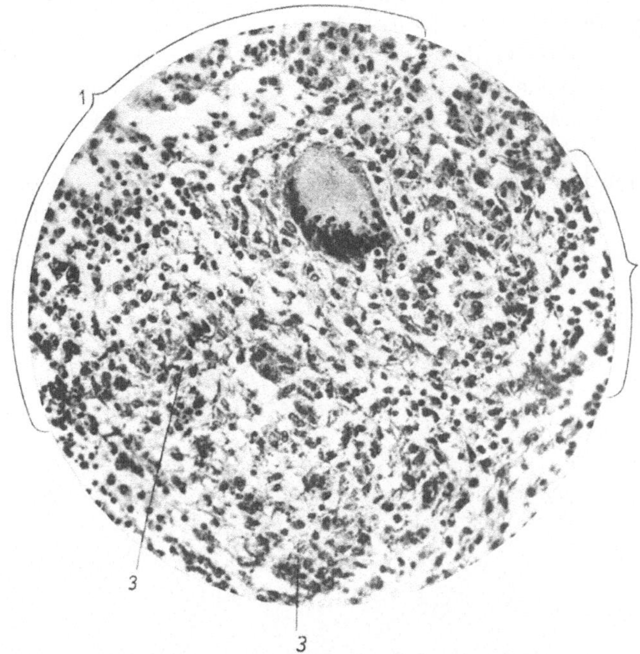

Abb. 16. Randpartie eines tertiären Drüsentuberkels. Bei 1,1 adenoides Gewebe der Umgebung. Die sonstige Peripherie wird von retikuliertem epithelioidem Gewebe eingenommen. Man erkennt wieder das Fehlen der Abkapselung und den allmählichen Übergang in das Retikulum der Umgebung. Bei 3 kann man auch die sekundäre Beladung mit feinem Kohlenstaub erkennen. Die Riesenzelle liegt eben am Rande des epithelioiden Gewebes. Fall Nr. 71. 300fache Vergrößerung.

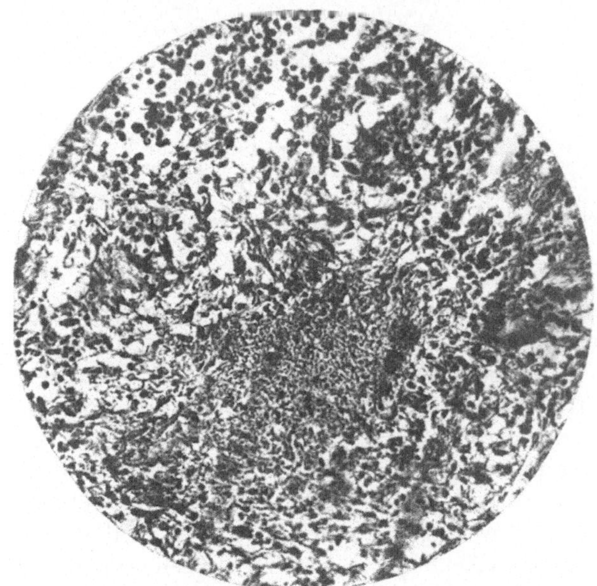

Abb. 17. Torpider tertiärer Drüsentuberkel bei 300facher Vergrößerung. Man erkennt wieder das allmähliche Sichverlieren des Epithelioidgewebes in der Umgebung, das Fehlen einer perifokalen Entzündung und jeglicher Abkapselungstendenz. Auch die körnige torpide Verkäsung zeigt nirgends eine scharfe Abgrenzung.

treten demnach zurück und machen einer chronischen Schädigung allgemeinentzündlicher Natur Platz. Die Sinus sind beträchtlich erweitert[1], enthalten zahlreiche große, ungemein deutlich vakuolisierte Makrophagen von rundlicher Kontur, ohne geweblichen Zusammenhang (vgl. Abb. 18 u. 19). Es handelt sich demnach nicht um eine Wucherung des intrakanalikulären Retikulums, wie bei der großzelligen Hyperplasie, sondern um desquamative und exsudative Vorgänge. In dem Gewebe der Follikel- und Markstränge liegen die Lymphocyten lange nicht so dicht wie in der normalen Drüse. Es ist das teils durch eine seröse Durchtränkung verursacht,

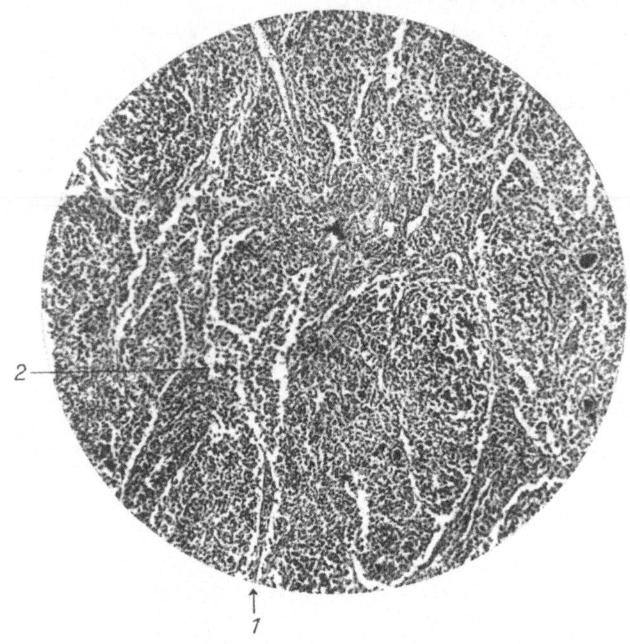

Drüsenveränderungen bei isolierter Phthise.
Abb. 18. Übersichtsbild einer phthisischen Lymphdrüse mit typischer chronischer entzündlicher Veränderung, Rarefikation der Lymphocyten, seröser Durchtränkung und Quellung. Erweiterung der Sinus und Sinuskatarrh. Bei 1 ein Trabekel mit Sinusscheide. Nach oben münden die ihn umgebenden Sinus in eine erweiterte Kreuzungsstelle des Sinussystems (2), die bei + etwa ihr Zentrum hat. Sie ist erfüllt von dem Zellmaterial des chronischen Sinuskatarrhs. Fall Nr. 71. 80fache Vergrößerung.

zum Teil muß es aber wohl auch als Folge eines starken Lymphocytenverbrauches angesprochen werden. Die Lymphocyten sind zum Teil deutlich pathologisch verändert. Die wichtigste Veränderung scheint mir in einer Quellung ihres Protoplasmas zu bestehen, die von der typischen Form des kleinen Lymphocyten unter Übergängen zu derjenigen des großen mononucleären Lymphocyten führt. Diese pathologischen Formen finden sich sowohl in der Pulpa wie in den Sinus. Die Makrophagen sind weitgehend vakuolisiert, in lebhafter Phagocytose, oft sehr weitgehend geschädigt, zum Teil nekrotisierend. Man findet in den Sinus auch Zelldetritus. In den Drüsen sieht man nun auch nicht selten Zeichen von Blutresorption, was bei den pneumonischen Vorgängen in

---

[1] Anscheinend auch vermehrt, eine Erscheinung, die dem Gefäßreichtum der entzündlichen Hyperämie gleichzusetzen ist.

der erkrankten Lunge nicht weiter verwunderlich ist[1]. In den Makrophagen findet man demnach Lymphocyten, rote Blutkörperchen und nun auch nicht ganz selten polynucleäre Leukocyten, die in den spezifisch tuberkulösen Veränderungen, wie mehrfach erwähnt, ganz zu fehlen pflegen. Da diese Leukocyten ein drüsenfremder Bestandteil sind und mit Notwendigkeit aus dem Wurzelgebiet eingeschleppt sein müssen, so sind sie ein weiterer Beweis, daß diese chronische Schädigung mit der langjährigen chronischen Entzündung der Lungen in kausalem Zusammenhang steht. Es kann also keinem Zweifel unter-

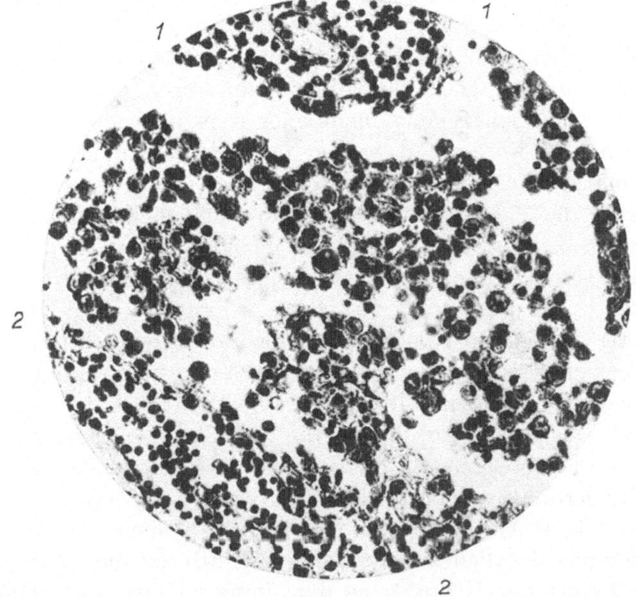

Abb. 19. Zellmaterial aus dem Sinus einer diffus erkrankten Lymphdrüse bei isolierter Phthise. Bei 1,1 (bogenförmige Linie) und 2,2 (ziemlich gerade verlaufende Linie) die Begrenzung des Sinus. Außerhalb desselben das serös durchtränkte adenoide Gewebe mit der typischen Rarefikation der Lymphocyten. Innerhalb des Sinus zahlreiche große, gequollene, rundliche Makrophagen vakuolisiert und in Phagocytose, teilweise auch zerfallend, daneben kleine Lymphocyten und Übergangsformen. Zwischen den Zellen Zelldetritus. Fall Nr. 71. 300fache Vergrößerung.

liegen, daß das Ausbleiben der spezifisch tuberkulösen Erkrankung nicht etwa durch eine Verlegung des Lymphweges zustande kommt[2].

[1] Durch das genaue Studium dieser eigenartigen Drüsenerkrankung wird wohl auch noch Licht in die schwierige Frage der Mischinfektion getragen werden können.

[2] Auf die Widerlegung dieser häufig gemachten Annahme möchte ich deshalb Wert legen, weil sie vielfach zur Erklärung des auffälligen Ausbleibens einer spezifisch tuberkulösen Drüsenerkrankung verwendet wurde. Schon die primäre Drüsenveränderung sollte den Lymphweg soweit verlegt haben, daß diese Unwegsamkeit der Lymphbahn das Ausbleiben späterer lymphogener Metastasen zu erklären vermöchte. Diese Hypothese hat stets zwei Hilfshypothesen benutzt, da sie allein allzu sichtlich versagt. Das sind einmal die Annahme einer Immunität anthrakotischer Drüsen und zweitens die Annahme einer „weitgehenden Verödung der Lymphwege beim Erwachsenen". Alle drei Annahmen lassen sich nicht durch Tatsachen belegen. Ich habe in meinem Material vielfach Beweise in Händen, daß primär tuberkulöse Drüsen sich an Entzündungsprozessen, Blutresorption und Kohleresorption aus dem Wurzelgebiet häufig in ganz exquisiter Weise beteiligen. Die Lymphbahn bleibt also sogar in den *von Tuberkulose* befallenen *und teilweise zerstörten* Drüsen wegsam, wenn nur ein kleiner, oft geradezu winziger Teil der adenoiden Substanz

Selbst wenn das gesamte Wurzelgebiet einer pulmonalen Lymphdrüse vollkommen phthisisch zugrunde gegangen ist, braucht die Lymphdrüse keine anderen als die eben geschilderten Veränderungen zu zeigen. Sie liegt dann wie eine erhaltene Insel in dem allgemeinen Gewebsuntergang. Wir finden also in den Lymphdrüsen deutliche Immunitätserscheinungen, die wir — wenigstens auf den ersten Blick — in der schweren, fortschreitenden, zugehörigen Organerkrankung ganz vermissen.

Sehen wir aber genauer zu, so finden wir doch auch histologisch die Spuren einer allgemeinen Immunität, nicht etwa nur eine solche von adenoidem Gewebe. Zunächst ist noch einmal hervorzuheben, daß diese eigenartige Drüsenerkrankung sich aufs deutlichste als Teilerscheinung, und zwar als Glied der allgemeinen Tatsachenreihe des Zurücktretens der lymphogenen und hämatogenen Metastasierung zu erkennen gibt. Kann das Ausbleiben der Drüsenmetastasen noch als Zeichen einer mehr oder weniger isolierten Lymphdrüsenimmunität betrachtet werden, so versagt doch diese Auffassung für das Ausbleiben der hämatogenen Metastasierung. Den Ausschlag gegen eine solche Auffassung gibt aber die Tatsache, daß sich nun auch im befallenen Organ selbst als Immunitätserscheinungen anzusprechende Veränderungen im Krankheitsablauf auffinden lassen. Auch hier tritt nach und nach die perifokale Entzündung, d. h. also die toxische Fernwirkung *wieder* zurück. Während wir bei den frühen Epochen der Generalisation, z. B. bei den Drüseneinbrüchen, eine schwere direkte pneumonische Verkäsung der ganzen um einen befallenen Bronchus gelegenen Zellterritorien beobachten, kann bei den späteren endobronchialen Ausbreitungen, die für die „Phthise" so charakteristisch sind, der käsige Prozeß längere Zeit auf das Lumen eines befallenen Bronchus, sogar, wie von NICOL neuerdings wieder mit Recht als typischer Vorgang hervorgehoben, auf das Lumen eines Alveolarganges beschränkt bleiben. Diese Erscheinung treffen wir besonders deutlich bei der isolierten Phthise. Sie stellt zwar niemals den alleinigen Typus der Erkrankung dar, immerhin ist aber schon die Möglichkeit ihres Auftretens ein Beweis für eine nach und nach eingetretene Abnahme der perifokalen Entzündung, denn bei den früheren Formen ist auch im Organ die perifokale Entzündung deutlicher und reicht weiter in die Umgebung.

Ungemein sinnfällig ist dieses Zurücktreten der perifokalen Entzündung ferner bei den so sehr häufig gefundenen Schleimdrüsentuberkeln. Hier fehlt bei den isolierten Phthisen die für die früheren Formen geschilderte toxische Fernwirkung auf das Epithel oft so vollständig, daß kleine Tuberkel mit Riesenzellen in einem sonst ungestörten Drüsenacinus gesehen werden können.

erhalten ist. Verlegt ist die Lymphbahn nur durch die total verkästen Drüsen der sekundären Zeit. Da wir sehr selten Lymphstauungen dabei beobachten, müssen die kollateralen Lymphbahnen für die Erhaltung der Zirkulation ausreichen. Es hat sich ferner zeigen lassen, daß primäre und sekundäre Veränderungen auch beim Erwachsenen und in anthrakotischen Drüsen genau nach dem allgemeinen Typus ablaufen. Das Lebensalter und die Anthrakose spielen also keine ausschlaggebende Rolle. Wir finden ferner typische tertiäre Drüsenveränderungen auch in nahezu vollkommen anthrakosefreien Drüsen. Die eben geschilderten typischen resorptiven Schädigungen der Lymphdrüsen bei der Phthise aller Lebensalter widerlegen des weiteren aufs schlagendste die Annahme einer weitgehenden Unwegsamkeit der Lymphgefäße auch beim Erwachsenen. Diese Annahme sollte nun auch dauernd aus dem Inventar der Disposition gestrichen werden.

Dieses *Zurücktreten* der perifokalen Entzündung gilt innerhalb des Organs nur für geringfügige Erkrankungen. Größere nekrotische Bezirke lösen nach wie vor Wucherungsvorgänge in der Umgebung aus, die zur Bildung von kompaktem *Narbengewebe* und zur Abkapselung führen können[1]. Diese Art der perifokalen Bindegewebswucherung kann sogar bei dem meist exquisit chronischen Ablauf nun in der Lunge die höchsten Grade erreichen, während in der Drüse sowohl die als Abkapselung des Tuberkels wie als Periadenitis auftretenden toxischen Wucherungen vollkommen ausbleiben.

Es handelt sich demnach um prinzipielle Differenzen im Ablauf der tuberkulösen Entzündung. Für ihre Erklärung bieten sich uns aus unserem sonstigen heutigen Wissen zwei Annahmen. Die eine ist die einer Abnahme der *Anaphylaxie*. Sie ist verantwortlich für die auffällige Änderung des Ablaufes der Organerkrankung mit dem deutlichen Zurücktreten — nicht Fehlen — der perifokalen Entzündung. Zweifellos ist die große *Entzündungsbereitschaft* der primären und sekundären Periode nicht mehr zu beobachten, wenigstens soweit der histogenetische Prozeß in Betracht kommt. Die Art der Drüsenerkrankung und das Zurücktreten und schließliche Ausbleiben der hämatogenen und lymphogenen Metastasierung legt uns aber meiner Ansicht nach auch die Annahme einer *allmählich sich ausbildenden* humoralen Immunität nahe[2].

Mit Hilfe dieser Annahme, die ja auch KOCH schon zur Erklärung herangezogen hat, läßt sich *das eigenartige Gesamtbild der tuberkulösen Spätformen* ohne besondere Schwierigkeit verstehen. Sie gibt uns auch den Schlüssel zu einem Verständnis der neuen Wege, die sich die Tuberkulose in diesen Stadien zu suchen pflegt. Es ist einleuchtend, daß bei einer sich entwickelnden humoralen Immunität ein Augenblick erreicht werden muß, von dem an die Bacillen bei der intensiven Mischung mit Blut und Lymphe, wie sie die Zirkulation dieser Säfte mit sich bringt, innerhalb der Blut- und Lymphgefäße unschädlich gemacht werden, ehe sie sich irgendwo im Körper festzusetzen vermögen. Ist dieser Grad einmal erreicht, so ist bis auf eventuelle anergische Perioden der Blut- und Lymphweg als Ausbreitungsstraße der Tuberkulose versperrt. Es ist auch leicht verständlich, daß bei der allmählichen Entwicklung dieser Eigenschaft zunächst nur geringfügige Einbrüche unschädlich gemacht werden, so daß immer massivere Einbrüche zur Entstehung einer hämatogenen Dissemination notwendig werden, ehe diese schließlich ganz ausbleibt. *Und es steht schließlich nichts im Wege, daß sich die Tuberkulose auf allen den Wegen ausbreitet, auf denen sie nicht mit den die Immunität tragenden Humores in enge Berührung kommen.*

---

[1] Man vergleiche S. 84 Teil I über die zwei Arten der Fremdkörperwucherung bei Tuberkulose. Nekrotische Gewebspartien können dabei sowohl als „Fremdkörper" wie auch „toxisch" Wucherungen der Umgebung auslösen. Die beiden Komponenten können auch hier wieder nicht völlig getrennt werden. Soviel scheint mir aber sicher, daß bei den Spätstadien die tuberkulo-toxische Komponente der Wucherung gegenüber der Kontaktwirkung zurücktritt.

[2] Immunität im ursprünglichen Sinne des Ausbleibens einer Erkrankung unter Bedingungen, unter denen sie sonst einzutreten pflegt; humorale Immunität, weil deutlich durch den Kontakt mit strömenden Körpersäften ausgelöst. Ein näheres Eingehen auf serologische Vorstellungen wird hier absichtlich vermieden. Es soll also auch mit dem Ausdruck „Giftfestigkeit" nichts über ihr Zustandekommen präjudiziert werden. Die Vereinigung der anatomischen mit der serologischen Kenntnisreihe ist eine Aufgabe für sich, die erst dann mit Aussicht auf Erfolg in Angriff genommen werden kann, wenn beide Reihen vollständiger ausgebaut sind, als das bis heute der Fall ist.

Daß Herde mit starker Bacillen- und Toxinproduktion in dieser Zeit noch per continuitatem wachsen, ist keine diese Annahmen unmöglich machende Teilerscheinung. Im Gegenteil, wir verstehen nun, daß während einer sich nach und nach entwickelnden Immunität die allgemeine und die Organdisposition so auffallend in den Vordergrund treten, und daß sich die Ausbreitungs- und Heilungsperioden von zahlreichen äußeren und inneren Faktoren beherrscht zeigen, die in der ersten Zeit des Ablaufes sich ganz im Hintergrund gehalten hatten. Die Tuberkulose tritt damit in diesem Stadium — auch bei hochgradiger Virulenz des Virus für andere Individuen — für den relativ immunisierten Träger in eine enge Parallele zu den Erkältungskrankheiten und den sonstigen krankhaften Zuständen, die auf einen latenten Mikrobismus im Sinne RUHE-MANNs zurückgehen und zu ihrem Auftreten noch irgendeines Zwischenfaktors bedürfen.

Während die Bacillen innerhalb der Gefäße durch die Zirkulationsbewegung voneinander separiert werden und aufs innigste mit dem Blut und der Lymphe in Berührung kommen, bleiben sie in zahlreichen anderen Körperhohlräumen ohne solche innige Berührung. Am vollständigsten fehlt wohl die schädigende humorale Wirkung in dem Bronchialbaum der Lunge und in dem Kanalsystem der Niere; aber auch in zahlreichen anderen Hohlräumen sind die Existenz-bedingungen der Bacillen zunächst noch wesentlich besser als im zirkulierenden Blut und Lymphe[1].

Die zu den schweren destruierenden, per continuitatem und in der geschil-derten Weise intrakanalikulär sich ausbreitenden Organtuberkulosen gehörigen Drüsenveränderungen lassen sich histogenetisch am leichtesten charakterisieren als Folge einer alle übrigen Komponenten des tuberkulösen Entzündungsprozesses weit überwiegenden taktilen Fremdkörperwirkung. Die toxische Komponente tritt in der auffälligsten Weise zurück. Dabei fehlt aber, was ganz besonders charakteristisch und prinzipiell bedeutsam ist, in der Drüse auch das Wachstum des einmal entstandenen Tuberkels per continuitatem. Wir finden in diesen Stadien niemals, auch nicht bei dezennienlangem Bestand der Organtuber-kulose, die großen, durch Konfluenz und das allseitige Weitergreifen der Ent-zündung von einem Zentrum aus entstehenden Käseherde, die für die primären und sekundären Veränderungen so ungemein typisch sind. Was an Bacillen in die Drüsen gelangt, wirkt also als wenig toxischer Fremdkörper und hat keine wesentliche Propagationskraft mehr. Es müssen also wohl geschädigte, vielleicht sogar tote, vielleicht auch nur irgendwie „arretierte" Bacillen sein, die in die Drüse gelangen. Auf dem kurzen Weg innerhalb der Lymphbahn zwischen Organveränderung und regionärer Lymphdrüse sind noch nicht alle Bacillen unschädlich gemacht und namentlich nicht zur völligen Bakteriolyse gebracht worden. Es gelangt also noch reizendes Fremdkörpermaterial in diese Drüsen, das Wucherungsvorgänge noch auszulösen vermag, aber zu einer fort-schreitenden Entwicklung kommt es in diesen Organen nicht mehr. Wir werden wohl nicht fehlgehen, wenn wir hierfür außer der schon in der kurzen passierten Strecke der Lymphbahn eingetretenen Schädigung der Bacillen noch eine Ver-vollständigung dieser Wirkung in den Lymphdrüsen, d. h. also, da sie in die

---

[1] Am schlechtesten scheinen sie außerdem im Kanalsystem der Leber zu sein, was uns durch die bakteriolytischen Eigenschaften der Galle auch verständlich genug wird. Stö-rungen der Gallenproduktion können dann eine Lokaldisposition schaffen usw. usw.

Lymphbahn eingeschaltet sind und dauernd von einem Lymphstrom durchflossen werden, wieder innerhalb der Lymphbahn annehmen[1].

So erhalten wir also zwei grundverschiedene Reihen von Vorgängen. Als erste die Reihe der Frühformen mit den großen Drüsenmetastasen und der schweren akuten periofokalen Entzündung und der hämatogenen Ausbreitung. Die zweite zeigt das Zurücktreten der Saftmetastasen, das Vortreten des Kontaktwachstums, der Organdisposition und deutliche Züge einer humoralen Immunität.

Ich glaube auf diese Weise die Lösung des Widerspruchs eines unaufhaltsamen Fortschreitens einer Organtuberkulose trotz deutlich nachweisbarer Immunität in einer für unser heutiges Wissen ausreichenden Weise angebahnt zu haben. Zu sehr ins Detail zu gehen, verbietet uns der lückenhafte Stand unserer Kenntnisse über den Tuberkuloseablauf und die dabei auftretenden Änderungen in den Eigenschaften des Blutserums. Es sei nur noch erwähnt, daß die drei Hauptepochen im Ablauf der Tuberkulose: Entwicklung des Primärkomplexes, anaphylaktische Periode und ausgesprochene Immunität, sich teils rascher, teils langsamer auseinander entwickeln, auch durch lange Latenzzeiten getrennt sein können. Ein Beispiel relativ rascher Entwicklung bietet der schon auf S. 102 Teil II hervorgehobene Fall Nr. 64. Typische Beispiele eines ganz chronischen Ablaufes sind die isolierten Phthisen, bei denen die endobronchiale Ausbreitung das Krankheitsbild vollkommen beherrscht. Es kann nach dem Geschilderten kein Zweifel sein, daß wir die isolierte Phthise als eine durchaus typische Erkrankungsform der „Immunitäts"periode ansprechen müssen. Dasselbe gilt aber, wie wir gesehen haben, für die endobronchialen Tuberkulosen ganz allgemein, ob nun ausgeheilte oder aktive Reste der früheren Perioden daneben gefunden werden oder nicht. In jedem Falle gibt uns die Art der Mitbeteiligung des gesamten Organismus einer tuberkulösen Erkrankung sehr wichtige Fingerzeige für den Ablauf der Gesamterkrankung, die schließlich zu dieser tertiären Manifestation geführt hat.

Die Auffassung der „Phthise als Spätstadium der Tuberkulose" scheint mir durch meine Beobachtungen um ein gutes Teil weiter gesichert und genauer präzisiert worden zu sein. Es ist allerdings dazu nötig, worauf ich schon vielfach hingewiesen habe, den Begriff der Phthise eben auf diese Spätformen zu beschränken. Ich glaube, dazu nach der historischen Entwicklung dieses Begriffes und nach dem allgemeinen ärztlichen Sprachgebrauch durchaus berechtigt zu sein. Die Definition der Phthise enthält, wie wir aus dem Parallelbegriff der Nephrophthise ersehen können, die Vorstellung einer vorwiegend intrakanalikulären Ausbreitung, einen Prozeß, den ich in der hier vorgelegten Arbeit klar herauszuarbeiten und kausal zu analysieren versucht habe. Das Gebiet der Phthise zerfällt, je nachdem es sich um eine isolierte Phthise handelt oder um ein Anteponieren tertiärer Erscheinungen bei noch fortbestehenden sekundären Prozessen, in zwei große Hauptgruppen. Diese Einteilung der Lungentuberkulose macht es, wie ich glauben möchte, möglich, in die so regellos und kapriziös scheinenden Formen Ordnung zu bringen und sie in eine genetisch zusammenhängende und wenigstens teilweise verständliche Reihe zu ordnen.

---

[1] Die Bacillen sind, nach den experimentellen Analoga zu schließen, nur teilweise abgetötet, zum Teil in wucherungsfähigem, für andere Organismen infektionstüchtigem Zustand für den Träger „unschädlich" gemacht. Die sehr interessanten Fragen, die sich für die Immunitätslehre dadurch ergeben, können hier nicht erörtert werden.

Es muß noch hervorgehoben werden, daß für die Stadieneinteilung im Sinne des zyklischen Ablaufes der Tuberkulose, wie ich sie hier zu geben versuche, die Tatsache einer Kavernenbildung relativ gleichgültig ist. Kavernen finden sich schon im ganzen Bereich der der generalisierten Tuberkulose zugehörigen Lungenerkrankungen. Schon in den ersten Stadien der akuten Erkrankung finden sich verschiedene Entstehungsweisen. Kavernen entstehen wie im speziellen Teil beschrieben durch den Durchbruch verkäster Drüsen in das Bronchiallumen, und das anschließende Erweichen derselben. Sie entstehen durch die Einschmelzung oder Sequestrierung käsig-pneumonischer Gebiete und sie bilden sich aus der endobronchialen Verkäsung beim Übergreifen auf die Umgebung. Zu ihrer Entstehung bedarf es allerdings einer gewissen Zeit und damit eines zum mindesten subchronischen Ablaufes. Damit liegt die Möglichkeit sehr nahe daß sich die Krankheitsentwicklung bis in die dritte biologische Epoche fortsetzt. Kavernen sind also eine sehr häufige Teilerscheinung der typisch phthisischen Erkrankung, auch der isolierten Phthisen. Sie sind aber kein pathognomonisches Merkmal einer bestimmten Erkrankungsform.

Schon bei der primären Tuberkulose konnte ich nachweisen daß die wesentlichen Züge ihres Ablaufes unabhängig vom Lebensalter sind. Das gilt in ganz gleicher Weise von den generalisierten Tuberkulosen. Wir finden also bis in die höchsten Altersstufen hinauf alle Formen der Entwicklung: typische primäre Lungen- und Lungendrüsentuberkulosen, die sich anschließende hämatogene und lymphogene Dissemination, die dabei beobachtete direkte Verkäsung ohne epithelioides Vorstadium, die sich in ganz gleicher Weise vom 1jährigen Kind bis zur 78jährigen Frau hat nachweisen lassen, und schließlich alle Formen der chronischen generalisierten Tuberkulose mit dem Hervortreten der intrakanalikulären Weiterverbreitung. Es ist das ein Resultat, auf dessen Feststellung ich Wert legen muß, denn es ergibt sich aus ihm, daß die geschilderten Differenzen ihre Gründe tatsächlich in spezifischen Allergien haben müssen und daß diese Gründe nicht in einem typischen Wandel der Konstitution während des Lebens gesucht werden dürfen, wie das bisher häufig geschehen ist. Gerade diese Auffassung hat zur Verkennung der eigentlichen Vorgänge geführt, und bedarf daher besonders notwendig einer durchgreifenden Korrektur.

Der Zusammenhalt der Lungenphthise mit der Nephrophthise wird uns davor bewahren, die heißumstrittene Frage der Phthiseogenese vorschnell lösen zu wollen. Nur der Ablauf der Phthise ist hier unserem Verständnis näher gerückt worden, über ihren ersten Ursprung ist aber damit nichts präjudiziert.

Die Frage nach dem ersten Ursprung ist in gewissem Sinne eine doppelte geworden. Sie teilt sich nun in diejenige nach dem Ort und der Art des Eindringens bei der Erstinfektion und in die zweite Frage nach den Bedingungen, unter denen die ersten phthisischen Erscheinungen auftreten. Am klarsten wird die Unterscheidung bei der Betrachtung der isolierten Phthisen, wo zwischen die Entwicklung des primären Komplexes und das Auftreten der Phthise ein sehr langer Zeitraum eingeschoben ist. Ist das Neuauftreten einer tuberkulösen Erkrankung die Folge einer neuen Infektion oder nicht, darüber geben meine bisherigen Untersuchungen keinerlei direkten Aufschluß. Wohl aber läßt sich verstehen, warum die Empfänglichkeit für eine tuberkulöse Erkrankung gerade in der Lunge zuletzt erlischt, so daß wir also als letzte Erkrankungsform vor der vollständigen Immunisierung gerade die Lungenphthise und nicht etwa die Phthise irgendeines anderen Organes antreffen. Zwei Ursachen möchte ich dafür in erster Linie verantwortlich machen. Die eine ist die oft besprochene Organdisposition, deren Hauptkomponenten ich in der ungemein weitgehenden Kanalisation des Organes, durch die auch jeder kleinste Herd die Möglichkeit eines Einbruches in dieses Kanalsystem erwirbt, und in dem Fehlen eines die Bacillen schädigenden Inhaltes im Bronchialbaum festgestellt zu haben glaube. Die zweite liegt in der dauernden Exposition dieses hochempfindlichen Organes für exogene Infektion, vielleicht auch in seiner Eigenschaft als Filter für im zirkulierenden Blut kreisende Bacillen. Vergegenwärtigen wir uns noch die aus dem Experiment sichergestellte Tatsache, daß im relativ immunen Organismus Bacillen lange Zeit reizlos in den Geweben liegen bleiben können, ohne abgetötet zu werden, so werden wir auch für die Lunge des relativ immunen erwachsenen Menschen die Möglichkeit und große Wahrscheinlichkeit eines häufigen latenten Mikrobismus von Tuberkelbacillen zugeben dürfen; namentlich bei dauernder Exposition durch reichliche Infektionsgelegenheit von außen wird man mit diesen Verhältnissen rechnen können. Jeder ausreichende schädigende Einfluß allgemeiner oder lokaler Art wird dann den Ausbruch einer phthisischen Erkrankung auslösen müssen. Das Auftreten der ersten phthisischen Veränderung wird damit bis zu einem gewissen Grade unabhängig vom Zeitpunkt der Infektion und abhängig von Zwischenfaktoren. Damit gelangen wir also zu Folgerungen, die mit der klinischen Beobachtung in bestem Einklang stehen und gerade aus der klinischen Erfahrung heraus sich als Postulate ergeben.

Für die Entstehung der isolierten Phthise neigt sich meiner Meinung nach die Schale der Wahrscheinlichkeit sehr zugunsten nachträglicher exogener Infektionen[1]. Die Unabhängigkeit vom primären Komplex ist nach dem anatomischen Bild zweifellos meist wesentlich wahrscheinlicher als die Abhängigkeit. Darin möchte ich also ORTH vollkommen beistimmen. Sollte sich die Annahme einer weitgehenden humoralen Immunität bestätigen, so würde der hämatogene Ursprung der ersten Veränderungen einer isolierten Phthise ganz wesentlich an Wahrscheinlichkeit einbüßen.

Anders liegen die Verhältnisse für diejenigen phthisischen Erkrankungen, die im Verlauf der Generalisationszeit oder in mehr oder weniger direktem Anschluß an dieselbe sich ausbilden. Sichergestellt ist ihre Genese nur für die Drüseneinbrüche. Sie liefern, soviel ich bis jetzt gesehen habe, meist besonders akute Erkrankungen. Sie sind ferner beschränkt auf die Zeit der sekundären Erscheinungen und damit auf eine vergleichsweise kurze Periode des Tuberkuloseablaufes. Für die späteren Ausbreitungen einer phthisischen Erkrankung kommen sie nicht mehr in Betracht.

Daß neben den beiden genannten Entstehungsweisen auch hämatogen entstandene Herde zu späteren phthisischen Veränderungen führen können, halte ich für sehr wahrscheinlich. Ich wüßte keinen Grund dagegen anzuführen,

---

[1] Für diese Annahme sprechen auch die vorzüglichen Beobachtungen von BIRCH-HIRSCHFELD, auf die hier nur deshalb nicht näher eingegangen wurde, weil B.-H. noch nicht zwischen primärer Lungentuberkulose und ersten phthisischen Manifestationen unterscheidet. Soviel ich aus den Beschreibungen entnehmen konnte, sind beide Arten von Veränderungen beobachtet und beschrieben worden.

solange es sich um einen Organismus handelt, der noch nicht eine weitgehende humorale Immunität erworben hat. Auch der hämatogene Herd kann in der Lunge Latenzperioden durchmachen und seine spätere Ausbreitung dann doch in die Immunitätsperiode fallen. Die Frage nach der Phthiseogenese löst sich also in eine Reihe von Teilfragen auf und das hat seinen Grund im wesentlichen darin, daß die Einheitlichkeit des Prozesses nicht auf die Art der Infektion, sondern auf eine gesetzmäßige biologische Reaktionsart gegenüber dem Virus zurückzuführen ist. Die einzelnen Teilfragen können heute noch nicht exakt beantwortet werden, doch glaube ich, daß die Hoffnung nicht zu kühn sei, mit Hilfe der hier gegebenen Unterscheidungen zwischen den primären, sekundären und tertiären Veränderungen werde sich nach eingehender Prüfung des Tatbestandes auch die Phthiseogenese schließlich restlos aufklären lassen. Was hier gegeben worden ist, ist aber nur die Freilegung des Weges zu diesem vielbegehrten Resultat, nicht das Resultat selbst. Es wird sich nun darum handeln, einerseits die Kenntnis der drei Hauptperioden der Tuberkulose zu vertiefen, andererseits ihr gegenseitiges Verhältnis auf Grund sorgfältiger, ad hoc angestellter Untersuchungen ihrer Konstellation am einzelnen Organismus kennen zu lernen.

II. Historischer Überblick und Schluß.

Die hier beschriebenen anatomischen Differenzen sind so weitgehend, daß sie schon sehr frühzeitig beobachtet wurden. Sie sind sogar länger bekannt, als ihre Zusammengehörigkeit zu einer genetisch gleichen Krankheitsgruppe und wurden meist ohne weiteres als Ausdruck differenter pathologischer Prozesse aufgefaßt. So hat, wie schon mehrfach erwähnt, noch VIRCHOW die sekundären, direkt verkäsenden Formen und auch die käsige Endobronchitis und käsige Pneumonie der isolierten Phthisen als Krankheiten sui generis von der „Tuberkulosekrankheit" im engeren Sinne abtrennen wollen, bei der die Grundlage der pathologischen Veränderungen der von ihm zuerst genauer studierte und, wie wir heute wissen, auch im wesentlichen richtig beurteilte Tuberkel bildet. Er hat also auch in der Lunge die scheinbar knötchenförmigen endobronchialen Käseherdchen schon von dem hämatogen und lymphogen entstehenden Tuberkel prinzipiell abgetrennt. Ihm gegenüber hat vor allem RINDFLEISCH die Zusammengehörigkeit dieser verschiedenen Formen betont. Er beruft sich dabei unter anderem auch auf das Urteil der Praktiker, bei denen die VIRCHOWsche anatomische Unterscheidung nicht den Erfolg gehabt habe, wie bei den pathologischen Anatomen. Die Entdeckung des Tuberkelbacillus schien dann endgültig gegen VIRCHOW entschieden zu haben. Die Tatsache, daß ein und dieselbe Ursache so ganz verschiedene pathologisch-anatomische Veränderungen hervorzubringen vermöge, wurde nun als Dogma hingenommen und bald nicht mehr besonders erstaunlich gefunden. Man fand es sogar unbegreiflich, daß ein Forscher mit so großen früheren Verdiensten, wie VIRCHOW, das so ganz und gar nicht begreifen konnte oder wollte. Man gewöhnte sich an den Gedanken, daß der Tuberkelbacillus im menschlichen Organismus so ziemlich alle denkbaren krankhaften Veränderungen hervorzurufen vermöge, daß im Ablauf der Tuberkulosekrankheit eine vollständige Regellosigkeit geradezu charakteristisch sei. Für die pathologische Anatomie war das bis zu einem gewissen Grade verhängnisvoll, da ihr bisheriges Forschungs- und Erkenntnisprinzip versagt zu haben schien. Eine gleichartige Ursache hatte sich fähig erwiesen, pathologisch-anatomisch weitgehend differente Prozesse hervorzubringen. Die Bakteriologie erhielt somit ein Primat in der Beurteilung, ohne daß sie doch imstande gewesen wäre zunächst diese, einem VIRCHOW noch unerträgliche, Antinomie aufzulösen.

Die Vorstellung, daß die großen Differenzen im Tuberkuloseablauf nur scheinbar regellose seien, daß sie vielmehr in irgendeiner, zunächst nicht näher präzisierten Weise mit dem zeitlichen Ablauf der Erkrankung zusammenhängen, tritt in vereinzelten Publikationen schon sehr frühe auf. Wir finden sie gleich nach der Entdeckung des Tuberkelbacillus in der Schule KOCHS durch PETRUSCHKI vertreten. Schon PETRUSCHKI vergleicht die Tuberkulose dabei mit der Lues und spricht von primären, sekundären und tertiären Erkrankungen.

Bei dem großen sozialhysienischen Interesse, das der Tuberkulose als häufigster Todesursache zukommt, waren besonders die Infektionswege Gegenstand der Forschung und Spekulation. Sie konnten so lange keine Aufklärung finden, als sich nicht der Primäraffekt mit Sicherheit von späteren Manifestationen unterscheiden ließ. Für seine Erkennung sind wir zunächst CORNET und seinem Lokalisationsgesetz, also dem Tierexperiment, dann aber vor allem den beiden Wiener Forschern HEINRICH ALBRECHT und GHON Dank schuldig. Sie hatten bei ihren Peststudien Differenzen zwischen den zum primären Komplex gehörigen Pestbubonen und späteren hämatogen entstandenen Drüsenveränderungen beobachtet. Die erste Tuberkuloseveröffentlichung von HEINRICH ALBRECHT nimmt darauf Bezug. Sie spricht zum erstenmal den tuberkulösen Primäraffekt mit Sicherheit als eine typische, von den übrigen tuberkulösen Manifestationen ohne Schwierigkeit unterscheidbare pathologische Veränderung an. Der streng gesetzmäßige Ablauf wird besonders hervorgehoben und im Gegensatz zu der bekannten Regellosigkeit der Tuberkulose gebracht. ALBRECHT sagt hierzu: ,,Bei diesem'' (dem erwachsenen Organismus) ,,gibt es für die Tuberkulose keine Gesetze, sie macht, was sie will. Daher kommt es auch, daß selbst der erfahrene pathologische Anatom bei der Tuberkulose immer neue Bilder sieht und lernt. Für die kindliche Tuberkulose trifft dies gewiß nicht zu; hier ist ihr Gang ein fast immer sich gleichbleibender, gesetzmäßiger.''

Weitere Förderung dieser Fragen brachte die Auffassung BEHRINGs, durch die zum erstenmal Immunitätserscheinungen zur Erklärung des Ablaufes der menschlichen Tuberkulose mit herangezogen werden. Daß eine relative Immunität des tuberkulösen Organismus besteht, war zwar schon solange bekannt, als der Tuberkelbacillus selbst. Die Kenntnis der auch heute noch grundlegenden Tatsache verdanken wir KOCH. Es darf uns nicht wundernehmen, daß die junge Bakteriologie einem so verwickelten Problem wie der Immunität gegenüber zunächst nicht die Erfolge haben konnte, die ihr auf dem Gebiet der Erkennung des organisierten Virus in so reichem Maße beschieden waren. Sie war mit Notwendigkeit mit dieser nächstliegenden Aufgabe beschäftigt. Nur so wird es verständlich, daß trotz der Versuche einer immunisierenden Behandlung mit Tuberkulin eine genauere Erforschung der Immunitätsverhältnisse bei Tuberkulose von KOCH zunächst überhaupt nicht in Angriff genommen wurde. Was BEHRING rein spekulativ und mit vielem unhaltbarem Beiwerk zu ,,antizipieren'' versucht hatte, wurde dann von seiner Schule zum Gegenstand sorgfältigster experimenteller Forschung gemacht und führte in der Hand RÖMERs zu den bekannten grundlegenden Resultaten über das Verhalten des tuberkulösen Organismus gegenüber Reinfektionen, leider — trotz einzelner Ansätze — noch ohne allgemeinere Mitarbeit der pathologischen Anatomie. Erwähnung verdienen hier vor allem die Arbeiten KELLERs und seiner Schüler, besonders diejenigen von EDENS, der meines Wissens als erster auch auf das Drüsenverhalten Bezug nimmt und die Differenzen auch schon in der hier weiter ausgeführten Weise verwendet hat, leider ohne die verdiente Beachtung zu finden. So mußte die Frucht für die Erkenntnis der menschlichen Pathologie sich zunächst auf mehr oder weniger allgemein gehaltene Analogien beschränken.

Ein weiterer Zustrom von Erkenntnis kommt nun von klinischer Seite, in erster Linie durch die grundlegenden Forschungen PIRQUETs über die Vaccination. Zum erstenmal wird hier einer einheitlichen pathologischen Noxe gegenüber eine gesetzmäßige Differenz in der Reaktionsweise des Organismus aufgedeckt.

PIRQUET fand verschiedene Formen der Reaktion bei dem mit dem Virus noch nicht in Berührung gekommenen Organismus, während der Entwicklung einer Ersterkrankung, und in den später folgenden Perioden. Er hat damit der pathologischen Anatomie und Physiologie gegenüber dem erwähnten Primat der rein bakteriologischen Vorstellungskreise in gewissem Sinne wieder zu ihrem Recht verholfen. PIRQUET teilt die Tuberkulose ebenfalls nach Analogie mit der Syphilis in drei Stadien ein: Das primäre Stadium faßt er mit ALBRECHT und GHON ebenso, wie es hier geschehen ist. Der Beginn der hämatogenen Dissemination wird auch von ihm als Beginn des sekundären Stadiums bezeichnet. Eine genauere Definition des tertiären Stadiums wurde von ihm zunächst nicht gegeben. Er sagt nur, daß es sich „vornehmlich als eigentliche Lungentuberkulose und in anderen chronischen tuberkulösen Prozessen äußert". Auf das Verhalten der Lymphdrüsen wird kein Bezug genommen.

Auch die Weiterbildung des damit angebahnten Gedankenganges stammt wieder von einem Wiener Forscher. HAMBURGER gibt eine detailliertere Einteilung der klinischen Formen auf diesem Prinzip, aber ebenfalls noch ohne Verwertung des Drüsenverhaltens. Von ihm stammen auch sehr wichtige experimentelle Untersuchungen über Art und Grund des Überwiegens der lymphogenen Drüsenmetastasen des primären Komplexes über den primären Organherd, dann über die Art der Latenz bei Reinfektionen. Er beobachtete meines Wissens zum erstenmal, daß solche Reinfektionen nur zunächst latent bleiben, später mehr oder weniger plötzlich zu manifesten Veränderungen führen können. Er bringt diese Erscheinung dann, wie ich glaube zu Recht, in Zusammenhang mit den Exazerbationsperioden der menschlichen Tuberkulose. PIRQUET hatte für sie „anergische" Perioden angenommen, „die dem Bacillus erlauben, das Nest zu verlassen".

Die hier vorgelegten Untersuchungen sind in ihrem Ausgangspunkt unabhängig von diesen Vorgängen. Die erste „Antizipation" der Gesetzmäßigkeit erfolgte auf Grund klinischer Beobachtungen. Es kann hier nicht der Ort sein, darauf im Detail einzugehen. Es sei nur erwähnt, daß es die klinisch noch mehr in die Augen fallenden Unterschiede in der Ausdehnung und dem Grade der perifokalen Entzündung und der Mitbeteiligung der Lymphdrüsen gewesen sind, die zu einer klinischen Einteilung der Lungentuberkulosen führten, die der hier gegebenen in allem wesentlichen entspricht. Besonders das Vorkommen nicht „spezifisch tuberkulöser" Bronchitiden, *aber auch entzündlicher Anschoppungen und selbst von Pneumonien* bei den isolierten primären Tuberkulosen und den chronisch und geringfügig generalisierenden Formen hatte sich schon aus den klinischen Beobachtungen sicherstellen lassen. Ebenso auch das häufige Vorkommen von Atelektasen, die stets besonders geeignet sind, Fehldiagnosen zu veranlassen, indem sie zur Annahme von Infiltrationen und Erweichungen verleiten. Der rasche Wechsel der klinischen Erscheinungen, manchmal von Tag zu Tag, und die Kenntnis, daß Atelektasen bei diesen frühen Formen der Tuberkulose etwas sehr Häufiges darstellen, schützen vor dieser Verkennung. Eine klinisch sehr auffällige Eigenschaft der isolierten Phthise ist demgegenüber die relative Reizlosigkeit, mit der selbst ausgedehnte tuberkulöse Veränderungen in einer für die physikalische Untersuchung nicht veränderten Umgebung zu liegen pflegen. Diese Eigenschaft ist direkt pathognomonisch für die Phthise und wird bei jeder Diagnose einer solchen, allerdings nicht selten im Unterbewußtsein, verwendet. Die Formen, die den frühen Perioden der Generalisationszeit zuzurechnen sind, zeigen diese Eigenschaft nicht in dem Grade, und zwar um so weniger, je intensiver die hämatogene Dissemination und je höher die Giftempfindlichkeit ist. Sie zeichnen sich durch eine starke perifokale entzündliche Kongestion der Umgebung aus, deren Grad nach meinen klinischen Beobachtungen einem häufigen und oft sehr raschen Wechsel unterliegt. Die quantitative Diagnose wird dadurch oft ganz ungemein erschwert gegenüber den stabilen Befunden der tertiären Phthisen mit gutentwickelter Immunität.

Die klinischen Korrelate der hier geschilderten pathologisch-anatomischen Veränderungen brauchen also nicht erst gesucht zu werden. Durch ihre Kenntnis werden die hier vorgelegten morphologischen Forschungen für die ärztliche Praxis direkt verwendbar, soweit die Erkennung der Krankheitsformen am Krankenbette reicht. Ich glaube aber auch hoffen zu dürfen, daß bei der großen Verschiedenheit in der pathologischen Dignität der einzelnen Formen mit der weiteren Vertiefung ihrer Erkenntnis auch eine therapeutische Ausbeute nicht ausbleiben werde. Jeder wirkliche Fortschritt unseres Wissens von der höchst komplizierten Reaktionsweise des menschlichen Organismus auf das ihn schädigende Virus muß uns dem Ziel näherbringen, die so häufig eintretenden spontanen Heilungen zu unterstützen, sie vielleicht schließlich auch bei den fortschreitenden Formen willkürlich herbeizuführen.

III. Teil.
Die Abgrenzung der Stadien innerhalb des Gesamtgebietes der menschlichen Tuberkulose.

Kapitel VI.
Die vier Ausbreitungsweisen der Tuberkulose.

In der vorhergehenden Arbeit ist nachgewiesen worden, daß die Mitbeteiligung der einem tuberkulösen Organherd regionären Lymphdrüsen an der Organerkrankung gesetzmäßige Differenzen zeigt, die mit dem Krankheitsablauf in enger kausaler oder doch zum mindesten korrelativer Beziehung stehen und innerhalb dieses Ablaufes der Erkrankung mehrere große Epochen unterscheiden lassen.

Die gefundenen anatomischen Unterschiede sind dabei als Ausdruck einer verschiedenen Reaktionsweise des befallenen Organismus gegen den Krankheitserreger und seine Gifte aufgefaßt worden. Damit ergab sich der Begriff der histologischen Allergie, der die Verbindung der pathologischen Anatomie mit der pathologischen Physiologie herzustellen sucht. Von solchen histologischen Allergien sind drei unterschieden worden: eine erste, in gewissem Sinn sklerotisierende, vorwiegend proliferative, zu Beginn der Erkrankung, die bei langsamem Ablauf längere Zeit fortbestehen bleibt, eine zweite, exsudative, die sich von der vorhergehenden hauptsächlich durch die neu hinzukommende positive Serotaxis und Leukocytotaxis, in gewissem Sinne auch Angiotaxis, unterscheidet, und eine dritte, abortive Form der Drüsenerkrankung, die sehr auffallende Züge einer histologischen Immunität enthält, während die zweite als Ausdruck einer hochentwickelten Giftüberempfindlichkeit gedeutet werden darf.

Die drei geschilderten Allergien zeigen sich nun in einer eigenartigen Weise mit den verschiedenen Möglichkeiten der Verbreitung des Tuberkelbacillus im befallenen Organismus vergesellschaftet. Diese Verbreitungsweisen des Tuberkelbacillus innerhalb des Organismus müssen also, ehe wir weiter gehen, zunächst etwas eingehender ins Auge gefaßt werden.

Bei der Ausbreitung der tuberkulösen Erkrankung lassen sich vier Vorgänge unterscheiden, die trotz mannigfacher Beziehungen doch hinreichend verschieden sind, um als Spezialfälle der Verbreitung, als Experimenta naturae, d. h. als Beispiele ganz bestimmter Beziehungen zwischen Parasit und Wirt dienen zu können. Es sind das: 1. die Ausbreitung eines tuberkulösen Herdes per continuitatem oder, wie man heute zu sagen pflegt, durch die „homologe Infektion der Umgebung", also das kontinuierliche Übergreifen der Erkrankung von schon erkrankten Zellen aus infolge der direkten Berührung auf die anliegenden Nachbarzellen und 2. die drei verschiedenen Formen der Metastasenbildung, die lymphogene, die hämatogene und die intrakanalikuläre Metastasierung, wobei also Mutter- und Tochterherde nicht unmittelbar aneinandergrenzen, sondern beliebig weit voneinander getrennt liegen. Als intrakanalikuläre Metastasierung soll dabei, wie in der vorausgegangenen Arbeit, jede Metastasierung in vorgebildeten Hohlräumen verstanden sein, soweit sie nur nicht dem Blut- und Lymphgefäßsystem im engeren Sinne angehören. Der Begriff umfaßt also neben den dem Lymphgefäßsystem noch sehr nahestehenden echten und unechten serösen Räumen auch das Darmrohr, den Bronchialbaum, den Genitalschlauch, alle Innenräume von drüsigen Organen usw.

Versuchen wir die Bedingungen dieser vier Ausbreitungsweisen zu analysieren, so müssen wir uns vor allem die Wechselwirkungen zwischen Parasit und Wirt vergegenwärtigen, die bei jeder einzelnen Ausbreitungsart sich einstellen.

1. Kontaktwachstum.

Bei dem bewegungslosen Tuberkelbacillus geschieht diese Ausbreitung zweifellos nicht durch eine Tätigkeit des Bacillus selbst, wenn wir von der räumlichen Ausbreitung absehen, die sich mit jeder Wucherung der Bacillen einstellen muß. Dieses Wachstum vollzieht sich aber, worauf besonders wieder von TENDELOO hingewiesen worden ist, im Körper niemals auf einem bewegungslosen Substrat. Je nach dem Grade der intracellularen und der extracellularen Bewegungen des Substrates, d. h. also der Plasma- und der Saftströmungen, muß demnach notwendig eine dauernde Ausbreitung der Toxine und eine, wenn auch im Einzelfall vielleicht geringfügige dauernde Verschleppung von Bacillen stattfinden. Wir haben dabei zwischen zwei Vorgängen zu unterscheiden, zwischen der Diffusion löslicher Substanzen, die mit der Ausbreitung auf ein größeres Quantum des Lösungsmittels zu einer immer wachsenden Verdünnung der Lösung dieser Substanzen führt und zwischen der Ausbreitung durch „Konvektion", durch Fortführung, bei der Substanzen von einer Strömung von einem Ort zum anderen getragen werden. Es ist selbstverständlich, daß in praxi bei der Ausbreitung löslicher Substanzen Diffusion und Konvektion zusammenwirken, ganz analog der Wärmeverbreitung durch strömungsfreie Leitung und Konvektion. Bei der Ausbreitung der Bacillen dagegen handelt es sich ausschließlich um die Konvektion. Sie ist darum rein von mechanischen Bedingungen abhängig, und zwar von der Geschwindigkeit und der Tragkraft der strömenden Flüssigkeit und den Möglichkeiten des Festhaftens der für die Fortführung in Betracht kommenden Partikel an ihrer Umgebung. Es muß also nicht nur eine Strömung vorhanden sein, sondern auch ein Raum, in dem in unserem speziellen Falle der Bacillus frei bewegt werden kann, dessen Lumen für das Passieren des Bacillus ausreicht und dessen Wandungen weder mit dem Bacillus — etwa nach Art der Agglutination — verkleben, noch ihn sonstwie festzuhalten vermögen. Im allgemeinen können wir annehmen — und die histologische Analyse der gesetzten Veränderungen bestätigt das —, daß die Toxine sich in der Umgebung rascher und leichter verbreiten als der etwas schwerer bewegliche Bacillus selbst. Wir sehen ferner, daß, soweit der Bacillus in Betracht kommt, es sich bei der Ausbreitung der Erkrankung streng genommen stets um eine Metastasierung handelt, solange wir von der reinen Wachstumsausbreitung absehen. Die Grenze zwischen Kontaktwachstum und Metastasierung wird dadurch also bis zu einem gewissen Grade willkürlich, worauf später noch einmal zurückgekommen werden soll[1].

Um zu einem vollständigen Bild zu kommen, müssen wir weiter berücksichtigen, daß die bekannten Tuberkulotoxine als Endotoxine in größerer Menge erst dann frei werden, wenn Bacillen im Innern der ersten Kolonie absterben. Wenn diese Toxine aber einmal vorhanden sind, so eilen sie, wenn sie nicht unmittelbar in den Körpersäften neutralisiert werden, den Bacillen bei der Ausbreitung per continuitatem, die im Augenblick allein zur Diskussion steht, voraus. Die Kolonie bereitet sich also einerseits bei fortschreitendem Wachstum des Herdes durch das Toxin den Weg ihres Wachstums vor, während umgekehrt bei den Heilungsvorgängen gerade durch dieses Vorauseilen des Toxins eine Abkapselung ermöglicht werden kann. Wir werden mit diesen Betrachtungen wieder auf die große Bedeutung hingewiesen, die den Vorgängen in den perifokalen Zonen für den Krankheitsablauf zukommt. Für alle dabei

---

[1] RUD. VIRCHOW faßte wohl aus diesem Grunde unser Kontaktwachstum mit der Ausbreitung im nächstzuständigen Lymphgefäßsystem inklusive der regionären Lymphdrüsen unter dem Namen Nachbarinfektion zusammen. (Die krankhaften Geschwülste 2, Abt. 2 S. 607 u. 721).

auftauchenden Fragen wird die sorgfältige histologische Analyse des Krankheitsproduktes das letzte entscheidende Wort haben und damit in der Lage sein, unsere zweifellos noch zu groben serologischen Vorstellungen zu vervollständigen.

In einer nekrotischen tuberkulösen Gewebspartie müssen nach allem, was wir wissen, grob wägbare, also relativ ganz ungeheure Mengen von Toxinen und von Bacillen vorhanden sein. Die unmittelbar anliegenden Zellen müssen damit **einer sehr starken Einwirkung** unterliegen. **Diese Intensität der Schädigung der unmittelbar anliegenden Zellen ist — neben der gleichzeitigen Einwirkung von Bacillus und Toxin — von größter Bedeutung für das Zustandekommen des Kontaktwachstums und darf bei Beurteilung seiner Bedingungen niemals außer acht gelassen werden.** Wir werden uns also nicht wundern dürfen, wenn wir das Kontaktwachstum eines tuberkulösen Herdes auch noch unter Bedingungen antreffen, unter denen andere Ausbreitungsweisen versagen.

2. Die Ausbreitung der Erkrankung durch Metastasenbildung.

Wie wir gesehen haben, wird schon beim Kontaktwachstum der einzelne Bacillus von dem Ort, an dem er durch Teilung erzeugt wurde, durch den Saftstrom in die nähere Umgebung transportiert. Die Wege und Bewegungsgesetze des Saftstromes, die Geschwindigkeit und die Tragkraft seiner Strömungen sind uns noch wenig bekannt. Wir wissen nicht einmal mit Sicherheit, ob — wie Virchow annahm — neben dem extracellulären auch ein intracellulärer Saftstrom mit eigenen Gesetzen in den Organen abläuft oder nicht. Es steht aber fest, daß jede lebende Zelle nicht nur in sich Flüssigkeitsströmungen zeigt, sondern auch als echtes Wassertier an jeder lebenden Oberfläche dauernd von Flüssigkeit umspült oder benetzt sein muß, und wir dürfen annehmen, daß die Geschwindigkeit und die Tragkraft dieser extracellulären Säfte eine geringe ist. Da außerdem die Safträume eng und sehr vielgestaltig sind, so werden die Bacillen nur langsam abtransportiert werden und damit häufig Gelegenheit haben, an der ungemein unregelmäßigen und großen Oberfläche der Safträume haften zu bleiben.

Da der einzelne Bacillus beim Weiterwachsen eine eigene kleine Kolonie und damit unter geeigneten Umständen einen eigenen Tuberkel *bilden kann,* so vollzieht sich auch das Kontaktwachstum überall da, wo die *Bacillen weiterwachsen können und gleichzeitig* die entzündliche Reaktion nicht so stark ist, daß Tuberkel nicht mehr zur Ausbildung kommen können, durch das Aufschießen sog. Resorptionstuberkel in der Umgebung des Herdes. Solange sich diese Resorptionstuberkel in den undifferenzierten Saftspalten *in unmittelbarer Umgebung des Ausgangsherdes* halten und auf ihrem Wege ein eigentliches Lymphgefäß nicht passiert haben, werden wir sie dem Kontaktwachstum zurechnen dürfen. Jedenfalls ist solange eine strenge Abgrenzung von demselben nicht möglich. Von einer lymphogenen Metastasierung werden wir erst da sprechen, wo der Bacillus zwischen dem Ort seines Entstehens und dem seines Seßhaftwerdens ein echtes Lymphgefäß passiert hat. Im gleichen Sinne bedingt eine Durchwanderung der Blutgefäße die hämatogene Dissemination oder hämatogene Metastasenbildung, während wir bei Ausbreitung in einem anderen Hohlraum oder Hohlraumsystem irgendwelcher Art von intrakanalikärer Metastasierung sprechen werden.

a) Lymphogene und hämatogene Metastasierung.

Das Charakteristische der lymphogenen und der hämatogenen Metastasierung ist die gründliche Mischung der Toxine und die intensive Berührung des Bacillus mit strömender Körperflüssigkeit. Der Bacillus wird auf diese Weise „gewaschen", von den anhaftenden Toxinen befreit, die mit in die Gefäßbahn eingetretenen Toxine werden stark verdünnt[1]. Je nach der Strömungsgeschwindigkeit und dem Volumen der Flüssigkeit, also der Größe des Gefäßes und der Dauer des Transports, wird das alles um so intensiver einwirken. Dabei führt die Metastasierung sowohl wegen der Geschwindigkeit und Tragkraft der Strömung wie wegen der Glätte der Gefäßwandungen in viel kürzerer Zeit über weitere Strecken als die Verschleppung mit dem Saftstrom beim Kontaktwachstum. Sie führt ferner — und das ist für die Erkennung von ganz besonderer Wichtigkeit — nur eine gewiesene Bahn, d. h. eben das Gefäß entlang, in das der Bacillus eingetreten ist, während das Kontaktwachstum sich regellos nach allen Richtungen vollzieht. Wir werden also von einer lymphogenen Metastasierung im Gegensatz zum Kontaktwachstum auch überall da sprechen können, wo die Metastasen in einer deutlich erkennbaren Stromrichtung angeordnet sind, die vom Herde ausgeht. Man konnte daher auch umgekehrt vielfach die Stromrichtung in den nächstliegenden Lymphbahnen aus dem Ablauf der lymphogen metastasierenden Tuberkuloseformen erschließen. Wir werden also — wie das ja auch meist geschieht — die regellos um einen Herd herum aufschießenden Resorptionstuberkel noch dem Kontaktwachstum zurechnen, die aus diesem Haufen herausführenden, sich reihenförmig anordnenden Metastasenstraßen aber der lymphogenen Metastasierung im eigentlichen Wortsinne.

Waren die bisher besprochenen allgemeinen Bedingungen der lymphogenen und hämatogenen Dissemination gemeinsam, so zeigen diese beiden „humoralen" Ausbreitungsweisen doch sehr wesentliche Unterschiede. Einer dieser Unterschiede ergibt sich schon aus der geringeren Strömungsgeschwindigkeit der Lymphe gegenüber der Blutbewegung. Da die Berührung zwischen Bacillus und Körperflüssigkeiten um so inniger ist, je stärker die Strömung ist von der er getragen wird, und ein je längerer Weg innerhalb der Gefäße zurückgelegt werden muß, ehe der Bacillus sich wieder festsetzen kann, so wird die chemische Einwirkung während der lymphogenen Metastasierung — gleichen Gehalt der Lymphe und des Blutes an auf den Bacillus wirkenden Stoffen vorausgesetzt[2] — geringer ausfallen als bei der hämatogenen Dissemination.

Die zweite Differenz ergibt sich durch die Einschaltung der Lymphdrüsen in die abführenden Lymphbahnen. Hier wird dem Bacillus ein Ruheplatz geboten, an dem ihm das Seßhaftwerden so wesentlich erleichtert ist, daß die Bacillen hier direkt gesammelt, konzentriert werden. Wenn in einem Organismus die lymphogene Metastasierung „angeht", haben wir also in den zunächst eingeschalteten regionären Lymphdrüsen Prädilektionsorte ganz besonders intensiver Schädigung.

---

[1] Es wird zweckmäßig sein, im Auge zu behalten, daß wir zwischen dem Eintreten einzelner Bacillen in die Blutbahn und der embolischen Verschleppung größerer mehr oder wenig nekrotischer Partikel unterscheiden müssen. Der letztere Vorgang wird für das Angehen von Metastasen der wichtigere sein.

[2] Diese vereinfachende Annahme sei hier nur zur Veranschaulichung der Grundzüge der verschiedenen Formen der Metastasierung gemacht.

In den Lymphdrüsen sind es im wesentlichen mechanische Bedingungen, die den Bacillus festhalten. Man pflegt die Lymphdrüse als Filter zu bezeichnen, ohne doch damit den physikalischen Vorgang zutreffend zu charakterisieren. Der Vergleich hinkt insofern, als beim Filtrieren das Festhalten von Partikeln eine Funktion der „Porengröße", also des Lumens der zahlreichen kleinen Hohlräume ist, durch die die Flüssigkeit gezwungen wird, hindurchzutreten. Dabei bleiben die abzufiltrierenden Partikel nur zum allergeringsten Teile innerhalb der Filtersubstanz selbst liegen, zum weit überwiegenden Teile diesseits des Filters. Nur diese Eigenschaft des Filters macht seine typische Verwendung in der Chemie möglich. In der Lymphdrüse liegen die Verhältnisse aber anders und stehen in viel engerer Analogie mit dem Absetzen von Sinkstoffen aus Flußwasser in einem eingeschalteten kleinen See oder der typischen Bildung der Sandbänke eines großen Stromes an den Stellen, wo die Strömung aus irgendeinem Grunde verlangsamt ist, also der Innenseite einer Krümmung usw. Es kann nicht die Rede davon sein, daß die Porengröße innerhalb der Lymphdrüse, d. h. also die Weite der Lymphräume, die ein eingeschleppter Fremdkörper in ihr zu passieren hat, allgemein oder auch nur irgendwie vorwiegend unter die Größe des Bacillus absänke. Der Bacillus bleibt vielmehr liegen infolge der hochgradigen Verlangsamung und der damit verminderten Tragkraft der Strömung, die mit der plötzlichen Erweiterung der Lymphbahn und der Verteilung auf eine große Anzahl von Stromrichtungen sich einstellt, und des Überwiegens der Adhäsion an Oberflächen, mit denen er in Berührung kommt, über die fortbewegenden Kräfte. Ob und inwieweit noch Vorrichtungen oder Eigenschaften des die Lymphräume auskleidenden Endothels das Haftenbleiben erleichtern, ist bisher nicht untersucht worden. Immerhin ist in dieser Hinsicht daran zu erinnern, daß die Lymphsinus einer Lymphdrüse nicht von dem typischen glatten Endothel der Lymphgefäße ausgekleidet sind, wovon ich mich durch vielfache sorgfältige histologische Untersuchungen überzeugt habe. Die Lymphe kommt vielmehr in Berührung mit Zellen, die den Zellen des retikulären Bindegewebes zum mindesten sehr nahestehen, wenn nicht völlig mit ihnen identisch sind, und ausgesprochene phagocytäre Eigenschaften besitzen.

Das Haftenbleiben von Fremdkörpern in den Sinus der Lymphdrüsen wird gegenüber den eigentlichen Lymphgefäßen noch weiter dadurch erleichtert, daß im Innern dieser Sinus ein ziemlich dichtes Netzwerk von Retikulumzellen ausgespannt ist, die von Wand zu Wand ziehen und durch zahlreiche Fortsätze miteinander verbunden sind.

So nahe gerade durch diese letztere Eigenschaft die Analogie zwischen Lymphdrüse und Filter zu werden scheint, so müssen wir doch daran festhalten, daß auch die Räume dieses Netzwerkes sogar das Passieren großer Makrophagen gestatten, so daß von einem „Abfiltrieren" der Bacillen keinesfalls gesprochen werden darf. Die Drüse ist demnach ein Klärbecken. Dadurch wird verständlich, daß die Lymphdrüsen von allem Anfang an die Bacillen nicht vollständig und restlos zurückhalten. Wir finden stets lymphogene Drüsenmetastasen in einer Kette hintereinander in die Lymphbahn eingeschalteter Drüsen und auch wenn wir berücksichtigen, daß jede wachsende Drüsenmetastase von sich selbst aus wieder die Quelle weiterer Metastasierungen werden muß, so zeigt sich doch aus dieser Tatsache ohne weiteres, daß aus erkrankten wie wohl auch aus noch nicht erkrankten Lymphdrüsen Bacillen in das abführende Lymphgefäß eintreten.

Ein weiterer Unterschied zwischen hämatogener und lymphogener Metastasierung ist noch darin zu sehen, daß die Strömungsbahn innerhalb der Lymphgefäße nicht so streng zwangsläufig ist wie innerhalb der Blutgefäße. Es gibt stets eine große Zahl kollateraler Bahnen, die durch zahlreiche Verbindungen untereinander zusammenhängen und wenn diese kollateralen Bahnen sich schließlich auch wieder in einzelnen Hauptstämmen sammeln, so geschieht das doch sehr spät und nicht ohne daß vorher auch mehrere größere Lymphgefäße für die Ausbreitung zur Verfügung gestanden hätten.

Diese geringere Strenge der Zwangsläufigkeit zeigt sich aber auch in bezug auf die Richtung der Strömung in ein und demselben Gefäß. Man hat vielfach von einer Hin- und Herbewegung der Lymphe in den Gefäßen gesprochen und einen „retrograden", der normalen Richtung entgegengesetzten Transport auch für oft recht weite Entfernungen angenommen. So sicher es nun ist, daß ein solcher retrograder Transport stattfindet, so unsicher sind wir auch heute noch in der Beurteilung seiner Reichweite. Was ich selbst zu beobachten in der Lage war, erstreckte sich in der Lunge nur über vergleichsweise geringe Strecken. Man findet aber von einem Lungenherd aus 2 *Lymphe*-Abfuhrwege, einen Abtransport gegen den Hilus zu und, wenn die Pleura nicht zu ferne liegt, auch einen solchen nach der Pleura hin.

Nach Lymphgefäßinjektionen in Tierlungen wie auch aus den Lymphgefäßmetastasen menschlicher Lungentumoren habe ich mich überzeugt, daß diese beiden Wege vorgebildeten Bahnen entsprechen, d. h. daß die Lunge sowohl nach der Pleuraoberfläche hin (und zwar nicht nur in den Pleuraraum, sondern wenigstens zum Teil auch wieder durch lange über die Pleura weglaufende Lymphgefäße nach dem Hilus zu) wie von vornherein durch das Lungengewebe den Gefäßen entlang nach dem Hilus hin entlympht wird. Es ist deshalb nicht notwendig, aus derartigen Befunden ohne weiteres auf einen retrograden Transport in der Lunge zu schließen. Es scheint mir wahrscheinlicher, anzunehmen, daß zwei Kanalsysteme vorhanden sind, die von einer bestimmten Gewebspartie her die Lymphe abführen. Dabei ist das direkt nach dem Hilus führende Kanalsystem das wesentlich ausgebildetere und leistungsfähigere.

Schließlich ist für die Entstehung lymphogener Metastasen bedeutsam, daß der in einer Lymphdrüse abgesetzte Bacillus auch hier noch dauernd von Lymphe bespült wird, wenn wir auch die Strömungsgeschwindigkeit hier vergleichsweise niedrig ansetzen müssen. Immerhin dürfte die Geschwindigkeit der Lymphströmung in der Lymphdrüse doch diejenige in den Saftspalten noch einigermaßen übertreffen. Die chemisch-physikalische Beeinflussung des Bacillus durch die Lymphe bleibt auch nach seinem Festhaften in einem Lymphknoten fortbestehen und kann hier also auch noch vervollständigt werden.

Da ferner jede Lymphbahn schließlich in das Blutgefäßsystem einmündet, so führt die lymphogene Metastasierung, sobald sie nicht vollständig in den eingeschalteten Lymphdrüsen oder sonst irgendwo in den Lymphgefäßen vor der Einmündung in das Venensystem abgefangen wird, mit Notwendigkeit zu einem Einbruch der Bacillen in das strömende Blut. Wir treffen also hier auf sehr enge Beziehungen zwischen lymphogener und hämatogener Dissemination, ganz ähnlich wie wir sie zwischen Kontaktwachstum und lymphogener Metastasierung gefunden hatten. Diese Beziehungen werden gerade dadurch enger als wir sie uns wohl für gewöhnlich vorgestellt haben, weil uns die voreilige Analogie zwischen Lymphdrüse und „Filter" unwillkürlich zu einer Überschätzung der Lymphdrüsenwirkung geführt hat.

Ganz selbstverständlich ist das Übergehen von *löslichen* Toxinen in das strömende Blut, sobald sie einmal in die Lymphflüssigkeit übergetreten sind, solange wir nicht annehmen wollen, daß sie schon in der Lymphe vollständig durch paralysierende Substanzen abgefangen werden. Wo eine ausgesprochene lymphogene Metastasierung statthat, müssen wir also auf den Übergang von Toxinen in das strömende Blut rückschließen und die Annahme eines Übergangs zum mindesten von spärlichen Bacillen auf dem gleichen Wege in das Blutgefäßsystem erscheint wahrscheinlicher als ihr Gegenteil.

Die hämatogene Metastasierung ist gegenüber der lymphogenen charakterisiert einmal durch den sehr intensiven, ganz besonders innigen und langdauernden Kontakt der Bacillen mit einer Körperflüssigkeit von besonders rascher Strömung, dann durch die uns allerdings noch nicht genau faßbaren chemisch-physikalischen Unterschiede der beiden Flüssigkeiten, und schließlich dadurch, daß der erste Ruhepunkt für den Bacillus sich erst im nächsten vorgelagerten Capillarsystem, also nicht an einer engbegrenzten Stelle *wie in der Lymphdrüse,* sondern an einer geradezu unermeßlich großen Fläche findet. Erfolgt der Einbruch in eine Arterie, so kann das nächstgelegene Capillarsystem allerdings vergleichsweise eng begrenzt sein und nicht sehr entfernt liegen. Immerhin werden auch in diesem Fall die Bacillen im Gegensatz zu den geschilderten Verhältnissen bei der lymphogenen Metastasierung niemals an einem Punkt konzentriert, sondern nach energischster Waschung über ein weites Gebiet verstreut. Noch verstärkt werden diese Wirkungen dann, wenn der Bacillus auf seinem Wege das große Schüttelwerk des Herzens passieren muß, also allgemein gesprochen bei einem Einbruch in das Venensystem. Die energische Durchschüttelung und rasche Bewegung innerhalb der Flüssigkeit wird die Bacillen hier weitgehend voneinander separieren und sie dann auch von anhaftenden Toxinen befreien können, wenn es sich nicht um feste, zusammenhängende, losgerissene nekrotische Partikelchen handelt. Für das Losreißen derartiger größerer Partikel ist, abgesehen von der Beschaffenheit des nekrotischen Herdes, auch wieder die Geschwindigkeit und Tragkraft der Strömung maßgebend.

Der Übertritt der Bacillen in das Blut erfolgt entweder auf dem schon geschilderten regulären Wege aus der Lymphbahn in das Venensystem oder durch direkten Einbruch von außen her in die Gefäße, und zwar können hierfür sowohl Capillaren wie Venen und schließlich auch Arterien in Betracht kommen. Aus den Körpervenen — und damit aus dem gesamten Lymphgefäßsystem — führt der Weg mit Notwendigkeit auf das Lungencapillarsystem als erste Haftfläche. Es sei besonders hervorgehoben, daß das selbstverständlich auch für das gesamte Lymphgefäßsystem der Lunge gilt. Schon aus diesen Verhältnissen muß sich eine gewisse Bevorzugung des Lungencapillarsystems für die hämatogene Dissemination ergeben. Diese Bevorzugung wird noch dadurch verstärkt, daß die Venae bronchiales posteriores, die einen guten Teil des Capillargebietes der Bronchialschleimhaut entbluten, durch die Vena anonyma sinistra ebenfalls wieder in das rechte Herz zurückführen. Aus den sämtlichen Körpervenen und Körperlymphgefäßen, aus den Lungenlymphgefäßen und aus den Bronchialvenen führt also die hämatogene Dissemination zunächst auf das Capillarsystem der Lunge. Aus den Lungenvenen und ihrem Wurzelgebiet, d. h. also dem respirierenden Anteil der Lunge, sowie aus den Körperarterien führt der Weg der Metastasierung dagegen auf das Capillarsystem des großen Kreislaufes als erste vorgelagerte Haftfläche.

Die Bedingungen für das Haftenbleiben von Bacillen oder bacillenhaltigen Teilchen in diesen beiden Capillarsystemen sind die gleichen, die wir eben für das Liegenbleiben in der Lymphdrüse besprochen haben, d. h. eben die mit der Erweiterung der Strombahn eintretende Verlangsamung der Strömung und die sehr weitgehende Vergrößerung der Oberfläche, die von der strömenden Flüssigkeit benetzt wird und damit auch der Reibung zwischen der sich bewegenden Flüssigkeit und der Gefäßwand. Beide Bedingungen sind aber in den Capillargebieten längst nicht so zwingend wie in der Lymphdrüse. Wenn wir schon für die Lymphdrüsen ein Durchpassieren von Bacillen nicht ausschließen konnten, so müssen wir diese Möglichkeit in noch viel höherem Grade offen lassen für die Capillarsysteme, wobei zu beachten bleibt, daß die Lungencapillaren, die die Atmung vermitteln, relativ sehr weit sind[1]. Es besteht also kein zwingender Grund gegen die Annahme, daß Bacillen mehrere Male die beiden Capillarsysteme passieren und dann in langdauernder innigster Berührung mit der Blutflüssigkeit bleiben. Alle chemischen und chemisch-physikalischen Wirkungen müssen dann, etwa wie bei der Beschleunigung der Lösung eines festen Körpers beim Schütteln mit dem Lösungsmittel, ganz besonders ausgiebig eintreten.

Relative Enge eines bestimmten Capillargebietes und besondere Verlangsamung des Blutstromes in einem solchen, ganz besonders aber Störungen in der normalen Beschaffenheit der Gefäßwandungen mit vermehrter Reibung zwischen Flüssigkeit und Wandung, müssen das Haften vom Blut verschleppter Teilchen wie einzelner Bacillen erleichtern. Derartige mechanische Bedingungen sind aber selbstverständlich niemals der einzige Grund für das Entstehen der einzelnen Metastasen. Das Haften von Bacillen ist für sie nur eine der Bedingungen. Damit der haftenbleibende Bacillus eine Metastase auslösen kann, muß er nicht nur selbst noch die Fähigkeit des Wachstums besitzen, sondern auch ausreichende Bedingungen für sein Wachstum an der Stelle vorfinden, an der er haften blieb. Wir sehen also hier wieder den allgemeinen unausweichlichen Zusammenhang zwischen den mechanischen Bedingungen der Bewegungen des Kreislaufs und den physikalisch-chemischen Bedingungen, an die wir heute vorwiegend denken, wenn wir von Immunität und ihrem Widerspiel, also von Disposition, sprechen.

b) Intrakanalikuläre Metastasierung.

Während die lymphogene und die hämatogene Metastasierung sich trotz der zahlreichen hervorgehobenen Differenzen doch prinzipiell sehr nahestehen, zeigt die dritte Form der Metastasierung, für die ich in Ermangelung eines treffenderen Wortes die Bezeichnung „intrakanalikuläre Metastasierung" verwende, wesentliche und durchgreifende Differenzen ihnen gegenüber. Das Wichtigste dabei ist, daß die Bacillen oder Bacillenhäufchen oder bacillen- und toxinhaltigen nekrotischen Gewebspartikelchen entweder überhaupt nicht in Berührung mit den Trägern der humoralen Immunität, also mit Blut und Lymphe, kommen, oder, wo — wie in den Übergangsformen von der lymphogenen Metastasierung her, d. h. in den serösen Höhlen — eine physiologisch nahestehende seröse Flüssigkeit zur Einwirkung kommt, diese Einwirkung doch infolge einer geringeren Strömung weniger energisch ausfällt.

Die Metastasierungsbedingungen dieser Gruppe werden durch die Mannigfaltigkeit der chemischen und physikalischen Verhältnisse, die der Bacillus in den verschiedenen Hohlräumen antreffen kann, in die er hineingerät, sehr verschiedenartig. Während z. B. in einem der großen Lymphräume des Körpers, also etwa im Pleuraspalt oder im Abdomen die Verhältnisse zwar nicht denen im Lymphgefäß, aber doch denen in der Lymphdrüse noch verhältnismäßig nahe-

---

[1] Vgl. die sehr wichtige Arbeit von Keisigawada und Romberg (Dtsch. Arch. f. klin. Med. 76), in der die relative Enge der Capillaren der Lymphknötchen der Lungen mit Recht als Ursache einer notwendigen Prädilektion dieser Knötchen für hämatogene Infektion in Anspruch genommen wird.

stehen, der Bacillus zunächst noch längere Zeit von einer lebende Zellen und wirksame Reaktionsprodukte enthaltenden Flüssigkeit umspült wird und vor allem nur der Mangel einer lebhafteren zwangsläufigen Strömung als Unterschied zu nennen ist, so kommt er, um den anderen Pol der Reihe zu nennen, in dem lufthaltigen Röhrensystem der Lunge überhaupt nicht mehr in eine Berührung mit Blut oder Lymphe, während dafür die Bedingungen für die Verschleppung zusammenhängender nekrotischer, gleichzeitig Bacillen und Toxine in größten Mengen enthaltender Partikel ganz besonders günstig liegen. Es liegt damit auf der Hand, daß in der Lunge besonders günstige Verhältnisse für die intrakanalikuläre Metastasierung, hier also für die endobronchiale Ausbreitung, gegeben sind. Ist ein Kanalsystem oder ein sonstiger Hohlraum mit einer für den Bacillus mehr oder weniger indifferenten Flüssigkeit gefüllt, wie etwa die Hohlräume des Urogenitalsystems, so müssen die Bedingungen für die intrakanalikuläre Ausbreitung der Erkrankung wesentlich günstigere sein als in einem anderen Röhrensystem, das normalerweise einen den Bacillus ausgesprochen schädigenden Inhalt enthält, wie etwa die Gallengänge usw.

Die intrakanalikuläre Metastasierung gewinnt damit Beziehungen zum Kontaktwachstum. Bei beiden Ausbreitungsformen können Bacillen und Toxine gleichzeitig einwirken und es können geradezu ungeheure Mengen von lebendem Virus und Toxin zu einer langdauernden lokalen Einwirkung kommen. So sehen wir denn auch Kontaktwachstum und intrakanalikuläre Metastasierung ineinander übergehen, indem an großen Strecken des befallenen Kanalsystems die Wandungen zusammenhängend von der Krankheit ergriffen werden und auf diese Weise zu den ausgedehntesten Zerstörungen führen, deren die Tuberkulose überhaupt fähig ist.

Eine eingehende Schilderung dieser an sich ja selbstverständlichen Verhältnisse war deswegen notwendig, weil die verschiedenen Ausbreitungen durch sie der Einwirkung einer humoralen Immunität in sehr verschiedenem Grade zugänglich werden. Die mechanischen und physikalisch-chemischen Bedingungen sind so eindeutig, daß wir umgekehrt mit voller Sicherheit aus dem Zurücktreten der hämatogenen und lymphogenen Ausbreitung und dem stärkeren Hervortreten lokaler Herde, d. h. also des Kontaktwachstums und der intrakanalikulären Verbreitung, auf die Entwicklung einer humoralen Immunität rückschließen dürfen.

Kapitel VII.

Kombinationen der drei Allergien und vier Ausbreitungsweisen.

Die drei histologischen Allergien und die vier Ausbreitungsweisen sind die Bausteine, aus denen sich die so ungemein wechselvollen Bilder der tuberkulösen Einzelerkrankungen zusammensetzen. Diese Zusammensetzung geschieht aber nicht regellos, d. h. nach den Gesetzen des Zufalls, sondern sie geschieht trotz aller Mannigfaltigkeit nach bestimmten Gesetzen, die sich aus der Rückwirkung zwischen Parasit und Wirt im Ablauf der Erkrankung ergeben. Dadurch, daß sich die Allergien in gesetzmäßiger Aufeinanderfolge zeitlich nacheinander entwickeln und daß auch die Ausbreitungsweisen in einem erkennbaren zeitlichen Zusammenhang zum Krankheitsablauf wechseln, neu auftreten, vorherrschend werden oder verschwinden, entsteht eine Reihe mehr oder weniger typischer

Bilder, deren Ordnung neben aller Variabilität im einzelnen doch so viel Gesetzmäßigkeit aufweist, daß es gelingt, bestimmte typische Krankheitsbilder bestimmten Phasen der Krankheit zuzuordnen.

Es bleibt noch festzustellen, in welcher Weise die fortlaufende Reihe von
Erkrankungsformen am besten in Gruppen zerlegt werden kann, wo innerhalb
dieser Reihe systematisch verwendbare Grenzen auftreten, die — gewissermaßen
als Cäsuren im fortlaufenden Text — trotz aller Übergänge die für die weitere
Erforschung unentbehrliche Unterscheidung gestatten.

Die Erkrankung beginnt mit einem besonders typischen Bild. Die Infektion
ist stets örtlich begrenzt. Die Erkrankung beginnt also an einer oder einigen
engbegrenzten Stellen eines bestimmten Organs. An diesem Invasionsort oder
den Invasionsorten entwickeln sich einer oder mehrere kleine Organherde, die
Primäraffekte, die sich durch Kontaktwachstum vergrößern und von denen
schon während der Zeit ihrer Entwicklung eine lymphogene Verbreitung ausgeht. Gleichzeitig mit den Organherden schießen in den regionären Drüsen
multiple Metastasen auf, die sich ebenfalls sehr intensiv durch Kontaktwachstum
und die sich dabei ergebende gegenseitige Verschmelzung vergrößern. Resorptionstuberkel um die primären Organherde und lymphogene Tuberkel entlang
den zum Abtransport von Virus benützten Lymphgefäßen, sowie die Tatsache,
daß gleich von Anfang an nicht nur eine Lymphdrüse, sondern gleich eine
Lymphdrüsenkette befallen wird, die sich rasch bis zur Eintrittskette der
erkrankten Lymphbahn in die Blutbahn ausdehnt, vervollständigen das Bild
des primären Komplexes. Seine Bestandteile zeigen sich, besonders deutlich
in den Randpartien, also in der perifokalen Zone, nach dem Typ der primären
Allergie gebaut.

Das Bild des isolierten primären Komplexes zeigt also makroskopisch einen
durch Kontaktwachstum zunehmenden Organherd, umgeben von einem Kranz
zahlreicher Resorptionstuberkel, aus deren Masse sich gewöhnlich mehrere
Stränge lymphogener Metastasenbahnen ablösen. Wie schon erwähnt, findet
man in der Lunge neben den zentripetal laufenden, gegen den Hilus abführenden
Metastasenbahnen auch zentrifugal gegen die Pleura hinziehende lymphogene
Tuberkelzüge. Diese lymphogene Metastasierung ist von vornherein besonders
intensiv und ausgesprochen in den regionären Drüsen, und zwar sind die Drüsen
ebenfalls reihenförmig in zentripetal abnehmendem Grade erkrankt. Das Gesamtvolumen der lymphogenen Metastasen übertrifft dabei das Volumen des
zugehörigen Primäraffektes um ein — nicht selten sehr hohes — Vielfaches
desselben.

Die Bausteine, die wir im Beginn der Erkrankung antreffen, sind also
Allergie I, Kontaktwachstum und lymphogene Metastasierung; bei den reinen
Formen fehlen dagegen zunächst die makroskopischen Spuren der hämatogenen
und intrakanalikulären Ausbreitung, sowie die beiden Allergien II und III.

Es liegt nahe, dieses anscheinend so einheitliche Bild sogleich als einheitliches
Krankheitsstadium aufzufassen. Bei genauerem Zusehen zeigt sich aber, daß
auch dieser isolierte primäre Komplex zwei Phasen der Krankheitsentwicklung
umgreift, und zwar erstens die Zeit der ersten Ansiedlung, ehe noch
eine Allergie im eigentlichen Wortsinn, d. h. eine erworbene spezifische
Änderung der Reaktionsweise zwischen Wirt und Parasit auftreten
konnte, und das auf diese Phase erst folgende Stadium der voll entwickelten

primären Allergie. Soweit meine Untersuchungen reichen, und eine Anzahl sehr sorgfältiger Beobachtungen zuverlässiger Autoren deuten in der gleichen Richtung, ist das pathologische Produkt der allerersten Schädigung in der Lunge eine allerdings später verkäsende „pneumonische" Veränderung. Ich selbst habe sie nie so frisch zu Gesicht bekommen, daß ich ein selbständiges Urteil über die histogenetischen Vorgänge bei dieser ersten Schädigung abgeben könnte. Nach den Beschreibungen von GHON und ROMAN, ZARFL u. a. und auch nach dem Bilde des verkästen Zentrums solcher Primärherde, in dem ich bisher stets die ursprüngliche Lagerung der elastischen Fasern weitgehend ungestört gefunden habe, scheinen aber die proliferativen Vorgänge, die für die primäre Allergie so besonders charakteristisch sind, in diesen allerersten Veränderungen noch keine so stark hervortretende Rolle zu spielen. Damit gewinnt unsere Auffassung dieser proliferativen Prozesse als primärer „Allergie", d. h. also Reaktionsänderung, an Berechtigung und wir können also in jedem Primäraffekt zwei Phasen der Entwicklung unterscheiden, von denen das eben besprochene erste Stadium als dasjenige der primären Läsion von dem der vollentwickelten primären Allergie unterschieden werden soll.

Damit ist der erste Hauptabschnitt des Tuberkuloseablaufes gekennzeichnet. Wenn wir die Stadieneinteilung auf Grund der histologischen Allergie allein versuchen wollten, so treffen wir schon in diesem ersten Beginn auf eine Schwierigkeit, die uns auch späterhin mehrfach begegnen wird. Die Krankheit ist ein fortlaufender Prozeß, und auch die gesetzmäßigen Änderungen dieses Prozesses erfolgen nicht sprunghaft, sondern eine Reaktionsweise entwickelt sich in zusammenhängendem Entwicklungsgang aus einer anderen, solange die Erkrankung nur selbst zusammenhängend fortschreitet. Unterbrechungen treten allerdings gerade bei einer so chronischen und so häufig vergleichsweise geringfügig beginnenden Erkrankung, wie bei der Tuberkulose, durchaus nicht selten ein. Sie sind aber dann nicht gesetzmäßig sich einstellende Pausen, sondern es sind eingeschobene Heilungszeiten, die selbst erst wieder durch mehr oder weniger zufällige Kombinationen von krankheitsauslösenden Umständen wieder unterbrochen werden müssen, um der Krankheit ein neuerliches Fortschreiten zu gestatten.

Derartige Heilungsunterbrechungen pflegen zwischen dem Stadium der primären Läsion und der vollentwickelten primären Allergie nicht einzutreten. Unmittelbar an die erste Invasion schließt sich die Entwicklung der primären Allergie an und sie führt anscheinend überall da, wo der Herd unseren Untersuchungsmethoden sichtbar wird, und zwar gerade bei einsetzender oder doch ansetzender Heilung zu der lokal vollentwickelten primären histologischen Allergie. Wenn wir also die beiden geschilderten Phasen kurz kennzeichnen wollen als das prodromale Stadium der primären Läsion und die Zeit der Ausbildung eines indurativen Primärkomplexes, so müssen wir uns gleich bewußt bleiben, daß eine scharfe zeitliche Trennung dieser beiden Phasen nicht möglich ist, trotzdem die histologische Differenz stark in die Augen fällt.

Die gleichen Schwierigkeiten treffen wir bei dem Versuch, dieses primäre Stadium gegenüber den späteren Entwicklungszuständen abzugrenzen. Vergleichsweise leicht ist diese Aufgabe in den zahlreichen Fällen, in denen Heilungsvorgänge einsetzen und längere Zeit anhalten, ehe sich eine neue histologische Allergie geltend machen könnte. In solchen Fällen kann sich die Dauer des isolierten primären Stadiums über lange Jahre und Jahrzehnte hinziehen und die dann etwa noch einsetzenden späteren tuberkulösen Manifestationen verlaufen von vornherein so stark abweichend von dem geschilderten primären Typ, daß die Unterscheidung nicht schwierig ist. Ganz anders liegen aber die Verhältnisse bei den fortschreitenden, vor allem den rasch fortschreitenden Formen, also den schweren Infektionen.

Schon die ersten klassischen Arbeiten BAUMGARTENs enthalten eine in jeder Hinsicht zutreffende Beschreibung der sich dabei abspielenden sehr auffälligen Vorgänge. Auf die eigenartige negativ lymphocytotaktische Wucherung folgt von einem bestimmten Zeitpunkte an eine verhältnismäßig rasch sich entwickelnde und oft ungemein intensive positive Lymphocytotaxis der bis dahin ausgebildeten Herde. Der ursprünglich im wesentlichen aus Epithelioidzellen zusammengesetzte Tuberkel, der in diesem Stadium auch bei den fortschreitenden Formen bis zu einer histologischen Differenzierung relativ wenig geschädigter „abkapselnder Randzonen" um einen schwergeschädigten Kern fortschreitet — wie wir gesehen haben eine Folge der allmählichen Giftdiffusion aus dem Zentrum in die Peripherie — unterliegt dabei ziemlich plötzlich einer massenhaften Einwanderung von Lymphocyten. Auf die Zeit, in der der Gang des Prozesses vom Kern gegen die Peripherie zu verlief, folgt nun die Periode des Angriffes von außen in der Form der sekundären Allergie. Was von BAUMGARTEN am einzelnen Tuberkel beobachtet werden konnte, das sehen wir ganz ebenso in der perifokalen Zone auch größerer tuberkulöser Herde sich abspielen.

Es ist ohne weiteres einleuchtend, daß die chemisch-physikalische Grundlage des Krankheitsprozesses sich geändert haben muß, ehe eine solche Änderung des histologischen Krankheitsbildes eintreten konnte. Wir werden also theoretisch das sekundäre Stadium der Tuberkulose am besten von dem Zeitpunkt an zu rechnen haben, zu dem sich diese neue Reaktionsweise ausbildet. Die praktische Stadieneinteilung wird aber dadurch sehr wesentlich erschwert, daß, wie schon erwähnt, diese sekundäre vorwiegend exsudative Reaktion nicht nur anfallsweise auftritt, sondern sehr verschieden stark entwickelt sein kann, je nachdem die Erkrankung gerade rasch fortschreitet oder nicht, und daß sie sich sowohl mit Resten aus dem ersten Stadium mischen, wie auch während der Abheilung wesentlich an ihrer Prägnanz verlieren kann. Diese Schwierigkeit wird aber zum großen Teil dadurch behoben, daß das Auftreten einer Entzündung nach dem Typus dieser sekundären Allergie ebenso wie der Wechsel ihrer Intensität, soweit ich heute zu beurteilen vermag, in einem deutlichen Zusammenhang mit dem Auftreten und der Intensität der hämatogenen Metastasierung steht. Einen vollausgebildeten sekundären Typ der perifokalen Entzündung fand ich bisher stets zusammen mit aktiven hämatogenen Metastasen. Sehr stark ist die exsudative perifokale Entzündung ferner bei den Formen, die zeitlich am nächsten an der Infektion liegen, bei denen also die primäre Periode nur kurz gedauert und dann direkt in eine generalisierende, hämatogen disseminierende Epoche, also in frühsekundäre, Stadien übergeleitet hat. In diesen Fällen tritt — wie schon von BAUMGARTEN für die Kaninchencornea beschrieben worden ist — eine direkte Umwandlung primärer Manifestationen in sekundäre ein. Auch die Bestandteile des Primärkomplexes beladen sich mit Lymphocyten, umgeben sich mit einem exsudativen perifokalen Entzündungshof, und die epithelioiden Bezirke verfallen einer ungemein raschen Verkäsung, die sich dann sofort auch auf die exsudative Reaktionszone ausdehnt.

Umgekehrt tritt, je weiter die Erkrankung sich von dem Zeitpunkt der Primärinfektion entfernt, die perifokale Entzündung des Typs II allmählich wieder zurück, wird — unter Umständen erst nach einer ziemlich langen Reihe von Jahren — allmählich weniger deutlich und überläßt schließlich dem III. Typ das Feld. Es wird im klinischen Teil noch näher davon die Rede sein, daß die exsudative perifokale Reaktion in kurzen Zeiträumen stark und auffällig wechselt. Auch in den Zeiten des sekundären Stadiums, die noch vergleichsweise nahe dem primären Stadium liegen, also in der ersten Hälfte des sekundären Stadiums, treffen wir auf solche akute Exazerbationen der perifokalen Entzündung nach dem Typus der Allergie II. Zu dieser Zeit sind sie sogar ganz besonders auffällig und werden damit zu einem wichtigen Symptom für die Diagnose des sekundären Stadiums. Klinisch ist dabei in vielen Fällen auch die Abhängigkeit derartiger akuter perifokaler Reaktionen von geringfügigen Einbrüchen in die Blutbahn, die sich durch das schubweise Auftreten von Tuberkuliden kennzeichnen, ebenso deutlich wie pathologisch-anatomisch die Abhängigkeit des Grades der sekundären perifokalen Entzündung von manifesten Schüben hämatogener Metastasierung.

Der ganze Vorgang gewinnt damit eine sehr enge Analogie mit der Herdreaktion nach Tuberkulininjektionen und gerade diese Analogie ist es, die es mir wahrscheinlich macht, daß das beobachtete zeitliche Zusammentreffen von starker oder schwacher perifokaler exsudativer Entzündung mit intensiven oder geringen hämatogenen Einbrüchen nicht bloß ein zufälliges sei. Ich habe es schon im vorhergehenden erwähnt, daß bei jeder lymphogenen Metastasierung, noch viel mehr aber bei der hämatogenen Metastasierung, mit den Bacillen notwendig Toxine in den Kreislauf übertreten und daß ein Charakteristikum dieser beiden Metastasierungsformen im Gegensatz zur intrakanalikulären und zum Kontaktwachstum gerade in der räumlichen Trennung von Bacillen und Toxin zu suchen ist. Gift und Parasit können nun also auch an verschiedenen Punkten einwirken. Auch diese Verhältnisse sind aus dem Experiment wohl bekannt. Es gelingt, eine Tuberkulinherdreaktion und selbst den anaphylaktischen Tod eines tuberkulösen Versuchstieres sowohl mit dem Toxin allein hervorzurufen, wie durch die Einspritzung ausreichender Mengen bacillenhaltiger Kulturflüssigkeiten.

Mit jedem hämatogenen Einbruch muß also eine „Selbsttuberkulinisierung" Hand in Hand gehen, die uns unter Beihilfe der Vorstellung sessiler Rezeptoren den eigenartigen plötzlichen, von außen kommenden Angriff des Organismus auf die tuberkulösen Herde verständlich machen kann. Wir sehen, daß es nicht die hämatogene Disseminierung als solche ist, die als die Ursache der exsudativen perifokalen Vorgänge anzusehen ist, sondern eine Begleiterscheinung derselben und werden uns nicht wundern, wenn wir gelegentliche Disjunktionen zwischen dem Übergang von Toxinen ins Blut — und damit dem Auftreten der Allergie II — und dem Angehen hämatogener Metastasen antreffen werden.

Da bei dem vollausgebildeten sekundären Typ die Verkäsung der intensiven exsudativen Entzündung sehr rasch nachfolgt und zudem der Käse in diesem Stadium eine deutliche Neigung zur Erweichung zeigt, so finden wir in diesen rasch fortschreitenden Fällen meist sehr bald auch Einbrüche in allerhand

Hohlräume oder Hohlraumsysteme. Neben die fortbestehende lymphogene und hämatogene Metastasierung tritt also mit der Ausbildung der Allergie II je nach Umständen früher oder später auch die intrakanalikuläre Ausbreitung. Da ferner sowohl die Bestandteile des Primärkomplexes, die nun zu sekundären Manifestationen umgewandelt sind, wie sämtliche Metastasen intensives Kontaktwachstum zeigen, so steht also die Krankheit jetzt in voller Blüte, alle möglichen Ausbreitungswege sind gangbar und werden begangen.

Nach dem Gesagten kann zur Abtrennung des sekundären Stadiums von dem primären sowohl das Auftreten der Allergie II wie das Angehen hämatogener Metastasen benützt werden. Es ist selbstverständlich, daß das Angehen der hämatogenen Metastasen das augenfälligere und dauerhaftere Symptom ist und sich damit für die praktische Abgrenzung der Stadien mehr empfiehlt. Wir werden also das primäre Stadium rechnen von dem Augenblick der Infektion bis zum Auftreten der ersten klinisch und anatomisch erkennbaren hämatogenen Metastasen. *Nur wo diese ausbleiben, wird man auf die Änderung des Reaktionstyps zurückgreifen müssen.*

Ebenso wie das primäre Stadium teilt sich auch das sekundäre in zwei Abschnitte und ganz ebenso wie dort ist es ein fortlaufender, in sich zusammenhängender Prozeß, dessen allmähliche Änderung in längeren Zeiten histologisch und klinisch erkennbare Unterschiede zeitigt.

Wir haben schon erwähnt, daß das sekundäre Stadium vom Beginn der hämatogenen Dissemination an einer Acme zustrebt. Die von vornherein akuten Erkrankungen kommen in diesem Stadium der Acme ad exitum. Von ihnen bis zu den für die ganze Lebensdauer isoliert bleibenden und als solche völlig abheilenden Primärtuberkulosen gibt es eine kontinuierliche Reihe von Übergängen. Nur da, wo das primäre Stadium unmittelbar und ohne Pause in das sekundäre Stadium überleitet, tritt die geschilderte Umformung des primären Herdes in einen typischen sekundären ein. Bei den langsamer ablaufenden Formen kann ein Teil der Manifestationen des primären Komplexes in der Form der primären Allergie zur Abheilung kommen und dann auch später in diesem Zustand verharren, während eine oder die andere derselben aktiv bleibt und zu einer langsamen Weiterverbreitung der Erkrankung führt. In solchen Fällen werden dann später mehr oder weniger abgeheilte oder abheilende primäre Manifestationen neben typischen sekundären angetroffen. In den von vornherein chronisch ablaufenden Fällen bleibt dem Organismus Zeit, seine Abwehr noch weiter auszubilden. Bei ihnen kommt es daher zur Entwicklung weiterer Krankheitsbilder. Die neuen Formen entstehen durch das allmähliche Zurücktreten, schließlich den Fortfall der beiden Ausbreitungsweisen, die ohne eine intensive Beeinflussung der Bacillen durch die Körpersäfte nicht denkbar sind, d. h. also der hämatogenen und lymphogenen Metastasierung. Es ist das ohne eine weitere Änderung der chemisch-physikalischen Bedingungen des Krankheitsprozesses nicht denkbar und ich habe deshalb aus dieser Tatsache auf die Ausbildung einer wirksameren humoralen Immunität geschlossen. Mit Hilfe dieser Annahme werden die neuauftretenden Krankheitsbilder ganz überraschend durchsichtig. Nur schwerere hämatogene Einbrüche führen jetzt noch zur Dissemination. Für das Haften der Metastasen tritt *deshalb* bei den chronischen Bacillämien aufs deutlichste die Organdisposition in den Vordergrund und schließlich werden selbst in den einem umsichgreifenden Organherd direkt regionären Lymphdrüsen auch die lymphogenen Metastasen abortiv (Allergie III), führen in der Kette der Lymphdrüsen nicht mehr über die allerersten Etappen hinaus und zeigen auch in den direkt eingeschalteten Drüsen kein Kontaktwachstum mehr.

Während so das Angehen lymphogener und hämatogener Metastasen in immer steigendem Grade verhindert wird, kann das Kontaktwachstum in dem befallenen Organe selbst noch lange weitergehen und namentlich gewisse Hohlraumsysteme noch Sitz intensivster und extensivster intrakanalikulärer Metastasierung bleiben.

Die beiden Unterabschnitte des sekundären Stadiums sind also durch die Erreichung einer Acme voneinander getrennt. Auf eine Zeit der Weiterentwicklung folgt auch bei der Tuberkulose ein Stadium decrementi. Dieses Stadium decrementi macht sich zunächst bemerkbar durch das Zurücktreten der humoralen Metastasen. Besonders klinisch ist es aber auch sehr deutlich, daß in dieser Zeit, abgesehen von akuten Verschlimmerungsperioden, auch der Grad der perifokalen Entzündung aller bis dahin aufgetretenen tuberkulösen Manifestationen abflaut. Mit dem Zurücktreten der humoralen Metastasen sistiert also auch der „Angriff von außen" wieder mehr und mehr. Neben der humoralen Immunität tritt eine relative *Reizfestigkeit* ein, es vermindert sich der Grad der *anaphylaktischen Erscheinungen.* In Organen, in denen das Kontaktwachstum und die intrakanalikuläre Metastasierung günstige Verhältnisse vorfinden, können dagegen die tuberkulösen Veränderungen jetzt noch sich zu einem Höhepunkt weiterentwickeln, der in den früheren Stadien nicht denkbar war, da der Tod bei den generalisierenden Formen dem Leben des Trägers vorher ein Ende macht. Wir sehen nun vor allem in dem „disponiertesten" Organ, in der Lunge, Ausbreitungen der Organherde durch Kontaktwachstum und intrakanalikuläre Metastasierung bis zur nahezu völligen Zerstörung der gesamten Atmungsoberfläche. Auch sehr starke toxische Wirkungen fehlen dabei nicht, denn in solchen Fällen sind stets die Bedingungen für stärkste lokale Giftwirkung gegeben. Ungeheuerliche Gift- und Virusmengen kommen dabei im Innern des Bronchialraumes zur Wirkung. So entstehen z. B. die käsigen Aspirationspneumonien, soweit sie nicht mischinfiziert sind, die bis zu lobären Infiltraten anwachsen können, so entsteht aber auch die allmähliche phthisische Zerstörung der Lunge.

Der Gang des Krankheitsprozesses geht also für die histologische Rekonstruktion wieder vorwiegend von innen nach außen. Je weiter die Krankheit fortschreitet, um so mehr klingt damit auch im Organherd die perifokale Entzündung ab, so daß wir schließlich auch relativ frische Herde nur von einer schmalen wuchernden, aber nicht mehr in höherem Grade exsudativ entzündlich veränderten Reaktionszone umgeben sehen können.

Die lymphogene und die hämatogene Metastasierung verhalten sich in den späten sekundären Stadien, *also in der Zeit ihres allmählichen Zurücktretens,* etwas verschieden, und diese Verschiedenheiten scheinen auf den ersten Blick auffällig zu sein. Wir finden nämlich noch akute hämatogene Disseminationen, Miliartuberkulosen, zu einer Zeit, in der lymphogene Metastasen schon deutlich nur mehr schwer angehen und nicht mehr zu dem früheren Grad ausgedehnten

Kontaktwachstums fähig sind. Da die Bacillen, wie wir gesehen haben, notwendig in der Drüse konzentriert werden, nach dem Einbruch in das Blutgefäßsystem aber nicht nur räumlich separiert, sondern auch sehr energisch mit den Körpersäften in Berührung gebracht werden, hätte man vielleicht das umgekehrte Verhalten erwarten können. Analysieren wir aber die mechanischen und anatomischen Bedingungen genauer, so verliert dieses Verhalten an Auffälligkeit. Bei dem intensiven Kontaktwachstum einzelner Organherde stellen sich durch Zufall nicht selten ganz außerordentlich günstige Bedingungen für eine hämatogene Disseminierung ein. Selbst größere Gefäße können jetzt unter Umständen einmal arrodiert werden und damit sehr große Mengen von Virus und Toxin auf einmal, meist sogar wiederholt in den Kreislauf eintreten. Es sind dann nur mehr quantitative Verhältnisse, die das Angehen oder Ausbleiben einer hämatogenen Metastasierung bedingen. Genügt die Immunität auch für den mächtigen Einbruch, so wird er folgenlos bleiben, genügt er nicht, so wird er zu einer Miliartuberkulose führen. Bei einer sich entwickelnden humoralen Immunität werden also die geringfügigen Einbrüche ins Blutgefäßsystem wirkungslos bleiben, und es werden damit ihre Folgen aus dem Bilde der Erkrankung wegfallen. Es sind das neben den Tuberkuliden auch die hämatogenen Metastasen, die zu ihrem Haften lokaler disponierender Bedingungen bedürfen. Es werden also, um ein Beispiel zu nennen, die Gelenk- und Knochentuberkulosen, vor allem die sog. traumatischen Tuberkulosen schon zu einer Zeit ausbleiben, wo ein massiger Einbruch noch zu einer Miliartuberkulose führt. Wir müssen dabei auch berücksichtigen, daß durch den Einbruch von viel Toxin die unmittelbar verfügbaren Antitoxinmengen aufgebraucht werden, so daß in der nun folgenden negativen — anergischen — Periode das Haften von Metastasen ermöglicht sein kann.

Etwas anders liegen die Verhältnisse für die lymphogene Metastasierung Hier haben wir, wenn wir von Einbrüchen in den Ductus thoracicus absehen, der gerade dieselbe Folge hat wie ein direkter Einbruch in die Blutbahn, bei dem gewöhnlichen, langsamen, stetigen Abtransport von Virus in die regionären Drüsen nicht diese plötzlichen Schwankungen der zufließenden Toxin- und Virusmengen. In der dauernd von Lymphe durchströmten Drüse werden also die allmählich zuströmenden Bacillen abgefangen werden können und nur mehr relativ geringfügige Veränderungen auszulösen imstande sein, ohne daß Perioden heftiger lymphogener Metastasierung mit Ruhezeiten in dem Grade abwechseln, wie wir es eben für die hämatogene Metastasierung geschildert haben.

Soweit mein Material reicht, habe ich bisher bei noch angehender lymphogener Metastasierung, d. h. da, wo noch kompakte, wenn auch relativ kleine Käseherde in den regionären Drüsen gefunden wurden, in der weit überwiegenden Mehrzahl der Fälle auch angegangene hämatogene Metastasen finden können. Umgekehrt findet sich da, wo neben ausgedehnter Organtuberkulose sich eine frische miliare Aussaat nachweisen ließ, wieder in der weit überwiegenden Mehrzahl der Fälle, daß auch in den Lymphdrüsen die humorale Metastasierung noch nicht vollkommen abortiv geworden ist. Dieser Zusammenhang ist deshalb kein streng gesetzmäßiger, weil gerade die hämatogene Dissemination durch Zufall eintreten oder ausbleiben kann; aber er ist aus einem großen Material doch häufig genug, um auf einen gesetzmäßigen Zusammenhang der beiden humoralen Metastasierungen schließen zu lassen.

Nach dem Gesagten ist das vollausgebildete sekundäre Stadium gekennzeichnet durch das gleichzeitige Vorhandensein der vier Ausbreitungswege neben Resten einer überstandenen primären Epoche, sei es in teilweise abgeheilter Form oder umgebildet in Manifestationen sekundären Typs, und durch das wenigstens zeitweise deutliche Hervortreten einer exsudativen perifokalen Reaktion (Allergie II). Auf ein in engem Kreise lymphogen metastasierendes induratives Stadium folgt also ein Stadium der Generalisation und der exsudativen Entzündung.

Dieses sekundäre Stadium beginnt mit dem Angehen der ersten hämatogenen Metastasen. Es schließt mit einer Periode, in der die humorale Metastasierung allmählich erlischt. Als echte tertiäre Tuberkulose wäre demnach eine Erkrankung anzusehen, bei der das Fortschreiten der Erkrankung ausschließlich durch Kontaktwachstum und intrakanalikuläre Metastasierung erfolgt. Es ergibt sich damit von selbst, daß die Tuberkulose sich dann im tertiären Stadium auf ein Kanalsystem beschränken muß. Die praktisch wichtigste, echt tertiäre Tuberkulose ist bei dieser Stadienabgrenzung dann neben bestimmten Lupusformen die isolierte Phthise im Sinne meiner vorausgehenden Arbeiten oder die echte Phthise im Sinne MEISSENs, eine praktisch — therapeutisch und epidemiologisch — sehr wichtige Krankheitsgruppe, die auch an Umfang zahlreich genug ist, um ihre Abtrennung als eigenes Stadium zu rechtfertigen.

Neben dem Kontaktwachstum und der intrakanalikulären Ausbreitung dürfen also bei einer echt tertiären Tuberkulose in meinem Sinne nur mehr abortive humorale Metastasen gefunden werden. Sie sind regelmäßig zu finden in den einem Organherd regionären Lymphdrüsen; sie sind aber auch, wenn man nur darauf achtet, als Formen einer prämortalen hämatogenen Disseminierung nicht selten. Solche abortive hämatogene Metastasen sind klinisch am genauesten studiert worden für die Tuberkulose des Auges und der Haut. Sie zeigen dann die gleiche Gutartigkeit und den ganz ungemein chronischen Ablauf, den ich für die Drüsenveränderungen beschrieben habe.

Versuchen wir zur Sicherung der gewonnenen Begriffe ihren Geltungsbereich gegeneinander abzugrenzen und ihre Kombinationen und gegenseitigen Durchdringungen allgemein zu skizzieren, so gelangen wir zunächst zu folgendem Schema. (Schema I.)

Wir sehen, daß ein großer Kreis, der die Gesamtheit der Individuen repräsentieren soll, die eine aktive, inaktive oder völlig abgelaufene primäre Tuberkulose tragen, zwei kleinere Kreise voll umfaßt, die die Träger sekundärer und tertiärer Manifestationen umfassen sollen. Diese schematische Darstellung ist nur richtig unter einer noch näher zu diskutierenden Voraussetzung. Zunächst liegt die Voraussetzung zugrunde, daß jede Tuberkulose mit einem primären Stadium beginnt und nicht sofort mit einem sekundären oder tertiären einzusetzen vermag. Das ist, namentlich nach den schon zitierten BAUMGARTENschen Beobachtungen, eine sehr plausible Annahme. Es sei aber doch darauf hingewiesen, daß manche Forscher — es sei hier nur auf die Arbeiten von BARTELS verwiesen — die Möglichkeit eines abweichenden Verhaltens bei dem weiteren Ausbau ihrer Hypothesen sehr ausgiebig in Rechnung gestellt haben. Diese grundlegende Annahme wird also zunächst noch der sorgfältigen Prüfung an der Hand eines ad hoc gewonnenen brauchbaren Beobachtungsmaterials bedürfen. Bis zum Beweis des Gegenteils sei also die vereinfachende Annahme gemacht, daß eine echte sekundäre und tertiäre Tuberkulose sich nur nach Ausbildung eines primären Komplexes zu entwickeln vermag, oder, was dasselbe ist, daß jeder Tuberkulöse auch Träger einer primären Tuberkulose ist oder war. Die Einschränkung „oder war" ist deshalb beizufügen, weil, wie wir sahen, bei raschem Eintritt der hämatogenen Dissemination sich die primären Herde in solche des sekundären Typs umzuwandeln pflegen. Bei diesen Formen brauchen also Herde des Typs I in späteren Entwicklungsstadien nicht mehr angetroffen werden.

Der Kreis der primären Tuberkulose umfaßt dann diejenigen des sekundären und tertiären Stadiums vollkommen. Diese beiden späteren Stadien zeigen sich dagegen insofern voneinander unabhängig, als ihre Kreise sich nur teilweise decken. Es braucht also nicht jedes tertiäre Stadium auch ein manifestes sekundäres Stadium durchlaufen zu haben, obwohl es sich auch auf dem Boden einer sekundären Tuberkulose zu entwickeln vermag. Der Kreis (— — —) umfaßt

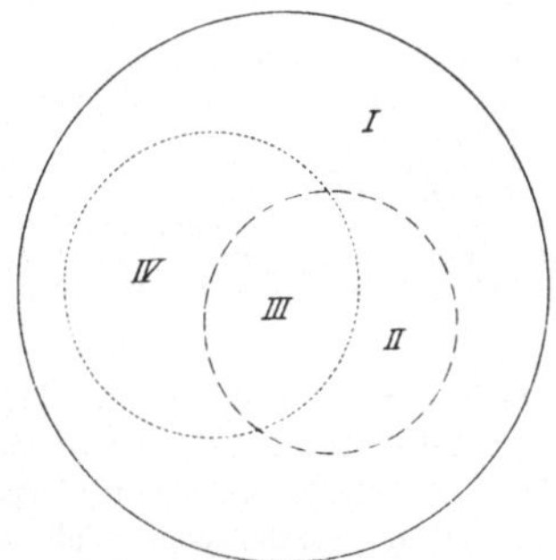

Schema I. Aufeinanderfolge der Stadien.
Gesamtheit der Individuen, die eine primäre Tuberkulose tragen (haben oder gehabt haben).
Gesamtheit der Individuen, die eine sekundäre Tuberkulose haben oder gehabt haben.
Gesamtheit der Individuen mit tertiärer Tuberkulose.
   I. Isolierte primäre Tuberkulose.
  II. Sekundäre Tuberkulose nach primärer, aber ohne tertiäre Tuberkulose.
III. Tertiäre Tuberkulose nach primärer und sekundärer.
IV. Isolierte tertiäre Tuberkulose. (Ausfall des sekundären Stadiums.)

also den Kreis (. . .) nicht vollständig, wie a priori auch sehr wohl denkbar gewesen wäre, sondern nur zum wahrscheinlich kleineren Teile. Andererseits umfaßt aber auch der Kreis III nicht vollständig den Kreis der sekundären Tuberkulose, d. h. es führt nicht jede sekundäre tuberkulöse Manifestation mit Notwendigkeit zu einer tertiären Form. Es kann die Tuberkulose ebenso wie im primären Stadium auch im sekundären zur Ausheilung kommen und sie kann nun auch im sekundären Stadium zum Tode führen, ehe der Organismus Zeit hatte, bis zur Entwicklung der Allergie III fortzuschreiten.

Auf diese Weise entstehen also vier Hauptgruppen von Kombinationen. *Erstens* können wir isolierte primäre Tuberkulosen antreffen, bei denen also die Krankheit in diesem Stadium zur vollständigen Ausheilung kam oder das Leben vor dem Abheilen oder der Weiterbildung durch eine anderweitige Störung unterbrochen wurde. Zweitens Individuen mit sekundärer Tuberkulose, die sich auf dem Boden einer primären Tuberkulose entwickelt hat und nun entweder in diesem Stadium zur Ausheilung oder zum Tode führte, oder bei denen das Leben unterbrochen wurde, ehe es zur Ausbildung einer ausreichenden humoralen Immunität kam, um die weitere Generalisation aufzuhalten. Drittens solche

Individuen, bei denen es auf dem Boden einer primären und einer mehr oder weniger weit abgelaufenen oder fortgeschrittenen sekundären Periode zur Ausbildung tertiärer Herde gekommen ist, bei denen also Spuren aus allen drei Epochen gleichzeitig vorhanden sind und viertens die sehr wichtige Gruppe derjenigen Formen, bei denen neben einem völlig abgeheilten primären Komplex tertiäre Tuberkulose angetroffen wird, ohne Zeichen eines aus der primären Epoche zur tertiären überführenden sekundären Stadiums. Diese letztere sehr zahlreiche Gruppe wird im wesentlichen repräsentiert durch die von mir als isolierte Phthise bezeichnete Form der Lungentuberkulose. Während bei den

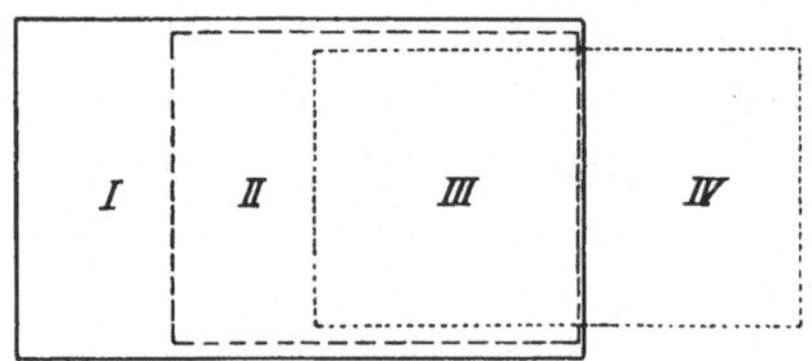

Schema II A. Kombinationen der 3 Metastasierungen.
· — — Lymphogene Metastasierung.
— — — Hämatogene   „
- - - - - Intrakanalikuläre   „
Gruppe I nur lymphogene,
  „   II lymphogene und hämatogene,
  „ III lymphogene, hämatogene und intrakanalikuläre,
  „   IV nur intrakanalikuläre Metastasen.

In der Abbildung ist das gleichzeitige Erlöschen der hämatogenen und der lymphogenen Metastase angenommen. Erlischt, wie nicht ganz unwahrscheinlich, die hämatogene stets früher als die lymphogene, so würde zwischen Gruppe III und IV noch eine Gruppe lymphogene + intrakanalikuläre Metastasen sich einschieben, die hämatogene vollständig innerhalb des Gebietes der lymphogenen Metastasierung zu liegen kommen, sich also bei sonst gleicher Bezeichnung das Schema II B ergeben.

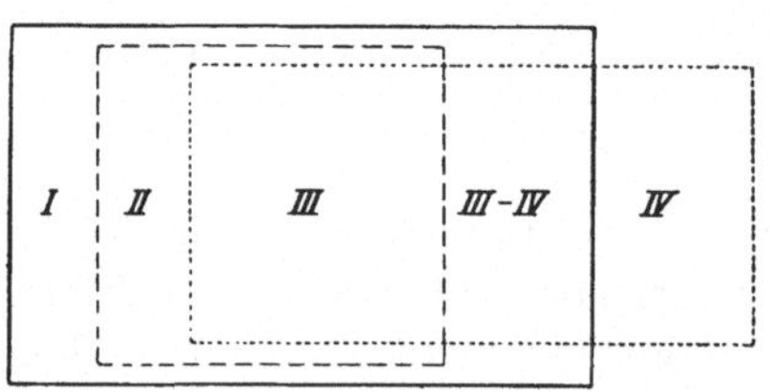

Schema II B.

ersten drei Gruppen der Gang der Erkrankung ein mehr oder weniger kontinuierlicher ist, und der Annahme nichts im Wege steht, daß die in den letzten Lebenstagen im Körper wuchernden Bacillen direkte Abkömmlinge der ersten Eindringlinge von dem Tage der Primärinfektion her seien, zeigt die Krankheit bei der vierten Gruppe eine sehr auffällige Unterbrechung. Das histologische Bild läßt kaum eine andere Deutung zu, als daß das abgelaufene primäre Stadium und die zeitlich viel später aufgetretene und vielleicht noch fortschreitende tertiäre Manifestation verschiedenen Infektionen ihren Ursprung verdanken. Daß etwas Derartiges tatsächlich vorkommt, ist durch den glücklichen Fund von Orth und Rabinowitsch über allen Zweifel sichergestellt, die aus den primären, abgekapselten, verkreideten Herden einen bovinen, aus den tertiären Manifestationen einen humanen Stamm züchten konnten.

Etwas abweichend gestaltet sich das gegenseitige Verhalten der drei Metastasierungswege in ihrem gleichzeitigen Vorkommen (Schema II, A und B). Hier umfaßt das (als Viereck gezeichnete) Gebiet der lymphogenen Metastasierung nur dasjenige der hämatogenen ganz, während dasjenige der intrakanalikulären Ausbreitung zwar sowohl weit in die lymphogene wie in die hämatogene Dissemination hineinreicht, aber doch auch über beide hinausgreift. Sowohl die lymphogene Dissemination allein (isolierter Primärkomplex) wie die intrakanalikuläre Ausbreitung allein (isolierte tertiäre Formen) können also beobachtet werden, während ich bisher die hämatogene Dissemination nicht ohne die lymphogene auffinden konnte. A priori wären auch andere Kombinationen der Prozesse denkbar gewesen, die in der folgenden vollständigen Aufzählung berücksichtigt sind.

Da ein sehr wesentlicher Teil der noch zu lösenden Aufgaben in der genauen Erforschung der Kombination der drei Allergien und der vier Ausbreitungsweisen am einzelnen Individuum besteht und diese Aufgabe u. a. auch statistisch wird gelöst werden müssen, so sei zum Schluß auf eine aus dem Ausdruckskreis des Logikkalküls entnommene abkürzende Bezeichnungsweise hingewiesen, die für derartige Statistiken mit Vorteil benützt werden kann.

Bezeichnen wir mit O den Organherd, mit L die lymphogene, mit H die hämatogene und mit I die intrakanalikuläre Metastase, durch den beigefügten Index c die Fähigkeit dieser vier Manifestationen, sich durch Kontaktwachstum auszubreiten, durch die gleichen aber in Klammern gesetzten Zeichen dagegen das Fehlen der betreffenden Ausbreitungsform, so bedeutet z. B. L_c das Vorhandensein lymphogener Metastasen, die sich selbst wieder durch Kontaktwachstum ausbreiten, (L) das Fehlen lymphogener Metastasen überhaupt und $L_{(c)}$ das Auftreten lymphogener Metastasen ohne die Fähigkeit, sich durch Kontaktwachstum auszubreiten, also abortiver lymphogener Metastasen.

Mit Hilfe dieser Abkürzungen können wir die möglichen Kombinationen kurz und anschaulich bezeichnen. Der primäre Komplex wird dann repräsentiert durch

$$O_c, \; L_c \; (H), \; (I), \qquad\qquad\qquad \text{I.}$$

d. h. es sind vorhanden Organherd und lymphogene Metastasen, beide mit der Fähigkeit, sich durch Kontaktwachstum auszubreiten, dagegen fehlt die hämatogene und lymphogene Metastasierung.

Das Stadium der Acme wird dann bezeichnet durch

$$O_c, \; L_c, \; H_c, \; I_c, \qquad\qquad\qquad \text{II.}$$

d. h. neben dem Organherd sind lymphogene, hämatogene und intrakanalikuläre Metastasen nachweisbar, die sich sämtlich durch Kontaktwachstum auszubreiten vermögen. Zwischen dem isolierten primären Komplex und dem vollausgebildeten sekundären Stadium liegen, je nachdem die hämatogene oder die intrakanalikuläre Metastasierung zuerst einsetzen, zwei theoretisch mögliche Übergangsformen

$$O_c, \; L_c, \; H_c, \; (I) \text{ und } O_c, \; L_c \; (H), \; I_c. \qquad \text{I.—II.}$$

Vom vollausgebildeten zweiten Stadium, also aus der Acme der Erkrankung führen gegen das tertiäre Stadium zu Übergangsformen dadurch, daß die humoralen Metastasen abortiv werden. Je nachdem das zuerst bei der lymphogenen oder hämatogenen Metastasierung eintritt, ergeben sich wieder zwei theoretische Übergangsstadien

$$O_c, \ L_c, \ H_{(c)}, \ I_c \quad \text{oder} \quad O_c, \ L_{(c)}, \ H_c, \ I_c. \qquad \text{II.—III.}$$

Sind beide humoralen Metastasierungen abortiv, so entsteht eine Gruppe

$$O_c, \ L_{(c)}, \ H_{(c)}, \ I_c. \qquad \text{III.}$$

Je nachdem die lymphogene oder die hämatogene Metastasierung ganz erlöschen, entstehen wieder zwei Übergangsgruppen

$$O_c, \ L_{(c)}, \ (H), \ I_c \quad \text{und} \quad O_c, \ (L), \ H_{(c)}, \ I_c. \qquad \text{III.—IV.}$$

Das letzte Glied der Kette, also die „Idee" des tertiären Stadiums, dem die Krankheit zustrebt, das sie aber in praxi wohl kaum jemals rein erreicht, bildet die Gruppe

$$O_c, \ (L), \ (H), \ I_c. \qquad \text{IV.}$$

In praxi werden die Gruppe III sowie die beiden Übergangsgruppen III—IV dem tertiären Stadium zugerechnet werden müssen, wie das auch schon oben im Text geschehen ist — die praktisch wichtigere ist wahrscheinlich O_c, $L_{(c)}$, (H), I_c — *also Organherde und intrakanalikuläre Metastasen, die beide sich durch Kontaktwachstum ausbreiten, abortive lymphogene und ganz fehlende hämatogene Metastasierung* —, während die letzte Gruppe IV wohl nur als theoretische Konzeption Bedeutung hat.

Mit Hilfe dieser kurzen schematischen Bezeichnungen wird es gelingen, statistisches Material in Gruppen gleichen biologischen Verhaltens zu gliedern, und es wird auf diese Weise die Prüfung des Vorkommens der beiden in das Schema nicht mitaufgenommenen Allergien I und II bei den verschiedenen Metastasierungsvorgängen geprüft werden können. Nach meinen bisherigen Beobachtungen und dem Sinne meiner Ausführungen sollte — soweit die Drüsenherde in Frage stehen — die Allergie I den mit dem Ausdruck I. bezeichneten Ausbreitungsweisen und Krankheitsstand zugeordnet sein, die Allergie II sich in den Gruppen I.—II. ausbilden, in der Gruppe II. voll ausgebildet sein, in den Gruppen II.—III. sich wieder zurückbilden und in der Gruppe III. und *den* weiteren Gruppen fehlen.

Die Beteiligung der Lunge an den allergischen Stadien der Tuberkulose[1].

Bei der Beurteilung einer Infektionskrankheit sind stets zwei Reihen von Erscheinungen zu berücksichtigen, die erst in ihrem Zusammenspiel uns das volle Bild der Krankheit entschleiern können.

Die erste dieser Reihen gehört in den Begriffskreis der „Sedes morbi". Die Entdeckung, daß Krankheiten einen Sitz im Körper haben, daß dieser Sitz aufgefunden und erkannt werden kann, und daß diese nachweisbaren lokalen Störungen sich für das Verständnis der krankhaften Vorgänge unentbehrlich erweisen, bedeutet gewiß einen unermeßlichen Fortschritt der Erkenntnis gegenüber der Vorstellung der Krankheit als eines unfaßbaren Dämons, der sich des Körpers bemächtigt habe. Aber wie überall, so steht doch auch neben dieser neuen Erkenntnis die Sphynx ihrer Reichweite, und je mehr sie sich im Detail der Erfahrung bewährte, desto näher rückte die Gefahr, den Geltungsbereich des gefundenen Prinzips zu überspannen, mit Hilfe des Neugefundenen alles erklären zu wollen.

Je nachdem große Entdeckungen auf dem einen oder dem anderen Gebiet noch frisch und neu sind und dadurch im Vordergrund des allgemeinen Interesses stehen, neigt die wissenschaftliche Psyche der Völker für ihre Erklärungsversuche sich mehr dem einen oder dem anderen Prinzip als der am stärksten schwingenden Apperzeptionsgruppe zu. Neuropathologie, Humoralpathologie und auch Cellularpathologie sind Beispiele solcher Überspannungen.

Um klar zu machen, was ich meine, möchte ich einige charakteristische Stellen aus dem grundlegenden Werk der modernen pathologischen Anatomie, aus VIRCHOWS Cellularpathologie, anführen. Er hat den ganzen Körper durchsucht und überall nur einzelne Zellen gefunden, schließlich wendet er sich der Frage zu, wo die Einheit des Gesamtlebens zu suchen sei. Er weist auch die Behauptung zurück, „daß das Nervensystem die eigentliche Einheit des Körpers darstelle". Auch in ihm findet er nur einzelne Zellen und das Prinzip der Arbeitsteilung. Für ihn muß demnach der „Ausgangspunkt für alle weiteren Betrachtungen", welche „über Leben und Lebenstätigkeit angestellt werden können, der Schluß sein, daß in allen Teilen eine Zerspaltung in viele kleine Zentren stattfindet und daß nirgends, soweit unsere anatomische Erfahrung reicht, ein einziger Mittelpunkt existiert, von dem aus die Tätigkeiten des Körpers in einer erkennbaren Weise geleitet werden". An einer späteren Stelle dieser Ausführungen zu Beginn der 14. Vorlesung seiner Cellularpathologie sagt er: „Was man eigentlich sucht, ist die wirkliche Einheit. Macht man sich die Schwierigkeiten klar, die einer solchen Einheit entgegenstehen, so kann es kaum

---

[1] Aus Beitr. Klin. Tbk. 52 H. 3/4.

zweifelhaft sein, daß wir durch die Phänomene unseres Ichs immer wieder irre-
geführt werden in der Deutung der organischen Vorgänge. Wir, die wir uns als
etwas Einfaches und Einheitliches fühlen, wir gehen allerdings immer davon
aus, daß von diesem selben Einheitlichen alles bestimmt werden müßte." „Alle
heutige Pflanzenphysiologie beruht auf der Erforschung der Zellentätigkeit,
und wenn man sich immer noch sträubt, dasselbe Prinzip auch in die tierische
Ökonomie einzuführen, so ist, wie ich glaube, gar keine andere Schwierigkeit
da als die, daß man die ästhetischen und moralischen Bedenken nicht zu überwinden vermag."

Das Ich mit seiner Vorstellung der Einheit führt uns also „irre"! Wenn
schon der Entdecker so sprach, der sich doch der vollen Schwierigkeit der Frage
noch bewußt sein mußte, so wird es verständlich, daß seine skruppelloseren
Schüler den Rückblick auf die Einheit noch weiter in den Hintergrund stellten,
und damit war die „Überspannung" eingetreten. So wichtig und notwendig
es war, das überall im Lebendigen aufzufindende Prinzip der Arbeitsteilung
ganz klar herauszuarbeiten, so hätte darüber doch nicht vergessen werden sollen,
daß auch ein einheitliches Gesamtleben, das allein erst dieser Arbeitsteilung
einen Sinn und die Möglichkeit des Bestehens gibt, nicht nur vorhanden ist,
sondern auch einen sehr greifbaren Sitz hat. Auch die Zelle hat noch lebende
Organe, selbst die einfachst gebaute. Und sowie wir in ihr unterteilen wollen,
erhalten wir auch hier wieder nur mehr Teile. In dieser Beziehung unterscheidet
sich das Zellenleben durchaus nicht prinzipiell von dem Leben eines vielzelligen
Organismus. Und so gut VIRCHOW und mit ihm wir alle in der Zelle als
Ganzem den Sitz des Zellenlebens sehen, so gut müssen wir den
ganzen Menschen als unzertrennliche Einheit, als Individuum,
als den Sitz seines Lebens ansprechen.

Dieser in seiner Selbstverständlichkeit lächerlich anmutende Satz ist trotzdem ein Schlüssel für alle biologischen und pathologischen Fragen und muß
ebensogut „Ausgangspunkt für alle Betrachtungen sein, die über Leben und
Lebenstätigkeit angestellt werden können".

Immer wieder handelt es sich darum, den Blick von den richtig erkannten
Teilvorgängen weg auf das Leben des Ganzen und das Leben als Ganzes zurück-
zuwenden. Auch wir Lungenärzte haben nicht kranke Lungen, sondern kranke
Menschen zu behandeln; eine isolierte Lungenkrankheit gibt es erst, wenn die
Lunge herausgeschnitten auf dem Sektionstisch liegt. Im Leben aber ist es
ein feines, viel verschlungenes, uns nur in groben und vielleicht recht äußerlichen
Zügen bekanntes Wechselspiel von Beziehungen, die nach allen Seiten — und
auf jeder der Spuren auch wieder hin und her führen — aus dem sich erst das
Gesamtgeschehen einer Krankheit zusammensetzt.

Auch der Sitz „der Krankheit" ist also in letzter Instanz der Mensch und
nicht eines seiner Organe. Stets gilt es, das Gesamtleben zu erfassen und sich
nicht zu voreilig mit einem Teilerkennen zu beruhigen. Nicht nur der lokale
Krankheitsherd wirkt auf das Gesamtleben, sondern es führen auch sehr
wichtige Einwirkungen vom Gesamtleben auf den Einzelherd
zurück. Solche Rückwirkungen oder Reaktionen zeigen sich gerade für
den Ablauf der Infektionskrankheiten von ganz ausschlaggebender Wirkung.
Von ihnen sind Ausbildung und Ausbreitung der lokalen Störungen gerade bei
den Infektionskrankheiten aufs deutlichste beeinflußt. Ihre Berücksichtigung

wird uns die zweite Reihe von Erscheinungen ergeben, die wir heute für die Erklärung des krankhaften Geschehens im Gefolge der sog. Infektionen heranziehen können.

Ausbildung der lokalen Krankheitsherde.

Neben dem Leben der Teile müssen wir also stets auch die lebendige Einheit im Auge behalten. Haben wir einen Tuberkulösen vor uns, so wird unsere nächste Aufgabe gewiß die Auffindung der Sedes morbi dieses Krankheitsfalles sein müssen. Wir werden uns aber z. B. schon von allem Anfang an dessen bewußt bleiben, daß auch die Frage nach dem Krankheitssitz im alten Sinn erst erledigt ist, wenn wir sämtliche lokalen Störungen im gesamten Organismus aufgefunden haben, soweit sie unseren heutigen Untersuchungsmethoden irgendwie zugänglich gemacht werden können. Wie bei jeder Infektionskrankheit, müssen wir weiter zwischen der Verbreitung der Krankheitserreger und der Ausbildung sichtbarer Lokalherde von krankhaftem Strukturbild im Körper unter ihrem Einfluß unterscheiden. Bei der Tuberkulose bildet sich allem Anschein nach *stets* am Orte des Eindringens oder in seiner Nähe ein wenn auch kleiner erster Krankheitsherd, der Primärinfekt, bei gleichzeitiger oder rasch aufeinander folgender Ansteckung auch mehrere derartige von außen in den Körper hineingelangte Erstlingsherde. Von ihnen breitet sich dann die Krankheit weiter im Körper aus. Behalten wir zunächst die Ausbildung der sichtbaren Krankheitsherde im Auge, so können wir für sie vier Ausbreitungsweisen unterscheiden, die etwas verschiedene Bedingungen ihres Auftretens aufweisen und deshalb da, wo sie vorhanden sind, einige Rückschlüsse erlauben.

Die erste derartige Ausbreitungsweise ist das Kontaktwachstum des Herdes, durch das der Herd aus sich heraus durch die homologe Infektion von Zelle zu Zelle in den Randschichten gegen das Gesunde hin sich vergrößert.

Diesem unmittelbaren Herdwachstum stehen drei Arten der Metastasierung, d. h. also der Verschleppung über mehr oder weniger weite, gesund bleibende Zwischenstrecken hin, gegenüber. Sie können nur auf den vorhandenen vorgebildeten Wegen entstehen und wir finden deshalb solche Verschleppungen in erster Linie innerhalb des Gefäßsystems, und zwar sowohl auf dem Wege der Lymphgefäße wie auf dem der Blutgefäße.

Die lymphogene Metastasierung als zweiter Ausbreitungsweg der tuberkulösen Herderkrankung führt zunächst in die regionären Lymphdrüsen, erst nach ihrem Passieren in die Blutbahn.

Zwei Beziehungen sind dabei vor allem im Auge zu behalten. Erstens ist die Lymphdrüse nicht ein Filter, das selbst die kleinsten corpusculären Elemente schon in seiner Randschicht ohne Ausnahme zurückwiese und aus der Lymphe abfiltrierte. Das hat noch VIRCHOW geglaubt und sich dabei auf Befunde von Tusche-, Pulver- und Zinnoberkörnchen nur in den Randschichten unmittelbar beim Vas afferens bezogen. Wir wissen heute, daß ihrer Anlage nach die Lymphdrüse ein Klärbecken darstellt. In ihr sind vielgestaltige, maschige Hohlräume in die Lymphgefäße eingeschaltet, in denen die Strömungsgeschwindigkeit sich zweifellos sehr stark verlangsamt, die aber kein absolutes räumliches Hindernis für das Passieren auch von viel gröberem corpusculärem Material darstellen. Wir sehen denn auch, daß nicht etwa nur eine vorgelagerte regionäre

Drüse erkrankt, sondern regelmäßig eine ganze Drüsenkette. Zum zweiten ist zu berücksichtigen, daß die Lymphgefäße überall in den Saftspalten der Gewebe ihren Anfang nehmen. Dadurch, daß auch der mit der Lymphe wandernde Tuberkelbacillus vom Rande des Herdes, in dem er gewachsen ist, zunächst in die Saftspalten gerät und hier schon sehr bald liegenbleiben, sich vermehren und einen neuen kleinen Tuberkel verursachen kann, stehen diese Saftspalten-tuberkel in der unmittelbaren Umgebung eines tuberkulösen Herdes auf der Grenze zwischen dem Berührungswachstum und der lymphogenen Verschleppung. Sie werden als Resorptionstuberkel bezeichnet und geraten beim weiteren Wachstum des Mutterherdes in seinen Bereich und werden so zu Bestandteilen jedes größeren „Konglomerattuberkels".

Eine zweite Form der Metastasierung ist die Verschleppung auf dem Blutwege. Haftfläche ist dann eine der vorgelagerten Capillarflächen, also entweder die Lungencapillaren — nach ROMBERG vor allem die feineren Capillaren der Lungenlymphfollikel — oder die Capillaren des großen Kreislaufes.

Schließlich können Verschleppungen auch auf allen anderen vorhandenen, vorgebildeten Wegen erfolgen, also in Drüsengängen, den großen Lymphräumen, den Sehnenscheiden z. B., dann im Darmrohr, im Bronchialbaum, im Genitaltrakt usw. Für diese dritte Metastasierungsform habe ich die Bezeichnung intrakanalikuläre Metastasierung vorgeschlagen und leider auch noch keine bessere kurze Benennung dafür auffinden können. Sie faßt also alle Metastasierungen in vorgebildeten Höhlen- und Röhrensystemen des Körpers zusammen, soweit sie nicht den Blut- und Lymphgefäßsystemen angehören.

Der Kern meiner Beobachtungen ist nun darin enthalten, daß diese verschiedenen Ausbreitungsweisen sich in den verschiedenen Entwicklungsphasen der Krankheit ganz verschieden zu einem momentanen Gesamtbild der Krankheit zu kombinieren pflegen, so daß auf diese Weise sich verschiedene — d. h. biologisch ungleichwertige — Krankheitsphasen unterscheiden lassen. Die Tuberkulose als typische chronische und rekurrierende Krankheit zeigt diese verschiedenen Phasen oft zeitlich ungeheuer weit auseinandergezogen. Nur die von vornherein sehr rasch verlaufenden schweren Erkrankungen zeigen einigermaßen den gedrängten Ablauf, den wir von den akuten Infektionskrankheiten her kennen. Die weit überwiegende Mehrzahl aller Infektionen schreitet so langsam fort, daß wir oft Jahre und selbst Jahrzehnte lang das gleiche Entwicklungsstadium der Krankheit bestehen bleiben sehen und daß bei den langsamsten, leichtesten Formen selbst das ganze Leben zu einer vollen Entwicklung bis zu den Endstadien nicht mehr ausreicht. Zeiten des scheinbaren Stillstandes wechseln dabei mit Zeiten des rascheren Fortschreitens. Klinische Heilung ist bei den leichten Fällen ungemein häufig, während eine völlige pathologisch-anatomisch nachweisbare Ausheilung selbst bei wenigen kleinen Krankheitsherden zu den Seltenheiten gehört.

Bleiben wir zunächst immer noch bei der alleinigen Betrachtung der Krankheitsherde nach Zahl, Größe und Anordnung, so lassen sich drei aufeinanderfolgende Hauptanordnungen unterscheiden.

Die erste ist diejenige des Primärkomplexes. Er setzt sich zusammen aus dem Ort der ersten Ansiedlung — dem eigentlichen Primärinfekt —, und den lymphogenen Metastasen in den ihm regionären Lymphdrüsen und Lymphgefäßen. Offenbar haben die Bacillen außer ihrem allerersten Ansiedlungsplatze in den unmittelbar anschließenden Lymphgefäßen und den nächsten vorgelagerten Lymphdrüsen zunächst die besten Ansiedlungsbedingungen. Wir werden dabei zum Verständnis der so auffallend rasch sich bildenden Drüsenmetastasen daran denken dürfen, daß die Bacillen in den regionären Lymphdrüsen geradezu angesammelt, wenn auch nicht restlos abfiltriert werden. Die zur Herdbildung nötige Konzentration und Ruhe wird also hier ziemlich gleichzeitig mit dem primären Herd erreicht.

Bei der großen Anzahl leichter Infektionen hat dieser Primärkomplex einen beträchtlichen zeitlichen Vorsprung vor den übrigen Ausbreitungsweisen und kann deshalb in dieser Zeit als „isolierter Primärkomplex" ohne weitere sichtbare Sedes morbi beobachtet werden. Die Krankheit kann in diesem Stadium schon zur Abheilung kommen.

Als Zeichen einer weiter fortgeschrittenen Erkrankung finden wir das Auftreten zweifelloser hämatogener, also auf dem Blutweg verschleppter Metastasen. Die Krankheit kann sich damit im ganzen Körper verbreiten, obwohl immer zu beachten ist, daß die Organe für das Haften hämatogener Metastasen recht verschieden empfänglich sind. Die rasche und reichliche hämatogene Ausbreitung ergibt das bekannte Bild der Miliartuberkulose. Sie kommt aber sowohl akut als subchronisch und chronisch vor, und die von ihr gesetzten Herde können zahllos, oder doch sehr reichlich bis äußerst spärlich sein. Die akute allgemeine Miliartuberkulose ist also nur der extremste Fall einer auch sonst gesetzmäßig sich einstellenden Ausbreitungsweise.

Gegenüber dem geschilderten Primärkomplex kann eine Krankheit, bei der hämatogene Ausbreitungsweise nachgewiesen ist, als sekundäre, gegenüber dem stets auf ein Organ beschränkten Charakter des Primärkomplexes aber bei der Möglichkeit, im gesamten Körper an jeder Stelle aufzutreten, als generalisierte Tuberkulose bezeichnet werden. Spätere Entwicklungsformen unterscheiden sich sehr deutlich von den geschilderten durch das Zurücktreten einzelner Ausbreitungsweisen.

Der Primärkomplex zeigt neben der lymphogenen Ausbreitung ein sehr ausgesprochenes Kontaktwachstum der Herde. Neben den bekannten rundlichen Primärinfekten bilden sich auch zusammenhängende verkäsende Herde in den zugehörigen Lymphdrüsen, die in ihrer Gesamtheit meist größer sind als der oder die Primärherde zusammengenommen. Auch in den Drüsen entstehen also nicht nur einzelne zerstreute Tuberkelchen, sondern zusammenhängende größere Käseherde.

Ist der isolierte Primärkomplex auf Kontaktwachstum und lymphogene Metastase beschränkt, so tritt im sekundären Stadium neben diese beiden Ausbreitungsweisen die hämatogene und früher oder später auch die intrakanaliculäre Metastasierung. Der Krankheit sind nunmehr also alle Wege offen und sie bedient sich je nach den örtlichen und sonstigen Bedingungen bald des einen, bald des anderen, bald aller vier gleichzeitig. Sie hat damit ihren Höhepunkt, ihre Acme, erreicht. Bei den von vornherein schwer verlaufenden Formen tritt in diesem Stadium früher oder später der Tod ein.

Nur die leichteren, langsamer verlaufenden Erkrankungen können über dieses Stadium hinaus zu weiteren Entwicklungsformen vordringen, soweit sie nicht, was bei der Tuberkulose in jedem Stadium möglich zu sein scheint, klinisch, in seltenen Fällen vielleicht auch anatomisch ausheilen. Bei diesem weiteren Fortschreiten entwickelt sich allmählich ein neues Bild. Die humoralen Metastasen — die sich ja immer ruckweise ausbilden — treten dabei zurück, werden immer seltener, geringfügiger oder vereinzelter, und werden schließlich mehr oder weniger rudimentär oder bleiben ganz aus. Es handelt sich dabei nicht darum, daß den Bacillen in diesen Spätstadien der Weg in die Lymphgefäße und Lymphdrüsen oder in die Blutgefäße vollkommen verlegt wäre. Das läßt sich sogar mit Sicherheit ausschließen. Sondern es handelt sich darum, daß auch bei Verschleppungen von infektiösem Material Metastasen nicht mehr recht angehen, jedenfalls keine größeren, aus sich selbst wachsenden Sedes morbi erzeugen. Daß infektiöses Material noch in die Blutbahn gelangt, wissen wir nicht nur seit LIEBERMEISTER direkt durch die Blutuntersuchungen, sondern auch aus dem Nachweis eben der rudimentär bleibenden Herdchen in Lymphdrüsen und anderen Organen, wie z. B. im Auge, und ihrer Häufung in den langen, qualvollen Wochen einer verglimmenden Vita minima, in denen der reine Phthisiker zugrunde zu gehen pflegt. Dieses Ausbleiben der humoralen Metastasen ist also ein sehr wichtiger Zug im Krankheitsbild und wird uns je nach seinem Grade berechtigen, von einer Spätform der Tuberkulose, also einer spätsekundären oder tertiären Erkrankung zu sprechen.

Schon während des Abheilens der spontan heilenden oder therapeutisch ausreichend günstig beeinflußten sekundären Formen tritt die weitere Ausbreitung durch humorale Metastasierung gewöhnlich stark zurück. Wo sie das nicht tut, tritt eben keine Heilung ein. Wo die humoralen Metastasen aber ausbleiben, entscheidet über das weitere Schicksal des Kranken und der Krankheit das Kontaktwachstum der bis dahin gesetzten Herde und die intrakanalikuläre Verschleppung.

Das Schlußbild innerhalb der Entwicklungsphasen der menschlichen Tuberkulose bildet eine Erkrankung des offenbar für Infektion wie für Weiterentwicklung der Krankheit disponiertesten Organes, der Lunge. In diesen echten tertiären Formen, über deren Entstehung wir noch wenig Sicheres wissen, finden wir nur mehr zwei Ausbreitungsweisen, das Kontaktwachstum der vorhandenen Herde und die bronchogene — also intrakanalikuläre — Ausbreitung. Wir finden also am Ende der Krankheitsentwicklung wieder eine Art Analogon des isolierten Primärkomplexes, eine isolierte Organtuberkulose der Lunge, diesmal aber nicht zusammengesetzt aus durch Kontaktwachstum und lymphogene Ausbreitung, sondern aus Kontaktwachstum und intrakanalikuläre Metastasierung entstandenen Herden.

Bei diesem Hervortreten einer bestimmten Organerkrankung und dem Zurücktreten der humoralen Metastasen sehen wir aufs deutlichste zwei Faktoren wirksam werden, die uns zu einer zweiten Reihe von Vorgängen überleiten. Es sind das die Disposition und ihr Widerspiel, die Immunität. Beides sind kurze Sammelnamen für ein offenbar sehr verwickeltes Geschehen und bedürfen aufs dringendste einer näheren begrifflichen Verarbeitung. Es ist selbstverständlich, daß diese begriffliche Verarbeitung ihren Wert ausschließlich aus der Vollständigkeit erhält, mit der sie das heute bekannte Tatsachenmaterial zu ordnen und als Leitfaden — als sog. heuristisches Prinzip — für weitere Beobachtungen und Entdeckungen zu dienen vermag.

Auch bei der Immunität und bei der Disposition treffen wir sofort wieder auf die Frage nach dem Sitz des Geschehens, denn wir stoßen bei ihrer

Erforschung sofort auf typische Äußerungen des Gesamtlebens, des Lebendigen als Einheit, und neben diesem wieder auf Vorgänge, die sich in einzelnen Teilen des lebendigen Körpers lokalisieren. Es ist sehr reizvoll, der Geschichte unserer wissenschaftlichen Begriffe nachzugehen. Sie zeigen eine Art Ontogenese mit Analogien zum biogenetischen Grundgesetz. So wiederholt denn auch die Begriffsbildung z. B. bei der Immunität Entwicklungsphasen, die der Lebens- und mit ihm der Krankheitsbegriff als Ganzes schon durchschritten haben. Das erste Stadium enthält noch den vollen Blick auf die Einheit, die weitere Analyse erst gibt dem vereinfachenden allgemeinen Begriff nach und nach die Einzelheiten eines schließlich überreich werdenden Beobachtungsmaterials. Damit wird die Einheit wieder fraglich. Der antizipierte Begriff muß sich vor dem Beobachtungsmaterial schließlich noch einmal legitimieren und wird verworfen oder aufgeteilt werden müssen, wenn er sich an ihm nicht bewähren konnte.

Solange wir von der Immunität nur die gröbsten Umrisse kannten, lag es nahe, sie unter allen Umständen als Änderung des Gesamtlebens aufzufassen, und zwar als allgemein und typisch geänderte Reizantwort auf eine gleichbleibende Reizursache. So wie man aber näher zusieht, genauer untersucht, und über ein allmählich anwachsendes Beobachtungsmaterial verfügt, findet man, daß sich neben Gesamtänderungen der Reizantwort auch analoge Teilvorgänge an einzelnen Organen, Geweben, Zellen auffinden lassen.

Disposition und Immunität gehören als begriffliches Gegenpaar so notwendig zueinander wie Licht und Schatten. Wenn wir also unter Disposition, wie allgemein üblich, ein über das Übliche hinausreichendes Erleichtertsein des Erkrankens verstehen wollen, so ergibt sich daraus schon die Berechtigung, unter Immunität die deutlich nachweisbaren Behinderungen des Erkrankens zusammenzufassen. Von der Disposition wissen wir, daß sie offenbar von sehr verschiedenen Faktoren beeinflußt und hervorgerufen werden kann. Wir kennen aber auch schon Immunitäten von prinzipiell ganz verschiedenem Mechanismus oder Chemismus und von ganz verschiedenem Grade und Dauer. Wie wir schließlich Organdispositionen oder Systemdispositionen kennen, so treffen wir in dem von mir zusammengetragenen Beobachtungsmaterial auf entsprechende Teilimmunitäten. Sie sind bei den beschriebenen Tuberkuloseformen ganz augenfällig. Sie müssen näher studiert und in unsere Gedankenrechnung eingesetzt werden. Es wird vergebliche Mühe sein, wenn man versucht, sie wegzudisputieren.

Als Definition von Disposition ergibt sich nun das Eintreten von Krankheit oder Krankheitserscheinungen ganzer Organismen oder ihrer Teile unter Bedingungen, unter denen gleichartige Individuen oder ihre Organe sonst nicht in dieser Art erkranken würden, und dementsprechend für Immunität das Ausbleiben von Krankheit oder Krankheitserscheinungen unter Bedingungen, unter denen sie sonst eingetreten wären. Der springende Punkt für die Beurteilung ist dabei, daß der Grund für das Auftreten und Ausbleiben von Krankheit bei der Gleichheit aller übrigen Bedingungen nur mehr in Eigenschaften des Lebendigen selbst gesucht werden kann. Unter spezifischer erworbener Immunität ist dann das Ausbleiben von Krankheit oder einzelnen Krankheitserscheinungen infolge des Überstehens oder Vorhandenseins der gleichen Krankheit oder der künstlichen Vorbehandlung mit dem gleichen Krankheitserreger oder von ihm stammender Produkte zu verstehen.

Es kann keinem Zweifel unterliegen, daß das Ausbleiben der humoralen Metastasen in der geschilderten Weise als eine Teilimmunität aufgefaßt werden muß, und daß sie tatsächlich häufig und leicht beobachtet werden kann. Da es sich um nichts prinzipiell Neues handelt, ist es wissenschaftlich ratsamer, mit dem alten Begriff auch das alte Wort zu verwenden als einen neuen terminus technicus mit allen seinen Gefahren der Unverständlichkeit und der Verwechslung einzuführen. Wir müssen also den Begriff der Immunität unterteilen an der Hand der tatsächlichen Beobachtungen. Wie wir schon langdauernde und kurzdauernde Immunitäten, sowie absolute und relative Grade derselben kennengelernt haben, so stoßen wir also hier auf eine Teilimmunität, die zwar das Krankheitsbild sehr wesentlich zu verändern vermag, nicht aber notwendig die dauernde Heilung der Gesamterkrankung und völlige Verhinderung jeder Neuansteckung herbeiführen muß. Es ist übrigens ja auch schon seit BEHRING von einer „humoralen" und einer „cellulären" Immunität gesprochen worden, Unterscheidungen, die offenbar nach einer ähnlichen Richtung deuten, wenn sie auch mehr theoretische Konzeptionen als der Ausdruck für tatsächliche Beobachtungen waren.

Die Untersuchung der lokalen und allgemeinen Reaktionsweisen scheint mir nun ein weiteres, für die schärfere Erfassung der Entwicklungsphasen der Tuberkulose wichtiges Material zu liefern, und zwar glaube ich in ihnen den speziellen Ausdruck eines allgemeinen Gesetzes für den Ablauf der Infektionskrankheiten wieder erkennen zu können.

Auch dieses Gesetz der Infektionskrankheiten ist wieder in noch allgemeineren Eigenschaften des Lebendigen verankert. Wir wissen alle, daß die gleiche reizauslösende Ursache vom gleichen Geschöpf durchaus nicht stets wieder auf die gleiche Weise beantwortet wird. Es ist sogar sehr viel häufiger, daß spätere Antworten anders ausfallen als die erste. Die Antwort kann sich in ihrem Wesen gleich bleiben und nur in ihrem Grade verändern; die Antwort kann dann rascher, geordneter und kräftiger ausfallen, oder sie kann langsamer und geringer werden, bis sie ganz ausbleibt. Wir sprechen in dem einen Fall von Übung, in dem anderen Fall von Gewöhnung. Bei den den allgemeinen Lebenslauf störenden Reizursachen, unter denen wir die krankheitsauslösenden Wirkungen der Außenwelt zu suchen haben, können wir zwei ähnliche, ganz große, erste Unterteilungen vornehmen. Es gibt Reize, die bei ihrer Wiederholung immer fühlbarer, schließlich vollkommen unerträglich werden, deren Wiederholung also die Reizbarkeit steigert und solche, die nach und nach immer weniger, schließlich überhaupt nicht mehr gefühlt werden. Die erste Reihe der erzielten Reizantworten können wir als *Ausdruck einer sich einstellenden* Überempfindlichkeit, die zweite als Immunität bezeichnen. Wir gewinnen damit den Anschluß an ein sehr vielfältiges und heute noch sehr verworrenes Beobachtungsmaterial, das unter den Schlagwörtern Anaphylaxie, Überempfindlichkeit und Immunität gesammelt ist, während beide Erscheinungen nach PIRQUET unter dem allgemeinen Begriff der Reizantwortsänderungen, der Allergie, zusammengefaßt werden.

Man hat diese Reizbarkeitsänderungen zunächst in experimentellen Versuchen mit den Erregern oder ihren Leibes- und Ausscheidungsstoffen studiert. Es ist aber schon von PIRQUET, dem wir die wichtigsten Beobachtungen auf diesem Gebiet verdanken, gezeigt worden, daß sich die von ihm entdeckten Änderungen auch im Krankheitsablauf selbst ohne weiteres erkennen lassen.

Die gleiche Betrachtungsweise habe ich auch auf das anatomische und mikroskopische Strukturbild des Krankheitsherdes angewendet, und sie hat sich auch hier für das Verständnis des krankhaften Geschehens als verwendbar erwiesen.

Gesetz des zyklischen Ablaufs der Infektionskrankheiten.

Bleiben wir wieder bei den großen Außenlinien der uns bis heute zugänglich gewordenen Krankheitsbilder, so sehen wir, daß jede Infektionskrankheit naturgemäß von einer gewissen normalen jungfräulichen Erregbarkeit, einem Zustand der Unberührtheit, ihren Ausgang nimmt. Unter der dauernden Einwirkung des infektiösen Virus stellt sich, nach einer gewissen Vorbereitungszeit — dem Inkubationsstadium — und einer Periode der ersten Ansiedlung, zunächst eine deutliche Reizbarkeitssteigerung ein, die sich durch Zunahme oder auch Neueintreten sog. entzündlicher Erscheinungen zu erkennen gibt. Diese entzündlichen Erscheinungen sind im wesentlichen akut und exsudativ. Sie sind uns allen bekannt aus den am stärksten ins Auge fallenden Beispielen akuter Allgemeininfektionen, z. B. also den Exanthemen bei Scharlach, Masern, Pocken usw. Es ist nicht notwendig, daß diese entzündlichen Erscheinungen sich ausschließlich oder vorwiegend auf den äußeren Bedeckungen zeigen, sie sind hier nur am auffälligsten. Mit der Weiterentwicklung der Erkrankung steigern sich die Störungen des Lebensbetriebes durch die Krankheitserscheinungen. Die Ausbreitung der Krankheitserreger, die Ausbildung zahlreicher Krankheitsherde mit lokalen Störungen unmittelbar lebenswichtiger Organe oder die Schwere der Allgemeinerkrankung kann in dieser Entwicklungszeit zum Tode führen. Übersteht der Organismus diesen Angriff — wobei dahingestellt sein soll, ob durch die Steigerung der Reizantwort oder trotz derselben — so machen sich bald Erscheinungen einer Reizminderung, bei den akuten Infektionskrankheiten meist einer rasch einsetzenden und sehr vollständigen Gesamtimmunität geltend. Unter ihnen kann — bei Fehlen nicht rasch genug reparabler Organstörungen, die sonst als Sedes morbi von verschiedenem Charakter und sehr verschiedener Gefährlichkeit bestehen bleiben und den weiteren Krankheitsablauf beherrschen — die Rekonvaleszenz und Heilung eintreten.

Dieses „Gesetz des zyklischen Ablaufes" der alten Autoren ist so typisch, daß es schon lange vor der Entdeckung der Infektionserreger zur richtigen Charakterisierung der durch ein damals nur supponiertes Contagium vivum ausgelösten Krankheitsformen dienen konnte. Es läßt sich auch bei der Syphilis und bei der Tuberkulose wieder erkennen. Auch bei der Tuberkulose folgt auf ein erstes Stadium mehr oder weniger rasch eine eigenartige Reizbarkeitssteigerung, durch die akut entzündliche Erscheinungen einen sehr ins Auge fallenden Anteil am Krankheitsbild erhalten. In dieser Entwicklungszeit, die den frühen Zeiten der hämatogenen Dissemination entspricht, wenigstens soweit erkennbare krankhafte Wirkungen von ihr ausgehen, finden wir nicht nur sehr auffällige, spontane entzündliche Erscheinungen auf der Haut, den Schleimhäuten und in den Randpartien der Sedes morbi, sondern wir können die gleiche Reaktionsänderung auch im Experiment nachweisen. Bei der Einverleibung von ganzen Bacillen, Bacillenleibesstoffen oder Tuberkulin sehen wir diese Reaktionsweise in akuten exsudativen Entzündungen am Applikationsort und in der Randzone von lokalen Herden auftreten. Da das Tuberkulin beim gesunden, von Tuberkulose unberührten, nicht umgestimmten Organismus derartige Wirkungen nicht besitzt, tritt diese Beobachtung in Analogie zur echten Anaphylaxie, also z. B. dem Nachweis der Sensibilisierung gegen ein bestimmtes Eiweiß mit Hilfe der Stichreaktion.

Da diese Umstimmung sich an allen Körperstellen nachweisen läßt, so können wir nicht umhin, sie auf die parenterale Verarbeitung von Bacillen und deren Derivaten zu beziehen. Bleiben wir dabei im üblichen naiv-stofflichen Bild der heutigen Humoralpathologie, so werden wir an Bildung von Reaktionsstoffen und ihre sehr weitgehende Verbreitung im Körper denken.

Die Betrachtung der Reaktionsweise führt uns also hier von den Sedes morbi selbst weg, denn es ist unwahrscheinlich, daß diese Verarbeitung ausschließlich oder auch nur vorwiegend in den lokalen Krankheitsherden sich vollzieht. Seit den Untersuchungen von LIEBERMEISTER wissen wir, daß infektiöses Material in großem Umfang in die Blutbahn gerät, ohne daß eine entsprechende Anzahl von lokalen Herden sich ausbildet; und es erscheint heute als gut begründete Ansicht, daß gerade dieses scheinbar wirkungslose Material zum guten Teil abgebaut und damit zur Ursache der Reaktionsänderung wird. Im Beginn der sekundären Phase begegnen wir also neben der hämatogenen Ausbreitung der Lokalherde auch einer Sensibilisierung des Gesamtorganismus, bei der ebenfalls der Blutweg eine ausschlaggebende Rolle spielt. Diese Sensibilisierung ist zunächst wie bei allen bisher durchgeprüften Eiweißarten in gewissem Sinne unspezifisch, insofern als ihr Produkt bei allen einen sehr gleichartigen allgemeinentzündlichen Charakter trägt.

Sekundäre Tuberkulosen.

Zu diesen vorwiegend entzündlichen Manifestationen der Tuberkulose gehören z. B. die meisten Formen der Tuberkulide und ganz besonders typisch die Phlyktäne. Sie stellen örtliche Störungen dar, die trotzdem keine dauernden Sedes morbi werden. Ähnliche entzündliche Reaktionen stellen sich aber auch für mehr oder weniger lange Dauer in den Herden und namentlich in ihren Randzonen ein. Dabei kann der in dieser Form reagierende Herd selbst sehr geringfügig sein. Wir wissen für die Tuberkulide und Phlyctänen, daß hier offenbar schon geringfügigste Mengen eines mehr oder weniger stark abgebauten Virus ohne jede Vermehrungsfähigkeit am Orte ihres Haftenbleibens solche Reaktionen auslösen können; wir dürfen uns also nicht wundern, wenn in dieser Entwicklungszeit der Krankheit auch geringfügige Herde in den Drüsen oder auch in anderen Organen, z. B. in den Lungen, zeitweise sehr starke entzündliche Reaktionen verursachen. So treffen wir z. B. für unser spezielles Beobachtungsgebiet auf hartnäckige Erkrankungen im wesentlichen katarrhalischer Natur, als deren Grundlage nur vergleichsweise recht geringfügige Herde und Herdchen in Lungendrüsen und im Lungenbindegewebe sich nachweisen lassen. Diese Erkrankungen wurden vor meinen Untersuchungen entweder als larvierte Tuberkulosen bezeichnet oder mit der isolierten Phthise, also dem Endstadium der Tuberkulose, zusammengeworfen, immer vorausgesetzt, daß sie überhaupt richtig erkannt wurden. Sie sind aber weder larviert, denn sie lassen sich mit Hilfe des Röntgenbildes und der klinischen Untersuchung ohne weiteres diagnostizieren, noch sind sie, wie später noch ausgeführt werden soll, mit der Phthise zu identifizieren.

Von diesen humoral sich ausbreitenden Tuberkulosen mit großer Neigung zu entzündlicher Randreaktion gibt es alle Schweregrade, von den leichtesten, nur durch einzelne Tuberkulide und Phlyktänen und die positive Tuberkulinhautreaktion sich verratenden Formen, bis zu den schwersten, unter Bildung zahlreicher ausgedehnter Lokalherde und der miliaren Form der Ausbreitung zum Tode führenden Formen. Dazwischen liegt das große Gebiet der chronischen generalisierenden Tuberkulose mit ihren zahlreichen, zu ausgedehnten entzündlichen Einschmelzungen führenden Herden.

Ausgedehnte Lungenherde sind immer eine äußerst schwere Erkrankung. Während man selbst bei den größten Weichteileinschmelzungen dieser sekundären Tuberkulosen und auch bei sehr großer Zahl derartiger Herde im Gebiet des großen Kreislaufes die Hoffnung durchaus nicht aufzugeben braucht, sondern ans Wunderbare grenzende Heilungen, vor allem unter Sonneneinwirkung, geradezu zur Tagesordnung gehören, so gilt das gleiche nicht mehr für die Lungen. Zwar kommen auch große Hilusdrüsenherde noch zur Abheilung, aber größere einschmelzende Lungengewebsherde doch ungleich seltener als die entsprechenden Herde z. B. des Bindegewebes und der Knochen. **Die Lunge ist offenbar ein Organ, das mit der tuberkulösen Lokalerkrankung ganz besonders schwer fertig wird.** Immerhin gilt auch noch für die hierher gehörigen Lungenerkrankungen, daß es sich um vergleichsweise akute Entzündungsformen handelt und daß gelegentlich auch in der Lunge hier Heilungen vorkommen, wie man sie später nicht mehr zu sehen bekommt. Das gilt besonders auch von den sekundären kavernösen Lungentuberkulosen der Kinder.

Klinisch ist aber ein anderer Zug für diese Krankheitsbilder von allergrößter Wichtigkeit. Soweit die akute Entzündung nur Reaktion des Organismus ist, ist sie ebenso reparabel wie die Stichreaktion bei irgendeiner der Tuberkulinreaktionen. Wir können deshalb sehr hochgradige exsudative Entzündungen, selbst wo sie durchaus den Charakter katarrhalisch-pneumonischer Erkrankungen annehmen, bei derartigen Tuberkulosen sehr rasch entstehen, aber auch erstaunlich rasch wieder abklingen sehen. Wir finden dann bei einer Person, die vorher vielleicht nur ganz geringfügige, lokalisierte, chronisch bronchitische Erscheinungen in der Nähe der dauernden Sedes morbi aufgewiesen hatte, mit einem Schlag ein sehr schweres klinisches Bild, Dämpfung, viel entzündliches Sekret, Erscheinungen der Konsonanz von verschiedener Stärke, so daß man geneigt ist, an eine schwere Ausbreitung der früher gutartigen und stationären Tuberkulose zu glauben. Es kann tatsächlich dieser Zustand in eine solche Ausbreitung überführen; viel häufiger ist es aber, daß es sich lediglich um eine akute entzündliche Reaktion handelt, die nahezu so rasch wieder verklingt, wie sie entstanden ist. Derartige klinische Bilder, zu denen z. B. ein großer Teil der sog. eintägigen Pneumonien der Kinder zu rechnen ist — ich habe einen solchen von anderer Seite als eintägige Pneumonie angesprochenen Fall bei kindlicher Hodentuberkulose schon 1894 mitbeobachtet —, sind in ihrer völligen Unvereinbarkeit mit dem klinischen Bild der echten isolierten Phthise der eigentliche Anstoß zu meinen Untersuchungen gewesen. Sie müssen jedem Lungenarzt bekannt sein. Allerdings kommen sie in der allgemeinen und namentlich der Kinderpraxis viel häufiger vor als in Sanatorien. Sie sind bei den Tuberkulosen mit Herden im großen Kreislauf viel häufiger als bei den klinisch sich auf die Lungen beschränkenden Formen. So kommt es, daß in den Lungensanatorien gerade diese Formen vergleichsweise sehr selten sind. Ich selbst habe sie bei 6jähriger Tätigkeit im Sanatorium dort niemals zu Gesicht bekommen, wohl aber häufig bei meiner Tätigkeit im Kinderspital, als Schularzt, als Fürsorgearzt und in der Stadtpraxis.

Die eigenartige spezifische erworbene Überempfindlichkeit dieser frühen Tuberkuloseformen zeigt eine ganze Reihe der interessantesten Beziehungen. Ich will mich dabei durchaus auf die Beobachtungen beschränken, um so mehr als Versuche zu einer theoretischen Deutung heute noch nur zu sehr problematischen Ansichten führen können. Die Beobachtung am Kranken zeigt, daß sie sich häufig vergesellschaftet mit einer Art Gruppenüberempfindlichkeit. Was dabei das Primäre ist, läßt sich heute noch nicht unterscheiden, doch sehen wir alle möglichen Formen von Ekzem, dann von Asthma, von Pollenüberempfindlichkeit usw. gerade mit Formen der Tuberkulose vergesellschaftet, die in dieser Überempfindlichkeitsperiode „stecken geblieben" sind. Es sind leichte generalisierte Tuberkulosen, sowohl nach der Art der Anordnung und der Größe der Sedes morbi, wie nach der Reaktionsweise gegen die Bacillenstoffe, die wir ganz außerordentlich häufig neben den genannten Erkrankungen nachweisen können. Die tuberkulöse Erkrankung zeigt dabei meist wenig Neigung zu Vor- oder Rückschritten; daher stammt die alte klinische Angabe, daß Asthma und Tuberkulose sich gegenseitig meist ausschließen. Man darf sich darauf aber durchaus nicht verlassen, und ich habe genug traurigste Beispiele dafür erlebt, daß über den augenfälligen Überempfindlichkeiten anderer Art eine fortschreitende Tuberkulose übersehen wurde und dann nach langen Jahren des Unbemerktbleibens unaufhaltsam zum Tod geführt hat.

In dieser Hinsicht sind also auch die sonst so außerordentlich zutreffenden und genauen Angaben HOLLOS zu vervollständigen. Ich glaube ihm sehr gerne, daß er unter seinem Sanatoriumsmaterial aus derartigen ganz leichten, überempfindlichen, generalisierten sekundären Tuberkulosen der Lunge, die er im Anschluß an meine Untersuchungen als „juvenile Form" der Lungentuberkulose der Phthise gegenüberstellt, noch keine schwere Lungentuberkulose hat entstehen sehen. Es ist das erstens selten und braucht zweitens sehr lange Zeit, aber unmöglich ist es nicht. Je mehr er sein Augenmerk auch auf die schwereren derartigen Formen richten wird und die Anamnese der destruktiven Tuberkulosen rückverfolgt, desto eher wird er gelegentlich auch gleiche Beobachtungen machen können.

Je leichter diese generalisierenden Tuberkulosen sind, um so mehr tritt naturgemäß der tuberkulöse Herd in den Hintergrund, so daß schließlich die geschilderten Überempfindlichkeiten als einziges bemerkbares Krankheitssymptom übrig bleiben. Man darf natürlich nicht in den Fehler verfallen, alle solchen Überempfindlichkeiten der Tuberkulose zur Last zu legen. Es kommen hier offenbar dispositionelle Momente, vielleicht auch Virulenzgrade des Erregers mit ins Spiel, selbst soweit es sich um nur durch den Kontakt mit dem tuberkulösen Virus ausgelöste Überempfindlichkeiten handelt. Es gibt aber, namentlich im Kindesalter, eine große Reihe andersartig ausgelöster Überempfindlichkeiten, die bei der eigenartigen Stereotypie dieser Reaktionsform den tuberkulösen ungemein ähnlich sehen können. Die Entscheidung bringt der Versuch mit dem Nachweis der Tuberkulinempfindlichkeit, wobei unter Tuberkulin alle Derivate des Tuberkelbacillus zu verstehen sind.

Die leichtesten Formen der hierhergehörigen Lungenerkrankungen sind chronische Bronchitiden von gewöhnlich eigenartiger Lokalisation, die schon dadurch den Gedanken an ihr Ausgelöstsein durch lokale Krankheitsherde sehr naheleiten. Doch bilden sich auch ganz allgemeine chronische Bronchitiden aus, wie ja auch die Asthmafälle, die hierher gehören, die ganzen Lungen ergreifen. Je größer nun die lokalen tuberkulösen Herde werden, um so mehr beteiligen sie sich am Krankheitsbild. Es ist selbstverständlich, daß nur ganz leichte Tuberkulosen längere Zeit ohne Ausbildung größerer Lokalherde verlaufen können, daß auch im übrigen die Größe des Lokalherdes ein sehr wesentliches Charakteristikum der Schwere der Erkrankungen darstellt (Turban!). Bei dem rekurrierenden Charakter der Tuberkulose gilt dieser Satz nicht unmittelbar für das Augenblicksbild; wohl aber muß jede Tuberkulose, die einmal zur Ausbildung von großen Herden geführt hat, zu einer Zeit ihrer Entwicklung eine schwere Erkrankung gewesen sein. Die rekurrierende Natur der Tuberkulose, ganz besonders aber der Lungentuberkulose, macht allen diesen einmal schwer gewesenen Formen gegenüber auch für die weitere Prognose große Reserve zur Pflicht. Es ist selbstverständlich, daß für diese Beurteilung nur der eigentliche tuberkulöse Herd und nicht die wechselnde Ausdehnung der Randreaktion in Betracht kommt. Sekundäre Lungentuberkulosen, bei denen die eigentlichen tuberkulösen Herde in den Vordergrund der klinischen Erscheinungen treten, sind demnach ganz anders zu beurteilen als die chronischen Bronchitiden, bei denen nur die entzündliche Reaktion der näheren und ferneren Umgebung klinische Erscheinungen macht. Sowie einmal größere Dauerherde da sind, so stellt sich auch die intrabronchiale Ausbreitung mit allen ihren Gefahren ein. Es sind zwar auch dann noch Heilungen möglich, aber sie sind sehr viel seltener und meist auch unvollständiger.

Auch die Vorgänge bei der Heilung ändern sich mit dem Eintritt der stärkeren Überempfindlichkeit. Der isolierte Primärkomplex hat als eigene, für ihn ganz besonders typische Heilungsform die Verkalkung. Das akut entzündliche Reaktionsprodukt der frühen sekundären Zeit wird dagegen selbstverständlich einfach resorbiert. Ich habe durchaus den Eindruck, daß dabei auch das nekrotische oder nekrobiotische Zentrum des Herdes sich anders verhält als früher und später. Jedenfalls bleibt die typische schnelle Verkalkung aus, und ebenso sicher ist es, daß auch nekrotische Partien verflüssigt und ausgestoßen werden. Wieviel dabei von dem verflüssigten Käse auch resorbiert werden kann, ist noch eine Streitfrage. Meine Beobachtungen sprechen auch für weitgehende Resorption, und EUGEN ALBRECHT hat ja schon vor vielen Jahren darauf hingewiesen, daß wir nicht wissen, was aus den großen käsigen Drüsen wird in allen denjenigen Fällen, die nicht in diesem Stadium zum Absterben kommen. Ihm war dabei auffällig, daß man bisher keine mit Sicherheit für sie in Anspruch nehmbare Residuen aufzufinden vermochte. Das würde also mit der Annahme einer Resorption zum mindesten nicht in Widerspruch stehen, solange man nicht annehmen will, daß sie alle ausnahmslos noch im Stadium der großen Drüsentumoren zum Tode führen, was wir für die sichtbaren Drüsengruppen mit vollster Sicherheit ausschließen können. Das eine ist jedenfalls sicher, daß bei den akuten entzündlichen Randreaktionen ein geradezu ungeheueres

Lymphocytenmaterial in den Herd gelangt und in ihm zugrunde geht. Daß dabei verdauende und verflüssigende Enzyme frei werden, wissen wir ja auch aus anderen Beobachtungen. Wir können also diese Reaktionsweise geradezu als einen Versuch bezeichnen, sich des Herdes durch Verflüssigung und Resorption oder Ausstoßung zu entledigen.

Diese Neigung der sekundären Herde zur Einschmelzung führt in der Lunge naturgemäß zur Kavernenbildung. Diese Kavernen werden lange nicht so rasch und regelmäßig in schwielige Massen eingebettet als bei der tertiären Lungentuberkulose. Sie können deshalb sowohl ungeheuer rasch fortschreiten, wie aber auch nach Ausstoßung ganz erstaunlich rasch und vollständig schrumpfen. Jeder, der über ein größeres Kindermaterial verfügt, weiß, daß bei ihnen gelegentlich Kavernen in anderer Weise, und zwar viel schneller und vollständiger bis zum vollkommenen Verschwinden ausheilen, und der Grund für diese Möglichkeit liegt eben in der andersartigen Reaktion der Herdumgebung. Es ist also offenbar ähnlich wie bei der Verkalkung des isolierten Primärkomplexes, die eben auch mit der Allergie dieses Stadiums offenbar schon unmittelbar mitgegeben ist.

Die schweren sekundären Lungentuberkulosen unterscheiden sich von den echten tertiären Formen durch ihre Zugehörigkeit zu einer generalisierten Tuberkulose des Gesamtorganismus.

Diese Zugehörigkeit verrät sich sowohl in der Anordnung der Krankheitsherde, also vor allem dem Miterkranken der Drüsen und der Lunge selbst, dann aber auch durch das Vorhandensein tuberkulöser Herde auch im Gebiet des großen Kreislaufes. Wo größere sichtbare Weichteil- und Knochenherde vorhanden sind oder hämatogene Erkrankungen innerer Organe, z. B. des Genitaltraktus, sich nachweisen lassen, ist die Erkennung ungeheuer einfach. Besonders wichtig für die Unterscheidung ist die genaue Untersuchung des gesamten Lymphdrüsensystemes. Wo sich eine aktive Miterkrankung sekundären Typs — d. h. also mit den anfallsweisen entzündlichen Attacken und unter Ausbildung größerer Drüsentumoren —, z. B. an den Hals- oder Achseldrüsen nachweisen läßt, ist der sekundäre Charakter der Erkrankung sichergestellt. Wo das nicht gelingt, ist die Unterscheidung schon sehr viel schwieriger. Man ist dann auf die Symptome von seiten der Lungenerkrankungen allein angewiesen und wird auch hier vor allem nach der Mitbeteiligung der Drüsen fahnden. Die typischen entzündlichen Reaktionen sind auch in der Lunge für die Diagnose dann der wichtigste Zug des Krankheitsbildes.

Isolierte Phthise.

Über das Krankheitsbild der isolierten Phthise brauche ich in Ihrem Kreise nicht viel Worte zu machen. Es ist ganz allgemein wesentlich bekannter als das der sekundären Formen. Für das klinische Bild steht das Fehlen hämatogener Herde im Gebiet des großen Kreislaufes, das vollkommene Zurücktreten aktiver Drüsenherde und eine ganz eigenartige Isolierung des Herdes auch noch innerhalb der Lunge im Vordergrund. Eine echte Phthise, die hervorstechende rein bronchitische Züge zeigt, ist immer eine Komplikation oder eine Fehldiagnose. So häufig die exsudativ-bronchitischen Reaktionen in der sekundären Zeit sind, um so mehr treten sie zurück, je weiter die Entwicklung der Krankheit fortschreitet. Im klinischen Bild dominiert nun der tuberkulöse Herd selbst. Die Reizantwort hat sich noch einmal geändert, und zwar durchaus in der Richtung auf eine gewisse Gewöhnung oder Immunität. Die Beobachtung weist also auch hier in der gleichen Richtung wie bei der Beachtung der Anordnung der Krankheitsherde. Wenn die humoralen Metastasen schließlich ganz ausbleiben, haben wir auch eine andere Herderkrankungsform in der Lunge. Kleine oder größere broncho-pneumonische oder acinöse Herde können direkt neben rein vesiculär atmendem, normal gebautem und funktionierendem Lungengewebe liegen ohne jede entzündliche Irritation. Wohl kommen noch „exsudative" Formen auch in diesem Stadium vor; sie sind aber dann durch rasches Wachstum der Herde oder durch schwere alterierende Giftwirkung an neuen Organstellen verursacht. Sie sind nicht mehr vorwiegend aktiv, sondern passiv, nicht mehr vorwiegend Entzündung, sondern vorwiegend Nekrobiose, um im alten VIRCHOWschen Bild zu bleiben.

Es ist selbstverständlich, daß die Entzündung nur zurücktritt, nicht vollkommen fehlt und daß sie mehr den proliferierenden Charakter der chronischen Entzündung annimmt als den exsudativen der akuten. Mit dem Fehlen der stürmischen Randreaktionen wird das ganze Geschehen im Krankheitsherde träger und torpider, soweit nicht besonders kräftige Aktionen von seiten des Krankheitserregers auftreten. Die typische „Heilung" ist eine ungemein chronische und reichliche Narbenbildung, die sich über viele Jahre wegziehen kann, ohne zu einer eigentlichen Vernarbung zu führen, weil die nekrotischen Herdteile nicht beseitigt werden können. Man sieht jetzt nie mehr die weitgehende klinische Restitutio ad integrum, die bei den akuten reaktiven Entzündungen der sekundären Zeit und auch noch in den Herdheilungen dieser Entwicklungsphase so auffällig ist. Die Heilung erfordert ungeheuer viel Zeit, ungeheuer viel Geduld und Konsequenz und eine Sorgfalt, deren nur ein vergleichsweiser geringer Prozentsatz von Patienten und Ärzten sich fähig zeigt. Wer rasche Erfolge sehen will, und wer in derartiger geduldiger Kleinarbeit seine Befriedigung nicht finden kann, der darf nicht Sanatoriumsarzt werden.

Ich habe schon davon gesprochen, daß bei diesen tertiären Tuberkulosen neben dem Zurücktreten der Überempfindlichkeitsreaktion als aktiver Reizantwort von seiten des Organismus sich doch häufig sehr schwere schädigende Viruswirkungen bemerkbar machen. Ich möchte zum Schluß noch darauf aufmerksam machen, daß auch diese Erscheinungen, so sonderbar das klingen mag, einen eigenartigen Zusammenhang mit der Immunität dieser Stadien besitzen. Sie wissen, daß außer der echten Anaphylaxie, deren typischstes Beispiel die Sensibilisierung durch Vorbehandlung mittels parenteraler Einverleibung irgendeiner Eiweißart darstellt, noch ein zweites Phänomen vorkommt, das mit ihr auf den ersten Blick verwechselt werden kann. Es ist das die paradoxe Reaktion BEHRINGs. Dabei handelt es sich um ein bisher unerklärtes Wiedergiftigwerden eines bestimmten Toxins für ein gegen dasselbe hoch immunisiertes Tier. Die Erscheinung ist von BEHRING an gegen Diphtherie und Tetanus immunisierten Tieren beobachtet worden. Es kommt gelegentlich vor, daß ein sagen wir z. B. gegen Tetanus hochimmunisiertes Tier, von dessen Serum wenig Kubikzentimeter ein anderes Tier gegen die Wirkung der mehrfach tödlichen Dosis dieses Giftes mit Sicherheit zu schützen vermag, trotzdem selbst so empfindlich gegen dieses Gift ist, daß es schon bei winzigem Bruchteil der tödlichen Dosis, und zwar nicht unter anaphylaktischem Shock, sondern unter Erscheinungen der Tetanuswirkung zugrunde geht. Hier handelt es sich offenbar um etwas grundsätzlich von der typischen Reizantwort der Anaphylaxie Verschiedenes. Die spezifische Giftempfindlichkeit ist hier auffallend ge steigert.

Sehen wir uns nun das Krankheitsbild der echten isolierten Phthise näher an, so finden wir neben den geschilderten Zügen einer deutlichen Immunität auch ganz ungemein ausgesprochen Züge einer solchen hohen spezifischen Giftempfindlichkeit. Hierher gehören die sog. tuberkulo-toxischen Wirkungen auf das Herz, auf die Haut, auf das Nervensystem und auf die Gesamternährung, also die Tachykardie und Labilität des Pulses, die eigentümliche trockene abschilfernde Haut, die Nachtschweiße und die allgemeine Kachexie des Phthisikers. Es ist mir immer schon von größter Wichtigkeit gewesen, daß damit auch eine Änderung der Reaktionsweise auf das Tuberkulin Hand in Hand geht. Auch bei den Tuberkulininjektionen tritt bei den sekundären Formen die stereotyp entzündliche, also sagen wir einmal die anaphylaktische Reaktion, besonders stark hervor, während die Allgemeinreaktion stark zurücktritt. Wir können hier ganz enorme Stichreaktionen und auch noch starke Herdreaktionen sehen ohne Temperatursteigerung und bei nur ganz geringem allgemeinem Krankheitsgefühl. Umgekehrt bei der Phthise, und zwar hier wieder gerade bei den Formen, die die spezifischen Giftwirkungen schon spontan deutlich zeigen. Hier können winzige Tuberkulindosen, Millionstel eines Milligramms, schwerstes allgemeines Unbehagen, Temperatursteigerung, Vermehrung der Nachtschweiße hervorrufen, ohne daß auch nur die geringste Stichreaktion dabei wahrzunehmen ist. Es ist selbstverständlich, daß dieser Unterschied am deutlichsten in der Nähe der Reizschwelle hervortritt, also an der jeweiligen Reaktionsgrenze der Fälle. Bei höheren Dosen mischen sich auch die anderen Reaktionsformen der vorherrschenden bei und erschweren damit die Beurteilung.

Die spezifische Giftüberempfindlichkeit des immunen Tieres gewinnt damit ein sehr großes praktisches Interesse, denn was ich hier vorgetragen habe, sind keine Phantasien, sondern Beobachtungen. Es wird deshalb wahrscheinlich, daß wir aus dem Studium der spezifischen Giftüberempfindlichkeit Handhaben für die Behandlung der isolierten Phthise gewinnen werden, wenn wir einmal wissen werden, wodurch sie hervorgerufen und womit sie wieder beseitigt werden kann. Dann werden wir dieser ungemein komplizierten Erkrankung mit ganz anderen Verständnis- und Behandlungsmöglichkeiten gegenüberstehen. Das eine ergibt sich ja schon ohne weiteres, daß bei derartigen Differenzen in der Tuberkulinwirkung von einer wissenschaftlichen Tuberkulinbehandlung erst gesprochen werden kann, wenn wir die Erkrankung selbst genauer kennen. Es geht schon heute nicht mehr an, Tuberkulintherapie zu treiben, ohne die biologisch sich so deutlich unterscheidenden Entwicklungsformen der Tuberkulose zu berücksichtigen. Gerade die Gefahr der „Giftüberlastung", besonders der tertiären Formen, ist ja von allem Anfang an von den Praktikern erkannt worden. Der Umschlag aus einer die Heilung herbeiführenden Immunität in die spezifische Giftüberempfindlichkeit des Immunen kann zweifellos bei der Tuberkulose auch durch Tuberkulinbehandlung erzeugt werden. Das Tuberkulin löst jeweils auch in seiner künstlichen Anwendung nur die spontanen

Reaktionen der Entwicklungsstufen aus, in der die Erkrankung gerade steht. Tuberkulintherapie und Tuberkulintherapie können also zwei durchaus verschiedene Dinge sein. Es handelt sich bei ihr nicht um die Einverleibung eines Schutzstoffes, sondern um künstliche Krankheit. Wer sich darüber klar geworden ist, welche ungeheuren Verschiedenheiten innerhalb der menschlichen Tuberkulose sich finden, der wird sich nicht mehr darüber wundern, daß das künstliche Eingreifen mit dem gleichen Virus, das in seiner spontanen Entwicklung so unberechenbar ist, nicht auf ein einfaches Schema gebracht werden kann. Es darf aber nicht vergessen werden, daß gerade die Entdeckung des Tuberkulins uns für die Erforschung der menschlichen Tuberkulose ganz unschätzbare Dienste geleistet hat. Die richtige therapeutische Ausnutzung ist nur mehr eine Frage der Zeit.

Bemerkungen zur klinischen Diagnose der Entwicklungsformen der menschlichen Tuberkulose[1].

Es ist in dieser Wochenschrift schon mehrfach über die Möglichkeit berichtet worden, innerhalb des Formenkreises der menschlichen Tuberkulose verschiedene Entwicklungsstadien zu unterscheiden[2]. In den bisherigen Arbeiten ist, wie das für die eingehende Begründung einer neuen Auffassung notwendig, das pathologisch-anatomische Verhalten in erster Linie berücksichtigt worden. Es ist daraus vielfach gefolgert worden, daß meine Auffassung im wesentlichen am Seziertisch entstanden sei, und daß für die Praxis das aufgefundene System deshalb noch lange nicht verwertbar zu sein brauche. Es liegt mir deshalb daran, festzustellen, daß der Gang der Entdeckungen gerade der umgekehrte gewesen ist. In der klinischen Beobachtung war ich an großem Beobachtungsmaterial auf regelmäßig wiederkehrende klinische Differenzen im Krankheitsbild der Tuberkulose gestoßen, die sich unschwer voneinander hatten unterscheiden lassen und die ihrerseits erst die Veranlassung geworden sind, die gleichsinnigen Differenzen im pathologisch-anatomischen Substrat näher zu untersuchen, um auf diese Weise noch tiefer in das Wesen der Unterschiede einzudringen.

Diese klinischen Differenzen haben sich mir in einem Zeitraum von nunmehr 10 Jahren als für die Diagnose mit voller Zuverlässigkeit verwendbar bewährt. Ich habe trotzdem bisher mit der Besprechung der klinischen Bilder gezögert, weil sie ungleich schwieriger treffend zu beschreiben sind als das zugehörige pathologisch-anatomische Strukturbild, das neben der Beschreibung noch durch schematische Abbildung und Photographie unzweideutig gekennzeichnet werden kann.

In der Zwischenzeit sind schon mehrfach von anderer Seite einzelne Teilgruppen aus dem großen Gebiete aufgegriffen und klinisch näher beschrieben worden. Die wichtigsten Differenzpunkte scheinen mir dabei noch nicht genügend herausgehoben worden zu sein. Auch in der Diskussion dieser Fragen mit zahlreichen Kollegen stellt sich dem Verständnis immer die Schwierigkeit in den Weg, daß für die Konzeption des allgemeinen Krankheitsbildes der Tuberkulose ihre Spätstadien allzusehr als grundlegendes Vorbild benützt werden. Das gilt namentlich für die leichten Formen der generalisierten Tuberkulose, die so ungemein häufig sind, und deren richtige Beurteilung gerade für den praktischen Arzt von der allergrößten Bedeutung ist. Ich möchte deshalb versuchen,

---

[1] Aus der Münch. med. Wschr. **1922**, Nr 3, 69—72.

[2] Münch. med. Wschr. 1913: Die Tuberkulose der verschiedenen Lebensalter; 1914: Zur Diagnose der kindlichen Tuberkulose und 1917: Primäre, sekundäre und tertiäre Tuberkulose des Menschen.

im folgenden die wichtigsten Gesichtspunkte für die klinische Diagnose der allergischen Entwicklungsformen der Tuberkulose kurz zusammenzufassen. Es ist selbstverständlich, daß dabei den pathologisch-anatomischen Schilderungen gegenüber nichts wesentlich Neues zutage treten, sondern daß es sich lediglich um die Erkennung der beschriebenen anatomischen Vorgänge am Lebenden handeln kann.

Es hat sich gezeigt, daß für die Grundzüge der klinischen Bilder die Kombination von vier verschiedenen Ausbreitungsweisen der tuberkulösen Herderkrankungen im Körper unter sich und mit drei deutlich unterscheidbaren Reaktionsweisen des befallenen Organismus den Ausschlag geben. Als diese vier verschiedenen Ausbreitungsweisen waren bezeichnet worden: 1. das Kontaktwachstum des Herdes, also das unmittelbare Fortschreiten der Erkrankung von Zelle zu Zelle innerhalb der Randzonen der Herderkrankung und 2. drei verschiedene Formen der Metastasierung, und zwar die Verschleppung auf dem Lymphwege, diejenige innerhalb der Blutgefäße und schließlich noch diejenige im Lumen aller sonstigen im Körper vorgebildeten Hohlräume und Röhrensysteme. Neben das Kontaktwachstum treten also die lymphogene, die hämatogene und die von mir als intrakanalikulär bezeichnete Metastasierung. An Reaktionsweisen konnte eine primäre, mit der die Erkrankung beginnt, von einer späteren sekundären mit ausgesprochen anaphylaktischen Zügen und eine dritte mit deutlichem Hervortreten einer eigenartigen Teilimmunität unterschieden werden. Da gerade diese letztere Unterscheidung der Reaktionsweisen und ihrer Strukturbilder — der histologischen Allergien — früher wenig beachtet und von mir erstmals näher beschrieben worden sind, so sollen sie auch hier jeweils bei der Schilderung der zugehörigen klinischen Bilder noch einmal charakterisiert werden.

Für die Ausbreitungsweisen gestaltet sich die Erkennung am Lebenden sehr einfach. Die Verschleppung auf dem Lymphwege führt außer einer namentlich in der Lunge gelegentlich auf dem Röntgenbild erkennbaren Veränderung der Lymphgefäße selbst vor allem zu Drüsenerkrankungen. Es ist von BAUMGARTEN mit Recht darauf hingewiesen worden, daß Lymphdrüsen auch hämatogen erkranken können. Das muß theoretisch zugegeben werden, kann aber schon pathologisch-anatomisch höchstens im Experiment einmal sicher nachweisbar sein. Am Lebenden werden wir gut tun, eine Lymphdrüsenerkrankung praktisch als Zeichen einer lymphogenen Metastasierung zu betrachten. Ganz sicher ist das überall da, wo, wie so ungeheuer häufig in dem Frühstadium der Tuberkulose, sich in deutlicher Abhängigkeit von einem Organherd eine Erkrankung gerade der ihm regionären Drüsen eingestellt hat. Die hämatogene Metastasierung verrät sich ebenfalls unmittelbar durch den Sitz des Herdes. Ein Tuberkel in der Retina, in der Nebenniere, im Nierenparenchym oder sonst irgendwo an den zahlreichen Körperstellen, an die der Tuberkelbacillus nur auf dem Blutwege hingelangen kann, wie im Knochen, in den Gelenken usw., ist überall da, wo Kontaktwachstum und intrakanalikuläre Verschleppung nicht in Frage kommen können, eben hämatogen. Das gilt z. B. auch für die Mehrzahl aller Bindegewebs-, Knochen- und Gelenktuberkulosen. Die intrakanalikuläre Verschleppung endlich ist durch die gleichen Beziehungen des Herdes zu Drüsengängen, inklusive ihrer weiteren Ausführungswege, also dem Genitaltrakt, dem Darmrohr, dem Bronchialbaum und ähnlichen Hohlräumen gegeben.

Die klinischen Eigentümlichkeiten der vollausgesprochenen Hauptformen sind in zahlreichen typischen Bildern dem praktischen Arzt seit langem geläufig. Ihre großen klinischen Unterschiede haben von jeher zu einer Abtrennung der wichtigsten unter ihnen geführt. Das häufige Vorkommen von Zwischenformen hat aber die praktische Unterscheidung solange für die wissenschaftliche Bearbeitung der ganzen Frage unbrauchbar gemacht, als es nicht gelungen war, in. das eigentliche Wesen des Unterschiedes einzudringen.

Daß eine tuberkulöse Erkrankung, die ausschließlich die Lunge befällt, und hier in jahrzehntelangem Bestehen zu schwersten Zerstörungen und schließlich zum Tode führt, ohne doch jemals auf andere Gebiete des Körpers überzugreifen, etwas anderes ist als die zahlreichen Tuberkulosen, bei denen in allen möglichen Organen und Geweben tuberkulöse Herde aufschießen, das ist schon sehr lange Allgemeingut der ärztlichen Überzeugung. Erst die Entdeckung des Tuberkelbacillus als einheitliche „Krankheitsursache" hat ja die Vereinigung dieser Formen unter einem einheitlichen Krankheitsbegriff zur Folge gehabt. Ein Einblick in das Wesen dieser Differenzen ist aber dadurch in hohem Grade erschwert worden, daß es neben diesen „isolierten Phthisen" zahlreiche Fälle von Lungentuberkulose gibt, bei denen auch andere Organe mitergriffen sind. Das schien die Möglichkeit einer Abtrennung einheitlicher Krankheitsbilder aus dem vielgestaltigen Ganzen auszuschließen, während doch wieder im ärztlichen Bewußtsein Lungenschwindsucht und allgemeine Tuberkulose dauernd als Gegensätze empfunden wurden.

Der wichtigste Schritt zur Lösung der Hauptschwierigkeit scheint mir in dem Augenblick getan, in dem wir bei der Beurteilung einer tuberkulösen menschlichen Erkrankung den Blick nicht mehr auf das befallene Organ oder Organsystem, sondern auf das Gesamtbild der Erkrankung des Gesamtorganismus richten. Wir werden also nicht mehr von Drüsentuberkulosen, Knochen- und Gelenktuberkulosen, oder von Weichteil-, Haut- und Lungentuberkulose sprechen, sondern wir werden zunächst vollkommen davon absehen müssen, welches Organ von der Krankheit ergriffen ist. Es wird sich zunächst ausschließlich darum handeln, festzustellen, welche Ausbreitungsweisen der Tuberkulose im Körper sich aus den Krankheitserscheinungen zu erkennen geben und auf welche Weise der befallene Körper gegen die Krankheit reagiert

Es bedarf also, wie schon erwähnt, für die klinische Erkennung der Entwicklungsformen keiner neuen Gesichtspunkte. Es genügen die pathologischanatomisch gewonnenen Teilvorgänge, und die Art ihrer Zusammenstellung zu einem Gesamtbild der Erkrankung. Es ergeben sich damit mehrere wohldefinierte und leichtkenntliche Krankheitsbilder. Wir gewinnen aber auch Richtlinien, nach denen sich uns eine Beurteilung der wesentlichen Eigenschaften auch der ganz atypischen Tuberkulosen ermöglicht. Besonders wichtig ist, daß sich die sog. konstitutionellen Eigentümlichkeiten nun mit viel größerer Deutlichkeit von einem breiten gleichmäßigen Grunde abheben können und sich uns die Aussicht eröffnet, auch noch innerhalb der rätselvollen Sammelbegriffe Konstitution und Disposition erkennbare Einzelvorgänge aufzufinden.

Beginnen wir mit der isolierten primären Tuberkulose, so treffen wir auf eine Reihe von Eigentümlichkeiten, die sie in gewissem Sinne neben den luetischen Primäraffekt stellen. Wie bei diesem neben der Initialsklerose die indolenten Bubonen zur Diagnose notwendig sind, so ist beim tuberkulösen Primärkomplex

die Zusammensetzung aus Primärherd und regionären Drüsenveränderungen das Maßgebende. Der Primärherd pflegt sehr klein zu sein. Er kann
vor allem in der Lunge, zweifellos aber auch in den übrigen erstinfizierten Organen mehrfach vorhanden sein. Die Infektion kann ferner auch in mehreren
Organen zugleich Fuß fassen. Der Primärherd selbst entzieht sich infolge des
Fehlens einer intensiven perifokalen Entzündung im allgemeinen zunächst
dem Nachweis, wenn es sich nicht um Haut- oder Schleimhautinfektionen von
nicht zu geringfügigem Grade und an für die Erkennung günstig gelegenem Orte
handelt.

Wichtig für die Erkennung des Primärkomplexes ist dagegen die Tatsache,
daß die Drüsenveränderungen an Masse den Primäraffekt stets beträchtlich
übertreffen. Dadurch wird die Drüsenerkrankung der leichter erkennbare Teil des Primärkomplexes. Das trifft besonders dann zu, wenn die
Drüsen der Betastung und Betrachtung mehr oder weniger direkt zugänglich
sind.

Das sind also in allererster Linie die verschiedenen Drüsengruppen des
Halses, in zweiter Linie diejenigen der Extremitäten, inklusive der Axillar- und
Inguinaldrüsen; seit der Entdeckung der Röntgenstrahlen auch die Lungenwurzeldrüsen, während bei den peritonealen Lymphdrüsen meist erst beträchtliche Schwellungen oder Verkalkungen nachweisbar werden.

Die typische Form der Heilung eines zunächst makroskopisch isoliert bleibenden Primärkomplexes mit seiner Verkalkung macht ihn für die Erkennung
auf dem Röntgenschirm noch ganz besonders geeignet. Kalkherde in Hilusdrüsen und im Lungengewebe sind seit der Vervollkommnung der Durchleuch-
tungstechnik heute ein alltäglicher Befund geworden. Sie sind mit verschwindenden Ausnahmen als Reste tuberkulöser Primärkomplexe anzusehen.

Wo der Primärkomplex isoliert bleibt, handelt es sich stets um „leichte"
Erkrankungen. Seine Erkennung, die gewöhnlich erst in oder nach der Abheilung
erfolgt, bringt uns deshalb meist wenig oder keine Anhaltspunkte für die Einleitung irgendeiner Behandlung. Von viel größerer praktischer Bedeutung ist
die Erkennung der Frühformen der generalisierenden Tuberkulose. Hier handelt
es sich nicht mehr um eine lokale Veränderung, sondern um eine sehr ausgesprochene Allgemeinerkrankung. Das wichtigste Kennzeichen sind die Spuren
hämatogener Disseminationen. Sie gehen ausnahmslos Hand in Hand mit
toxischen Wirkungen, sei es, daß die Bacillen selbst erst im Organismus ver-
arbeitet werden, oder, was ja stets unvermeidlich ist, daß außer den Bacillen
auch toxische Substanzen aus den bestehenden Herden in die Zirkulation geraten.
In den leichtesten Formen setzt sich das Bild einer beginnenden chronisch generalisierenden Tuberkulose zusammen aus einem nachweisbaren Primärkomplex,
der diesmal sich mit einer entzündlichen perifokalen Zone umgibt und einer
Allgemeinerkrankung, die neben ganz allgemeinen Erscheinungen, wie Gewichts-
abnahme, Störungen des Wohlbefindens, des Gewebsturgors und der Körpertemperatur noch mehr oder weniger direkte Spuren der hämatogenen Aussaat
erkennen läßt. Als solche sind neben dem Neuauftreten dauernderer hämatogener Herderkrankungen vor allem die Tuberkulide und die Phlyktänen zu
nennen.

Eine ganz leichte Erkrankung der Art wird etwa unter dem folgenden Bild
verlaufen:

Ein gesund erscheinendes Kind zeigt eine positive Tuberkulinhautreaktion. Bei sorgfältiger täglicher Beobachtung läßt sich nun in wechselnder Reihenfolge das schubweise Auftreten von vielleicht nur ganz vereinzelten Tuberkuliden sowie von Drüsenschwellungen feststellen. Die letzteren sind außerhalb dieser Schubzeiten gewöhnlich stabil, offensichtlich reizlos. Bei sorgfältiger Beobachtung des Kindes zeigt sich aber, daß diese Drüsen gelegentlich anschwellen, schmerzhaft werden und dann nicht mehr so scharf für den tastenden Finger von der Umgebung abgegrenzt sind. Die Temperaturmessung verrät, daß diese Attacken in der Regel mit Fieber einsetzen und mehr oder weniger lang von ihm auch begleitet sind. Durchsucht man nun die Haut, so finden sich auch gerade in diesen Zeiten nicht selten Tuberkulide [1]. Nach einigen Tagen, in den leichten Fällen spätestens nach einigen Wochen, ist alles abgeklungen. Die Schmerzhaftigkeit der Drüse ist verschwunden. Die Drüse selbst bleibt im ungünstigen Falle über den früheren Stand hinaus vergrößert, im günstigen bildet sie sich zurück auf ihr früheres Volumen oder auch unter dasselbe. Aus der unscharfen Begrenzung der Drüse, die zusammen mit der Schmerzhaftigkeit als Folge einer Randreaktion eines tuberkulösen Herdes nach dem Typus der 2. Allergieform, d. h. also als akute perifokale Entzündung aufzufassen ist, entwickelt sich nun eine mehr oder weniger deutliche bindegewebige Fixierung der nun schmerzlosen Drüse an ihre Umgebung.

So verliert die Drüse allmählich ihre frühere rundliche Kontur, sie verhärtet und wird mit der Umgebung verlötet, drei für die Diagnose einer abheilenden tuberkulösen Drüsenveränderung ganz besonders charakteristische Symptome. Im Gegensatz dazu sind die drei vorgenannten Erscheinungen: die entzündliche Reaktion in der Drüse und ihrer unmittelbaren Umgebung, das Fieber und das Auftreten von Tuberkuliden oder Phlyktänen als Zeichen eines akuten Zwischenspiels einer aktiven, wenn auch chronischen, generalisierenden Tuberkulose anzusehen. Wo Tuberkulide vorhanden sind, steht es fest, daß es sich dabei um den klinischen Ausdruck einer Reaktion auf einen Einbruch von Virus in ungelöstem oder doch nur kolloidalem Zustand in die Blutbahn handelt.

Je schwerer die Erkrankung ist, um so deutlicher werden die Erscheinungen, die krankhaften Veränderungen immer sinnfälliger, die Herd- und Herdrandreaktionen immer stürmischer, während die gesetzten Einzelherde immer weiter wachsen. Dabei ist daran festzuhalten, daß die anaphylaktische Randreaktion ein Ausdruck eines energischen Kampfes ist, also auch starke Abwehrkräfte erschließen läßt. Gelingt es dem Körper, die hämatogenen Disseminationen so weit zu beherrschen, daß eine allgemeine Miliartuberkulose nicht aufkommen kann, so entsteht das jedem Praktiker bekannte Bild der multiplen Drüsen-, Knochen- und Weichteiltuberkulose, mit ihren ausgedehnten Einschmelzungen und Vereiterungen. Die hochgradige spezifische Überempfindlichkeit kann nun das Krankheitsbild beherrschen. Wir haben dann die „skrofulöse" Form der generalisierenden Tuberkulose vor uns.

Es ist erstaunlich, welche ungeheueren entzündlichen Veränderungen in diesem Stadium noch einer vollkommenen Heilung zugängig sind. Das ist der

---

[1] Dieses Bild des akuten Anfalls ist meines Wissens erstmals beschrieben worden von IBRAHIM in: Prognose der tuberkulösen Infektion im frühen Säuglingsalter. Beitr. Klin. Tbk. **21**, H. 2.

Formenkreis, in dem die Sonnenbehandlung, vor allem im Hochgebirge, ihre verblüffendsten Erfolge zeitigt. Jeder kennt aus den Veröffentlichungen von Rollier, Backer u. a. die Bilder von Kindern in jämmerlichstem Ernährungszustand und mit verkrüppelten Gliedmassen, aus denen unter der Einwirkung der Sonnenbehandlung blühende gesunde Geschöpfe wurden, die aller ihrer Glieder mächtig sind und nur mehr in zahlreichen, wenig störenden Narben die Spuren des furchtbaren Kampfes tragen, den sie siegreich bestanden haben. Jeder kennt aber auch die traurigen Endstadien, in denen nach oft jahrelangem, erstaunlich hartnäckigem Kampf der Organismus schließlich doch noch sehr häufig unter dem Bild der Miliartuberkulose — aber auch dem der Erschöpfung und des Amyloids — erliegt.

Zwischen diesen beiden Extremen liegt das weite Feld derjenigen Erkrankungen, in denen weder der Parasit noch der Organismus zu einem endgültigen Siege gelangen.

Für die Erkennung des chronisch-aktiven Primärkomplexes in der Lunge spielt die streng lokalisierte Bronchitis in dem Abflußgebiet zwischen Herd und Lungenwurzel eine Hauptrolle. Bei jahrelangem Bestehen derselben — wie es die meisten abheilenden chronischen Fälle charakterisiert — wird der befallene Bronchus von Bindegewebsmassen schließlich geradezu erwürgt. Die Schleimhaut atrophiert bis auf geringfügige Reste. Es entsteht so ein vergleichsweise sehr wenig elastischer Strang mit großer Neigung zur zentripetalen Retraktion. Da ähnliche Vorgänge auch um die Blutgefäße herum stattfinden, hier allerdings meist ohne die Durchgängigkeit des Blutgefäßes zu alterieren, so entsteht ein Strangsystem in dem von Toxin durchflossenen Lymphgefäßgebiet, das den befallenen Lungenteil dauernd verändert. Diese Stränge sind also Bindegewebswucherungen, ausgehend von den Lymphscheiden um Gefäße und Bronchien und sind zum weitaus größten Teil als Wirkung der Virusdurchströmung bei bestehender histologischer Giftüberempfindlichkeit aufzufassen. Nur ein ganz geringer Teil der Veränderungen besteht aus echten Tuberkeln, verdankt also seine Ausbildung der Ansiedlung einer bacillären Einzelkolonie.

Diese Stränge sind zunächst auf dem Röntgenbild gefunden worden, auf dem sie ja auch ganz besonders in die Augen fallen. Die Veränderung in der Lunge macht aber auch auscultatorisch und perkutorisch häufig sehr merkbare Erscheinungen: leichte Dämpfungen, oft mit tympanitischem Beiklang infolge der Entspannung. Nachschleppen bei der Atmung, chronische, mehr oder weniger streng lokalisierte Bronchitis und nicht selten auch rauhes und leises Atmen des von den chronisch veränderten Bronchien versorgten Lungengewebes. Wer die schweren Veränderungen derartiger Bronchien gesehen hat, begreift, daß die von ihnen versorgten Lungengebiete teilweise oder ganz atelektatisch werden müssen. Die vollen Atelektasen beschränken sich dabei gewöhnlich auf kleinere Einzelgebiete, während die Entspannung und relative Luftleere je nach der Ausdehnung des Primärkomplexes auch recht beträchtliche Partien eines Lungenlappens befallen kann.

Tritt nun im Krankheitsablauf, wie bei der fortschreitenden Tuberkulose in der Regel, eine schubweise Verschlimmerung auf, an der sich derartige veränderte Lungenpartien beteiligen, so müssen notwendig alle diese Erscheinungen sehr wesentlich verstärkt werden. Bei starker seröser, entzündlicher

Durchtränkung des ganzen Gebietes und vermehrter Sekretion in den befallenen Bronchien müssen die Erscheinungen die Diagnose einer akuten Bronchopneumonie sehr nahelegen, um so mehr, als das Allgemeinbefinden mit seiner schweren Störung und dem oft sehr hohen Fieber in der gleichen Richtung zu deuten scheint. Da das Ganze bei einem offensichtlich schwer tuberkulösen Kranken auftritt, so macht der Arzt sich und die Angehörigen auf das äußerste gefaßt und ist dann von dem nahezu völligen Verschwinden der alarmierenden Erscheinungen bei Abklingen der Reaktion überrascht und desavouiert.

Ganz ähnlich liegen die Erscheinungen bei den, sei es nun hämatogen, lymphogen oder intrakanalikulär entstandenen sekundären Manifestationen. Auch hier stehen die Erscheinungen einer geweblichen Allergie exsudativen Charakters durchaus im Vordergrund, nur ist alles noch gröber, noch sinnfälliger, die anatomischen Zerstörungen viel weitgehender, die Krankheitserscheinungen noch schwerer und bedrohlicher. Infiltrationen und Einschmelzungen irreparabler Art fangen an, im Krankheitsbild eine beherrschende Rolle zu spielen.

Neue Formen treten erst auf, wenn sich die Reaktionsweise des Organismus noch einmal verändert.

Je weiter der allergische Entwicklungsgang der Erkrankung fortschreitet, desto mehr tritt die histologische Überempfindlichkeit (Allergie II) und mit ihr bei der Tuberkulinanwendung die Stichreaktion gegen die Bacillenstoffe und das „Tuberkulin" in den Hintergrund. Das macht sich auch in den klinischen Krankheitszeichen bemerkbar. Überall wird die Natur des Kampfes zwischen Organismus und Parasit verändert. Der Bewegungskampf und mit ihm die Metastasen treten auffallend zurück. Auch die gewaltigen Sturmangriffe der ersten Kampfzeit flauen immer mehr und mehr ab. An die Stelle der mächtigen aktiv entzündlichen Randzone mit ihrer starken ödematösen Durchtränkung und den ungeheuren Lymphocytenansammlungen, zugleich aber auch dem massenhaften Untergang weißer Blutzellen in weitausgedehnten, von feinem Kernschutt erfüllten Leichenfeldern, tritt ein immer mehr versumpfender Grabenkrieg, ein Abriegeln der im Angriff nicht mehr bewältigbaren feindlichen Positionen. Damit tritt der eigentliche tuberkulöse Herd in den Krankheitserscheinungen immer mehr in den Vordergrund.

Besonders deutlich ist das in der Lunge, in der sich das Spätstadium der Tuberkulose so besonders gern festsetzt, daß die isolierte Phthise, die Lungentuberkulose ohne humorale Metastasen, als ihr Prototyp angesehen werden muß. Es treten nicht nur keine humoralen Metastasen mehr auf, sondern es liegt in der reinen Form der tuberkulöse Herd auch in einer vergleichsweise wenig veränderten Umgebung. Die chronisch-pneumonischen Herderscheinungen werden dauernd und stehen ganz im Vordergrund des klinischen Bildes. Sie bleiben lokalisiert und sind nicht mehr von so weitreichenden chronisch-bronchitischen Erscheinungen der näheren oder ferneren Umgebung begleitet. Man kann oft direkt neben einem größeren tertiär-tuberkulösen Lungenherd klares Vesiculäratmen aus vollkommen reizfreiem, alveolär gebauten Gewebe hören und das gleiche auch auf dem Sektionstisch zu sehen bekommen. Dazu ist es nicht unbedingt notwendig, daß ein solcher Herd bindegewebig abgekapselt ist.

Das krankhafte Geschehen spielt sich nun für die klinische Beobachtung also vorwiegend im Herde selbst ab. So ist das „Trockenwerden der Herde" und das Zurücktreten frischer Entzündungserscheinungen im Herde selbst auch klinisch das wichtigste Zeichen dafür, daß der Kampf sich, wenigstens momentan, zugunsten des Organismus gewendet hat. Umgekehrt ist das Auftreten einer entzündlichen Reizung im Herde — auscultatorisch also Zunahme der Sekretion, das Feuchter- und Zahlreicherwerden der Geräusche — nicht mehr als einfache, vielleicht heilsame Randreaktion, sondern meist als Zeichen eines Fortschreitens der Erkrankung zu bewerten.

Bei allen diesen Veränderungen des tertiären Befundes ist aber charakteristisch, daß sie im allgemeinen sehr langsam erfolgen und im Vergleich zu den Änderungen des zweiten Stadiums geringfügiger sind, daß eine Rückbildung in so weitgehendem Maße wie bei den rein reaktiven Veränderungen der generalisierenden Tuberkulose niemals vorkommt, eben weil das tuberkulös zerstörte Gewebe selbst hier die augenfälligsten klinischen Erscheinungen verursacht. Die vorwiegende Heilungsform ist nun nicht mehr die Verkalkung wie beim Primärkomplex oder eine rasche Einschmelzung und damit eventuell Ausstoßung oder Resorption des Herdes, wie bei den typisch sekundären Herden, sondern die Abkapselung und bindegewebige Vernarbung. In der Lunge allerdings, in der die Krankheit ein sehr zartes zerstörungsfähiges Gewebe befällt, bleiben Einschmelzungen noch lange möglich. Sie scheinen hier zum Teil unter dem Einfluß von Mischinfektionen zustande zu kommen, wie das auch für die akut-pneumonischen Erkrankungen der voll entwickelten tertiären Form die Regel ist. Bei dem dauernden Zusammenhang zahlreicher Lungenherde mit der Außenwelt ist eine Mischinfektion auf die Dauer ebenso unvermeidbar wie bei der Darmtuberkulose. Es ist aber stets daran festzuhalten, daß die Verflüssigung des tuberkulösen Produktes auch in den Spätformen der Tuberkulose nur zurücktritt und seltener wird, nicht aber vollkommen ausbleibt.

Da die tertiären Tuberkulosen in einem vergleichsweise hochgradig immunen Körper liegen und sich ausbreiten müssen, ist es selbstverständlich, daß gerade sie zu ihrem Zustandekommen lokal oder allgemein günstiger Nebenbedingungen bedürfen. Im allgemeinen gilt die Regel, daß je „schwerer“ die Infektion, um so rascher der Verlauf der Gesamterkrankung ist und um so geringfügiger der Einfluß von Organdisposition und Konstitution, die beide für den Verlauf und ganz besonders für die Endstadien der ganz chronischen Formen geradezu ausschlaggebend sind.

Es verdient beachtet zu werden, daß die echt tertiären Erkrankungen so gut wie ausschließlich in der Lunge, also in einem der Infektion von außen gegenüber ganz besonders empfänglichen Organ beobachtet werden. Abgesehen von der Lungentuberkulose, den Hauttuberkulosen, der Darmtuberkulose entstehen alle übrigen Organtuberkulosen notwendig hämatogen oder doch auf dem Zirkulationswege. So häufig nun die Inhalationstuberkulose der Lunge ist, so gibt es selbstverständlich doch auch zahlreiche hämatogen entstehende Lungentuberkulosen. Ihr Prototyp ist aber die Miliartuberkulose, wobei nicht nur die ganz akuten allgemeinen Miliartuberkulosen im Auge behalten werden dürfen. Wir finden in der Lunge neben multiplen kleinknotigen und den subakuten großknotigen auch ganz chronische, weniger ausgebreitete hämatogene Tuberkulosen. Eine sehr auffällige Eigenart mancher nicht unmittelbar das ganze Organ befallender, aber doch schwerer, fortschreitender hämatogener Lungentuberkulosen ist das vorwiegende Befallen der zentralen Partien. Zahlreiche kleinknotige Herde im hilusnahen Lungengewebe sind deshalb meist der röntgenologische Ausdruck einer ganz besonders gefährlichen Form des Beginnes in der Lunge.

Die Inhalationstuberkulose ist in ihrer typischsten Form durch den Primärkomplex vertreten. Viel verwickelter ist der Ablauf im schon früher infizierten, mehr oder weniger immunen Individuum. Hier treten die Hiluserscheinungen mit der ausbleibenden lymphogenen Verbreitung und ebenso die perifokale Bronchitis sehr stark in den Hintergrund. Die Ausbreitung geschieht von vornherein vorwiegend intrabronchial und richtet sich gerade in diesen Fällen in der bekannten typischen Weise spitzenwärts. Hier gilt also das allgemein ausgesprochene Gesetz noch einmal im besonderen innerhalb der Lunge, daß in den tertiären Formen die Lokaldisposition zu einem ausschlaggebenden Faktor wird.

Ganz besonders eindrucksvoll wird der Unterschied, der hier für die Lungentuberkulosen kurz skizziert wurde, bei den beiden Hauptformen der Kehlkopftuberkulose, der typischen Kehlkopfphthise als Teilerscheinung einer isolierten tertiären Lungenerkrankung und der durchaus nicht ganz seltenen primären Kehlkopf- und Trachealtuberkulose. Im ersteren Falle steht der eigentliche Krankheitsherd durchaus im Mittelpunkt des krankhaften Geschehens. Sein Sitz, seine Größe, seine Beschaffenheit verursachen unmittelbar als solche die krankhaften Erscheinungen. Hustenreiz, Heiserkeit, Schluckbeschwerden sind die wichtigsten Kennzeichen. Auch der Druckschmerz beim Umgreifen des Kehlkopfes und der ausstrahlende Schmerz in die Ohrtrompeten und das Mittelohr gehören zu solchen direkten Herdsymptomen. Eine Erkrankung in den regionären Drüsen fehlt aber oder ist auf das eben noch erkennbare Minimum der typischen abortiven Metastasen beschränkt. Ganz anders ist es bei den primären und frühsekundären derartigen Erkrankungen. Hier treten die Erscheinungen der Kehlkopferkrankung als solche nicht selten geradezu in den Hintergrund, während die oft ungeheuren Drüsenpakete zu beiden Seiten des Halses und eventuell auch die Folgen einer schweren hämatogenen Aussaat mit ihrem Bild einer schwersten infektiösen Gesamterkrankung durchaus im Vordergrund stehen.

Für den Praktiker ist es wichtig, daß die Reaktionsweise der verschiedenen Entwicklungsformen der Tuberkulose auch dem Tuberkulin gegenüber die gleichen Grundzüge wieder erkennen läßt, hier sogar sie ganz besonders deutlich zeigt. Die frühsekundären Tuberkulosen zeigen bei kräftiger Gegenwirkung des befallenen Körpers eine sehr hohe Alttuberkulinempfindlichkeit in der Form der Stichreaktion. Ausgedehnte sehr schmerzhafte Infiltrate mit erysipelatöser Rötung der darüber liegenden Haut in noch größerem Umfang, auch Blasenbildung in derselben sind hier das Gewöhnliche. Ich habe in einem solchen Fall auf 0,3 mg Alttuberkulin eine Schwellung und erysipelatöse Rötung des ganzen Armes von den Fingerspitzen bis über das Schultergelenk hinaus beobachtet, die jede Bewegung des Armes unmöglich machte und auch nach 3 Wochen noch nicht vollkommen abgeklungen war. Dieselbe Kranke zeigte bei einer etwa $^1/_2$ Jahr späteren Wiederholung noch auf ein Millionstel Milligramm eine starke Stichreaktion. Als sie 6 Jahre später mit dem Beginn einer tertiären Lungentuberkulose wieder vorübergehend zur Beobachtung kam, wurde zwar die Tuberkulininjektion in Erinnerung an die früheren Erlebnisse verweigert, aber eine Hautimpfung nach PONNDORF gestattet. Dieselbe wurde mit purem Alttuberkulin vorgenommen und ergab trotzdem nur eine mäßige Rötung und Schwellung der Impfschnittränder ohne wesentlichen Hof. Dabei war die Kranke aber nicht anergisch, denn sie überwand die neue Attacke der Krankheit in wenigen Wochen.

Bei der echten Phthise, dem Prototyp der tertiären Lungenerkrankung, tritt nun regelmäßig die Stichreaktion, d. h. also der Ausdruck der allgemeinen geweblichen Anaphylaxie in den Hintergrund, während die Reaktionsformen, die bei der sekundären Tuberkulose zurücktreten, nun überwiegen. So hatte die oben erwähnte Kranke in der Zeit der ungeheueren Stichreaktion eine Temperatursteigerung, die nicht höher als 37,4 in recto im Maximum an den 3 Tagen nach der Einspritzung kam. Allerdings war die Temperatur vor der Injektion und nach den 3 Reaktionstagen nicht höher als 36,9 im Maximum gewesen. Die Allgemeinerscheinungen wurden von ihr mit dem Gefühl einer leichten Influenza beschrieben, lassen sich also auch nicht annähernd mit dem Grad der Stichreaktion vergleichen. Bei der echten Phthise sehen wir zwar Giftempfindlichkeit ganz ähnlichen Grades, aber veränderten Typs. Ein Millionstel Milligramm Alttuberkulin kann jetzt eine deutliche Fieberreaktion und eine dem Kranken sehr schwer fühlbare Allgemeinreaktion auslösen, während von einer Stichreaktion dabei vielleicht überhaupt nichts gesehen werden kann. Es ergibt sich daraus, daß nicht die Giftüberempfindlichkeit schlechthin die generalisierenden tuberkulösen Formen charakterisiert, sondern gerade die histologische Allergie nach dem sekundären Typ, die uns als akute exsudative Entzündung unmittelbar an der Stelle der Einverleibung des Giftes entgegentritt, dieses hier festhält, lokalisiert, vielleicht absättigt. Damit wird es wahrscheinlich, daß die Tuberkulintherapie sich diesen Verhältnissen anpassen und davon vielleicht auch einigen Vorteil für die Behandlung ziehen kann

Verfolgen wir diesen Unterschied in der Reaktionsweise gegenüber dem Alttuberkulin noch etwas weiter, so sehen wir, daß die starke Stichreaktion der sekundären Formen sich vollkommen innerhalb des Kreises der als Anaphylaxie beschriebenen Erscheinungen hält. Die Reaktion ist eine allgemein entzündliche. Man kann ihr bei der äußeren Betrachtung nicht ohne weiteres ansehen, mit welchem Stoff sie ausgelöst wurde. Erst die mikroskopische Untersuchung würde unter Umständen den typischen histologischen Bau einer tuberkulösen Gewebsveränderung im Zentrum des künstlichen Herdes nachweisen können. Im Gegensatz dazu verrät die Wirkung kleinster Tuberkulinmengen bei den schweren fortschreitenden tertiären Lungentuberkulosen eine auffallende Ähnlichkeit mit der von BEHRING entdeckten spezifischen Giftüberempfindlichkeit hochimmunisierter Tiere gegen das zur Immunisierung verwendete Toxin (Diphtherie und Tetanus). Es darf deshalb wohl nicht als Zufall angesehen werden, daß die Verstärkung der mehr oder weniger spezifisch tuberkulotoxischen Wirkungen gerade beim Phthisiker, also ebenfalls wieder dem Träger einer nachweisbaren weitgehenden Immunität, angetroffen wird. Wir gewinnen von hier aus einen Ausblick auf Verständnismöglichkeiten für das rätselvolle Krankheitsbild der isolierten Phthise, die mir heute sehr weitreichend erscheinen wollen, und zweifellos auch für die Praxis verwertbar gemacht werden können. Schließlich sei nicht unerwähnt, daß es sich auch bei der Tetanus- und Diphtherieimmunität nicht um eine vollständige und vollkommene, sondern um eine

Teilimmunität — hier gegen ein echtes Toxin — handelt. Wir werden daraus den Schluß ziehen, daß es auch in bezug auf die Immunität noch allerhand Dinge zwischen Himmel und Erde gibt, die wir nicht vorschnell als ausreichend bekannt ansehen dürfen. Auch die Immunität ist, wie jede große wissenschaftliche Intuition ein antizipierter Begriff, zunächst nur in der allgemeinsten Fassung berechtigt, im Detail aber nur auf Probe bis zur Bewährung unserer jeweiligen Vorstellungen an der Erfahrung aufgestellt.

Bleiben wir also auch für unser spezielles Forschungsgebiet des schönen Satzes von KARL ERNST V. BAER eingedenk: „Die Wissenschaft ist ewig in ihrem Quell, unermeßlich in ihrem Umfang, endlos in ihrer Aufgabe, unerreichbar in ihrem Ziele."

Die Entwicklungsformen der menschlichen Tuberkulose[1].

Das Gebiet der durch den Tuberkelbacillus gesetzten krankhaften Veränderungen — um diese Definition des Tuberkulösen von JOHANNES ORTH hier gleich voranzustellen — bietet uns eine schlechthin überwältigende Fülle von Formen. Diese Formenfülle übersichtlich zu ordnen, in ihr das leitende Gesetz zu finden, das uns gestattet, Gleiches zu Gleichem, Verwandtes an die richtige Stelle neben Verwandtes zu stellen, war bisher nicht gelungen.

Die scheinbare Regellosigkeit und Willkür des krankhaften Geschehens, das sich aus diesem Mangel unserer Erkenntnis ergibt, bedeutete ein überall sich geltend machendes Hindernis nicht nur für die Forschung, sondern auch für unsere ärztlichen und hygienischen Maßnahmen. Unter den mannigfachen Formen der menschlichen Tuberkulose nach dem „notwenigen Gesetz" zu suchen, „in dem sie zusammenhängen und welches doch die Vernunft sucht und bedarf"[2], ist also nicht nur eine gerade durch die Schwierigkeit und bisherige Sprödigkeit des Materials ganz besonders lockende wissenschaftliche, sondern auch eine praktisch sehr bedeutsame Aufgabe.

Es ist selbstverständlich, daß dieses gesuchte Gesetz, diese Idee der Tuberkulose, die in den Einzelformen in tausendfacher Verkleidung sich versteckt, nicht gefunden werden kann, ehe nicht die einzelnen Formen genau bekannt sind. Es steht also jeder Versuch einer derartigen allgemeinen Gliederung von vornherein mit Notwendigkeit und Dankbarkeit auf den Schultern der gesamten bisher geleisteten Einzelarbeiten. Die Berechtigung eines Lösungsversuches wächst mit der Zahl der gesicherten Einzelbeobachtungen, die er zu umfassen vermag. Bei vorhandenen Gegensätzen gesicherter Beobachtungen aber werden wir uns nicht schlechthin auf die eine oder andere Seite stellen dürfen, sondern die höhere Einheit des Gedankens suchen, in der sich die Gegensätze auflösen.

Jede Lösung muß des weiteren einer allem Anschein nach nicht immer klar erkannten Bedingung genügen. Das gesuchte Gesetz ist eine wissenschaftliche Abstraktion. Es ist deshalb nicht ohne weiteres in den Einzelfällen gegeben, sondern es liegt ihnen zugrunde, das tatsächliche Geschehen aber ist stets viel komplizierter. Wir suchen nach etwas in all dem Wechsel konstant Bleibendem, nach etwas, das in all den verschiedenen Einzelfällen trotz ihrer Verschiedenheit erkennbar bleibt, dessen Erkenntnis sich dann anderseits wieder tauglich erweist zur Erfassung eines übersehbaren Zusammenhanges. Wir suchen also nach einer Formenreihe, deren Glieder sich in allen Einzelformen trotz der Mitwirkung anderer bestimmender Faktoren immer wieder auffinden lassen,

---

[1] Sonderdruck aus „Bericht über die X. Versammlung der Tuberkulose-Ärzte".
[2] KANT: Kritik der reinen Vernunft. Vorwort zur 2. Aufl. S. 13.

der sich die im Einzelfall stets mitwirkenden anderweitigen Wirkungen und Bedingungen in einer irgendwie erkennbaren und von ihr trennbaren Weise überlagern.

Wir gehen bei diesem Vorhaben den alten legitimen Weg aller Wissenschaft, das vielfach verwickelte Geschehen in Einzelvorgänge zu zerlegen, um dann aus den so gewonnenen Teilvorgängen das tatsächliche Geschehen schließlich wieder aufzubauen. In der Physik nennt man dieses in allen Wissenschaften gleichmäßig wiederkehrende Grundverfahren unseres Denkens in dem Akt der Trennung, d. h. also des Auffindens der Vorgangselemente, die „Isolation", in dem Akt der Zusammensetzung die „Superposition". Die wissenschaftliche Untersuchung hat einen — vorläufigen — Abschluß gefunden, wenn es gelungen ist, konstant bleibende Vorgangselemente aufzufinden, aus denen sich dann eine möglichst große Anzahl von beobachteten tatsächlichen Vorgängen wieder aufbauen läßt. Nirgends gelingt es irgendeiner Wissenschaft, die Wirklichkeit in ihrer vollen Verwickeltheit vollständig aus solchen aufgefundenen Vorgangselementen wieder zu konstruieren. Überall sind wir, auch in den sog. exakten Wissenschaften, sowie es sich um die Erfassung des tatsächlichen Geschehens und nicht um eine mathematische Fiktion handelt, auf Näherungslösungen angewiesen. Das gilt natürlich ganz besonders bei den Versuchen, ein lebendiges Geschehen wissenschaftlich zu erfassen. Wir werden also dieser Eigenschaft aller Wissenschaft, nur vorläufige Lösungen zu geben, die den gerade vorhandenen Wissensstand mehr oder weniger lückenlos zu erfassen vermögen, auch bei unserem jetzigen Vorhaben stets eingedenk bleiben müssen.

Das Gesetz muß von den Spezialbedingungen des Einzelfalles abstrahieren. Wenn die Bedingung seiner Unabhängigkeit von den wesentlichsten der nicht in allen Fällen, sondern nur in bestimmten Gruppen wirksamen Faktoren nicht erfüllt wäre, so könnte ja gar nicht einmal von einem Versuch der Lösung der Frage nach den zugrundeliegenden Formen gesprochen werden.

Wenn ich mehrfach betont habe, daß die gefundenen allgemeinen Formen unabhängig seien von einer Reihe von Einzelbedingungen, wie sie z. B. durch das Geschlecht, die Altersdifferenzen oder auch durch das, was wir Disposition und Konstitution nennen, bezeichnet werden, so gilt das selbstverständlich niemals für die tatsächliche Einzelbeobachtung, sondern eben nur für das in allem Wechsel derselben noch konstant Bleibende. Ich bin also durchaus mißverstanden worden, wenn man aus solchen Äußerungen schließen will, ich „schiene diesen Faktoren gar keine Bedeutung beizulegen". Die Abstraktion von den Spezialbedingungen des Einzelfalles ist vielmehr ausschließlich methodische Bedingung für die Auffindung der Grundelemente des krankhaften Geschehens, das wir untersuchen, und die Feststellung ihrer Unabhängigkeit von den nur gelegentlich wirkenden Faktoren nichts weiter als die Probe auf die Brauchbarkeit der aufgefundenen Grundvorgänge. Ich halte also die obengenannten Faktoren in keiner Weise für gleichgültig oder unwirksam, wohl aber wüßte ich nicht, wie man ihre Wirksamkeit anders beurteilen sollte als durch die Veränderung der Grundform des krankhaften Geschehens, die sich bei ihrem Hinzutreten oder Wegbleiben beobachten läßt. Ihre wissenschaftliche Erfassung ist demnach vor der Erkenntnis des ungestörten Geschehens undenkbar. Daß diese Erkenntnis fehlt, macht ja gerade die Diskussion über diese Fragen so widerspruchsvoll und unfruchtbar.

Eine solche Grundform des Geschehens hat z. B. NEWTON in seinem ersten Bewegungsgesetz: „Jeder Körper beharrt im Zustand der Ruhe oder der gleichförmigen Bewegung in gerader Richtung, sofern er nicht durch äußere Kräfte gezwungen wird, seinen Zustand zu ändern", aufgestellt. Seiner Brauchbarkeit für wissenschaftliche Zwecke tut die Tatsache keinen Abbruch, daß eine gleichförmige Bewegung in gerader Richtung oder ein Zustand der Ruhe nicht nur niemals beobachtet worden ist, sondern auch niemals beobachtet werden kann. Es bleibt trotzdem ein brauchbares „Isolationsprinzip", mit dessen Hilfe wir die tatsächlichen Bewegungsvorgänge zerlegen, „beurteilen" können[1]. Es wird nun verständlich sein, wenn ich sage, daß wir auch für die wissenschaftliche Erkenntnis der Tuberkuloseformen eines Gegenstückes zu NEWTONS erstem Bewegungsgesetze bedürfen, d. h. also der Erkenntnis des ungestörten Ablaufes rein aus sich selbst heraus.

Nach dem Gesagten wird es auch verständlich sein, wenn wir für das Folgende eine Unterscheidung machen zwischen Isolationsprinzipien und Integrationsprinzipien, also zwischen der Erkennung gut abgrenzbarer Teilvorgänge einerseits und zwischen den Regeln ihrer Zusammenfügung zu einem Gesamtbilde anderseits. Beide müssen ebenso in der ausgearbeiteten Darstellung der Lösung zusammenwirken, wie sie schon im ersten Auftauchen der wissenschaftlichen Intuition, noch ununterschieden, enthalten waren.

Als deutlich voneinander unterscheidbare Einzelvorgänge in dem großen Kreise des krankhaften Geschehens, das wir uns zur Beurteilung vorgenommen haben, haben sich mir zunächst die vier Ausbreitungsweisen der Tuberkulose im menschlichen Körper erwiesen. Es sind das erstens das Kontaktwachstum des Einzelherdes, bei dem also die Krankheit durch direkte Berührung unmittelbar von Zelle zu Zelle fortschreitet, und zweitens die drei verschiedenen möglichen Arten der Metastasierung. Von diesen kommen zwei, die humoralen Metastasen, innerhalb des Gefäßsystems zustande. Je nachdem die Verschleppung innerhalb der Blut- oder Lymphgefäße erfolgt, unterscheiden wir die hämatogene und die lymphogene Metastasierung. Als dritte Form der Metastasierung — und damit als vierte und letzte Grundform der Ausbreitung der Tuberkulose im menschlichen Körper — habe ich unter dem Namen der intrakanalikulären Metastasierung die Ausbreitung in allen sonstigen vorgebildeten Kanalsystemen und Hohlräumen anderer Art zusammengefaßt, d. h. also die Verschleppung z. B. im Darmkanal, in den Harnwegen, im Bronchialbaum, im Genitalschlauch, in Drüsengängen, Sehnenscheiden usw.

Als erstes Integrationsprinzip dient uns nichts weiter als die Forderung, bei der Beurteilung, welcher Entwicklungsform der Tuberkulose ein gegebener Erkrankungsfall zuzurechnen sei, stets die Gesamtheit der von der Erkrankung bis zum Zeitpunkt der Beurteilung gesetzten Veränderungen zu berücksichtigen. Die Beurteilung darf demnach niemals aus einem einzelnen Krankheitsherde allein vorgenommen werden, ganz gleichgültig, welche Wichtigkeit dieser einzelne Herd für das krankhafte Geschehen auch besitzen möge.

Drei weitere Teilvorgänge ergeben sich aus der Berücksichtigung der Reaktionsweise des Organismus auf den eingedrungenen Krankheitserreger und die von ihm ausgeschiedenen Stoffe.

---

[1] Man beachte den tiefen, unserer Sprache nahezu verloren gegangenen Sinn des deutschen Ausdruckes!

Trotz vorhandener Übergänge lassen sich drei derartige Reaktionsweisen voneinander unterscheiden. Die erste derselben ist charakterisiert durch das Vorwiegen der proliferativen Vorgänge im Charakter der gesetzten entzündlichen Veränderung. Die zweite macht sich kenntlich durch das Hervortreten mehr oder weniger rein exsudativer, echt entzündlicher Veränderungen. Die dritte endlich läßt sich am kürzesten kennzeichnen als abortive Form des Einzelherdes. Bei ihr bilden sich kleine und kleinste Herdchen ohne die Fähigkeit, aus sich heraus sich weiter zu entwickeln und Zerstörungen zu verursachen.

Bis hierher handelt es sich lediglich um die Beschreibung tatsächlicher Beobachtungen. Die einzige hypothetische Annahme, die in meinem Lösungsversuch verwendet ist, ist in dem zweiten Integrationsprinzip enthalten. Als solches dient hier die Annahme, daß auch die Tuberkulose sich dem allgemeinen Gesetze des Ablaufes zahlreicher Infektionskrankheiten fügt, das wir kurz als das Gesetz des zyklischen Ablaufes derselben bezeichnen können. Nehmen wir als Beispiel den typischen Ablauf der akuten Exantheme, so sehen wir das Gesetz des zyklischen Ablaufes darin, daß die Erkrankung sich aus einer Inkubationsperiode über die sog. Prodrome zu einer Acme der Erkrankung mit der Generalisation und dem Exanthem erhebt, um in einer Periode der Immunisierung mehr oder weniger rasch wieder abzuklingen. Je nach dem Grade der erreichten Immunität und der Schnelligkeit ihres Eintretens ergeben sich die sehr verschiedenen Formen dieser Periode des Abklingens, der Nachkrankheiten oder Spätformen, und der Rekonvaleszenz. Der Periode der Immunisierung geht bei diesen Krankheiten eine Periode voraus, die wir nach dem Vorgange von PIRQUET als diejenige der vollentwickelten Anaphylaxie (Giftüberempfindlichkeit) ansprechen. Bezeichnen wir sowohl Anaphylaxie wie Immunität mit dem von PIRQUET vorgeschlagenen gemeinsamen Namen der „Allergie“, so ergibt sich ohne weiteres, daß wir in den drei als Isolationsprinzipien verwendbaren Reaktionsweisen drei verschiedene Typen der histologischen Allergie vor uns haben. Die an zweiter Stelle genannte Reaktionsweise mit vorwiegend entzündlichen Veränderungen entspricht der Anaphylaxie, die abortive Form der lokalen Entzündung einer sich entwickelnden Immunität.

Ein solcher zyklischer Ablauf mit einer unterscheidbaren Periode der Inkubation und der Prodrome, einem mehr oder weniger raschen Ansteigen zu einer Zeit der Acme mit Generalisation und Anaphylaxie, und einem gesetzmäßigen Ablauf in einer Periode des Abklingens durch das Auftreten einer Immunität, gleichgültig welcher Form und Intensität, läßt sich nun bei sehr vielen Infektionskrankheiten tatsächlich beobachten. Er gilt ebenso für die schwersten von ihnen, für Typhus, Pocken, Pest, Flecktyphus, Pneumonie und Lues, wie für die leichtesten, also etwa den einfachen Nasenkatarrh. Eine prinzipielle Unmöglichkeit, diese Gesichtspunkte auch für die Tuberkulose zu verwerten, ist nicht einzusehen. Das Maß der Berechtigung einer derartigen Verallgemeinerung durch die Anwendung einer bei zahlreichen anderen Krankheiten gefundenen Gesetzmäßigkeit auf die Tuberkulose ist vielmehr ausschließlich in den praktischen Erfolgen oder Mißerfolgen ihrer Anwendung zu suchen.

Die einzelnen Formen der menschlichen Tuberkulose lassen sich nun tatsächlich mit Hilfe der Annahme, daß auch für diese Krankheit das Gesetz des zyklischen Ablaufes der Infektionskrankheiten Geltung habe, in eine mehr oder weniger zusammenhängende Reihe ordnen. Es ist selbstverständlich, daß bei einer so chronisch ablaufenden Infektionskrankheit, die zudem häufig durch Stillstände des Krankheitsvorganges unterbrochen zu sein pflegt, sich die einzelnen Perioden zeitlich meist weit auseinanderziehen. Vor die Generalisation schiebt sich nicht selten, d. h. eben bei den langsam ablaufenden Formen, eine Periode ein, in der die Krankheit nur in den ersten Etappen ihres Eintrittsweges anatomisch ohne weiteres erkennbare Veränderungen schafft. Das Stadium der Generalisation und der Anaphylaxie tritt nur in vergleichsweise seltenen Fällen mit einer Heftigkeit auf, die sich auch nur einigermaßen mit der explosiven Generalisation der akuten Exantheme vergleichen ließe. Sie kann sich mit ihren Haupteigenheiten über viele Jahre hinziehen. Das gleiche finden wir in vielleicht noch höherem Grad in der Zeit der Immunisierung. Sie wird deshalb nur bei sorgfältigem Studium der Krankheitserscheinungen deutlich und erreicht niemals den hohen Grad, der uns von einer Reihe akuter Infektionskrankheiten her so geläufig ist. Der Tuberkulose fehlt mit der vollständigen Immunisierung auch die rasche Selbstheilung, die unseren ärztlichen Bestrebungen bei zahlreichen anderen Infektionskrankheiten so glücklich entgegenkommt. So erwünscht dem Arzt diese hohe Selbstimmunisierung auch sein mag, so wenig gibt sie ihm doch die Berechtigung, sie dem Begriff der Immunität als wesentliche Eigenschaft beizulegen. Die Immunität ist an ihren handgreiflichsten, unverkennbarsten Formen, wie nur natürlich, zuerst erkannt worden. Es ist aber ein durch nichts gerechtfertigter naiver Glaube an ihre Allmacht, der noch heute manche Ärzte abhält, sie auch in ihren schwächeren Graden wiederzuerkennen.

Mit Hilfe der im vorstehenden kurz geschilderten Teilvorgänge und der beiden Verknüpfungsaxiome lassen sich nun die einzelnen Epochen in ihren wichtigsten Grundzügen in verhältnismäßig sehr einfacher Weise beschreiben. Um das Verständnis noch weiter zu erleichtern und der vielleicht nicht bei allen Zuhörern unmittelbar gegenwärtigen Anschauung entgegenzukommen, habe ich vier Schemazeichnungen entworfen, deren Beigabe mir durch das freundliche Entgegenkommen der Redaktion ermöglicht worden ist. In den Zeichnungen 20—23 sind die einzelnen Teilvorgänge, soweit das ohne allzugroße Komplikation des Bildes möglich war, durch verschiedene Farben gekennzeichnet. In schwarzer Farbe sind dargestellt die Umrisse der beiden Lungen inklusive der Lappenabgrenzung in zusammenhängenden Strichen, die Trachea mit Bifurkation *und der* Bronchialbaum mit seiner Verzweigung innerhalb der Lunge in einer andeutenden Schraffierung. Die lokalen Krankheitsherde sind in dieses Übersichtschema in Farben eingezeichnet. Dabei bezeichnet gelb den Primärherd und *seine* lymphogenen Metastasen, blau die hämatogenen und grün die intrakanalikulären Metastasen; die rote Schraffierung ist für eine entzündliche Kongestion, d. h. also für den Ausdruck der an zweiter Stelle genannten histologischen Allergie verwendet worden. Nicht eigens bezeichnet wurden in dem Schema also das Kontaktwachstum des Einzelherdes sowie die an erster *und dritter* Stelle genannte Allergie.

Die Erkrankung beginnt[1] mit einer in sich zusammenhängenden Veränderung, die wir als Ganzes mit dem Namen des „Primärkomplexes" bezeichnen

---

[1] In den schematischen Zeichnungen ist stets die Lunge als Repräsentant des ganzen Körpers anzusehen. Es sind also die sämtlichen zu einem Stadium zusammengehörenden Veränderungen als Veränderungen in der Lunge gezeichnet worden. Es ist das natürlich durchaus kein Erfordernis für die Stadieneinteilung, sondern lediglich eine weitere sche-

wollen. Er setzt sich zusammen aus einem oder mehreren primären Organherden, von denen wir annehmen dürfen, daß sie sich unmittelbar am Infektionsort selbst entwickeln, und zahlreichen lymphogenen Metastasen. Diese lymphogenen Metastasen schließen sich unmittelbar an den Primärherd an und beschränken sich im Beginn der Erkrankung, den wir deshalb als das Stadium des „isolierten Primärkomplexes" bezeichnen wollen, auf den unmittelbaren Abflußweg der Lymphe von dem Primärherd her. Sie nehmen als Resorptionstuberkel die unmittelbare Umgebung des Primärherdes ein und verlaufen von hier aus in Reihenform in der Abflußrichtung der Lymphe, wobei sie vor allem in den eingeschalteten Lymphdrüsen meist sehr beträchtliche Veränderungen verursachen. Eine stärkere entzündliche Veränderung in der Umgebung fehlt zunächst, die, wie stets, in den Randzonen der Herde besonders deutlich werdende Reaktionsweise des Organismus auf die Krankheit, führt zu einem relativen Vorwiegen der Wucherungsvorgänge. Bezeichnen wir als das erste Stadium der Tuberkuloseerkrankung dasjenige des „isolierten Primärkomplexes", so ist dasselbe charakterisiert durch das Zusammenvorkommen von Primärherd und ausschließlich in erkenntlicher Weise unmittelbar von ihm ausgehenden lymphogenen Metastasen. Beide sind des Kontaktwachstums fähig. Die Veränderungen haben einen am histologischen Präparat kennbaren eigentümlichen Typ, den wir als denjenigen der „primären Allergie" bezeichnen wollen. Die Erkrankung ist also lokal vergleichsweise eng begrenzt. Es fehlen ihr die hämatogene und die intrakanalikuläre Ausbreitungsweise, sowie die Erscheinungen einer ausgesprochenen Giftüberempfindlichkeit. Die vorhandenen Teilvorgänge sind also Kontaktwachstum, lymphogene Metastasen und primäre Allergie.

Der primäre Komplex ist in Abb. 20 dargestellt, wie er sich aus einer primären Inhalationsinfektion der Lunge entwickelt. Die Grundzüge des primären Stadiums sind aber von der Lokalisation unabhängig. Immer handelt es sich um das Auftreten eines geschlossenen primären Komplexes mit den geschilderten Eigenheiten. Die Eigentümlichkeit der Organreaktion macht sich nur in untergeordneten Zügen kenntlich, so beispielsweise für die Lunge darin, daß bei Fußfassen der Erkrankung im Lungengewebe das Zentrum des Herdes sich als bald verkäsende Pneumonie darstellt. Primärherde lassen sich aber auch im Verlauf des Bronchialbaumes bis herauf zur Trachea und dem Kehlkopf finden, sowie an allen übrigen von außen zugänglichen Stellen des Körpers, also im gesamten Darmtraktus und auf der äußeren Haut und den von außen zugänglichen Schleimhäuten.

In Abb. 21 ist die Acme der Erkrankung schematisch dargestellt, und zwar wieder an dem speziellen Beispiel einer rasch fortschreitenden aerogenen Infektion der Lunge. Der Primärherd und seine lymphogenen Metastasen haben sich durch Kontaktwachstum noch weiter vergrößert. Kleinere benachbarte Einzelherde sind dadurch zu größeren Konglomeraten verschmolzen. Die lymphogenen Metastasen haben sich in der vom Primärherd ausgehenden Kette in der Stromrichtung ausgedehnt und vermehrt. Neben den lymphogenen

---

matische Vereinfachung in der Zeichnung. Es ist demnach nicht zu denken, daß der übrige Körper vollkommen frei von tuberkulösen Veränderungen sein müsse; dagegen dürfen in ihm keine Veränderungen anderen Typs vorhanden sein, als sie für das jeweilige Stadium charakteristisch und deshalb hier der Einfachheit halber in die Lunge eingezeichnet worden sind.

Metastasen zeigen sich nun überall auch die Folgen einer ausgiebigen hämatogenen Dissemination (blaue Punkte) in der Form der typischen miliaren Herde. Durch den Einbruch von benachbarten Lokalherden in den Bronchialbaum ist nun auch die intrakanalikuläre Verbreitung in demselben möglich geworden und eingetreten. Röhrenförmige Verkäsungen der Bronchialwandung und pneumonische Aspirationsherde haben sich ausgebildet (mit grüner Farbe angedeutet). Sämtliche vier Ausbreitungsweisen sind demnach nun gleichzeitig wirksam. Sie sind auch nicht auf ein Organ beschränkt zu denken, sondern überall im Körper aufzufinden, wo ihre mechanischen und sonstigen Bedingungen gegeben sind. Auch die Reaktionsweise des Organismus hat sich nun verändert. Mit der geschilderten Generalisation hat sich auch die zweite Reaktionsweise mehr oder weniger rasch ausgebildet. In der Randzone des Einzelherdes treten nun die entzündlichen exsudativen Vorgänge zeitweise sehr deutlich hervor. Sie sind in der Figur durch rote Schraffierung angedeutet. Ist ein Organ, wie in der Schemazeichnung für die Lunge angenommen, von zahlreichen Einzelherden durchsetzt, so ist es auch im ganzen entzündlich kongestioniert. Die Lungenerkrankung gewinnt damit eine klinische Ähnlichkeit mit der diffusen Bronchitis. Die bronchitischen Züge können so stark hervortreten, daß sie die Lokaldiagnose der Einzelherde sehr erschweren, die dann unter Umständen zunächst übersehen werden können. In der Schemazeichnung ist diese allgemeine entzündliche Kongestation der Lunge durch die Schraffierung der ganzen Lungenfelder angedeutet.

Das in Abb. 21 schematisch angedeutete Bild ist die Folge einer schweren — d. h. eine rasch fortschreitende Erkrankung auslösenden — aerogenen Infektion des Lungengewebes. Wieder sind ihre Züge von der Lokalisation unabhängig. Das Stadium der Generalisation ist demnach gekennzeichnet durch das gemeinsame Vorkommen der vier Ausbreitungsweisen und das wenigstens zeitweise deutliche Hervortreten der anaphylaktischen Reaktion (Allergie II).

Nicht immer ist der Verlauf der Erkrankung ein so stürmischer. Die Mehrzahl der Infektionen ist glücklicherweise leicht, die Ausbreitung der Krankheit erfolgt nur ganz allmählich und führt zu geringeren anatomischen Veränderungen. In Abb. 22 ist ein praktisch vergleichsweise häufig zu beobachtendes Syndrom angedeutet. Wir finden hier neben einem mit allen seinen Eigenheiten ausgebildeten primären Komplex eine vergleichsweise geringfügige hämatogene Dissemination (vereinzelte blaue Punkte). Durch das Kontaktwachstum bilden sich vor allem die lymphogenen Metastasen des Primärherdes weiter aus. Sie umgeben sich mit einem mehr oder weniger deutlichen Hof von Entzündungsvorgängen, der bekannten tuberkulösen Periadenitis. Diese Formen sind im Gegensatz zum isolierten Primärkomplex, der sich nur gelegentlich einmal durch seine oberflächliche Lokalisation für die klinische Untersuchung oder durch seine Größe für die Röntgenuntersuchung kenntlich macht, klinisch meist nicht allzuschwer diagnostizierbar, selbst wenn sie in der Lunge ablaufen, wo die Drüsenmetastasen der Palpation nicht zugänglich sind. Die Periadenitis der größeren und aktiveren Drüsenmetastasen führt zu Entzündungserscheinungen in den unmittelbar benachbarten Bronchien. So entsteht ein Krankheitsbild, das ich unter dem Namen des „tuberkulösen Hiluskatarrhs“ beschrieben habe. Die wichtigsten *klinischen* Erscheinungen sind: langanhaltende subfebrile Temperatur, katarrhalische Erscheinungen in den befallenen Bronchien,

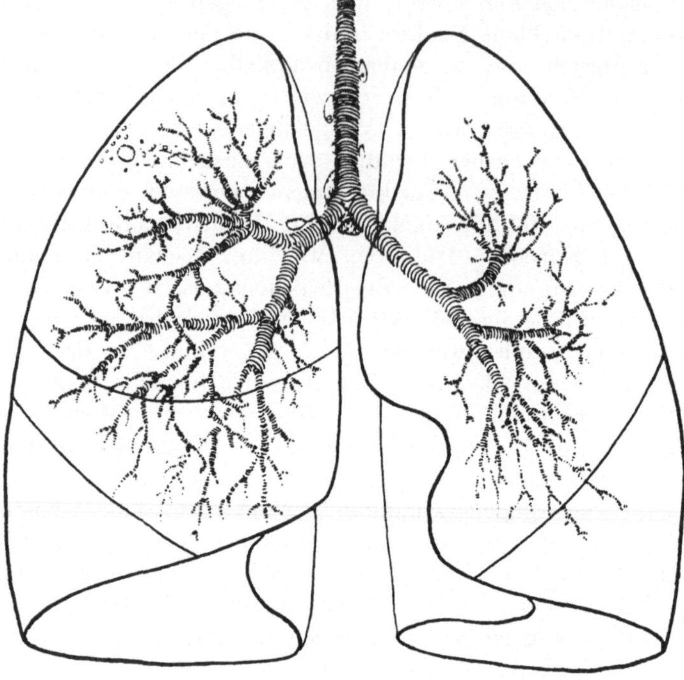

Abb. 20.

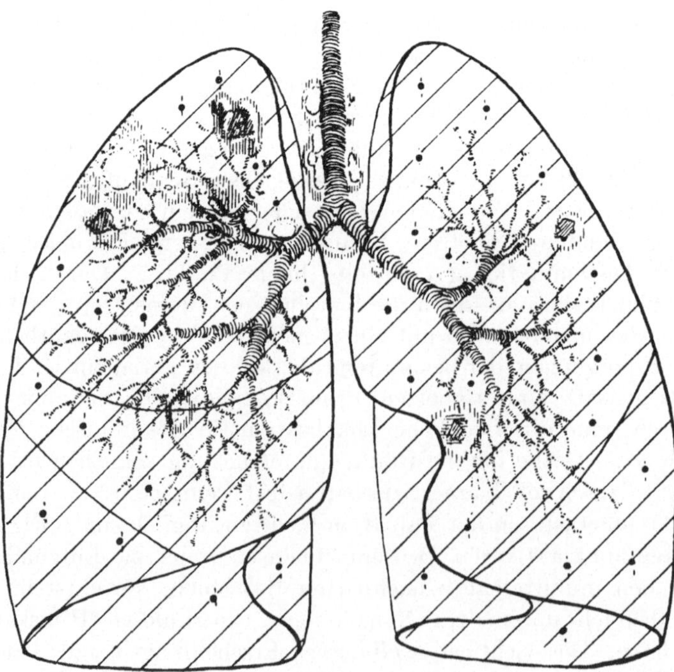

Abb. 21.

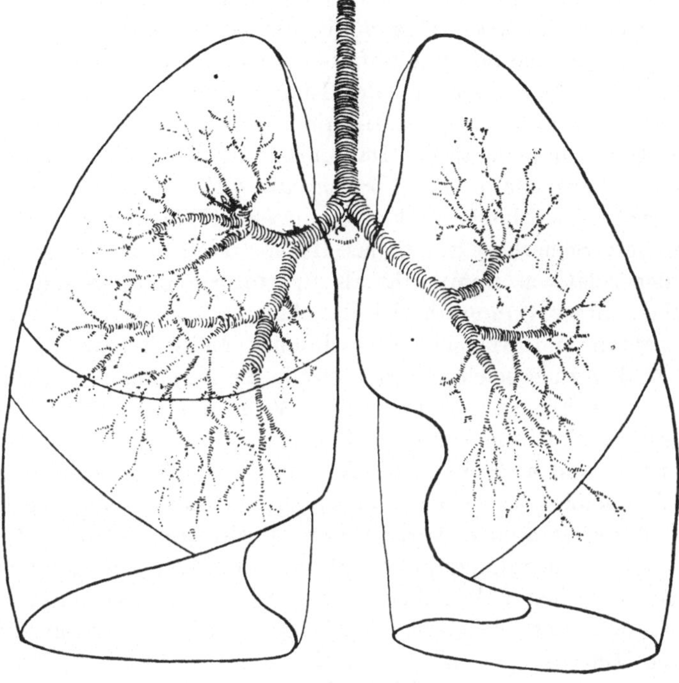

Abb. 22.

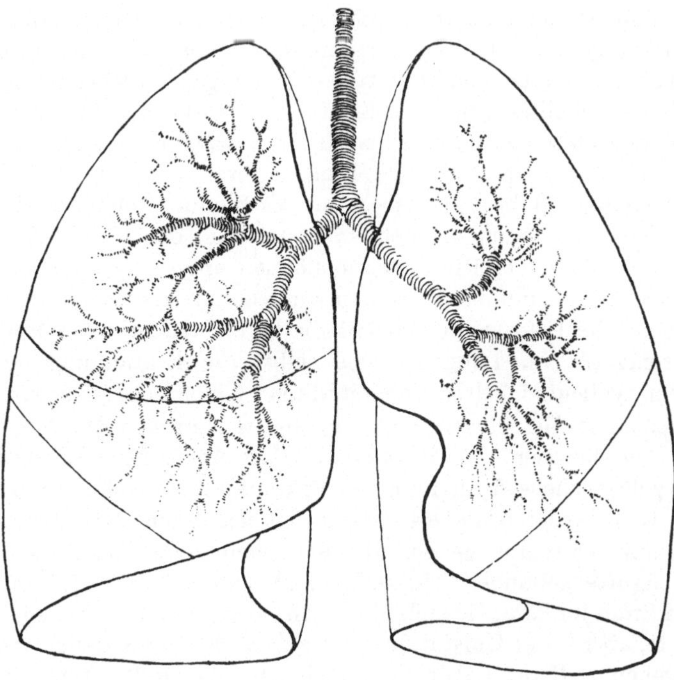

Abb. 23.

je nach der Lokalisation und dem Grad der entzündlichen *Reizung* und Sekretion verschieden starker Hustenreiz, der besonders bei Sitz in der Gegend der Bifurkation andauernd und auffallend wird, interskapulare Dämpfungen verschiedenen Grades, entsprechendes Röntgenbild.

Aus diesem Stadium der Generalisation führt nun, wie allbekannt, und wie schon hervorgehoben, keine rasche Immunisierung zu einer entsprechend raschen Selbstheilung, *obwohl die leichten Formen ganz außerordentlich häufig allmählich ausheilen.* Wohl aber lassen sich von diesem Bilde andere tuberkulöse Erkrankungen mit Sicherheit durch das Hervortreten von Anzeichen einer sich entwickelnden relativen Immunität als Spätformen unterscheiden. Das wichtigste Zeichen dieser Immunität ist das Auftreten abortiver Metastasen resp. das Zurücktreten und Ausbleiben bestimmter Metastasenarten. Dabei ist es nicht als auffällig zu bezeichnen, daß gerade die humoralen Metastasen, die zu einer innigen Berührung des wandernden Virus mit den Körpersäften führen müssen, diese Erscheinung zuerst und auch späterhin am deutlichsten zeigen. Die Spätformen sind also charakterisiert durch das Zurückbleiben, schließlich durch das Ausbleiben der beiden humoralen Metastasen. Wo dagegen die biologischen und mechanischen Verhältnisse es gestatten, können das Kontaktwachstum und die intrakanalikuläre Metastasierung ihren Gang weitergehen, und nun, da in solchen Fällen das Stadium der Generalisation entweder übersprungen ist oder vergleichsweise wenig gefährlich war, sogar zu besonders ausgedehnten Zerstörungen in geeigneten Organen führen. Das geeignetste Organ hierfür sind die Lungen. Sie sind nicht nur während des ganzen Lebens der Infektion von außen ausgesetzt, sondern bieten auch *für das Fußfassen* der Infektion besonders günstige Verhältnisse. Jedenfalls liegen die Infektionsmöglichkeiten dauernd günstiger als auf der Haut und im Verdauungstrakt.

Auf Abb. 23 ist eine derartige Spätform der Tuberkulose für die Lunge skizziert. Es ist angenommen, daß die immunisierende Primäraffektion ebenfalls in der Lunge ihren Sitz gehabt hatte. Die Lungen enthalten also einen gelb angedeuteten abgeheilten primären Komplex. Es ist des weiteren angenommen worden, daß anatomische Spuren einer Generalisation nicht aufgefunden wurden. Es handelt sich also um diejenige Lungenerkrankung, die ich als „isolierte Phthise" bezeichnet habe. Die noch zur Verfügung stehenden Ausbreitungswege sind also endobronchiale Metastasierung und das Kontaktwachstum der Einzelherde. Beide Ausbreitungsweisen können unter sonst günstigen Verhältnissen in der Lunge nunmehr zu den ausgedehntesten Zerstörungen führen. Anatomisch ist die Urform im Bronchialbaum eine tuberkulöse Endobronchitis und Peribronchitis, im Lungengewebe selbst die Erkrankung des einzelnen Acinus. Im vollentwickelten Spätstadium fehlen des Kontaktwachstums fähige lymphogene Metastasen, sogar in den den großen Herden unmittelbar regionären Lymphdrüsen. Die intrakanalikuläre Ausbreitung dagegen zeigt sich auch durch gelegentliche Ansiedlung der Erkrankung im Kehlkopf und im Darm. Die hämatogene Ausbreitung erlischt, soviel ich sehen kann, im allgemeinen gleichzeitig mit der lymphogenen. Ihr Erlöschen ist an das Bestehen immunisatorischer Kräfte gebunden. In dem nicht selten dem Tode vorangehenden anergischen Stadium kann sie sich also auch noch einmal ausbilden. Wir finden dann kleinste, aber unter Umständen sehr zahlreiche Herde in den verschiedenen inneren Organen, z. B. der Leber, nicht mehr aber die großknotigen hämatogenen

Formen, die der subakuten Miliartuberkulose des zweiten Stadiums eigentümlich sind.

Bei den deutlich zyklisch verlaufenden akuten und chronischen Infektionskrankheiten anderer Art pflegt mit dem Auftreten einer erkennbaren Immunität die anaphylaktische Reaktion in der Umgebung der Lokalherde abzuflauen oder ganz zu erlöschen. Das gleiche ist auch bei der Tuberkulose der Fall. So kommt es zu der eigenartigen Ausbildung endobronchialer Ausbreitung, die schließlich sogar isolierte Acini befallen kann. Diese Form der Lungenerkrankung hat schon VIRCHOW als Form der endobronchialen Ausbreitung scharf von der eigentlichen Tuberkulose in seinem Sprachsinn, d. h. also den Grundformen der humoralen Metastasierung, abgetrennt. Sie sind von NICOL in seiner verdienstvollen Arbeit gewissermaßen für unsere Ärztegeneration neu entdeckt worden. Der isolierte „acinös-nodöse Herd", in dem sogar direkt benachbarte Acini ohne wesentliche Entzündungserscheinungen bleiben, d. h. also ein einzelner Acinus unter Fehlen einer anaphylaktischen Randreaktion erkranken kann, ist der Prototyp dieser Ausbreitung.

Die drei unterschiedenen Hauptstadien besitzen mit ihrer deutlich differenten histologischen Allergie auch eine unterscheidbare Heilungsform. Der isolierte Primärkomplex, von dem eine wirksame Generalisation nicht ausgeht, heilt unter dem Bilde einer ihm eigenartigen Verkalkung. Dabei verkalkt sowohl der primäre Organherd wie seine lymphogenen Metastasen. Die typische große Drüsen- und Weichteilmetastase des Generalisationsstadiums heilt unter Mithilfe der entzündlichen exsudativen Vorgänge durch Verflüssigung und Ausstoßung. Die tertiäre Phthise heilt unter langsam sich entwickelnden fibrösen Veränderungen der Umgebung.

Die Kavernenbildung ist bei ausreichend langsamem Verlauf im zweiten Stadium reichlich ebenso häufig wie im dritten Stadium. Die Kaverne ist also nicht für ein Stadium pathognomonisch. Die käsige Pneumonie kann ebenfalls beiden Stadien angehören. Es ist nicht unwahrscheinlich, daß bei dem Entstehen größerer käsiger Pneumonien und Kavernen, da wo sie im vollausgebildeten dritten Stadium auftreten, Mischinfektionen eine noch nicht näher erforschte Rolle spielen.

Da sowohl Generalisation und Anaphylaxie wie Immunität und relative Giftfestigkeit sich nicht wie etwa bei der Pneumonie und den akuten Exanthemen in wenigen Tagen, sondern in vergleichsweise sehr langen Zeiträumen entwickeln, müssen wir notwendig neben den vollausgebildeten Stadientypen auch auf Zwischenformen stoßen. Eine solche Zwischenform zwischen dem ersten und zweiten Stadium war in Abb. 22 skizziert worden. Die Zwischenformen zwischen dem vollausgebildeten zweiten und dritten Stadium sind durch das nicht vollständige Erlöschen der humoralen Metastasen und der anaphylaktischen Reaktion gekennzeichnet.

In der zur Verfügung stehenden kurzen Zeit war es nicht möglich, mehr als die allerwichtigsten Grundzüge des gesetzmäßigen Tuberkuloseablaufes, wie er sich allein aus der Gegenwirkung zwischen Parasit und Träger entwickelt, zu geben. Der geschilderte Ablauf wird durch Disposition und Konstitution, also die uns im einzelnen nicht faßbaren individuellen Differenzen der Organisation zu manchmal geradezu bizarren Formen abgeändert. Es möge genügen, als ein Beispiel hierfür auf die isolierte hämatogene Tuberkulose der Nebennieren hinzuweisen. Auch Alters- und Geschlechtsdifferenzen machen sich vielfach bemerkbar. Mischinfektionen und mechanische Verhältnisse kommen zur Geltung usw.

Das Vorstehende ist kurz als Versuch einer Aufstellung eines natürlichen Systems zu kennzeichnen, das nicht nur die sämtlichen bisher beobachteten Formen der Tuberkulose zu umfassen vermag, sondern sie auch in eine zusammenhängende, genetisch verständliche Reihe gliedert. Insofern steht es den bisher gegebenen künstlichen Einteilungen etwa in der gleichen Weise gegenüber wie in der Botanik das DECANDOLLEsche System dem LINNÉEschen. Neben dem rein wissenschaftlichen Gewinn ergibt sich aus ihm eine wesentlich schärfere Fassung für eine Anzahl praktisch sehr wichtiger Fragen, so z. B. für die Frage der Phthiseogenese. Ich glaube, daß eine Anzahl der wichtigsten Widersprüche in der gegebenen Auffassung tatsächlich ihre ungezwungene Auflösung schon gefunden haben oder noch finden werden. Auch für unser praktisches Handeln ist die Unterscheidung nicht ohne Wert. Es kann nicht nur die Diagnose der einzelnen Formen verschärft, sondern auch das praktische Handeln beeinflußt werden. Alle unsere Heilungsbestrebungen müssen in erster Linie die vorhandenen Mittel des befallenen Körpers berücksichtigen. Der Nachweis einer beträchtlichen Verschiedenheit der biologischen Reaktionsweisen und Abwehrkräfte wird also, wie ich hoffe, auch für die Therapie eine oder die andere Frucht tragen können.

Primäre, sekundäre und tertiäre Tuberkulose des Menschen[1].

M. H.! Was ich Ihnen heute vortragen möchte, ist die Frucht langjähriger klinischer und pathologisch-anatomischer Studien, die ich zu dem Zwecke unternommen hatte, innerhalb der Mannigfaltigkeit der tuberkulösen Erkrankungen des Menschen eine ordnende Gesetzmäßigkeit aufzufinden, die auch dieser anscheinend so launenhaften Krankheit die Regel vorschreibt, ohne die in der Natur nichts geschieht, und deren Kenntnis uns erlauben sollte, die widerspruchsvollen Krankheitsbilder, die nach allen Richtungen auseinanderzustreben scheinen, in eine kausal verständliche Reihe einzuordnen.

Als eine solche kausal verständliche Reihe dachte ich mir dabei von Anfang an einen gesetzmäßigen Entwicklungsgang der Krankheit, in dessen Verlauf eine Form die andere in vorausbestimmter Weise ablöst, eine in einer uns verständlichen Weise aus der anderen hervorgeht. Ich glaube nun, daß es mir gelungen ist, die wichtigsten Etappen innerhalb dieses supponierten Entwicklungsganges aufzufinden, und möchte deshalb heute versuchen, Ihnen ein Bild von dem Gesamtablauf der menschlichen Tuberkulose zu entwerfen, wie es sich mir nach meinen bisherigen Beobachtungen darstellt. Wir werden dabei vielfach Altbekanntes neben Neugefundenem zu erwähnen haben. Von beiden wird uns heute in erster Linie interessieren, welche Stellung es in unserem Gesamtbilde einnimmt. Alles soll sich also dem einen Gedankengang einer Entwicklung der Erkrankung von Anfangsstadien zu einem Höhepunkt der Entwicklung hinauf und von da wieder hinab zu charakteristischen, mit Sicherheit als solche anzusprechenden Spätformen einordnen.

Der Tuberkelbacillus und seine Gifte sind typische Antigene, d. h. Stoffe, die durch die Bildung von Reaktionsstoffen spezifische Gegenwirkungen im befallenen Körper auslösen. Der Ablauf einer solchen Erkrankung wird sich also erweisen müssen als eine komplizierte Folge der Ausbreitung des Virus im Körper einerseits und des Auftretens von typischen Reaktionsweisen und Schutzstoffen andererseits. Seit durch PIRQUET der gesetzmäßig verschiedene Ablauf einer Erstvaccination von den späteren Nachimpfungen festgestellt und genauer analysiert worden ist, ist uns die Vorstellung geläufig geworden, daß das Auftreten von Schutz- oder Reaktionsstoffen sich durch eine Veränderung im Ablauf der Reaktion zwischen Parasit und Wirt zu erkennen geben muß, und damit also auch aus dem Ablauf der unserer Beobachtung zugänglichen Krankheitserscheinungen erschlossen werden kann. PIRQUET prägte für diese Änderung der Reaktionsweise zwischen Wirt und Parasit die treffende Bezeichnung der

---

[1] Sonderdruck aus der Münch. med. Wochenschr. **1917**, Nr 10, 305—308. Aus Vortrag, gehalten im Ärztlichen Verein München.

„Allergie", der veränderten Wirksamkeit. Er hat damit einen Begriff in unser medizinisches Denken eingeführt, der sich sofort als ungemein fruchtbar erwiesen hat. Der Begriff der Allergie umfaßt die Gesamtheit des krankhaften Geschehens in seinen gesetzmäßigen Änderungen. Er ist somit allen unseren Forschungsmethoden gleichzeitig zugänglich. Ganz abgesehen von dem Nachweis der Reaktionsstoffe in vitro finden wir deshalb die Spuren der Allergien nicht nur im klinischen Ablauf der Erkrankungen, also im Gebiet der angewandten pathologischen Physiologie, sondern sie müssen sich mit Notwendigkeit auch im anatomischen Bild irgendwie kenntlich machen. Es ist das nach dem Grundgesetz jeder morphologischen Forschung zu fordern, das etwa folgendermaßen formuliert werden kann: Gleiche Vorgänge müssen an gleichen Grundlagen zu gleichen Folgen führen. Auf das Gebiet der pathologischen Anatomie angewendet heißt das: gleiche pathologische Prozesse müssen an gleichen geweblichen Elementen zu gleichen Krankheitsprodukten führen. Wo ein scheinbar einheitlicher Prozeß, wie die Tuberkulose, das nicht tut, müssen sich also Änderungen in den Grundlagen des Prozesses vorfinden, von denen es nicht unwahrscheinlich ist, daß sie gerade morphologisch, d. h. anatomisch-histologisch am ehesten faßbar und deutbar sein werden.

Wir gelangen so zu dem Begriff der histologischen Allergie und werden in der Folge des öfteren zu reden haben von einer Aufeinanderfolge solcher histologischen Allergien, d. h. also des histologischen Ausdruckes erworbener spezifischer Reaktionsweisen zwischen Tuberkelbacillus und erkranktem Organismus. Wir werden uns dabei bewußt bleiben, daß jede Änderung der Reaktionsweise eine Änderung der chemisch-physikalischen Grundlagen des Krankheitsprozesses voraussetzt. Wir wollen aber heute die Art dieser chemisch-physikalischen Änderung in ihren Einzelheiten auf sich beruhen lassen und uns nur an ihren morphologischen Ausdruck, an das anatomische Bild halten, das ich bisher allein erforschen konnte, und das ja für immer sowohl der Ausgangspunkt und die sichere Basis unserer Forschung wie in seiner kausalen „Erklärung" das Ziel derselben bleiben muß.

I. Das Primärstadium.

Die tuberkulöse Erkrankung beginnt mit einem ganz besonders typischen und nicht zu verwechselnden Bild. Sobald einmal eine Erkrankung überhaupt anatomisch kenntlich ist, handelt es sich immer schon um eine in sich geschlossene, eng zusammengehörige Gruppe von Veränderungen, die ich als den primären Komplex bezeichnet habe.

Ein solcher primärer Komplex setzt sich zusammen aus einem Primäraffekt an der Stelle der Infektion und einer ganzen Anzahl zugehöriger Metastasen in den abführenden Lymphbahnen, Diese Metastasen finden sich sowohl in den regionären Lymphdrüsen, in denen die abtransportierten Bacillen wie in Klärbecken sich sammeln und in dieser Konzentration dann besonders intensive und frühzeitig auftretende Schädigungen auslösen —, wie auch in den Saftspalten rings um den Herd herum und schließlich auch in und an den Lymphbahnen zwischen dem Primäraffekt und den nächsten Lymphknoten. An allen diesen Stellen bilden sich also tuberkulöse Herde und Herdchen, einzelne Tuberkel in den Saftspalten und den Wandungen der Lymphgefäße und größere kompakte käsige Herde am Invasionsort, nahe dem Primäraffekt, und an den Konzentrationsorten, also in den regionären Lymphdrüsen.

Dabei gelten 2 Gesetze. Einmal, daß die Drüsenmetastasen sich in der Kette der hintereinandergeschalteten Lymphdrüsen zwar weiter verbreiten — es erkrankt niemals etwa nur die eine nächstgelegene Drüse, sondern stets mehrere hintereinander —, daß aber der Grad der Erkrankung mit der Entfernung vom Herde abnimmt, daß in der Lymphdrüsenkette die Herde allmählich immer kleiner und seltener werden und daß sie in ihr schließlich auch noch ganz erlöschen, so lange die Krankheit sich eben noch nicht im Körper weiter verbreitet hat, so lange es sich also, wie wir in Zukunft sagen wollen, um einen isolierten primären Komplex handelt.

Als 2. Gesetz gilt, daß das Gesamtvolumen der Drüsenmetastasen das Volumen des Primäraffektes erreicht oder übertrifft. Das kann bei nicht zu rasch abheilenden und doch auch nicht gleich generalisierenden Formen dazu führen, daß das Gesamtvolumen der lymphogenen Metastasen ein sehr hohes Vielfaches, schätzungsweise etwa das 6—12fache und mehr, des Volumens des Primäraffektes ausmacht.

Die Erkennung dieses gesetzmäßigen Beginnes der menschlichen Tuberkulose ist dadurch erschwert gewesen, daß solche isolierte primäre Komplexe zunächst nur bei Kindern gefunden wurden und man infolgedessen die Eigenartigkeit des Krankheitsbildes als einen Ausfluß der Eigenart der kindlichen Organisation ansehen konnte, etwa seiner Disposition zu Drüsenerkrankungen überhaupt. Es ist mir aber gelungen festzustellen, daß sich frische aktive primäre Komplexe mit allen Eigenheiten bis in die höchsten Altersstufen finden lassen.

Im primären Stadium finden wir also eine einheitliche, gesetzmäßige Ausbreitungsweise, die lymphogene Metastasierung in einem eng begrenzten, eben dem zunächst ausschließlich befallenen Lymphstromgebiet. Wie sich aus dem Zusammenhalt mit den späteren Stadien ergibt, müssen wir daneben noch als eigene Ausbreitungsform rechnen, daß sowohl der Primäraffekt als seine Drüsenmetastasen sich selbständig aus sich heraus zu vergrößern vermögen. Dieses selbständige Wachstum kann man als Kontraktwachstum bezeichnen. Da dabei eine erkrankte Zelle die direkt anliegenden Nachbarzellen anzustecken vermag, spricht man auch von einem Wachstum durch homologe Infektion der Umgebung.

Kontaktwachstum und ausschließlich lymphogene Metastasierung charakterisieren also das primäre Stadium der Tuberkulose, soweit das makroskopisch-anatomische Verhalten in Betracht kommt. Meine Untersuchungen haben mich nun zu der weiteren Erkenntnis geführt, daß dieses primäre Stadium, so lange es sich um einen isolierten primären Komplex handelt, auch histologisch eigenartig ist, daß es also eine typische primär-tuberkulöse, histologische Allergie gibt.

Um diese Eigenart zu verstehen, müssen wir auf die histologischen Eigenheiten der tuberkulösen Entzündung etwas näher eingehen. Sie wissen, daß man bei der Tuberkulose sowohl proliferative wie exsudative Vorgänge antrifft und daß seit langem, und zwar schon von den Zeiten vor der Entdeckung des Tuberkelbacillus her, darüber gestritten wird, ob man in diesen beiden anatomisch so sehr verschiedenen Vorgängen zwei eigenartige, voneinander zu trennende

Krankheitstypen sehen solle oder nicht. VIRCHOW und ORTH haben an der Trennung dieser beiden Entzündungsformen festgehalten, die meisten übrigen Autoren, vor allem die Praktiker, haben sich unter der Führung von RIND-FLEISCH und BAUMGARTEN für die Einheit der Erkrankung ausgesprochen. Sie glaubten in der Entdeckung des Tuberkelbacillus als einheitlicher Ursache bald eine unwiderlegliche Stütze für ihre Auffassung erhalten zu haben.

Es darf heute in der Tat als bewiesen angesehen werden, daß exsudative und proliferative Vorgänge bei jeder tuberkulösen Veränderung immer Hand in Hand gehen. Aber trotzdem können sie eben sich in sehr verschiedenem Grade miteinander vermischen. Es können also in einem Falle die exsudativen, d. h. die rein entzündlichen Vorgänge so sehr überwiegen, daß man die proliferativen, d. h. also die Wucherungen an den zelligen Elementen der geweblichen Unterlage, suchen muß, und in anderen Fällen kann auf den ersten Blick eine rein proliferative Veränderung vorzuliegen scheinen, so daß man die geringen Spuren von Exsudation zu übersehen geneigt war. Wir werden damit trotz aller Einheitlichkeit des Virus dem Schlusse nicht ausweichen können, daß solche Dissonanzen doch ihre Gründe haben müssen, daß der Krankheitsprozeß also doch nicht so ganz gleichartig sein kann.

Ein solcher Fall einer relativ einseitigen und zwar einer vorwiegend proliferativen Veränderung ist das primäre Stadium der Tuberkulose. Allerdings nicht von allem Beginn an. Während eines Prodromalstadiums, in dem sich sichtlich erst eine eigentliche Allergie ausbildet, in dem also spezifische Reaktionsstoffe irgendwelcher Art erst gebildet werden, überwiegt zunächst in auffallender Weise die exsudative Komponente der tuberkulösen Entzündung. Der Primäraffekt ist z. B. im Lungengewebe in seinen ersten Stadien eine echte, allerdings später verkäsende Pneumonie. Sehr bald entwickelt sich aber um diesen zunächst gebildeten exsudativen Herd herum ein typisches tuberkulöses Granulationsgewebe. Die fixen Bindegewebszellen wuchern, quellen und verfallen zum Teil einer eigenartigen Nekrobiose, werden dabei zu Riesenzellen oder verkäsen direkt. Auch die anliegenden Bindegewebszellen wuchern und quellen, die übrigen Gewebsbestandteile aber, vor allem epitheliale und endotheliale Zellen lösen sich aus ihrem Zellverband und gehen zugrunde. So bildet sich schließlich aus den allein zurückbleibenden pathologisch veränderten und gewucherten fixen Bindegewebszellen ein einheitliches Gewebe, das sog. epithelioide Gewebe, aus dem sich nicht nur der einzelne Epithelioidtuberkel mit seinen nach außen in abnehmendem Grade geschädigten jungen Fibroblasten aufbaut, sondern auch die zusammenhängende Reaktionszone um kompakte größere Herde.

Das epithelioide Gewebe des isolierten primären Komplexes ist außer seiner Gefäßlosigkeit auch lymphocytenarm, es fehlt also die entzündliche Zuwanderung von Lymphocyten. Es fehlt also jedenfalls eine positive Lymphocytotaxis. Ob wir von einer negativen Lymphocytotaxis, also dem Abwandern von Lymphocyten aus dem Bereich dieser tuberkulösen Proliferationsgebiete sprechen dürfen, erscheint dagegen fraglich. Während die innersten, dem Krankheitsherde zugewandten Schichten sich weitgehend krankhaft verändert zeigen, finden sich in seinen äußersten Zonen Wucherungsprozesse, die sich der normalen Bindegewebsbildung weitgehend annähern und sich bei der Heilung in derbes, fibröses oder hyalinfibröses Gewebe umwandeln.

Diese bindegewebigen Bildungen sind bei den Fällen, in denen die Generalisation auf sich warten läßt, so charakteristisch, daß sie allein schon die Diagnose eines primären Komplexes gestatten. Ganz besonders gilt das von den abheilenden und abgeheilten Formen. Es ist ja eine langbekannte Tatsache, daß die Tuberkulose in jedem Stadium zum Stillstand und selbst zur Abheilung kommen kann. So treffen wir auch sehr häufig abgeheilte isolierte Primärkomplexe. Eine eigenartige fibriöshyaline Umwandlung befällt dann den ganzen primären Komplex. Der Primäraffekt umgibt sich mit einer Kapsel aus echtem Bindegewebe. Der einzelne lymphogene Tuberkel verwandelt sich in einen ungemein charakteristischen hyalin-fibrösen Knäuel, in dessen Innerem ein mehr oder weniger großer käsiger Bezirk, vielleicht auch nur etwas geschrumpftes Epithelioidgewebe, besonders häufig einige geschrumpfte Riesenzellen liegen. Nekrotische Partien beladen sich bei diesem Prozeß auffallend gesetzmäßig und intensiv mit Kalksalzen und versteinern schließlich geradezu. Wir haben dann eine Art von Petrefakt des primären Komplexes vor uns, das viele Jahre und Jahrzehnte relativ unverändert im Körper liegen bleiben kann und das sich aus einem verkalkten Primäraffekt mit seinen ebenso veränderten Metastasen in der geschilderten gesetzmäßigen Gruppierung zusammensetzt.

So lange die Herde noch Toxin an die Umgebung abgeben, dauert auch die Wucherung um sie herum an und kann, wenn das nur lange genug andauert, sehr hohe Grade erreichen. Um die Drüsen bildet sich dann eine schwielige Periadenitis, die zur Neubildung eines ungemein gefäßreichen derben Bindegewebes führt. Die Drüsenkapsel geht in diesen Wucherungen auf und verschwindet damit als solche. In der Lunge wird das ganze von den Metastasen des Primäraffektes besetzte Hilusgebiet von solchen Bindegewebszügen durchsetzt und auch im Bereich der durchflossenen Lymphbahnen zwischen Primäraffekt und Drüsen finden wir sehr auffällige Wucherungen, die in der Lunge sowohl in den interlobulären Septen verlaufen, wie namentlich die Blutgefäße umscheiden. Durch diese Lokalisation kennzeichnen sie sich unzweifelhaft als Wucherungen entlang der Lymphgefäße, die beim Abtransport des Virus durchflossen wurden.

Diese abgeheilten und verkalkten Primärkomplexe sind ein sehr häufiger Befund, der bei der Mehrzahl der Erwachsenen erhoben werden kann, und der schon von dem ersten Autor, der auf die Eigenart der primären Tuberkulose aufmerksam wurde, von Küss, als Beweis einer typischen und noch in diesem Stadium abgeheilten primären Tuberkuloseinfektion verwendet wurde. Das histologische Bild ist aber nach meinen Feststellungen ebenso auffallend und eigenartig wie das makroskopische und gestattet aus seiner Eigenart ebenfalls ohne weiteres die Diagnose auf eine abgeheilte primäre Infektion.

II. Das sekundäre Stadium.

Nicht immer heilt aber die Tuberkulose in dem Stadium des isolierten Primärkomplexes ab. Bei den fortschreitenden Formen entwickeln sich dann neue Bilder. In ihnen treten zunächst 2 neue Züge hervor, und zwar erstens die

Ausbildung hämatogener Metastasen und zweitens das zeitweise Auftreten einer akuten exsudativen Entzündung in den Randzonen bis dahin ausgebildeter Herde, durch die, wenn sie nur heftig genug auftritt, die proliferativen Vorgänge fast völlig verdrängt werden können. An Stelle der Wucherungsvorgänge in den Randzonen sehen wir die Herde von einer je nach Heftigkeit der Entzündung wechselnd breiten Zone typischer entzündlicher Exsudation umgeben. Neben der charakteristischen Hyperämie und capillaren Injektion finden wir jetzt einen oft geradezu enormen Zufluß von Lymphocyten und Gewebsflüssigkeit und außer einer perivasculären kleinzelligen Infiltration in der weiteren Umgebung auch das Eindringen massenhafter Lymphocyten in das vorher so auffallend lymphocytenarme Epithelioidgewebe bis in die Verkäsungszone hinein. Bei den fortschreitenden Formen folgt dieser heftigen, nicht selten stellenweise hämorrhagischen Entzündung die Verkäsung so unmittelbar nach, daß zu einer stärkeren Wucherung keine Zeit bleibt. Die Herde wachsen damit rasch und der Käse neigt bei dem starken Zufluß von Serum und Lymphocyten zur Erweichung und zum Durchbruch entweder nach außen oder in irgendeinen erreichbaren Hohlraum im Innern des Körpers. Diese exsudativen Entzündungen treten anfallsweise auf und können auch relativ rasch wieder abklingen. Sie pflegen sich in unregelmäßigen Zeiträumen zu wiederholen. Unter ihrem Einfluß finden wir jetzt statt der fibrös-hyalinen Umwandlung und Verkalkung die Erweichung und den Durchbruch, aber auch die Resorption als neue typische Heilungsformen.

Mit den nie ausbleibenden Durchbrüchen tritt dann neben die Verbreitung auf dem Lymph- und Blutwege noch eine 3. Form der Metastasierung, die sich in allen den anderen präformierten Röhren- und Höhlensystemen abspielt, die sich außer den Blut- und Lymphgefäßen noch im Körper vorfinden. Diese dritte Metastasierung, die ich als die intrakanalikuläre bezeichnet habe, kann sich also abspielen im Bronchialbaum, im Darmrohr, in den Urinwegen, im Genitalschlauch, in den großen echten serösen Höhlen, aber ebenso auch in den Gelenkhöhlen und Sehnenscheiden und schließlich in allen Organen von drüsigem Bau. Sie umfaßt neben anderem auch die als Verbreitung auf dem Sekretionswege bezeichneten Metastasierungen, ist aber als umfassenderer und weniger präjudizierender Begriff für die prinzipielle Trennung von der lymphogenen und hämatogenen Aussaat dieser letzteren Bezeichnung vorzuziehen.

An das primäre, noch ausschließlich auf dem Lymphwege sich ausbreitende Stadium schließt sich also ein Stadium der Generalisation an, in dem sich die Erkrankung auf alle irgend mögliche Weisen ausbreitet. Das Kontaktwachstum und die drei Metastasenbahnen, das Lymphgefäßsystem, die Blutbahn und die Wege der intrakanalikulären Metastasierung, sind gleichzeitig gangbar und werden gleichzeitig oder abwechselnd begangen. Die Krankheit steht damit in dem Stadium der Acme.

Die neue Allergie der vorwiegend exsudativen Entzündung werden wir in der Folge als den sekundären Typ der Allergie bezeichnen. Ihre extremen Formen sind auch makroskopisch leicht kenntlich und lange bekannt. Die sog. kolliquativen Tuberkulosen sind ein Beispiel aus ihrer Formenreihe. Nach meinen Untersuchungen steht sie in einem deutlichen

Zusammenhang mit der Verbreitung der Krankheit auf dem Blutwege, also mit dem Einbruch in die Blutbahn. Nicht nur, daß die perifokale entzündliche Reaktion bei intensiver hämatogener Dissemination auf dem Sektionstisch am stärksten angetroffen wird, sondern es läßt sich dieser Zusammenhang auch nicht selten am Lebenden direkt beobachten. Schubweise, akute, schmerzhafte Schwellungen und Entzündungen sonst relativ indolenter tuberkulöser Herde und ihrer nächsten Umgebung, z. B. an den leicht kontrollierbaren Halsdrüsen, aber auch ganz ebenso an den Hilusdrüsen, gehören gesetzmäßig zum Bilde der aktiven sekundären Tuberkulose, und man kann bei sorgfältigem Suchen dann nicht selten in zeitlichem Zusammenhang damit einen Schub von Tuberkuliden irgendwo auf der Haut beobachten. Diese Erscheinung hat nicht etwa eine schlimme prognostische Bedeutung, wie das ja ganz allgemein für die Tuberkulide Geltung hat. IBRAHIM hat meines Wissens dieses wichtige Syndrom als erster beschrieben. Seine Beobachtung stammt von einem Säugling mit benigner Tuberkulose, der, soweit bisher bekannt geworden, heute noch ohne deutliche Krankheitserscheinungen und mit normaler Entwicklung am Leben ist. Ich habe vollkommen identische Beobachtungen aber auch bei älteren Personen machen können, bisher bis zum 30. Lebensjahre hinauf. Noch ältere Personen mit aktiver sekundärer Tuberkulose sind nur zufälligerweise bisher noch nicht in den Bereich meiner Beobachtung gekommen.

Die Erscheinungen sind des weiteren vollkommen analog den Folgen einer ausreichend hohen Tuberkulininjektion am tuberkulösen Individuum, die bekanntlich ebenfalls akute perifokale Reaktionen auszulösen vermag. Aus der ersten Tuberkulinära mit ihren hohen Dosen sind auch pathologisch-anatomische Beobachtungen bekannt, die sich mit den beschriebenen, spontan auftretenden Veränderungen decken. Wir werden also nicht fehlgehen, wenn wir den Einbruch von toxischen Substanzen, die ja stets zusammen mit den Bacillen in das Gefäßsystem einbrechen werden, auch für die spontanen Reaktionen vom sekundären exsudativen Typ verantwortlich machen.

Wir haben damit die Vorstellung eines zweiten Stadiums gewonnen, in dem zu der fortbestehenden Ausbreitung auf dem Lymphweg noch die hämatogene und intrakanalikuläre Metastasierung hinzutreten und sich gleichzeitig eine anfallsweise auftretende Giftempfindlichkeitsreaktion bemerkbar macht, die den ursprünglichen Typus der Entzündung in hohem Grade zu verändern vermag. Auf ein proliferierendes, bei längerem Isoliertbleiben indurierendes Primärstadium folgt ein Stadium der Generalisation mit sehr auffälligen exsudativen Zügen, die als toxische Wirkungen auf Grund einer hohen Giftempfindlichkeit anzusehen sind. Dieses zweite Stadium ist dem exanthematischen Stadium der akuten Infektionskrankheiten, aber auch z. B. der Lues, nahe analog.

III. Tertiäres Stadium und Übergangsformen zu ihm.

Eine Weiterentwicklung der Krankheit führt aus diesem Stadium der Acme zu Bildern, in denen nicht nur die spontanen Giftempfindlichkeitsreaktionen zurücktreten, sondern auch noch weitere Erscheinungen einer zunehmenden

Unempfindlichkeit und einer sich allmählich entwickelnden Immunität immer mehr in den Vordergrund treten.

Wieder sind es in der Hauptsache zwei Veränderungen, die sich dabei nach und nach einstellen. Erstens das allmähliche Zurücktreten der humoralen Metastasierungen, d. h. also der Ausbreitung der Erkrankung auf dem Lymph- und Blutwege. Die Herde in den regionären Lymphdrüsen werden — in vollkommenem Gegensatz zu ihrem Verhalten im primären und dem frühen sekundären Stadium — immer kleiner im Verhältnis zum Volumen der zugehörigen tuberkulösen Organveränderung und verschwinden schließlich nahezu vollständig. Die gleiche Erscheinung gibt sich für die hämatogene Metastasierung zu erkennen in dem immer Seltenerwerden des Angehens hämatogener Metastasen. Die zweite der Veränderungen ist, wie schon angedeutet, das Zurücktreten der akuten perifokalen Reaktionen. Das Kontaktwachstum und mit ihm die intrakanalikuläre Metastasierung im Organ selbst können dabei aber ungestört fortbestehen.

Der Charakter dieser dritten Änderung des Krankheitsprozesses wird am leichtesten verständlich, wenn Sie sich eines der Endstadien vergegenwärtigen, denen sie zustrebt. Sie alle kennen als ein sehr häufiges Bild aus der täglichen Praxis eine tuberkulöse Lungenerkrankung, die durch Kontaktwachstum und endobronchiale Ausbreitung nach und nach die ganze Lunge zu zerstören vermag, ohne daß doch in den langen Jahren des Bestehens der Erkrankung sich eine Weiterverbreitung auf dem Lymph- oder Blutwege einstellte. Es gibt also Formen der Phthise, die in jahrzehntelangem Ablauf niemals zu den typischen Gelenk-, Knochen-, Lymphdrüsen-, Nieren-, Genital- usw.-Metastasen führen, die für die generalisierenden Formen so charakteristisch sind, obwohl die respirierende Oberfläche durch das Fortschreiten der Erkrankung in der Lunge nach und nach vollkommen zerstört und der Träger der Erkrankung dadurch getötet wird. Diese Formen sind nach meiner Auffassung gerade wegen dieses Versagens der humoralen Metastasierung als sichere Spätformen aus dem großen Bereich der Tuberkulose abzutrennen.

Die histologische Untersuchung der Lymphdrüsen bei diesen tertiären Lungentuberkulosen ergibt, daß die lymphogene Metastasierung selbst in den nächstgelegenen Drüsen, wenn nicht ganz ausbleibt, so doch abortiv geworden ist. Selbst wenn das ganze Wurzelgebiet einer pulmonalen oder bronchialen Lymphdrüse durch die Tuberkulose zerstört ist, treffen wir bei den echten tertiären Formen in der Drüse selbst nur kleinste, einzelnliegende, torpide, epithelioide Tuberkelchen, die nicht mehr aus sich heraus weiter zu wachsen vermögen, also kein Kontaktwachstum mehr zeigen und deshalb auch nicht mehr untereinander zu den kompakten Käseherden verschmelzen, wie in den ersten Zeiten der Erkrankung. Es fehlt ihnen ferner jede perifokale Entzündungszone. Sie umgeben sich weder wie im primären Stadium mit einer Zone relativ gesunder wuchernder Bindegewebszellen, sie kapseln sich also nicht ab. Auch beladen sie sich niemals mit Kalksalzen. Sie haben aber auch keine exsudative Reaktionszone, sondern verlieren sich ohne scharfe Grenze in der Umgebung. Sie erweichen infolgedessen auch niemals. Ihr Epithelioidgewebe ist zwar typisch gebaut, enthält auch Riesenzellen und eventuell auch kleine zentrale Verkäsungen, aber es fehlt wie die Erweichung so auch die hyalinfibröse Umwandlung. Die Zellen schrumpfen allmählich und scheinen einem langsamen körnigen Zerfall entgegenzugehen. Sie verhalten sich damit, und das ist für die Erklärung von größter Wichtigkeit, ganz ähnlich wie Wucherungen um leblose Fremdkörper.

Den in die Drüsen abtransportierten Bacillen fehlt also in diesem Stadium die Fähigkeit, sich zu vermehren und Gifte zu produzieren. Sie müssen dort schwer geschädigt, wenn nicht schon abgetötet ankommen, jedenfalls bald ganz unschädlich gemacht werden.

Wir haben damit also auf histologischem Wege die sicheren Spuren einer humoralen Immunität gefunden.

Lymph- und Blutmetastasen stehen sich nach meinen Untersuchungen in diesem Prozeß der allmählichen Immunisierung sehr nahe. So lange noch kompakte Käseherde in den Drüsen angehen, so lange besteht auch noch die Möglichkeit der hämatogenen Disseminierung fort. Wir treffen deshalb neben kompakten käsigen Drüsenherden auf dem Sektionstisch als Ausdruck dieser mathematischen Wahrscheinlichkeit in der überwiegenden Mehrzahl der Fälle auch noch auf mehr oder weniger frische hämatogene Herde und Herdchen und umgekehrt. Dieser Parallelismus in dem Verschwinden der Verbreitung auf dem Blut- und Lymphweg ist ein sehr starkes weiteres Argument für die Annahme einer allgemeinen humoralen Immunität.

Mit dem Hervortreten der Folgen dieser humoralen Immunität nimmt die generelle Empfänglichkeit der Organe zu tuberkulöser Erkrankung ab. Es macht sich nun der Einfluß von Organdispositionen sowohl für die hämatogenen Metastasen wie für neue exogene Infektionen geltend. Ehe die Verbreitung auf dem Blutwege ganz erlischt, finden wir deshalb ein weites Formenfeld, in dem sie zwar nicht mehr in allen Organen anzugehen vermag, wohl aber in einzelnen besonders empfindlichen. Sie alle kennen solche auffallend isolierte Organtuberkulosen, von denen für die hämatogene Reihe vielleicht die Nebennierentuberkulose die auffälligste ist, während für die Formen, bei denen auch eine neue exogene Infektion in Betracht gezogen werden muß, die Lungentuberkulose weitaus die Mehrzahl der Fälle liefert.

Es ist beachtenswert, daß, wie schon erwähnt, in der Zeit dieses allmählichen Erlöschens der humoralen Metastasierung auch die hohe Giftempfindlichkeit der frühen generalisierenden Stadien allmählich überwunden wird. Die exsudativen perifokalen Entzündungen fehlen nicht nur in den abortiven Drüsenmetastasen, sondern sie treten nun auch um die Organherde immer mehr zurück, d. h. sie werden nur mehr von immer steigenden Giftmengen ausgelöst. Ein Lupusknötchen liegt nun ohne regionäre Drüsenherde reizlos in die Haut eingebettet, während z. B. das Skrofuloderma der sekundären Zeit neben seinen großen Drüsentumoren auch einen oft sehr ausgedehnten entzündlichen Hof hatte. An der Lunge findet man nun auch fortschreitende Herde in oft kaum veränderter Umgebung. Auch die Tuberkulinempfindlichkeit scheint sich nach meinen bisherigen, allerdings noch nicht systematisch gewonnenen Erfahrungen, und zwar in dem Sinne zu verändern, daß die Stichreaktion geringer wird, während die Empfindlichkeit der nervösen Apparate, also die Allgemeinreaktion, eher noch zunimmt.

Auf das Stadium der Generalisation folgt also ein Stadium der Entwicklung einer humoralen Immunität und einer relativen

Giftunempfindlichkeit. Wo die Humores also Blut und Lymphe, nicht hinkönnen, kann die Erkrankung sich aber noch ausbreiten und kann bei dem nun besonders chronischen Ablauf in dazu geeigneten Organen die ausgedehntesten Zerstörungen hervorrufen. Im lufthaltigen Bronchialbaum sind die Bacillen nach dieser Theorie am ungestörtesten. Es ist also wohl kein Zufall, daß echte tertiäre Formen gerade in der Lunge am häufigsten sind. Im lufthaltigen Bronchialbaum wird aber auch eine Neuinfektion am ehesten noch Fuß fassen können.

Man darf nur nicht in einen Fehler verfallen, der einer der Hauptgründe dafür ist, daß die Erkennung der geschilderten Gesetzmäßigkeiten so lange nicht zustande kam. Man darf nicht alle Lungentuberkulosen in einen einheitlichen Begriff — etwa den der Phthise — zusammenfassen wollen. Es gibt sowohl echte isolierte primäre Lungentuberkulosen, wie sehr zahlreiche sekundäre mit ihren ausgedehnten Drüsenmetastasen und der gleichzeitigen hämatogenen Ausbreitung, wie auch echte tertiäre Lungentuberkulosen, die in mancher Hinsicht sogar das Hauptmaterial für den empirischen Begriff der Phthise lieferten. Man darf auch nicht glauben, daß diese tertiären Lungentuberkulosen etwa durch das Vorwiegen der intrakanalikulären — d. h. also hier der endobronchialen — Ausbreitung, schon ausreichend charakterisiert wären. Es ist zu ihrer Charakterisierung viel wesentlicher, daß die humoralen Metastasen ausbleiben oder doch ganz abortiv werden. Es muß also tatsächlich eine „isolierte Phthise" vorhanden sein, wenn wir eine echte tertiäre Lungentuberkulose anerkennen wollen. Die damit gewonnenen 3 Hauptgruppen, auch der Lungentuberkulose, sind praktisch bedeutsam; da sie klinisch, und zwar sowohl für die Diagnose, wie die Prognose und die Therapie, sehr wesentliche Unterschiede zeigen. Eine Besprechung dieser klinischen Differenzen ist eine Aufgabe für sich und ich werde sie, falls Sie und Ihr Vorsitzender damit einverstanden sind, gerne in einer späteren Sitzung darzustellen versuchen.

Inwieweit echte tertiäre Tuberkulosen in anderen Organen als der Lunge sich antreffen lassen, ist noch nicht ausreichend untersucht worden. Am wahrscheinlichsten ist es mir für manche Lupusformen. Die Mehrzahl der lupösen Erkrankungen ist aber mit anderweitigen Manifestationen der Tuberkulose im Körper vergesellschaftet und gehört damit zu den Übergangsformen aus einer früheren sekundären Zeit zum tertiären Stadium.

Es soll schließlich noch einmal nachdrücklich darauf hingewiesen werden, daß die Veränderungen der chemisch-physikalischen Grundlagen des tuberkulösen Krankheitsprozesses, die den einzelnen Etappen entsprechen, nicht sprungweise erfolgen, sondern allmählich. Am ehesten könnte man noch das Auftreten hämatogener Metastasen als einen Sprung innerhalb der Erkrankung bezeichnen. Aber auch für sie finden wir bei näherem Zusehen, daß sie bei der Tuberkulose nur sehr selten so plötzlich und heftig einsetzt wie bei den akuten Exanthemen. Auch die Überempfindlichkeitserscheinungen, die bei den akuten Infektionskrankheiten zusammen mit der Generalisation den Ausbruch des Exanthems bedingen, ziehen sich bei der Tuberkulose über längere Zeiten hin, das Stadium der hämatogenen exanthematischen und kolliquativen Tuberkulose kann sich beim Menschen in einzelnen Fällen sogar über viele Jahre hinziehen, bis der Tod oder eine ausreichende erworbene Immunität diesem beweglichen Guerillakrieg ein Ende macht oder ihn in eine echte tertiäre Form der Tuberkulose mit ihrem ausgesprochenen Stellungskrieg überleitet.

Bei der schon berührten Eigenheit der Tuberkulose, in jedem Stadium stillstehen, eventuell sogar ausheilen zu können, ist es selbstverständlich, daß nicht jede menschliche Tuberkulose alle diese möglichen Stadien durchläuft. Wohl gibt es Erkrankungen, bei denen das der Fall ist. Sie sind aber gegenüber den Formen, bei denen die Erkrankung ein- oder mehrmals auf kürzere oder längere Zeiten unterbrochen wird, in der wesentlichen Minderheit. Ist es richtig, daß die allmähliche Entwicklung von Anaphylaxie und Immunität den Ablauf und die Aufeinanderfolge der einzelnen Formen bedingt, so kann es nicht befremdlich scheinen, daß die Erkrankung bei einem eventuellen neuen Beginn nicht genau an dem Punkt wieder beginnt, an dem sie unterbrochen wurde. In der dazwischenliegenden Abheilungszeit können vielmehr sehr wohl die immunisierenden Fähigkeiten wesentlich zugenommen haben, eine Neuerkrankung also auf einem wesentlich veränderten Boden sich entwickeln müssen. So ist es auch in der Tat. Das häufigste und auffallendste Beispiel hierfür bilden echte tertiäre Tuberkulosen, die sich auf dem Boden einer abgeheilten primären Tuberkulose entwickeln. Man findet dann z. B. in der Lunge das Petrefakt eines abgeheilten primären Komplexes aus einer lange verflossenen Lebensperiode neben einer echten tertiären Form der Lungentuberkulose. Die durch den primären Komplex bewirkte Immunisierung hat dann ausgereicht, um der neu auftretenden Nacherkrankung von vornherein die Lymph- und Blutbahn zu verschließen, das sekundäre Stadium ist dann ausgefallen. Analoge Vorgänge können sich in kleinerem Maßstabe auch innerhalb der Stadien einstellen.

Heilungen in dem Sinne, wie wir sie jetzt vom Salvarsan bei der Lues kennen, daß eine Neuinfektion mit einem neuen typischen primären Stadium beginnt, sind dagegen bei der Tuberkulose von mir noch nicht beobachtet, meines Wissens auch sonst noch nicht beschrieben worden. Sie könnten sich erst einstellen, wenn wir einmal über eine ausreichende aktive Therapie verfügen, wozu wir heute noch nicht einmal die Anfänge mit einiger Sicherheit aufweisen können, die aber doch als fernes, nie aus dem Auge zu lassendes Ziel unsere Forschungen leiten muß.

Damit bin ich am Ende meiner Darlegungen. Es konnte mit ihnen das Thema selbstverständlich nicht erschöpft werden. Es konnte sich nur darum handeln, ein möglichst anschauliches Gesamtbild zu entwerfen und damit zu zeigen, daß tatsächlich die Formenfülle der menschlichen Tuberkulose in eine zusammenhängende und bis zu einem gewissen Grade verständliche Reihe sich ordnen läßt. Wir haben damit ein natürliches System der Tuberkulose gewonnen, das vor den zahlreichen bisherigen Einteilungsversuchen, die stets auch Heterogenes zusammenstellten, meines Erachtens hinreichende Vorzüge besitzt, um es bis zur Erwerbung noch eingehenderer Kenntnis dem wissenschaftlichen und praktischen Gebrauch empfehlen zu können.

Die Tuberkulose der verschiedenen Lebensalter[1].

Die klinischen Bilder, unter denen die Tuberkulose unserer europäischen Kulturnationen verläuft, verteilen sich ungleich auf die verschiedenen Lebensalter. Die beim Kinde häufigsten Verlaufsformen sind bei dem Erwachsenen selten, umgekehrt kommt die beim Erwachsenen häufigste Form beim Kinde selten, beim Säugling gar nicht vor.

Zur Erklärung dieser Unterschiede hat man früher eine weitgehende konstitutionelle Verschiedenheit der Lebensalter angenommen. An dieser Auffassung wird auch heute noch sehr allgemein festgehalten, obwohl von mehreren Seiten darauf hingewiesen worden ist[2], daß der zeitliche Ablauf der chronischen Tuberkuloseerkrankungen dabei eine wichtige Rolle spielt. Da der Streit der Anschauungen noch nicht abgeschlossen ist, scheint es mir angebracht, das bis heute Bekannte einmal zusammenfassend darzustellen.

Zur Beurteilung der Entstehung der angedeuteten Altersunterschiede sind vier voneinander durchaus verschiedene Ursachenkomplexe streng auseinander zu halten.

Es sind das:

1. Differenzen in der Konstitution der verschiedenen Altersstufen, d. h. also in der Empfänglichkeit des Organismus oder einzelner seiner Organe zu tuberkulöser Erkrankung.

2. Die verschiedene Exposition der einzelnen Lebensalter gegenüber der Infektion oder bestimmten Infektionsformen.

3. Die Differenzen des Tuberkuloseverlaufes je nach Schwere und Art der Infektion.

4. Die im Verlauf der Tuberkulosekrankheit sich nach und auseinander entwickelnden Krankheitsformen, d. h. die Stadien im Verlauf der menschlichen Tuberkuloseerkrankung.

Die Gesetzmäßigkeit in der Verteilung der Tuberkuloseformen der Lebensalter ist durchweg von dem Zusammenwirken dieser vier Ursachengruppen bedingt. Sie bis ins einzelne in ihrer Wirkung voneinander zu trennen, ist heute noch nicht möglich, denn die Differenzen in Konstitution und Exposition der verschiedenen Lebensalter sind noch fast

---

[1] Aus Münch. med. Wschr. **1913** Nr. 39.

[2] Die Erkenntnis, daß die chronische Tuberkulose des Menschen in Stadien verläuft, die denen der Lues nahe analog sind, ist an mehreren voneinander unabhängigen Stellen aufgetreten. Die Priorität hierfür gebührt unbedingt PETRUSCHKY (1897). Auf sie folgen BEHRINGs und RÖMERs bekannte Darstellungen. Davon unabhängig und von etwas verschiedenem Ausgangspunkt sind HAMBURGER und RANKE zur gleichen Auffassung gekommen. Die erste eingehende Darstellung der Einwirkung dieser Tatsachen auf die Altersverteilung der tuberkulösen Formen findet sich meines Wissens bei K. E. RANKE: Arch. Kinderheilk. **1913.**

ganz hypothetisch, und diejenigen des Tuberkuloseverlaufes nach Schwere und Art der Infektion sind ebenso wie die Verlaufsstadien erst in den großen Zügen gesichert, während im Detail noch manche Unsicherheiten bestehen.

Die einzige Möglichkeit unter so verwickelten Verhältnissen einen Weg zur Aufklärung zu finden, besteht darin, daß man zunächst das am besten Bekannte ausscheidet, was dann übrig bleibt, auf den oder die übrigen Faktoren bezieht. Unter den vier Ursachengruppen sind uns am sichersten die von der Schwere der Infektion abhängigen Unterschiede im Tuberkuloseverlauf bekannt.

In sehr zahlreichen Experimenten der verschiedensten Autoren ist übereinstimmend gefunden worden, daß eine massige Infektion bei allen Versuchstieren eine schwere Allgemeinerkrankung zur Folge hat, die unter hohem Fieber und unter Ausbildung zahlreicher, anatomisch leicht kenntlicher Krankheitsherde in allen Organen (mit Ausnahme der willkürlichen Muskulatur) rasch zum Tode führt = akute generalisierte Tuberkulose.

Mit abnehmender Schwere der Infektion vermindert sich zunächst nur die Schwere der Allgemeinerkrankung, der Verlauf zieht sich etwas länger hin, auch die Inkubationszeit verlängert sich, das klinische und anatomische Bild bleibt aber im großen und ganzen gleich = subakute generalisierte Tuberkulose.

Leichte und leichteste Infektionen führen dagegen zu ganz chronisch verlaufenden, schließlich sogar klinisch latent bleibenden Erkrankungen. Die Zahl der Erkrankungsherde vermindert sich. Bei dem langsamen Verlauf machen sich Differenzen des Infektionsmodus und der Organdisposition geltend. Damit stellen sich bestimmte Verlaufsformen ein. Immer aber schließt sich an die Infektion zunächst eine Generalisation der Erkrankung an = chronische generalisierte Tuberkulose.

Der Verlauf der chronischen generalisierten Tuberkulose zeigt sich zunächst abhängig vom Infektionsmodus.

Wir unterscheiden nach dem Vorgang der Experimentatoren Depotinfektionen und Infektionen ohne Depotbildung. Eine Depotinfektion ist z. B. die subcutane Injektion einer bestimmten Quantität von Tuberkelbacillen; als Beispiel einer experimentellen Infektion ohne Depotbildung sei die intravenöse Injektion erwähnt. Nur die Depotinjektion führt notwendig zur Bildung eines primären Herdes, bei den übrigen, und damit wohl einer großen Anzahl der natürlichen Infektionen beim Menschen, fehlt ein solcher.

Die chronische generalisierte Tuberkulose zeigt außerdem einen typischen zeitlichen Ablauf, so daß bestimmte Krankheitsbilder in gesetzmäßiger Weise aufeinanderfolgen = Stadien innerhalb des Tuberkuloseverlaufes.

Sie lassen sich sowohl aus dem Verlauf der leichten experimentellen Infektionen, wie aus dem zeitlichen Ablauf der tuberkulösen Erkrankungen des Menschen erkennen. Da sich im Verlauf der Tuberkulose eine deutliche Allergie (Überempfindlichkeit und relative Immunität) entwickelt, können auch diese Erscheinungen zur Unterscheidung der Stadien mit benützt werden.

Von der Depotinfektion aus verbreitet sich im Experiment die Erkrankung auf dem Lymph- und Blutwege. Bei der schweren Infektion treten die Folgen beider Verbreitungsweisen gleichzeitig auf. Wir sehen also lymphogen entstandene Drüsenaffektionen und allgemeine hämatogene Dissemination sich nebeneinander entwickeln. Bei leichterer Infektion trennen sich die Manifestationen dieser Verbreitungsweisen zeitlich, im wesentlichen aus mechanischen Gründen. Die lymphogen verbreiteten Bacillen werden in den regionalen Lymphdrüsen konzentriert, der auf dem Blutwege verbreitete Anteil aber rasch und sehr ausgiebig im Schüttelwerk des Herzens verdünnt und über große Capillargebiete zerstreut. Die Stellen stärkerer Bacillenkonzentration erkranken früher (HAMBURGER und GRÜNER), bei ganz schwacher Infektion schließlich zunächst allein. Bei den Depotinfektionen sind das das Infektionsdepot, d. h. also der primäre Herd, und seine regionalen Drüsen. Die hämatogene Dissemination, die stets vorhanden ist, führt erst späterhin zu anderen Organ- und Drüsenherden. Wieder aus mechanischen Gründen ist dabei das erste vorgelagerte Capillarnetz, die Lunge, und seine Drüsen zunächst befallen. Von allem Anfang an passieren aber Bacillen auch die Lunge und machen je nach ihrer Menge früher oder später hämatogene Herde im großen Kreislauf.

Bei den Infektionen ohne Depotbildung fällt die Ausbildung eines Primäraffektes weg. Es pflegt aber angenommen zu werden, daß die Erkrankung der der Eintrittspforte regionalen Drüsen zeitlich die erste oder doch die zunächst intensivste Erkrankung bleibt.

So ergeben sich im Verlauf der generalisierten Tuberkulose zunächst drei Etappen — primärer Herd und regionale Drüsen — Lunge und Lungendrüsen — hämatogene Metastasen im großen Kreislauf.

Während dieser Zeit entwickelt sich, nach KRETZ unter dem Einfluß der zirkulierenden und teilweise der Bakteriolyse verfallenden Bacillen, die Allergie, d. h. die spezifische Überempfindlichkeit und eine schließlich hohe Grade erreichende Immunität. Der weitere Verlauf zeigt sich davon beeinflußt.

Die einzelnen Herde zeigen starke Reaktionserscheinungen und heilen zum Teil aus, geringere hämatogene Einbrüche führen nicht mehr zu anatomischen Veränderungen, schließlich bleibt die hämatogene Dissemination als Regel ganz aus.

Erst in den dadurch gekennzeichneten Spätstadien machen sich Zwischenfaktoren für das Fortschreiten der Erkrankung deutlich geltend. Allgemein schwächende Einflüsse und die Organdisposition kommen zur Wirkung und führen zu lokalen Tuberkulosen in bestimmten Organen oder sogar Organteilen.

Es ist das Verdienst PETRUSCHKYs[1], schon 1897 darauf hingewiesen zu haben, daß auch die chronische menschliche Tuberkulose in Stadien verläuft, die diesem aus dem Experiment bekannten Schema entsprechen, und damit auch den bekannten Stadien der Lues nahe analog sind. Wir wissen ferner aus der klinischen Erfahrung, daß auch die aus dem Experiment bekannten Differenzen je nach der Schwere der Infektion für den Menschen Geltung haben und daß auch beim Menschen analoge Erscheinungen der Überempfindlichkeit und der Immunität, z. B. im typischen Verhalten gegen Superinfektion usw. zur Beobachtung kommen.

Auch beim Menschen folgt unmittelbar auf die schwere Infektion eine akute generalisierte Tuberkulose. Auf die leichte eine chronische, zunächst in den Drüsen, sehr bald unabhängig

---

[1] Vgl. Anmerkung S. 218.

vom Infektionsmodus, auch in den Lungen oder doch wenigstens ihren Drüsen sich zeigende, dann im großen Kreislauf metastasierende, schließlich mehr lokale Tuberkulose. Das letzte Glied dieser Kette ist beim Menschen die echte Phthise, von der aus die Lymphdrüsen und das Gebiet des großen Kreislaufes als Regel ganz verschont bleiben. Die chronische Tuberkulose des Menschen kann in jedem dieser Stadien stille stehen und ausheilen oder doch inaktiv werden, oder mehr oder weniger rasch fortschreiten.

Zu diesen Unterschieden nach der Schwere der Infektion und innerhalb des zeitlichen Ablaufes gesellen sich beträchtliche, ihrem Grade nach leider nur wenig bekannte Differenzen der Exposition und der Empfänglichkeit der einzelnen Lebensalter.

In der Exposition gegenüber der Infektion scheinen zwei große Hauptperioden unterschieden werden zu müssen, deren eine in den ersten Lebensjahren bis zur Zeit des Laufenlernens, und deren zweite im Beginn der Erwerbstätigkeit liegt (CORNET). Beide sind aber durchaus nicht gleichwertig, weil die erste einen tuberkulosefreien Organismus, die zweite als Regel einen schon tuberkulös infizierten trifft. Da der schon Infizierte mehr oder weniger immun ist, muß sich der Ablauf der Infektionen der zweiten Periode, auch abgesehen vom Altersunterschied, von denjenigen in der ersten Infektionsperiode ganz verschieden gestalten. Sehr wichtig ist ferner, daß die äußeren Verhältnisse der ersten Lebensjahre das Zustandekommen einer relativ — pro Kilo Körpergewicht — sehr schweren Infektion begünstigen (Kleinheit des kindlichen Organismus und Enge des Verkehrs mit dem Infektionsträger).

Von den sicher sehr erheblichen konstitutionellen Differenzen der Lebensalter ist uns leider auch nur wenig sicher bekannt. Einige allgemeine Gesichtspunkte, die allerdings zum Teil eben aus der Verteilung der Erkrankungsformen auf die Lebensalter abgeleitet sind, lassen sich aber doch wohl angeben. Wir nehmen an, daß der kindliche Organismus auch abgesehen von seiner spezifischen Unberührtheit den meisten Infektionen gegenüber über eine geringere Widerstandskraft verfügt wie der Erwachsene. Wir wissen mit einiger Sicherheit, daß die Haut und die Schleimhäute des Kindes, besonders des Säuglings, für Infektionserreger durchgängiger sind als die des Erwachsenen. Wir wissen weiter, daß der Lymphdrüsenapparat beim Kinde viel stärker ausgebildet ist als beim Erwachsenen, und wir sehen aus dem pathologischen Verhalten, daß einzelne Organe, wie z. B. die Knochen, während ihres Wachstums eine Organdisposition für Infektionen aufweisen. Wir glauben schließlich annehmen zu dürfen, daß die Lungen, besonders ihre oberen Partien, beim Erwachsenen etwa von der Pubertät ab eine Organdisposition für Tuberkulose besitzen, die wir mit einer typischen Beeinträchtigung ihrer Funktion in Zusammenhang bringen. Das gleiche nehmen wir für die ganze Lunge des Alternden an, wieder im Zusammenhang mit einer analogen Schädigung der Funktion.

Damit sind die wichtigsten Beobachtungen und Annahmen aufgezählt, die heute für die Erklärung der Tuberkuloseformen der verschiedenen Lebensalter verwendet werden können, ohne daß bei den verwickelten Verhältnissen auf Vollständigkeit irgend Anspruch gemacht werden soll.

Mit diesen Differenzen ist also die tatsächliche Verteilung der verschiedenen Tuberkuloseformen auf die einzelnen Lebensalter in Zusammenhang zu bringen.

In den ersten beiden Lebensjahren sehen wir vorwiegend rasch verlaufende akute generalisierte Tuberkulosen mit tödlichem Ausgang. Ihr Entstehen zeigt sich aufs deutlichste von allen vier genannten Ursachengruppen abhängig, die sämtlich die Entwicklung akuter generalisierter Tuberkulose begünstigen müssen. Voran steht die Schwere der bei der Kürze des verflossenen Lebens zeitlich sehr naheliegenden Infektionen, begünstigt durch die Größe der Exposition, die geringe allgemeine Widerstandskraft und das Fehlen einer erworbenen spezifischen Immunität. Einige Züge im klinischen Bild, wie z. B. die relativ starke Beteiligung des Lymphdrüsensystems, dürfen wohl zum Teil auf eine Organdisposition, d. h. auf die relativ starke Entwicklung dieses Organsystems im Säuglingsalter bezogen werden.

In den zwei ersten Lebensjahren gelangen also die ganz schweren Infektionen der ersten Infektionsperiode in der für sie typischen Form der akuten generalisierten Tuberkulose in rascher Aufeinanderfolge zum Absterben. Die Tuberkulosen der folgenden Jahre setzen sich zusammen einmal aus den Folgezuständen der in der ersten Lebenszeit erfolgten leichten und daher chronisch verlaufenden Infektionen, und zweitens aus den erst später erworbenen schweren und leichten Infektionen. Durch die Auslese der ersten Lebenszeit, die typische Verminderung der Exposition und vielleicht auch die inzwischen gestiegene Widerstandskraft treten nun die akuten generalisierten Tuberkulosen rasch an Zahl zurück, während zunächst noch die subakuten und die Anfangsstadien der chronischen generalisierten Tuberkulose das Feld beherrschen. Wir sehen damit die geschilderten regionalen Drüsenerkrankungen, die rasche Mitbeteiligung der Lungendrüsen und die Metastasen im großen Kreislauf. Das Krankheitsbild zeigt sich dabei wieder in typischer Weise von der Konstitution des Lebensalters beeinflußt. Wir finden daher noch eine relativ starke Beteiligung des Lymphdrüsensystems. Wir finden ferner eine typische hämatogene Erkrankung des wachsenden Knochens in charakteristischer Altersverteilung. In den ersten Lebensjahren überwiegen Erkrankungen der Finger- und Zehenknochen sowie des Gesichtsskelets meist schon mit sehr starker reaktiver Entzündung, die wir zum Teil sicher auf eine inzwischen entwickelte spezifische Überempfindlichkeit beziehen dürfen.

Je mehr wir uns der Pubertät nähern, desto mehr kommen hämatogene Metastasen im Skelet der Extremitäten (Hüften, Knie, Ellbogen, Hand, Fuß) zur Erscheinung, die auch schon vielfach Immunitätserscheinungen erkennen lassen, d. h. eine große Neigung zum Lokalbleiben aufweisen. In dieser Zeit zeigt die Lunge keine besondere Organdisposition. Trotzdem sie oder doch mindestens ihre Drüsen stets mitgegriffen sind, sehen wir bei den leichteren Infektionen die Lunge in der Regel noch längere Zeit von größeren lokalen Herden frei bleiben. Wo die Lunge in größerem Umfang ergriffen wird, erfolgt es beim jungen Kind stets unter der Form einer zunächst miliaren hämatogenen Dissemination.

Jenseits der Pubertät wird das Krankheitsbild wieder ein anderes. Zwar kommen noch akute, subakute und chronische generalisierte Tuberkulosen in jedem Lebensalter vor, aber sie treten an Häufigkeit sehr zurück. Es überwiegen dagegen die Spätformen. Wieder treten hier neben der Hauptlinie der eingetretenen Durchseuchung und Immunität die anderen Faktoren deutlich erkennbar hervor. Die Konstitution macht sich bemerklich in dem

Zurücktreten der Drüsenerkrankung, das allerdings nicht überschätzt werden darf, denn frische Infektionen sind nun schon selten und zeigen doch, wenn sicher vorhanden, eine sehr beträchtliche Beteiligung der Drüsen. Drüsenpakete, die den bei Kindern gesehenen sehr nahe kommen, gehören unbedingt zum Bild solcher frischer, schwerer Tuberkulose auch beim Erwachsenen, was mit zahlreichen Krankengeschichten belegt werden kann. Viel auffallender sind andere konstitutionelle Differenzen. Bei der hämatogenen Dissemination treten die Knochen deutlich zurück, während die Eingeweide, vor allem die Lunge und daneben die Generationsorgane, häufiger befallen werden. Die Organdisposition der oberen Lungenteile ist nun sehr ausgesprochen. Die Tuberkuloseerkrankung verläuft ferner überwiegend unter deutlichen Immunitätserscheinungen, während die hohen Grade der reaktiven Entzündung um die tuberkulösen Herde nun prozentisch deutlich zurücktreten. Unverkennbare äußere Superinfektionen vor allem werden neben der Hauptform, der echten Phthise, häufig.

Mit dem Eintritt des Alters ändert sich das Bild noch einmal. Wir sehen wieder ein, wenn auch geringes Ansteigen der generalisierenden Tuberkulosen, daneben aber meist sehr chronische Lokaltuberkulosen, vor allem Lungentuberkulosen, aber ohne die auffallende frühere Disposition der Spitzen, das bekannte Bild der Altersphthise. Neben der Tatsache, daß überwiegend die Folgezustände leichter früherer Infektionen dieses Alter erleben, spielen wieder die Konstitution und die Exposition eine Rolle. Für die Zunahme der generalisierten Tuberkulose wird eine Abnahme der allgemeinen Resistenz und eine Zunahme der Exposition (Zimmeraufenthalt und Pflegebedürftigkeit) in Anspruch genommen werden dürfen. Die durch die Verknöcherung der Rippenknorpel in der Form der exspiratorischen Altersstarre geschädigten Lungen zeigen eine allgemeine Organdisposition.

Damit ist der Kreis der Lebensalter geschlossen, das Bild in den markantesten Linien gezeichnet. Es hat sich dabei gezeigt, daß die größten Unterschiede im Verlauf der Tuberkulose der verschiedenen Lebensalter sich allerdings mit Sicherheit auf die frühzeitige Durchseuchung und den typischen zyklischen Ablauf der leichteren Infektionen zurückführen läßt, daß aber doch die biologischen Differenzen der einzelnen Lebensalter zum Bild ihrer Krankheitsform manchen sehr charakteristischen Zug beifügen imstande sind.

Zur Diagnose der kindlichen Tuberkulose[1].

M. H.! Sie alle wissen, daß die Diagnose der Tuberkulose des Menschen zwar oft leider nur allzuleicht ist, daß sie aber häufig auch eine sehr schwierige Aufgabe darstellt, so daß nur mit Heranziehung aller Hilfsmittel, die dem Arzt zu Gebote stehen, der für das Handeln nötige Grad der Gewißheit erreicht werden kann. Die Aufgabe wird dadurch um so schwieriger, daß gerade die frühzeitige Erkennung, die vom Arzt verlangt werden muß, um die Zeit der besten Heilungschancen für die Therapie ausnützen zu können, auch die größten Schwierigkeiten verursacht.

Diese Verhältnisse gelten schon für den Erwachsenen; sie gelten aber in noch höherem Grad für das Kind, bei dem alle in Betracht kommenden Verhältnisse verwickelter sind als beim Erwachsenen. Es sind, um nur die Hauptschwierigkeiten zu nennen, die Krankheitsbilder der kindlichen Tuberkulose mannigfaltiger; ihre leichteren und leichtesten Formen sind noch häufig relativ symptomarm, unter Umständen geradezu symptomlos; das Kind kann die subjektiven Erscheinungen gar nicht oder doch nur wesentlich ungenauer angeben; die exakte Untersuchung wird durch die Kleinheit der Organe und die mangelnde Mithilfe erschwert; auch bestehen im Bild gerade der wichtigsten Organtuberkulosen des Kindes weitgehende Differenzen gegenüber dem geläufigen Bild der gleichen Erkrankungen beim Erwachsenen. Eine Hauptschwierigkeit liegt schließlich noch darin, daß sich beim Kind so sehr viel leichteste Tuberkulosen anspinnen, die auch ohne Behandlung ausheilen werden, so daß ihre Diagnose praktisch belanglos ist. Durch alle diese Dinge wird die Diagnose der kindlichen Tuberkulose oft zu einer wahren crux medicorum.

Im Rahmen eines einstündigen Vortrages kann selbstverständlich das ungeheure Gebiet der kindlichen Tuberkulose nicht erschöpfend behandelt werden. Es können nur einige praktisch besonders wichtige oder schwierige Formen herausgegriffen werden. Ich möchte deshalb heute, nach einer Übersicht über die Infektionsverhältnisse und die Verteilung der Hauptformen der Tuberkulose auf die Altersstufen, nur die Diagnose der leichteren Formen der Drüsentuberkulose und Lungentuberkulose des Kindes besprechen.

Zunächst ist also die Frage zu behandeln: Wie tritt die Tuberkulose im Kindesalter auf? Sie ist praktisch so wichtig und theoretisch so interessant, auch trotz vieler Veröffentlichungen aus erster Hand und zahlloser Referate noch häufig so wenig genau verstanden, daß wir eine kurze Besprechung nicht entbehren können.

---

[1] Nach einem Vortrag, gehalten in München am 2. Juli 1914 in dem Zyklus „Die Erkennung und Behandlung der Lungentuberkulose", veranstaltet vom bayerischen Landesverband zur Bekämpfung der Tuberkulose. (Aus Münch. med. Wschr. **1914**, Nr. 43.)

Ihnen allen bekannt ist die Mortalitätskurve der einzelnen Lebensalter, bezogen auf die Anzahl der Lebenden (Abb. 24). Sie zeigt 2 sehr ausgesprochene Maxima, das erste im 1. und 2. Lebensjahr, nach ihm ein ganz auffallendes Absinken in dem Alter von 3 bis etwa 12 Jahren, dann ein rasches

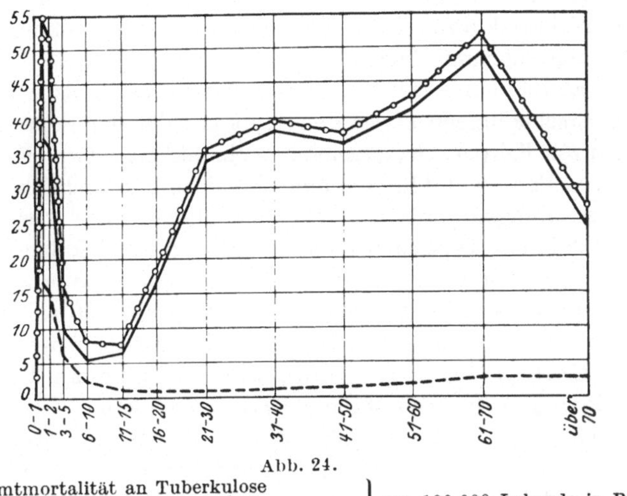

Abb. 24.

c–c o–o Gesamtmortalität an Tuberkulose
——— Mortalität an Lungentuberkulose
— — — Mortalität an Tuberkulose anderer Organe.
} pro 100 000 Lebende in Bayern 1905.

Ansteigen in der Pubertät und bald nachher das bekannte, sich über das ganze Mannesalter bis zum Beginn des Greisenalters hinziehende zweite Maximum. Es lag zunächst sehr nahe, anzunehmen, daß diese so stark wechselnde Häufig-

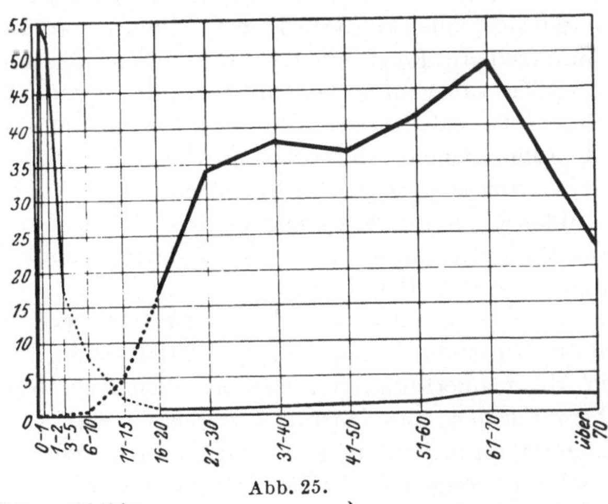

Abb. 25.

■■■■ Mortalität an Phthise
——— Mortalität an generalisierter Tuberkulose
} pro 100 000 Lebende in Bayern 1905.

keit der Todesfälle im wesentlichen von einer wechselnden Häufigkeit der Infektion der einzelnen Altersstufen verursacht werde, d. h. also, daß auch die Erstinfektion mit Tuberkulose in ähnlichen Perioden erfolge. Es wurde demnach eine Hauptinfektionsperiode im Säuglingsalter angenommen, mit dem Gehenlernen sollte die Infektionsgefahr sich wesentlich vermindern, im Schulalter ein

Minimum haben und erst mit der Schulentlassung durch die Aufnahme einer Berufstätigkeit wieder von neuem sehr stark ansteigen.

Diese Erklärung ist zweifellos nicht zutreffend. Die Abhängigkeit der Mortalität von der Infektion hat sich vielmehr als viel verwickelter erwiesen.

Zunächst darf doch nicht übersehen werden, daß sich die beiden Hauptmaxima der Mortalitätskurve sehr wesentlich durch die Krankheitsbilder unterscheiden, die ihnen zugrunde liegen.

Sie wissen, daß die Tuberkulose einmal auftreten kann als Allgemeinerkrankung, in ihren Erscheinungen etwas dem Typhus oder der Septikämie ähnlich, dann als im ganzen Körper metastasierende Krankheit, etwa der Pyämie oder einer metastasierenden Neubildung entsprechend, und schließlich als rein lokale Erkrankung der Lungen mit weitgehender allmählicher Zerstörung dieses Organs, ohne daß in den typischen Fällen sich aus dieser lokalen Lungenerkrankung noch einmal das Bild der Allgemeinerkrankung oder die bekannten Metastasen im großen Kreislauf entwickeln. Der typische Phthisiker stirbt an der Lungenerkrankung, ohne von ihr ausgehend Drüseneiterungen oder Gelenk- und Knochentuberkulosen zu bekommen.

Das erste Maximum der Todesfälle enthält ausschließlich allgemeine Tuberkulosen meist sehr schwerer Natur (Abb. 25). In der Zeit des Minimum sind die allgemeinen Tuberkulosen zwar auch noch relativ häufig vertreten, doch mischen sich sehr rasch die lokalmetastasierenden Formen bei. Erst gegen die Pubertät beginnt dann die 3. Form, die lokale Tuberkulose der Lungen, häufig zu werden. Sie verursacht allein das zweite Ansteigen der Tuberkulosesterblichkeit und im voll ausgebildeten 2. Maximum ist die Sterblichkeit so gut wie ausschließlich durch solche „echte Phthisen" verursacht.

Es sind uns auch sehr wichtige ursächliche Differenzen zwischen diesen Hauptverlaufsweisen der Tuberkulose bekannt. Die schwere allgemeine Tuberkulose ist die unmittelbare Folge einer schweren Erstinfektion. Das ist von der experimentellen Tiertuberkulose bekannt und gilt ebenso für den Menschen. Leichtere experimentelle Infektionen führen zu chronischer verlaufenden Erkrankungen mit allmählichem Hervortreten einzelner größerer Lokalherde, und es gelingt nur durch sehr sorgfältige Beobachtung komplizierter Versuchsbedingungen, hauptsächlich bei Abschwächung des Virus und Sicherung eines sehr protrahierten Verlaufes ein der menschlichen Phthise ähnliches Krankheitsbild experimentell hervorzurufen.

Übertragen wir diese Kenntnis auf die Mortalitätskurve, so zeigt sie uns zunächst das rasche Absterben einer großen Anzahl schwer infizierter Kinder an der typischen Allgemeinerkrankung, die einer solchen schweren Erstinfektion folgen muß. Diese Formen, aus denen sich das erste Maximum ausschließlich zusammensetzt, treten dann bald an Häufigkeit zurück, mit dem zunehmenden Alter mischen sich die Folgen leichterer Infektionen mit ihrem langsameren Ablauf bei. Das zweite Maximum ist dagegen beherrscht von einer Spätform der Tuberkulose, deren Endstadien bei ihrem ganz protrahierten Verlauf erst lange nach der Erstinfektion auftreten können.

Damit sind nun schließlich noch die Tatsachen zusammenzuhalten, die uns über die zeitliche Verteilung der Erstinfektion beim Menschen bekannt sind. Da der tuberkulosekranke Mensch einige Zeit nach der Infektion, wenn er nicht allzuschwer tuberkulosekrank ist, auf Tuberkulin reagiert, kann man aus der Zahl der positiv reagierenden Menschen einer bestimmten Altersstufe einen annähernden Schluß auf die Zahl der Infizierten machen. Annähernd deshalb, weil wir die Inkubationszeit der Reaktion für den Menschen — namentlich bei den ganz leichten Infektionen — nicht kennen und weil wir nicht wissen, wie lange nach der Abheilung die Reaktion positiv bleibt. Man pflegt meist stillschweigend die Annahme zu machen, daß die Reaktion durch das ganze Leben fortbestehe, wenn sie einmal erworben ist, und daß auch bei den leichtesten Infektionen die Inkubation nicht so lange wird, daß sie das Bild wesentlich zu stören vermag. Für eine allgemeine Übersicht werden diese Annahmen wohl zutreffen, und mehr wollen wir hier auch nicht zu geben versuchen. Wir werden also mit dem nötigen wissenschaftlichen Vorbehalt die Ergebnisse der Tuberkulinprüfung heranziehen können. Aus den bisherigen Untersuchungen läßt sich eine Häufigkeitskurve gewinnen. Aus dieser ersehen wir, daß die Infektionskurve keinerlei Ähnlichkeit hat mit der Kurve der Sterblichkeit, die zum Vergleich in gleichem Maßstab, das heißt also auch bezogen auf 100000 Lebende, auf der gleichen Figur[1] eingetragen ist. Die Infektionskurve zeigt nicht die beiden Maxima, sondern sie zeigt ein gleichmäßiges Ansteigen, so daß schon in der Altersklasse jenseits der Pubertät eine praktisch vollständige Durchseuchung eingetreten ist. Die beiden Kurven sind übrigens nicht ohne weiteres vergleichbar, da die Kurve der auf Tuberkulin Reagierenden die Gesamtzahl der jeweils lebenden Infizierten enthält, uns also — unter der Annahme, daß die Reaktionsfähigkeit nach einmaliger Infektion durch das ganze Leben fortbesteht — die Summe der Infektionen aller zeitlich vorausliegenden Altersstufen angibt, während die Werte der Mortalitätskurve sich jeweils nur auf die Todesfälle der einzelnen Alterstufen selbst beziehen. Wir werden noch sehen, daß auch bei dieser Darstellung die wichtigsten Differenzen zwischen der Infektionskurve und der Mortalitätskurve nicht verschwinden. Die auffällige Diskrepanz — zwischen dem raschen Ansteigen der Infektion in den Altersklassen vom 2. bis etwa 12. Lebensjahr und dem gerade in dieser Zeit so auffälligen Zurückbleiben der Mortalität hinter der Infektionshäufigkeit — bleibt für alle Betrachtungsweisen bestehen. Es kann also gar keinem Zweifel unterliegen, daß auf eine Periode schwerer Infektion mit vergleichsweise zahlreichen, rasch tödlich verlaufenden, allgemeinen Tuberkulosen eine Infektionsperiode folgt, die ganz überwiegend langsam verlaufende, auf Jahre hinaus nicht zum Tod führende Infektionen enthält. Dieser Schluß wird um so zwingender dadurch, daß ein guter Teil der an sich schon auffallend geringen Mortalität dieser Hauptinfektionsperiode noch auf die schweren, aber doch nicht schon im ersten Lebensjahr tödlich ablaufenden Infektionen der vorangehenden Jahre zu beziehen ist.

Um Ihnen noch rasch ein Bild der Zahlenverhältnisse zu geben, möchte ich eine Berechnung WEINBERGS vorführen, der die Zahlen der Infektionskurve auf eine Sterbetafel (Berlin 1876—1900) übertragen hat. Nach der Tabelle WEINBERGS werden im 1. Lebensjahre von 10000 Lebenden etwa 500 Kinder infiziert. In der Altersstufe vom 2. bis 5. Lebensjahre steigt die Zahl der jährlich infizierten Kinder noch wesentlich an. Wir haben zwar auch einen durchschnittlichen Zuwachs von wenig mehr als 500 neu infizierten Kindern, da die mittlere

---

[1] Die Figur ließ sich bei Drucklegung nicht in das nötige kleine Format verkleinern, mußte daher im letzten Augenblick wegbleiben.

Zahl der Lebenden aber in dieser Altersstufe von ursprünglich 10000 schon auf rund 6000 abgesunken ist, bedeutet das eine ganz wesentliche Zunahme der Infektionshäufigkeit auf das Doppelte der Infektionshäufigkeit im 1. Lebensjahr. Auch in der nächsten Periode, vom 6. bis 15. Lebensjahr, werden, die hier zugrunde gelegten Prozentzahlen als richtig angenommen, jährlich noch rund 200 neu infiziert. Trotz des weiteren Absinkens des Bestandes an nichtinfizierten Lebenden bedeutet das einen deutlichen Rückgang in der Exposition, d. h. also der Infektionshäufigkeit. Während von 100 Lebenden im 1. Lebensjahr etwa 6 Individuen neu infiziert werden und im 2. bis 5. etwa 12, sinkt diese Zahl im Schulalter (6. bis 15. Lebensjahr) auf rund 9 Neuinfizierte. Ob in der nun folgenden Altersstufe wieder ein Ansteigen der Exposition auftritt, wie WEIN-BERG hier errechnet hat, läßt sich leider noch nicht mit Sicherheit feststellen. Wie WEINBERG selbst angibt, sind gerade für dieses Lebensalter die Unterlagen für eine Berechnung am wenigsten ausreichend. Es wäre aber von allergrößter praktischer Wichtigkeit für die Verhütung der Schwindsucht, die Verhältnisse dieser so wichtigen Altersstufe genauer kennen zu lernen. Es ist dazu notwendig, umfassende Untersuchungen über die Art der Tuberkulinempfindlichkeit dieser Altersstufe anzustellen. Die Beurteilung wird allerdings meiner Erfahrung nach von dieser Altersstufe an schon wesentlich dadurch erschwert, daß der Prozentsatz der ganz leichten und der zweifelhaften Reaktionen gegenüber den unteren Altersstufen beträchtlich angestiegen ist.

Vergleichen wir damit die Ergebnisse der Mortalitätsstatistik, so erhalten wir für das 1. Lebensjahr gegenüber rund 400 überlebenden Infizierten eine Zahl von ebenfalls rund 400 an Tuberkulose Gestorbenen, also eine Letalität von rund $50^0/_0$. Aber schon in der folgenden Altersklasse sinkt die Letalität auf nur etwa $6—7^0/_0$, und in der Altersklasse vom 6. bis 15. Lebensjahr beträgt sie nur mehr $1—2^0/_0$ der lebenden Infizierten.

Die eine Tatsache ist also zweifellos gesichert, daß die Lebenden der Altersstufen, die die geringste Mortalität aufweisen, geradezu erfüllt sein müssen von Individuen, die die Folgen einer geringfügigen tuberkulösen Infektion aufweisen.

Diese zahlreichen leichten kindlichen Tuberkulosen sind in gewissem Sinne terra nova für den praktischen Arzt. Wir haben von ihrem Vorhandensein bis vor wenigen Jahren überhaupt nichts gewußt, es kaum geahnt. Ihre Kenntnis verdanken wir hauptsächlich der Anwendung der Tuberkulinreaktionen. Für das Handeln des praktischen Arztes ist aber bei der Annahme, daß auch abheilende und selbst abgeheilte Tuberkulosen positiv reagieren, mit der Diagnose der kindlichen Tuberkulose lediglich mit Hilfe des Tuberkulins gar nichts gewonnen. Erst im Zusammenhalt mit einer auch anderweitig noch nachweisbaren tuberkulösen Erkrankung kann die Tuberkulinreaktion von Wert sein. Wir müssen uns demnach nach anderweitigen Erscheinungen umsehen, die unser Handeln bestimmen sollen. Nur wenn ein tuberkulinreagierendes Kind auch nachweislich tuberkulosekrank ist, ist eine ärztliche Behandlung nötig und berechtigt.

Für die Verhütung der Tuberkulose ist allerdings die Erkenntnis von größter Wichtigkeit, daß gerade das Entwicklungsalter unter den heutigen Lebensverhältnissen der Infektion mit Tuberkulose in so hohem Grade ausgesetzt ist. Es gehört zu den wichtigsten Aufgaben der Tuberkulosebekämpfung, für unsere ganze Jugend nach den besten hygienischen Aufwuchsbedingungen zu streben.

Ein gesund aufwachsendes Kind hat die besten Chancen, die Folgen einer leichten tuberkulösen Infektion ohne jeden weiteren Schaden zu überwinden. Alle Jugendfürsorgebestrebungen sind demnach auch im Interesse der Tuberkulosebekämpfung aufs nachdrücklichste zu fördern. Die Verbesserung der körperlichen Erziehung, die Ermöglichung des Aufenthaltes im Freien und die Verbesserung der Wohnung- und Ernährungsbedingungen kommen dafür in erster Linie in Betracht.

Die schweren Formen der kindlichen Tuberkulose pflegen keine wesentlichen diagnostischen Schwierigkeiten zu machen. Die Miliartuberkulose und die nach Analogie der Pyämie metastasierende Form derselben zeigen wohlbekannte klinische Bilder. Die Schwierigkeiten der Erkennung steigen aber, je chronischer der Verlauf und je geringer die lokalen Manifestationen sind. Immer aber bleiben zwei Symptomenreihen von besonderer Wichtigkeit. Es sind das 1. die Erscheinungen einer chronischen Allgemeinerkrankung und 2. lokale Veränderungen im Lymphdrüsensystem.

Die Allgemeinerscheinungen sind auch bei den leichten Formen von den bekannten der schweren Erkrankungen nur gradweise verschieden. Sie bestehen in ungenügender Gewichtszunahme, Appetitlosigkeit, Blässe der Haut und der sichtbaren Schleimhäute, Veränderungen im Wesen des Kindes, hervorgerufen durch leichtere Reizbarkeit und vor allem Ermüdbarkeit und Störungen der Körpertemperatur. Ganz wie beim Erwachsenen zeigt sich beim Kinde diese Störung der Körpertemperatur entweder als eine dauernde geringe Erhöhung oder als Labilität der Temperatur. Die Kinder zeigen dann nach ausgelassenem Spiel, besonders abends vor dem Zubettegehen, Temperatursteigerungen. Um diese Verhältnisse erkennen und richtig beurteilen zu können, muß also über längere Perioden hinweg die Körpertemperatur genau beobachtet und registriert werden.

Auch beim Kind ist die normale Temperatur, im Rectum gemessen, nicht höher als 37,5. Kinder, die, wenn auch für lange Perioden und ohne sonstige Krankheitserscheinungen, höhere Abendtemperaturen haben, sind krank. Unter anderen Ursachen können kleinere verkäsende Drüsen über viele Monate eine derartige Temperaturlabilität unterhalten. Bei sorgfältiger Messung zeigen sich dabei nicht selten plötzliche interkurrente Fieberattacken von 1 oder mehreren Tagen, die nach meiner Erfahrung mit in das Bild der chronischen Drüsentuberkulose einbezogen werden müssen.

Gegenüber der landläufigen Auffassung kann gar nicht oft und energisch genug darauf hingewiesen werden, daß Temperaturen über 37,5 auch beim Kinde eine Störung der Gesundheit bedeuten, nach deren Ursache gesucht werden muß. Es ist dabei selbstverständlich, daß nicht jede Temperatur über 37,5 eine latente Tuberkulose sicherstellt, ebenso wie die gleiche Annahme für die beginnende Phthise des Erwachsenen ganz widersinnig wäre, obwohl die gleichen geringen Temperaturstörungen sehr wesentlich zum Bilde der beginnenden Phthise gehören.

Schon diese Allgemeinerscheinungen allein müssen bei positiver Tuberkulinreaktion im Kindesalter als strikte Indikation für ärztliches Eingreifen angesehen werden. Gesichert wird die Diagnose aber doch erst durch den Nachweis lokaler Veränderungen. Bei den leichtesten Formen pflegen diese Veränderungen klinisch sich nur im Lymphdrüsensystem bemerklich zu machen. Dabei sind zwei Drüsengruppen von besonderer Wichtigkeit, und zwar 1. die Halsdrüsen von der Tonsille abwärts bis zur Fossa supraclavicularis (gl. cerv. lat. superfic. et prof. sup. et inf.) und die Drüsen im Gebiet der Lungenwurzel (die gl. tracheobronch. et broncho-pulm.).

Die Halsdrüsen sind dem Finger leicht zugänglich. Wir können also die drei für die Diagnose der Tuberkulose wichtigsten Eigenschaften — die Konsistenz, die Größe und Form, und das Verhalten zu der Umgebung — stets leicht kontrollieren.

Die cervicalen Lymphdrüsen zeigen bald nach der Infektion eine zunächst markige Schwellung. In 3 sicher beobachteten Fällen habe ich einzelne Drüsen schon 4 Wochen nach einem kurzen Zusammenleben mit einer phthisischen Hausgenossin — also etwa 4 Wochen nach der Infektion — haselnuß- und etwa mandelgroß gefunden, während ich vorher palpable Drüsen nie wahrgenommen hatte. In diesen Fällen, in denen es sich nach Ausweis des bisherigen Verlaufes um relativ leichte Infektionen gehandelt hat, sind die Drüsen zunächst während etwa eines Jahres auf dieser Größe stehen geblieben, um erst im Verlauf des 2. Jahres nach der Infektion wieder langsam abzuschwellen. Bei zweien dieser Kinder hat die Rückbildung langsam zum fast völligen Verschwinden der Drüsen geführt. Beim dritten Kind sind die gleichen Drüsen dagegen 4 Jahre nachher wieder von neuem angeschwollen in einer Zeit, in der das Kind auch wieder leichte Allgemeinstörungen aufwies. In anderen Fällen beobachtet man dieses An- und Abschwellen noch sehr viel charakteristischer. Die markige Schwellung der aktiven Drüsentuberkulose wechselt in unregelmäßigen Perioden, so daß manchmal in wenigen Wochen sehr wesentliche Volumschwankungen auftreten können. Dieses Wechseln der Schwellung, wobei mit der Zunahme der Schwellung eine Steigerung der Allgemeinstörungen einhergeht und umgekehrt, ist ein sehr wichtiges Symptom einer aktiven Drüsentuberkulose.

Der weitere Verlauf führt nun entweder zur Abszedierung und zum Durchbruch, zunächst durch die Drüsenkapsel, schließlich auch durch die äußere Haut, oder zu einer langsamen Rückbildung. Dabei zeigen sich wieder diagnostisch sehr wichtige Veränderungen. Sie alle kennen die typischen Narben, die sich nach dem Durchbruch einer tuberkulösen Drüse ausbilden und die auf den ersten Blick und Griff die sichere Diagnose einer tuberkulösen Veränderung gestatten. Diese Narben sind schlecht vascularisiert, callös, d. h. also voluminös und hart, wobei die harte Hautnarbe durch derbes Bindegewebe mit den Resten der Drüse und der Drüsenkapsel und deren Umgebung fest verlötet ist. Es ist nicht unwichtig, zu wissen, daß diese callösen Veränderungen, die sich ganz ebenso z. B. auch bei der Gelenktuberkulose entwickeln, und dann die Versteifung des befallenen Gelenkes verursachen, bei vollständiger Heilung der Tuberkulose verschwinden. Wir wissen das mit Sicherheit von den Resultaten der Behandlung derartiger Erkrankungen mit Höhensonne. Dabei verschwinden die Reste der entzündeten Drüsen, das narbige Bindegewebe wird gut vascularisiert, verliert seine Härte und auch vorher fixierte Gelenke werden wieder beweglich. Das Vorhandensein einer derartigen callösen Bindegewebsentwicklung deutet also auf eine zwar abheilende oder doch nicht völlig abgeheilte tuberkulöse Veränderung. Die gleiche Bindegewebsentwicklung zeigt sich auch da, wo die Abscedierung ausbleibt. Bei der langsamen Rückbildung einer tuberkulösen Drüse induriert der tuberkulöse Anteil und seine direkte Umgebung, soweit die perifokale entzündliche Durchtränkung in der Drüse oder ihrer Umgebung gereicht hatte. Die Drüsen werden also, nachdem sie eine Zeitlang markig geschwellt waren, kleiner, härter und verlieren ihre rundliche Kontur. Das Verlieren der rundlichen Kontur ist dabei von größerer diagnostischer Bedeutung als die Härte an sich. Die Häufigkeit dieses Symptoms bei längerem Bestehen der Schwellungen ist so überwiegend, daß sein Fehlen direkt gegen das Vorhandensein einer tuberkulösen Veränderung sprechen kann. Drüsenpakete, die aus harten, dauernd gleichmäßig prall geschwellten Einzeldrüsen bestehen, müssen den Verdacht einer anderen Erkrankung, einer Lymphogranulomatose oder einer bösartigen Geschwulst erwecken. Diese Bindegewebsentwicklung greift dort, wo die perifokale Entzündung die Drüsenkapsel überschritten hatte, wo also das Bindegewebe und die Drüse eine Zeitlang serös durchtränkt und kleinzellig infiltriert war, auch auf die Umgebung der Drüse über. Die sich rückbildende Drüse wird dann allmählich, ebenso wie die geschilderte skrofulöse Narbe nach dem Drüsendurchbruch, an ihrer Unterlage oder den benachbarten Muskel- und Gefäßscheiden fixiert, eine ebenfalls durch einfache Palpation sehr leicht feststellbare Erscheinung.

Diese Symptomtrias — die Härte, das Verlieren der rundlichen Kontur und die Fixation an der Umgebung — sind auch unabhängig von der Größe für eine ablaufende Drüsentuberkulose charakteristisch. Sie kommen den übrigen Drüsenerkrankungen meiner Erfahrung nach nicht zu. Sie fehlen z. B. bei den Drüsen nach Scharlach oder bei Pedikulosis. Am ehesten zeigen sich verwandte Erscheinungen an der direkt unter der Tonsille gelegenen Drüse bei der chronischen Tonsillenhypertrophie. Der andauernde entzündliche Reiz scheint hier ähnliche Verhältnisse zu schaffen — ob mit oder ohne latente Tuberkulose ist natürlich nicht zu entscheiden. Doch ist dann meiner Erfahrung nach nur die oberste subtonsillare Drüse allein induriert. Aus anderer Ursache markig geschwellte Drüsen werden bei der Rückbildung sehr rasch welk ohne zu indurieren, und zeigen auch keine Fixation.

Von größtem klinischen Interesse ist ferner der Nachweis einer Schwellung im Bereich der bronchopulmonalen Drüsengruppe. Diese Drüsen sind dem palpierenden Finger nicht zugänglich, ihre Veränderungen sind daher viel schwerer nachweisbar. Am leichtesten und sichersten lassen sie sich auf dem Röntgenschirm oder der Röntgenplatte kontrollieren. Die dafür charakteristischen Röntgenbilder werden Ihnen im Laufe dieses Kurses eingehend vorgeführt werden. Ich kann daher hier nur die Aufgabe haben, die physikalische Diagnose zu besprechen.

Es ist selbstverständlich, daß die eben für die Halsdrüsen geschilderten Veränderungen sich auch in den bronchopulmonalen Drüsen wiederholen. Das für die physikalische Diagnose Wichtigste ist dabei die Volumenzunahme der Drüsen selbst und die Erscheinungen der entzündlichen Durchtränkung der Umgebung.

Schon bei mäßiger Schwellung (kontrolliert durch das Röntgenbild) läßt sich das Auftreten kompakter Gebilde in der Hilusgegend ohne besondere Schwierigkeit als Dämpfung nachweisen. Allerdings bedarf es dazu eines ganz ruhigen Raumes und einer genauen Kenntnis der topographischen Perkussion der Lunge.

Wenn wir am Rücken, von unten angefangen, nach oben perkutieren, so erhalten wir schon wenig über der untersten Grenze des Lungenschalles bei gesunder Lage einen tiefen, vollen Ton, der sich nach oben zunächst nur wenig verändert. Haben wir ein ganz gesundes Kind vor uns (die Verhältnisse beim Erwachsenen sollen später noch berührt werden), so setzt sich dieser tiefe und volle Ton nach aufwärts fort bis zur Höhe der Spina scapulae. Es ist notwendig, dabei auf den tiefsten Ton zu achten, der in dem Tongemisch überhaupt enthalten ist. Dieser tiefste Ton bleibt also, wenn er auch nach oben etwas leiser wird und dadurch im Klangcharakter etwas zurücktritt, doch bis zur Spina scapulae hörbar. Hier erfolgt dann ein plötzlicher Umschlag der Tonqualität; der Ton wird wesentlich heller, ohne wirklich gedämpft zu werden; er bleibt also relativ voll, nur sind die tiefsten Töne aus ihm fortgefallen. Man hört den Unterschied sofort, wenn man zuerst nur unten, dann gleich über der Spitze perkutiert. Der Unterschied ist bei jeder Perkussion wahrnehmbar, die den bestimmenden Bedingungen entspricht, also unabhängig von der Stärke der Perkussion. Eine gewisse musikalische Schulung ist für die Wahrnehmung der Tonunterschiede sehr förderlich; doch bleiben sie auch dem Nichtmusikalischen ohne weiteres demonstrierbar.

Wenn wir auf der Rückenfläche von unten nach oben perkutieren, entsteht also eine typische Tonfolge, die mit einem vollen und tiefen Ton beginnt, der in der interskapulären Gegend durch die Zwischenlagerung der Schulterblattmuskeln zwar eine geringe Abnahme dieser Qualitäten zeigt, aber ohne daß die tiefsten Töne ganz in Wegfall kommen und der erst an der Spina scapulae plötzlich in einen höheren, aber trotzdem nicht gedämpften, vergleichsweise vollen Ton umschlägt. Es entsteht so eine Art von Melodie, die man am normalen Kind sich gut herausperkutieren und einprägen kann. Der Tonumschlag erfolgt sehr häufig rechts etwas früher als links. Er fällt örtlich zusammen — abgesehen von einer Änderung der Perkussionsrichtung — mit der Grenze zwischen Oberlappen und Unterlappen und wir wollen daher — ohne jedes Präjudiz für die wirkliche Ursache des Tonunterschiedes — den unteren tiefen als den Unterlappenton, den oberen hellen als den Oberlappenton bezeichnen. Durch die genaue Kenntnis dieser Verhältnisse wird man in der Perkussion unabhängig von der sog. symmetrischen Perkussion, die bisher im klinischen Unterricht fast ausschließlich gelehrt zu werden pflegt, d. h. also vom Vergleich des Tones symmetrischer Stellen beider Körperhälften. Es wird damit möglich, geringfügige Veränderungen, auch wenn sie auf beiden Seiten gleich weit oder nahezu gleichweit ausgebildet sind, zu erkennen.

Ist nun eine ausgesprochene Veränderung der bronchopulmonalen Drüsen beim Kinde vorhanden, so ergibt sich eine leicht wahrnehmbare Änderung dieser normalen Melodie. Auf den normalen vollen Unterlappenton folgt in der Interskapulargegend eine relativ gedämpfte Partie, deren Ton die tiefsten Komponenten des Unterlappentons nicht mehr enthält. Bei reinen Hilusveränderungen folgt dann über der gedämpften Partie der normale Oberlappenton. Das Wesentliche ist also, daß bei Schwellung der Hilusdrüsen der Umschlag aus dem Unterlappenton in den Oberlappenton nicht mehr plötzlich erfolgt, sondern daß sich zwischen beide eine Region mit relativ gedämpftem Perkussionston einschiebt. Es ist selbstverständlich, daß diese Erscheinung nur dann diagnostisch verwertbar ist, wenn sie ganz deutlich wahrgenommen werden kann.

In den leichteren Fällen ist diese Hilusdämpfung auf dem Rücken des Kindes nicht von einer Dämpfung neben dem Sternum begleitet. Es entspricht das durchaus den anatomischen Verhältnissen. Die leichteren Lungendrüsentuberkulosen beschränken sich meist auf die Hilusgegend und führen nicht zu einer nennenswerten Veränderung im vorderen Mediastinum. Veränderungen in dem normalerweise papierdünnen vorderen Mediastinum, die bis zu einer Verdrängung der vorderen Lungenränder führen, pflegen sich nur bei ganz schweren Drüsenerkrankungen einzustellen.

Die geschilderte reine Hilusdämpfung ist kein Zeichen einer aktiven Tuberkulose. Wo sie allein vorhanden ist, also anderweitige perkutorische Veränderungen und auscultatorische Erscheinungen ganz fehlen, ist sie vielmehr ein Zeichen einer abgelaufenen oder doch inaktiven Erkrankung. Beim Erwachsenen gehört eine geringe Hilusdämpfung zur normalen Melodie. Bei ihm ist also der plötzliche Umschlag an der Spina scapulae nicht mehr die Regel. Wo er vorhanden ist, ist er ein willkommenes Zeichen einer auch im Hilusgebiet noch unveränderten Lunge. Geringe interskapuläre Dämpfungen aber sind beim Erwachsenen lediglich das Korrelat der wohlbekannten Hilusschatten und -stränge, die ja auch zum normalen Röntgenbild des Erwachsenen gehören, und die mit einiger Wahrscheinlichkeit mit indurierenden Prozessen anthrakotischer Herkunft oder abgelaufenen tuberkulösen Prozessen zusammenhängen.

Es kann hier nur nebenbei bemerkt werden, daß außer der Tuberkulose auch der Keuchhusten typische Hilusdämpfungen macht. Sie hat aber dann stets einen sehr deutlichen tympanitischen Beiklang, der sich aus der stets nachweisbaren Lungenblähung beim Keuchhusten ergibt und bei tuberkulöser Hiluserkrankung fehlt. Diese tympanitische Hilusdämpfung bei Keuchhusten findet sich bei Erwachsenen wie bei Kindern ganz gleichartig. Sie ist so charakteristisch, daß mir mehrfach die Diagnose schon allein aus dieser Erscheinung möglich war.

Eine aktive Hilustuberkulose zeigt außer der Hilusdämpfung noch weitere Veränderungen. Die noch frisch entzündeten Drüsen verursachen in ihrer Umgebung eine entzündliche Kongestion. Dadurch wird nicht nur die Hilusdämpfung vermehrt, sondern es wird meist auch die Atmung der oberen Lungenpartien behindert, die deshalb die Zeichen der geringeren Durchlüftung und Erschlaffung, d. h. also eine geringe diffuse relative Dämpfung mit tympanitischem Beiklang, zeigen können, ohne daß sie selbst erkrankt zu sein brauchen. Zum voll entwickelten Bild gehören aber auch sehr charakteristische auscultatorische Erscheinungen.

Wir finden dann die Symptome einer chronischen Bronchitis vorwiegend der großen Bronchien im Hilusgebiet, ein bisher nicht beschriebenes Krankheitsbild, dem ich den Namen Hiluskatarrh gegeben habe. Man hört dann im Interskapularraum, also vorwiegend im Bereich der geschilderten Dämpfung Giemen oder mittelblasiges oder grobblasiges Rasseln. Auch das Giemen stammt dabei nach Tonhöhe und Klangcharakter aus den größeren Bronchien des Hilusgebietes. Bei geringgradigen Veränderungen ist nur dieses Giemen, und auch dieses ausschließlich im Hustenstoß hörbar. Eine Lungenuntersuchung ist demnach auch beim Kinde erst dann vollständig, wenn an jeder Lungenpartie mit und ohne Husten auscultiert wurde. Bei ganz jungen

Kindern, die noch nicht auf Verlangen zu Husten vermögen, kann deshalb eine für alle Eventualitäten zureichende Lungenuntersuchung überhaupt nicht vorgenommen werden.

Außer diesen Zeichen einer katarrhalischen Sekretion in den Bronchien des Hilusgebietes findet man, wie schon erwähnt, sehr häufig, daß sich die Bronchitis vom Hilus her nach oben oder nach unten gegen die Peripherie zu fortsetzt. Wir haben dann außer der diffusen Dämpfung die Erscheinungen einer katarrhalischen Affektion (Giemen, Rasselgeräusche, rauhes Atmen) auch über diesen Partien. Es ist nicht unwahrscheinlich, daß diese Symptome von seiten der Lunge selbst zum Teil dadurch verursacht sind, daß in diesen Partien kleinere Lungenherde verborgen sind, die eine entzündliche Kongestion ihrer Umgebung verursachen. Theoretisch ist eine reine Hilusdrüsenerkrankung ohne Lungenherd schwer denkbar, nach unseren bisherigen anatomischen Kenntnissen auch nicht sehr wahrscheinlich. Daß die zugehörigen Lungenherde so sehr häufig klinisch nicht nachweisbar sind, kommt wohl daher, daß diese Herde, wenigstens bei den leichteren Hiluserkrankungen, oft sehr geringfügig sind. Die bronchitisch erkrankten Lungenpartien zeigen, wie schon erwähnt, sehr häufig neben rauhem Atmen eine leichte Abschwächung des Perkussionstones mit tympanitischem Beiklang. Sie sind also neben der entzündlichen Kongestion auch erschlafft. Auch das meist ebenfalls zu beobachtende Nachschleppen beweist, daß sie bei der Atmung sich nur ungenügend beteiligen. Es muß nicht selten im einzelnen Fall, namentlich wenn keine Röntgenplatte erhältlich, offengelassen werden, ob man diese ungenügende Lüftung neben der entzündlichen Kongestion durch kleine Lungenherde auch durch eine Behinderung der Luftzufuhr durch das Vorhandensein von Sekret in den zuführenden Bronchien, d. h. also den eigentlichen Hiluskatarrh verursacht wird. Sind Lungenpartien derart in Mitleidenschaft gezogen, so hört man auch meist über ihnen „fortgeleitet" das sonst nur interscapular direkt über dem Hilusgebiet hörbare Giemen. Die Hilusbronchitis setzt sich dann also in diese Partien hinein kontinuierlich fort, ein typisches Bild, das auch dem anatomischen Befund entspricht.

Ebenso wie wir es für die Halsdrüsen beschrieben haben, kann auch der Hiluskatarrh seine Intensität periodenweise wechseln. In den ausgesprochenen Fällen bleibt aber auch in den ruhigeren Perioden ein Rest der katarrhalischen Erscheinungen über lange Perioden nachweisbar und mit ihm der anhaltende Hustenreiz, der für diese Hiluskatarrhe so charakteristisch ist. Dieser Hustenreiz quält die Kinder und beängstigt die Eltern und ist meist der Grund, der die Kinder zum Arzt führt. Schwere Hilustuberkulosen führen häufig zu einem ganz exzessiven Hustenreiz, so daß sogar Verwechslungen mit Keuchhusten möglich werden. Auch asthmaähnliche Zustände können sich ausbilden. Das alles ist sehr wohl verständlich, denn wir haben es mit einer dauernden Entzündung in der Nähe der Bifurkation, d. h. also gerade der Gegenden des Bronchialbaumes zu tun, die den heftigsten Hustenreiz auszulösen vermögen. Die weiteren Veränderungen sind dann auch an den Hilusdrüsen ganz die gleichen, wie wir sie schon für die Halsdrüsen beschrieben haben. Es tritt also entweder die Abscedierung und der Durchbruch durch die Drüsenkapsel ein, wobei die Entleerung meist in einen Bronchus stattfindet, oder die Drüsen bilden sich allmählich zurück, wobei sie mehr oder weniger fest mit der Umgebung verlötet werden. Solche Hilusdrüsendurchbrüche sind durchaus nicht so selten als sie diagnostiziert werden: sie können sich auch ohne besonders stürmische klinische Erscheinungen ausbilden, und sie können ebenso wie der Durchbruch irgendeiner anderen skrofulösen Drüse auch in der Lunge zur Heilung oder zu der Ausbildung von Bronchektasen im Hilusgebiet führen. Ebenso wie bei abscedierenden und ausheilenden skrofulösen Drüsen habe ich auch bei solchen gutartig ablaufenden schweren Hiluskatarrhen die Tuberkulinreaktion einige Male ganz besonders intensiv gefunden.

Das pathognomonische Bild der aktiven tuberkulösen Erkrankung der Lungenwurzeldrüsen beim Kinde setzt sich demnach zusammen

1. aus der typischen Hilusdämpfung und
2. aus dem beschriebenen Hiluskatarrh.

Bei ihrer Kenntnis bietet die Diagnose keine wesentlichen Schwierigkeiten. Sie ist keinesfalls schwieriger als diejenige der beginnenden Phthise des Erwachsenen. Ihre Erkennung ist aber deswegen so ganz besonders wichtig, weil diese Kinder durch ihre Tuberkulose doch erheblich mehr gefährdet sind als bei völligem Freibleiben der Lungen. Solange die Hilusdrüsen klinisch allein erkrankt sind, ist übrigens die Prognose auch des Hiluskatarrhes im allgemeinen eine günstige. Der Verlauf ist zwar immer ein langwieriger, doch ist die Abheilung unter einigermaßen günstigen Verhältnissen die Regel.

Wesentlich verschlechtert wird die Prognose durch das Vorhandensein von *klinisch* nachweisbaren Lungenherden. Es ist deshalb notwendig, hier noch einige Worte über ihren Nachweis zu sagen. Der Hauptunterschied gegenüber den phthisischen Erkrankungen des Erwachsenen ist durch die viel stärkere Mitbeteiligung der Umgebung, also die stärkere perifokale Entzündung in der Lunge verursacht. Während kleine phthisische Veränderungen nahezu reizlos in gut atmendem Gewebe liegen können, findet man bei der kindlichen Tuberkulose stets eine diffuse Bronchitis in der weiteren und häufig katarrhalisch pneumonische Veränderungen in der näheren Umgebung des Herdes. Mit der Abheilung, aber auch dem Inaktivwerden, treten diese perifokalen Entzündungserscheinungen wieder ganz zurück. Der physikalische Lungenbefund ist deshalb in kurzen Perioden bei der Kindertuberkulose sehr viel größeren Schwankungen unterworfen als beim Erwachsenen. Man findet nicht selten, daß ein Kind, bei dem anscheinend ein ganzer Lappen von der Tuberkulose ergriffen war, nach einer relativ kurzen Kur auch im physikalischen Befund ganz erstaunlich gebessert ist. In solchen Fällen ist dann die perifokale Entzündung, die in einer Periode der Aktivität sehr stark ausgebildet war, mit der Einleitung der Heilung wieder verschwunden, ganz ähnlich den Schwankungen des Volumen und des Grades der Entzündung in der Umgebung tuberkulöser Drüsen.

Kinder mit nachweisbaren Lungenherden bedürfen sofort einer energischen Behandlung. Für sie ist eine klimatische und Sanatoriumsbehandlung das beste. Solche Kinder müssen auch oft über längere Perioden im Bett gehalten werden. Für sie ist überhaupt, allgemein gesprochen, etwa die Behandlung der beginnenden Phthise das richtigste. Ganz anders liegen die Verhältnisse aber bei der Drüsentuberkulose. Ein Kind mit einer leichten Drüsentuberkulose, sei es auch im Hilusgebiet, kann durch eine allzu schonende Behandlung aufs schwerste geschädigt werden, nicht nur in seiner Entwicklung, sondern direkt in seiner Widerstandskraft gegen die Infektion. Auch die geschilderten geringen Temperatursteigerungen dürfen — im Gegensatz zur echten Phthise keine

Indikation zur zu weit gehenden Schonung abgeben. Diese Kinder gehören ins Freie und müssen sich bei ausreichender körperlicher Bewegung in der Sonne und in der frischen Luft die Kräfte erwerben, die sie zum Kampf gegen ihre Infektion benötigen. Dabei sind alle Maßnahmen, die die Hauttätigkeit erhöhen, von besonderem Wert. Eine eingehendere Besprechung der Behandlung der Kindertuberkulose gehört nicht in den Rahmen des Vortrages. Ich wollte aber doch auch hier kurz auf die große Gefahr einer allzu weitgehenden Schonung und Verzärtelung der Kinder hinweisen, weil damit in mißverstandener Analogie mit der Behandlung der Phthise des Erwachsenen Kinder nicht selten ganz unwiederbringlich geschädigt werden. Ein Kind, das in der Aufwuchszeit sich nicht kräftig entwickelt hat, kann das Versäumte im späteren Alter nie mehr nachholen, und das tuberkulosegefährdete Kind bedarf gerade der allerbesten Aufwuchsbedingungen, um einer späteren Lungentuberkulose zu entrinnen.

Es sei hier nur erwähnt, daß der typische Hiluskatarrh durchaus nicht nur im Kindesalter zu finden ist. Er wird durchaus nicht selten beim Erwachsenen beobachtet und dann fast stets verkannt, d. h. entweder für eine Phthise oder eine chronische Bronchitis gehalten.

Ich habe Ihnen heute nur in großen Zügen das für den Praktiker Wichtigste, für die Diagnose *einiger* häufiger Formen der kindlichen Tuberkulose geschildert. Ich bin fest überzeugt, daß bei einiger Übung, einige Zeit lang darauf gerichteter Aufmerksamkeit und steter sorgfältiger Röntgenkontrolle jeder von Ihnen ohne Schwierigkeit die einer Behandlung bedürftigen Hilusdrüsenerkrankungen diagnostizieren kann. Sie müssen sich dabei aber immer vor Augen halten, daß nur wirklich ausgesprochene, ganz sicher wahrnehmbare Erscheinungen die Diagnose und nur eine wirkliche Erkrankung die Behandlung rechtfertigen. Eine leichte Drüsentuberkulose, unter der das Kind nicht leidet, bedarf keiner Behandlung. Ihre Erkennung ist eben wegen der Gefahr der Verzärtelung schon manchem Kind direkt schädlich gewesen. Die ausgesprochenen Lungendrüsenerkrankungen, vor allem die, bei denen auch Lungenpartien mit an der Erkrankung beteiligt sind, müssen dagegen viel energischer therapeutisch in Angriff genommen werden, als das heute noch zu geschehen pflegt. Ich bin überzeugt, daß damit ein sehr wichtiger Schritt auch für die Bekämpfung der Lungentuberkulose des Erwachsenen getan sein wird; denn ein guter Teil der weiteren Phthisen entwickelt sich nachweislich aus derartigen Erkrankungen im Kindesalter. Wir werden also häufig in der Lage sein, mit der Heilung einer Kindertuberkulose auch den Erwachsenen vor einer sehr viel schwereren Erkrankung zu beschützen. Jede verhütete Phthise bedeutet auch eine Verminderung der Infektionsgelegenheit für die künftigen Generationen.